·国家执业药师职业资格考试精讲·

药学综合知识与技能

（第十一版）

千课教育　组织编写

中国健康传媒集团
中国医药科技出版社·北京

内 容 提 要

本书依照全国新版执业药师职业资格考试大纲精心编写而成，主要介绍药学服务与药品管理，处方审核与调剂，用药咨询与药物治疗管理，用药安全，急救、中毒解救及职业防护，常见病症的健康管理，慢性病管理等内容，系统阐述了执业药师所需要的基本理论与基本技能，涵盖了新版大纲要求的重点考试内容，每章配以习题二维码，扫码即可做题。本书采用双色印刷，重点突出，内容精炼，简洁易读，既可作为考生复习执业药师考试的辅导材料，亦可作为执业药师及药学相关专业人员日常工作中的参考工具书。

图书在版编目（CIP）数据

药学综合知识与技能 / 千课教育组织编写 . -- 11 版 . 北京 : 中国医药科技出版社 , 2025. 6. -- (国家执业药师职业资格考试精讲). -- ISBN 978-7-5214-5274-7

Ⅰ . R9

中国国家版本馆 CIP 数据核字第 2025ZG2930 号

美术编辑　陈君杞
责任编辑　郭新宇

出版　**中国健康传媒集团** | 中国医药科技出版社
地址　北京市海淀区文慧园北路甲 22 号
邮编　100082
电话　发行：010-62227427　邮购：010-62236938
网址　www.cmstp.com
规格　787 × 1092mm 1/16
印张　25 1/2
字数　665 千字
初版　2015 年 3 月第 1 版
版次　2025 年 6 月第 11 版
印次　2025 年 6 月第 1 次印刷
印刷　河北环京美印刷有限公司
经销　全国各地新华书店
书号　ISBN 978-7-5214-5274-7
定价　**65.00 元**

编委会

主编 陈爱民 程 琼

编委（按姓氏笔画排序）

毛水秀 严家城 李永芳

杨 苏 杨惠萍 张万玲

陈柳儿 赵伟华 徐 静

黄小静 黄志凯 黄俊平

覃 梅

翻开这本书，名师助你高效备考

数年研发，多次迭代，千课教研团队鼎力之作！

本书以千课教学研究中心的陈爱民、赵伟华、杨苏老师为首，秉承“千锤百炼，极致课程”的教育理念，率领优秀的教研团队精心组稿编写而成。团队成员致力于药考培训服务多年，对考试命题脉络有着全面而细致的研究和把握，擅长分析梳理、总结各类型的记忆技巧，直击药考核心，助力同学们高效备考！由其主编并已经出版的《精编教材》等一系列药考用书，成功帮助数10万学员高效掌握知识，得到广大学员的认可。

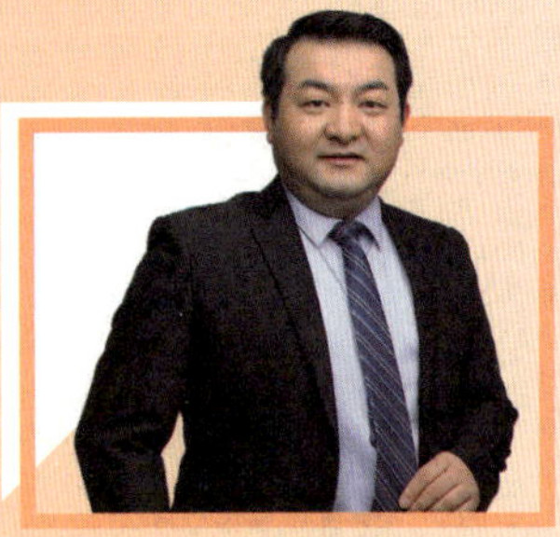

陈爱民 西药主讲老师

药学总监，一人独揽药学+法规四科教学工作，2006年从事药考培训至今，辅导考生数十万。

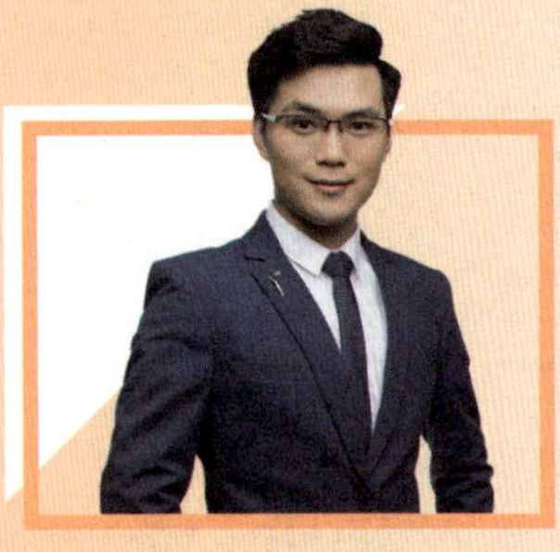

赵伟华 中药主讲老师

中药学总监，承担中药一、中药综教学工作，独创中药学《本草诗歌》，累计辅导数万考生。

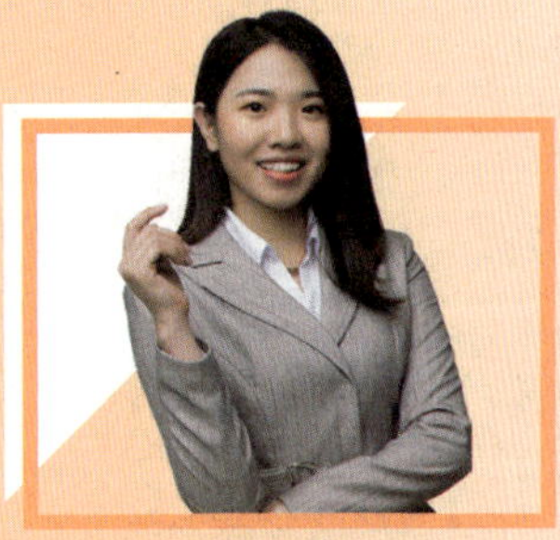

杨　苏 中药主讲老师

明星讲师，拥有丰富临床经验，总结出各类学习方法、口诀，带你轻松、愉快地拿下中药二。

药师怎么考

执业药师是保障药品安全不可或缺的重要岗位，肩负着药品质量安全和公众健康的重任。本团队携手业内名师打造以“紧扣大纲，轻松应试”为宗旨的国家执业药师职业资格考试精讲版辅导用书。

本书不能替您考试，实现药师梦想必须靠自己努力。

本书不能代替老师，但它是学习路上的指路灯。

它可助您在繁杂考点中理清知识体系，找到考试规律和方法。

干货归纳

看了很多书，做了很多题，考试依旧许多题不会做，依旧有许多知识点不知怎么用。怎么办?

本书为您汇集了大量课本常考重点知识，我们称之为干货。可以说，本书是药师干货云集!

高效提分

日常工作繁重，业余复习时间紧迫，急需提分的压力让您喘不过气来。如何才能在有限的时间内掌握最有价值的考试知识呢?

我们帮您全面梳理高分考点，让您的考前复习清晰条理化、系统化、高效化。本书采用表格索引知识体系，行文简明直观，针对性及可读性强，让您在铺天盖地的复习提纲和辅导书中游刃有余，有的放矢，高效备考!

复习神器

团队为药师考生研发电脑、手机、iPad 等多平台考试辅导软件(每个平台练习数据同步)，可随时随地进行复习和交流，有效利用碎片时间。

系统功能 本系统拥有试题收藏、错题、笔记、难度管理、对知识采用艾宾浩斯记忆管理、模拟真考等功能。

图表数据 章节知识体系、每天学习进度及全网考生答题情况都通过图表加以反映，方便您查错补缺，从而优化学习知识体系。

交流互动 拥有众多的考生用户的练习笔记、试题掌握情况等数据。通过数据解剖分析考试知识点的命题趋势，帮助您走出迷茫，步入自信，跟大家一起享受学习、互动和交流的乐趣。

选择大于努力
我们一路陪伴你取证

Choice Is Greater Than Effort

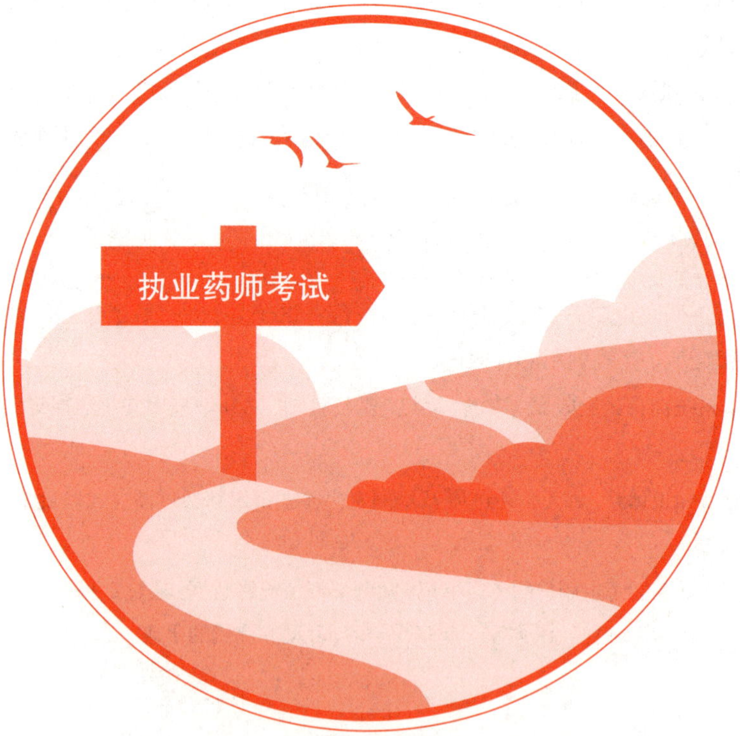

目录
CONTENTS

第一章 药学服务与药品管理

微信扫扫，本章做题

知识导图

药学服务与药品管理
- 药学服务与执业药师
- 药品管理

第一节 药学服务与执业药师

一、药学服务的内涵与对象

表 1-1 药学服务的内涵与对象

要　点	内　容
药学服务的内涵	是指药学人员利用药学专业知识和工具，向公众提供直接的、负责任的与药物使用相关的各类服务，以提高药物治疗的安全性、有效性和经济性，改善和提升人类生命质量 “与药物有关”的“服务”是药学服务最基本的要素
药学服务重点人群	药学服务的对象是广大公众，包括患者及其家属、医护人员和卫生工作者、药品消费者和健康人群。其中尤为重要的人群包括： ①患有多种疾病，需同时应用多种药品者 ②用药周期长的慢性病患者，或需长期或终身用药者 ③特殊人群，如儿童、老年人、妊娠期及哺乳期妇女、肝肾功能不全者、特殊体质者、过敏性体质者，听障、视障人士 ④应用高警示药物、特殊剂型、特殊给药途径者 ⑤用药后易出现明显 / 严重的药物不良反应者 ⑥用药效果不佳，需要重新选择药品或调整用药方者 ⑦应用治疗窗窄、需进行浓度监测的药品的患者 另外，针对药物的配伍、注射剂溶媒的选择、溶解和稀释速度、滴注浓度、药物相互作用、不良反应、禁忌证等各种问题，医师在为患者制定给药方案及护士在临床给药时，均需要得到药师的帮助

二、药学服务的模式与内容

（一）药学服务的模式

药学服务是一种实践，必须在患者治疗过程中实施并获得效果。不论是预防性、治疗性用药还是恢复性用药，也不论是在医院药房还是社会药房，更不论是针对住院患者还是急诊患者、门诊患者、社区公众，药学服务都须直接面向需要的患者或公众，渗透于医疗健康行为的方方面面和日常工作中。

（二）药学服务的主要内容

药学服务的具体内容除传统的保障药品供应和处方调剂工作以外，越来越多地向临床用药环节深入，包括：①协助医护人员制定和实施药物治疗方案。②指导、帮助患者合理使用药物。③积极参与疾病的预防、治疗和保健。④定期对药物的使用和管理进行科学评价。具体可以细化到处方审核与调剂、静脉药物配置、制剂生产、药品检验、药品管理、用药咨询、用药教育、药学查房、用药监护等多项内容。

表 1-2　药学服务的主要内容

要　点	内　容
处方审核	药学专业技术人员运用专业知识与实践技能，根据相关法律法规、规章制度与技术规范等，对医师在诊疗活动中为患者开具的处方，进行合法性、规范性和适宜性审核，并做出是否同意调配发药决定的药学技术服务
静脉药物配置	医疗机构药学部门根据医师处方或用药医嘱，经药师进行适宜性审核干预，由药学专业技术人员按照无菌操作要求，在洁净环境下对静脉用药品进行加药混合调配，使其成为可供临床直接静脉输注使用的成品输液的过程
用药咨询	药师利用药学专业知识和工具，针对性地回答医务人员、患者、患者家属以及公众提出的用药相关问题，并提供药物信息、宣传合理用药知识的过程
用药教育	对患者进行合理用药指导，向患者普及合理用药知识，包括药品的名称、主要成分、适应证／功效、剂型、规格、用法用量、不良反应、禁忌证、注意事项、特殊患者用药、相互作用、药理毒理、药动学、贮存、特殊药品管理方法等，目的是增强患者用药知识，预防药物不良反应，提高患者用药依从性，并降低用药错误的发生率
药学查房	以临床药师为主体，在病区内对患者开展以安全、有效用药为目的的查房过程，包括药师独立查房和药师与医师、护士医疗团队的联合查房
药物重整	①详细定义：在患者药物治疗的每一个不同阶段（入院、转科或出院时），药师通过与患者沟通或复核，了解其在医疗交接前后的整体用药情况是否一致，与医疗团队一起对不适当的用药方案进行调整，并做详细而全面的记录，从而预防医疗过程中的药物不良事件，保证患者用药安全的过程 ②主要流程包括：收集用药清单；整理医嘱药物，发现不适当用药，与医疗团队成员讨论并调整治疗药物，形成新的用药清单；新的用药清单交予患者，告知其须在转诊过程中携带
药物治疗管理（MTM）	通过重整患者的医嘱药物或药疗方案，评估药物治疗的有效性、安全性和经济性，核查患者的用药依从性

续表

<table>
<tr><th>要　点</th><th colspan="2">内　容</th></tr>
<tr><td>用药监护</td><td colspan="2">药师应细致观察患者的病情变化，并参与制定和执行药学监护计划，包括有效性监护、药物不良反应的识别与上报、药物相互作用识别、药物重整等。必要时提出合理的干预性意见，以期提高药物治疗的安全性、有效性与经济性</td></tr>
<tr><td>个体化药物治疗（TDM）</td><td colspan="2">在药动学 / 药效学原理指导下，应用治疗药物监测（therapeutic drug monitoring，TDM）、药物基因组学分析等技术，通过测定患者体内的药物暴露、药理标志物或药效指标，利用定量药理模型，以药物治疗窗为基准，药师与临床医师一起制定和调整适合患者的个体化给药方案。其临床意义在于能够优化药物治疗方案，提高药物疗效、降低不良反应，同时通过合理用药以最大化节省药物治疗费用；是药物治疗发展的必然趋势，也是药师参与临床药物治疗、提供药学服务的重要方式和途径</td></tr>
<tr><td>药学门诊</td><td colspan="2">医疗机构药师在门诊对患者提供用药评估、用药方案调整建议、用药教育、随访指导等一系列专业化服务，包括药师独立门诊和医药联合门诊</td></tr>
<tr><td>药学会诊</td><td colspan="2">医疗机构药师应临床科室或医务部门的邀请，出于诊疗需要对患者的药物治疗方案进行优化和药学监护的药学服务</td></tr>
<tr><td>居家药学服务</td><td colspan="2">是指药师为居家药物治疗患者上门提供普及健康知识，开展用药评估和用药教育，指导贮存和使用药品，进行家庭药箱管理，提高患者用药依从性等个体化、全程、连续的药学服务</td></tr>
<tr><td rowspan="4">药物警戒</td><td>药品不良反应</td><td>指合格药品在正常用法、用量下出现的与用药目的无关的有害反应</td></tr>
<tr><td>用药错误</td><td>指合格药品在临床使用全过程中出现的、任何可以防范的用药不当</td></tr>
<tr><td>药品质量缺陷</td><td>药品质量不符合国家药品标准</td></tr>
<tr><td colspan="2">药师应当主动收集药品不良反应、用药错误、药品质量缺陷信息。当发现或获知可能与用药有关的不良反应后：①应当详细记录、分析和处理；②填写《药品不良反应 / 事件报告表》，并通过国家药物不良反应监测信息网络报告，报告内容应当完整、准确、真实</td></tr>
<tr><td>循证药学</td><td colspan="2">在药物治疗中应用循证医学（evidence-based medicine，EBM）针对某一具体问题，按照规定的方法对现有的相关证据信息进行收集、归类、分析，并形成一个系统性评价结果的过程。其本质是利用信息技术对证据进行深入挖掘与加工，从而解决某一实际的药学问题，强调任何医疗决策应建立在最佳科学研究证据基础上，其核心是在医疗决策中将临床证据、个人经验与患者的实际状况和意愿三者相结合</td></tr>
<tr><td>药物评价</td><td colspan="2">①药物的临床评价可分为上市前评价（Ⅰ期、Ⅱ期和Ⅲ期临床试验）、上市后再评价（Ⅳ期临床试验）两个阶段，在这些临床试验中，药物的有效性和安全性是评价的关键内容
②药物经济学评价是通过成本分析对比不同药物治疗方案或药物治疗方案与其他治疗方案的优劣，设计合理的临床药学服务方案，保证有限的社会卫生保健资源发挥最大的效用</td></tr>
</table>

续表

要　点	内　容
药学科普	药学科普是指以健康科普的方式将药学领域的科学知识、科学方法、科学思想和科学精神传播给公众的，以培养并提高公众合理用药相关健康素养为目的的活动

三、药学服务对执业药师的要求

执业药师（licensed pharmacist）是指经全国统一考试合格，取得《中华人民共和国执业药师职业资格证书》（以下简称《执业药师职业资格证书》）并经注册，在药品生产、经营、使用和其他需要提供药学服务的单位中执业的药学技术人员。

提供药学服务的执业药师必须具有高尚的职业道德，具备扎实的药学专业知识、临床医学基础知识以及开展药学服务工作的实践经验和能力，并具备与药学服务相关的药事管理与法规知识、医学人文知识以及沟通技巧。

表 1-3　药学服务对执业药师的能力要求

要　点	内　容
职业道德	执业药师必须遵守职业道德、忠于职守，以对药品质量负责、保证人民用药安全有效为基本准则，遵守并执行法律法规和相关行业规范，如《中华人民共和国药品管理法》《医疗机构药事管理规定》《处方管理办法》《麻醉药品和精神药品管理条例》以及国家卫生健康委办公厅印发的各项药学服务规范，绝不允许调配、发出没有达到质量标准要求的药品，要尽力为患者提供专业、真实、准确和全面的信息，尊重并保护患者隐私，不私自传播、分享患者的医疗信息，遵循社会伦理规范，公平对待他人，处理好实际或潜在的不公平和违背伦理的行为
专业知识	①药学专业知识：药理学、药剂学、药物化学、药物分析、药物治疗学和药事管理学是执业药师必备的药学专业知识 ②医学专业知识
专业技能	①执业药师的基本技能是指完成优化药物治疗方案、开展合理用药及公众健康宣教所需要的工作技能，包括药品管理、审核处方、调配处方、药学计算、发药与用药教育、用药咨询、药物治疗方案优化、不良反应监测及报告、药学信息检索判断及管理、药学科普宣传等能力 ②执业药师应具备通过有效的语言或非语言沟通技巧与患者及其家属或其他照护者建立相互尊重、相互信任关系的能力；沟通时应具有人文意识的敏感性，充分考虑患者文化、语言、人口学和身体特征等因素的差异，根据需要选择沟通方式；应具有团队合作能力，充分融入医疗团队，积极开展合作，互帮互助，避免冲突，尊重团队成员的劳动和价值 ③执业药师应具有识别风险的能力和风险防范意识，对差错风险实施监测和干预，并进行记录和追踪；应具备一定的管理能力，能够对人员和资源进行组织、计划和调控，保障药学服务质量

第二节 药品管理

一、药品经营质量管理原则

为了更有效地帮助组织建立质量管理体系，实现预期的质量方针和质量目标，必须有一套完善的、行之有效的并且能在全世界范围被接受的质量管理理论。ISO 质量体系认证，收集国际上一批权威质量管理专家的意见，整理编撰了七项质量管理原则，在国际上得到了广泛认可，这七项质量管理原则是：以客户为关注焦点、领导作用、全员积极参与、过程方法、改进、循证决策和关系管理。药品经营企业的质量管理在参照这七项质量管理原则的同时，应结合行业实际特殊性，具备以下原则。

表 1-4 药品经营质量管理原则

要点	内容
经营合规原则	药品经营必须贯彻执行有关法律法规的要求，企业在药品经营过程中，应当采取有效的质量控制措施，以保证对药品采购、贮存、销售、运输等环节的管控和追溯
药品质量安全原则	药品本身具有包括有效性、安全性、稳定性、均一性等方面的质量特性，药品经营企业质量管理最重要的工作，就是要排除药品流通过程中可能影响药品质量的因素，以保证药品的质量
全员参与原则	一个组织的质量管理不仅需要最高管理者的正确领导，还有赖于全体员工的共同参与，对于药品经营企业来说，全员参与的重要性更为突出。所以要对员工进行药品质量意识、职业道德，树立以药品使用者为中心的意识并加强敬业精神的教育，还要激发他们的积极性和责任感
风险防控原则	药品经营企业应当对本企业可能存在的质量管理风险进行全面的识别、评价，采取必要的风险管控措施，保证药品质量。药品经营市场千变万化，有较多不可控因素，经营企业在风险管理领域面临巨大的挑战。企业应当采取系统化管理，使用先进的管理技术及手段，实现风险管控前置
持续改进原则	持续改进是一种管理理念和实践方法，企业应当通过质量控制的内外部审核发现管理系统所存在的问题，并深入分析产生问题的根本原因，不断完善管理体系，优化业务流程，以达到持续提升质量管理水平的目的。持续改进通常遵循 PDCA 循环原则

二、药品经营质量管理体系

（一）质量管理体系及重要性

药品质量管理工作是通过推行 GLP、GCP、GMP、GSP、GPP、GUP、GVP 等认证工作来实现的，以保证药品科研、生产、经营、使用等各个环节工作的质量。其中 GLP 和 GCP 保证了新药研究工作的质量，GMP 保证了药品生产工作的质量，GSP 保证了药品经营工作的质量。自 2019 年 12 月 1 日后，国家药品监督管理局对 GCP 实施备案管理，取消药品 GMP、GSP 认证受理，但仍然要按照相关的要求开展现场检查，按相应的标准实施全过程监管，确保规范实施的同时实现与世界其他国家相关认证工作的接轨。在相应的标准里，均提出各环节要按要求建立质量管理体系。

1. 质量管理体系的运行方式

质量管理体系的运行方式是按照全面质量管理的基本要求实施 PDCA 循环。P、D、C、A 指的是全面质量管理的循环工作程序，即计划（plan）、实施执行（do）、检查（check）、处理（action）。PDCA 按照计划、实施执行、检查、处理四个阶段顺序进行，是一个从初级向高级循环转动的过程。经过逐次周而复始的转动，达到对质量体系的有效管理，获得良好的效果。

表 1-5　PDCA 循环内容

要　点	内　容
计划	PDCA 方法的核心是计划，计划在实施执行、检查和处理各阶段有其不同的内涵。把握好计划就把握了 PDCA 循环的灵魂，其他阶段的工作也就能顺利、有效地展开并达到计划要求的结果。如药品经营企业实施 GSP 计划，首要前提是企业管理者应对 GSP 有充分的理解和掌握，对企业现状进行全面分析，积极参与质量策划，制定具备企业特点的质量方针和目标，并对实现目标所采取的措施有效规划，对药品采购、验收、贮存、销售、运输以及相关的资源与活动均加以管理和控制，全力以赴达到 GSP 的有关要求
实施执行	当总体质量体系计划完毕并形成管理文件后，则进入实施执行阶段。首先应组织员工学习理解，培训各相关岗位人员，研究分析实施执行过程中的不可预见因素，明确药品质量事故事件应急预案。对药品经营企业来说，应按循序渐进的原则推进实施，实施执行过程必须有良好的沟通、交流和信息反馈渠道，以便企业的最高管理者和有关员工都能及时知晓质量体系的建立和运行情况，确保实施顺利进行
检查	检查环节的重要性体现在为质量管理体系提供自我完善、持续改进的机制。除对药品质量管理情况进行检查外，还包括对人员、质量体系运行情况和各项改进措施的评价、审核和验证等，以获取有效数据和信息，为质量改进提供依据。检查是推动 PDCA 方法不断向前转动的重要环节
处理	处理既是 PDCA 方法的最后一环，亦是启动下一轮 PDCA 转动的一环。通常根据检查环节中发现的问题及分析，确定处理的方式和应采取的措施。若在质量体系建立和实施之初，有些症结已表现出来，相关部门应及时采取措施加以解决，而不要等到下一轮检查再处理

2. 建立和实施质量管理体系的方法与步骤

（1）分析企业的内外环境，包括药品流通市场、监管政策、企业经营战略、财务状况等，同时应当依据企业经营特点识别企业在质量管理方面可能存在的风险和机会。

（2）确定上下游客户及相关方的需求及期望。

（3）建立企业的质量方针与目标。

（4）确定实现质量目标必需的过程、职责和所需要的资源。

（5）明确考核目标实现过程的有效性、标准和方法的适用性。

（6）应用适宜的方法分析评价目标实现中每个过程的绩效和效率。

（7）确定经营过程可能产生的偏差，以及产生偏差时的原因分析及纠正措施。

（8）建立和应用持续改进的质量理念与文化。

（二）药品经营质量管理体系

药品质量管理体系是指药品从研发、技术转移、商业化生产、经营使用和退出市场的全生命周期中，用来保证药品质量所使用的一整套合理、科学、规范化的管理方法，对于保证药品质量至关重要。国家有关政策要求药品在全生命周期均要按照国家要求的管理规范进行管理，其中建立质量管理体系是最关键、最基本的要求。

1. 质量方针与目标

质量方针是企业总的经营宗旨，是经营管理工作决策和质量控制的根本原则，应当能够对企业的质量控制和风险防范发挥作用。质量方针由主要负责人组织制定并监督实施，并贯彻到企业所有经营管理活动中。质量方针通过可量化的质量目标贯彻到企业经营管理全过程（质量方针是理念要求，要落实为企业具体的质量目标才能有效发挥作用）。

2. 关键要素

表 1-6　质量管理体系的关键要素

要　点	内　容
组织机构	药品经营企业的组织机构是依据企业发展程度，在内部形成的结构严密、相互独立的系统，如人力资源、财务管理、质量管理、信息管理等职能监督和服务部门，以及采购管理、销售管理、仓储运输管理等业务部门
人员	药品经营企业依据经营实际及法律法规的要求，配备能够满足业务发展及质量管控要求的人员，在药品经营有关法律法规里，明确了质量管理、采购、验收、销售等从业人员的资质要求或从业年限，目的也是为了保证各岗位人员具备一定的专业知识和质量意识
质量管理体系文件	质量管理体系文件是一个公司实施质量管理、开展质量保证活动的行为准则，是由一切涉及药品经营质量管理的书面标准和实施过程中的记录结果所组成、贯穿药品经营质量管理全过程的系列管理文件，质量管理体系文件要经过一定的批准程序，方能正式颁布实施
设施设备	设施设备是实现药品经营活动的基础硬件，是保证药品经营活动正常开展的必备条件，开办药品经营企业必须具有与所经营药品相适应的经营场所、设施设备。如仓库物流建设、现代化物流设备、冷藏冷冻储运设备、零售企业陈列货架等
计算机管理系统	质量管理在药品的进销存环节中是一个动态的管理与记录的过程，企业在药品经营过程中，需要保存并处理大量的数据、记录与凭证，因此用计算机管理系统来实现这一系列的管理，是提高企业规范管理、防控漏洞、降低差错率的有效手段

3. 质量管理活动

表 1-7　质量管理活动

要　点	内　容
质量策划	是质量管理的一部分，为了实现质量目标而整合所需要的管理资源、明确管理标准、做好过程控制的相关计划与要求
质量控制	通过监视质量管理过程，消除质量所有环节的所有阶段可能引起不合格或不满意效果的因素，以达到质量要求，获取经济效益，其目标在于确保药品或服务质量能满足要求（包括明示的、习惯上隐含的或必须履行的规定）。如温度与湿度监控系统、ERP 系统管控等

续表

要　点	内　容
质量保证	是审计质量要求和质量控制测量结果，确保采用合理的质量标准和操作性定义的过程。简单地说，质量保证关注的是质量活动相关的政策、制度、操作流程、标准等
质量改进	是为本组织及其顾客提供增值效益，在整个组织范围内所采取的提高活动和过程的效果与效率的措施。质量改进通过收集在管理中存在的问题，对所发现问题进行系统性分析，并确定更有效的管理流程或方法，以不断提升质量管理水平
质量风险管理	是企业在实现质量目标过程中，系统地将各类不确定因素产生的结果控制在预期可接受范围，以确保药品质量符合法定的质量标准的方法和过程，是对经营活动全链条进行风险的识别、评估、控制、沟通、回顾的系统过程

三、药品经营环节质量管控重点

（一）药品的稳定性

表 1-8　药品的稳定性

要　点	内　容
物理不稳定性	物理不稳定性主要是由于时间、温度、湿度等条件引起的性状方面发生的变化，如片剂表面出现黑点、变软、开裂；糖衣脱色；乳剂分层；颗粒剂结块；胶囊变脆、碎裂等
化学不稳定性	化学不稳定性系指药物由于化学反应（如水解、氧化等）引起的不稳定，如在考察过程中，由于水分增加、光照、氧气、原辅料相容性、药物和包装容器相容性等引起的药物降解、杂质增加、含量降低等。此外，生产过程中可能由于上述原因导致的晶型变化也是一个重要因素。相关的检测指标包括有关物质、异构体、溶液澄清度与颜色、聚合物、含量、晶型等
生物不稳定性	生物不稳定性主要是由于微生物污染等因素引起的不稳定，能够使药品变质、腐败。药品申报中需要有相关的检测指标，如片剂至少需要在稳定性考察的初始和结束时间点进行微生物限度的考察

（二）影响药品质量的因素

影响药品质量的因素主要有人为因素、环境因素、药品因素等。

表 1-9　影响药品质量的因素

要　点	内　容	
人为因素	组织机构及人员设置	是否设置专门的质量管理部门，是否配置专业或者专职的质量管理人员，也是药品质量管理的关键
	药品质量监督管理情况	如质量管理体系文件的建立、实施及监督执行
	从业人员	经营企业主要负责人对药品质量管理的重视程度，采销等业务人员是否熟悉药品经营法律法规并遵守，药品收货、验收、保管、运输人员的质量管理专业技能水平及工作状态都可能对药品的质量产生影响

续表

要点	内容		
环境因素	在药品贮存和运输的过程中，影响药品质量的环境因素很多，如**日光、空气、湿度、温度、时间及微生物等**		
	日光	日光中所含有的紫外线，对药品变化常起着催化作用，能加速药品的氧化、分解等	
	空气	空气中氧气和二氧化碳对药品质量影响较大	
	湿度	湿度太大能使药品潮解、液化、变质或霉败；湿度太小，则容易使某些药品风化	
	温度	温度过高或过低均能导致药品变质，特别是温度过高与药品的挥发程度、形态变异及引起氧化、水解和微生物的生长有很大关系	
	时间	有些药品因其效价或性质不稳定，尽管贮存条件适宜，时间过久也会逐渐变质、失效	
	振荡	**人促红细胞生成素（EPO）发生振荡时可能会改变其二级结构，**导致先前隐藏的抗原决定簇暴露或产生具有免疫原性的结构，**从而使促红素具有抗原性，**导致人促红素制剂较易刺激人体产生抗体，出现**单纯红细胞再生障碍性贫血（PRCA）**	
	储运设备	不合理的储运工具可能会影响药品质量。如存储所用木质托盘可能会生虫，运输药品使用的保温箱效果差可能出现超温现象，均可为药品质量带来风险	
药品因素	水解	水解是药物降解的主要途径，易降解药物主要有**酯类（包括内酯）、酰胺类。青霉素、头孢菌素类药物**的分子中存在着不稳定的β-内酰胺环，在 H^+ 或 OH^- 影响下，很容易裂环失效	
	氧化	氧化也是药物变质最常见的反应。药物的氧化作用与化学结构有关，许多具有**酚类（如肾上腺素、左旋多巴、吗啡、水杨酸钠等）、烯醇类（如维生素C）、芳胺类（如磺胺嘧啶钠）、吡唑酮类（如氨基比林）、噻嗪类（如盐酸氯丙嗪、盐酸异丙嗪）**结构的药物较易氧化。药物氧化后，不仅效价损失，而且可能产生颜色变化或沉淀。有些药物即使被氧化极少量，亦会色泽变深或产生不良气味，严重影响药品质量	
	辅料、包材对药品质量的影响	辅料因素	辅料的化学结构、杂质、物理状态、含水量、颗粒大小、表面积、颗粒形态、主药与辅料的比例等都能够对稳定性产生影响
		包材因素	包材也是影响药物稳定性的因素之一，一个好的包材不但可以方便患者使用，提高依从性；也可以延长药物的贮存时间，降低杂质含量。药品包装如铝塑包装、瓶装、袋装、铝塑＋复合膜袋、双铝包装、铝塑＋复合膜袋＋干燥剂包装等都是为了保证或增强药品的稳定性。另外，给药装置的材质、质量也会影响药品质量

（三）药品采购管理与质量验收

1. 药品采购管理

药品采购前，应当对供应商进行合法性审核，同时，要与供应商签订有效的质量保证协议，明确双方的质量责任。企业应加强对供应商的管理，优胜劣汰，以保证其供应药品的质量。

2. 药品质量验收

表 1-10　药品质量验收

要　点	内　容	
检查来源合法性	检查药品是否从合格供应商购进；是否按照适宜的运输工具及方式运输，运输过程是否存在质量安全风险；检查是否有符合要求的药品检验报告；检查实物批号与随货同行单据的批号是否一致，以保证药品的可追溯性	
药品包装及外观质量检查	药品外包装应坚固耐压、防潮、防震、印字清晰；包装用的衬垫、缓冲材料应清洁卫生、干燥，无虫蛀。药品最小包装的封口应严密、牢固，无破损、污染或渗液；**最小包装必须附有或印有药品说明书**	
	药品的外观质量检查是通过人的视觉、触觉、听觉、嗅觉等感官体验，对药品的外观性状进行检查。外观检查最基本的技术依据是比较法，这是建立在合格药品与不合格药品对照比较基础上的一种方法	
不同剂型的药品外观检查内容	片剂	检查是否符合下列情况： ①形状一致，色泽均匀，片面光滑，无毛糙起孔、开裂现象 ②无附着细粉、颗粒；无杂质、污垢 ③包衣颜色均一，无色斑，厚度均匀，表面光洁 ④片剂的硬度应适中，无粉化、碎片、磨损及过硬现象，其气味、味感正常，符合该药物的特异物理性状
	胶囊剂	外形、大小一致，无瘪粒、变形、膨胀等现象，胶囊壳无脆化，软胶囊无破裂、漏油现象；胶囊结合状况良好；颜色均匀，无色斑、变色现象，壳内无杂质
	颗粒剂	主要应检查外形、大小、气味是否符合标准，有无潮解、结块、发霉、生虫等
	注射剂	液体注射剂的包装严密，药液澄明度好（无白点、白块、纤维、玻璃屑、黑点）、色泽均匀，无变色、浑浊、沉淀、结晶、霉变等现象
	喷雾剂、酊剂、合剂、糖浆剂	主要检查有无结晶析出、浑浊、沉淀、异臭、霉变、酸败、异常溶解、破漏、异物等现象
	散剂	检查有无吸潮结块、发黏、变色、生霉等
	丸剂	检查有无虫蛀、霉变、粘连、色斑、裂缝等
	栓剂	检查包装是否严密，外形应大小一致，无瘪粒、变形、膨胀、软化、霉变、异臭等现象
	软膏剂	检查均匀度、细腻度，有无异臭、酸败、干缩、变色、油层析出等变质现象
	生物制品	①液体生物制品检查有无异臭、变色、摇不散的凝块及异物 ②冻干生物制品应为白色或有色疏松固体，无融化征象

续表

要 点	内 容
标签及说明书检查	①标签应当包含药品通用名称、成分、性状、适应证或者功能主治、规格、用法用量、不良反应、禁忌证、注意事项、贮存、生产日期、产品批号、有效期、批准文号、生产企业等内容；对注射剂瓶、滴眼剂瓶等因标签尺寸限制无法全部注明上述内容的，至少标明药品通用名称、规格、产品批号、有效期等内容；中药蜜丸蜡壳至少注明药品通用名称 ②化学药品与生物制品说明书列有以下内容：药品名称（通用名称、商品名称、英文名称、汉语拼音）、成分［活性成分的化学名称、分子式、分子量、化学结构式（复方制剂可列出其组分名称）］、性状、适应证、规格、用法用量、不良反应、禁忌证、注意事项、妊娠期女性及哺乳期妇女用药、儿童用药、老年用药、药物相互作用、药物过量、临床试验、药理毒理、药代动力学、贮存、包装、有效期、执行标准、批准文号、生产企业（企业名称、生产地址、邮政编码、电话和传真） ③中药说明书列有以下内容：药品名称（通用名称、汉语拼音）、成分、性状、功能主治、规格、用法用量、不良反应、禁忌、注意事项、药物相互作用、贮存、包装、有效期、执行标准、批准文号、说明书修订日期、生产企业（企业名称、生产地址、邮政编码、电话和传真） ④特殊管理的药品、外用药品的包装、标签及说明书上均有规定的标识和警示说明；处方药和非处方药的标签和说明书上有相应的警示语或忠告语，非处方药的包装有国家规定的专有标识；蛋白同化制剂和肽类激素及其他含兴奋剂类成分的药品有“运动员慎用”警示标识 ⑤进口药品的包装、标签以中文注明药品通用名称、主要成分以及注册证号，并有中文说明书 ⑥中药饮片的包装或容器与药品性质相适应并符合药品质量要求。中药饮片的标签需注明品名、包装规格、产地、生产企业、产品批号、生产日期；整件包装上有品名、产地、生产日期、生产企业等，并附有质量合格的标志。实施批准文号管理的中药饮片，还需注明批准文号 ⑦中药材有包装，并标明品名、规格、产地、供货单位、收购日期、发货日期等；实施批准文号管理的中药材，还需注明批准文号

（四）药品的贮存与运输

表 1-11 易受光线、湿度、温度影响而变质的药品

要 点	内 容
易受光线影响而变质的药品及保管方法	①光线可以对部分药物的结构和化学性质产生不利的影响，甚至产生毒性物质，从而严重降低药物的药效和稳定性。如注射用硝普钠，水溶液稳定性差，遇光易分解，硝普钠经光线照射后，生成激发态的硝普钠，然后分解为水合铁氰化钾和氧化氮，水合铁氰化钾进一步分解，产生有毒的氢氰酸及普鲁士蓝等；维生素 A、维生素 B_2、维生素 B_6。对紫外线敏感等

续表

<table>
<tr><th>要　点</th><th colspan="2">内　容</th></tr>
<tr><td>易受光线影响而变质的药品及保管方法</td><td colspan="2">②保管方法：有很多药品是需要遮光或者避光的贮存条件，应当严格按包装要求进行储运，需要遮光保存的药品，可采用不透光的容器包装，例如棕色容器或适宜黑色材料包裹的无色透明、半透明容器；需要避光的，可采取在门、窗悬挂隔光用的黑布帘、黑纸的方法，以避免日光直射；也可设置专门的遮蔽光线的区域或者装置专门存放此类药品</td></tr>
<tr><td>易受湿度影响而变质的药品及保管方法</td><td colspan="2">①大多数药品在湿度较高的情况下，能吸收空气中的水蒸气而引湿，致使药品稀释、潮解、变形、发霉等，如颗粒剂、片剂、散剂、饮片等。此类药品应控制环境湿度，保持相对湿度在35%~75%之间，可设置除湿机、排风扇或通风器；空间小的可使用吸湿剂如生石灰、干燥剂、木炭包等。同时应根据天气条件，分别采取不同措施，如在晴朗干燥的天气，可打开门窗，加强自然通风；当雾天、雨天或室外湿度高于室内时，应紧闭门窗，以防室外潮气侵入
②含有结晶水的药物，常因露置在干燥的空气中，逐渐失去其所含结晶水的一部分或全部，以致本身变成不透明的结晶体或粉末。风化后的药品，其化学性质一般并未改变，但在使用时剂量难以掌握，如阿托品等可能因超过用量使用而造成不良后果</td></tr>
<tr><td rowspan="3">易受温度影响而变质的药品及保管方法</td><td>需要在阴凉处贮存的常用药品</td><td>阴凉处是指贮存处温度不超过20℃，该贮存条件适用于对温度较为敏感的药品。如锭剂应密闭、置阴凉处保存；栓剂硬度容易受到气温变化的影响，在温度较高时，栓剂会变得松软而不易使用，所以栓剂应放置于温度不超过25℃的地方；抗生素类药品，如头孢地尼要求遮光、密封在阴凉处保存</td></tr>
<tr><td>需要在凉暗处贮存的常用药品</td><td>凉暗处是指贮存处避光且温度不超过20℃。该贮存条件适用于对光与温度均较为敏感的药品。如乳酶生片、愈美颗粒应置凉暗处保存；阿法骨化醇软胶囊要求密封、在凉暗处保存；抗生素类药品头孢他啶要求密封、在凉暗处保存</td></tr>
<tr><td>需要在冷处贮存的常用药品</td><td>冷处是指贮存处温度为2~10℃，该贮存条件通常应用于遇热不稳定的药品。门冬酰胺酶是从大肠埃希菌中提取制备的具有酰胺基水解作用的酶，要求遮光、密封、在冷处保存。一些生物制品如双歧杆菌乳杆菌三联活菌片为活菌制剂，适宜于2~8℃保存；静脉注射人免疫球蛋白为血液制品，需要在2~8℃保存；还有需特殊温度保存的药品，如前列地尔脂微球载体注射液，受热易分解，乳液在低温环境下易冻结，发生破乳，因此该类脂微球载体注射液需要在0~5℃保存；细胞治疗类生物制品如阿基仑赛注射液需要在液氮气相中（低于-150℃）储运</td></tr>
</table>

表 1-12　中药饮片和中成药、危险性药品、不宜振摇的药品及其他

要　点	内　容
中药材的保管方法	①防止霉变：中药材和中药饮片防霉，主要应严格控制水分和贮存场所的温度、湿度，避免日光和空气的影响，使真菌不易生长繁殖。易发霉的中药材和中药饮片应选择阴凉、干燥、通风的库房，以防止霉变 ②防治虫蛀与鼠害：为防虫蛀，药材和饮片进库前，应把库内彻底清理，以杜绝虫源，必要时在进库前，可用适量的不影响人体及药品质量安全的杀虫剂对四壁、地板、垫木以及一切缝隙进行喷洒。因中药含糖类、淀粉、脂肪等有机物质，极易遭受鼠害，因此，中药库必须有防鼠设备。贮存过程中，为防止真菌、害虫的生长繁殖，应控制室内温度、湿度。对批量大的药材也可将其干燥后，打成压缩包以减少与空气的接触面积。中药饮片完成制作生产后要及时包装，避免虫害发生
中成药的保管方法	①冲剂及颗粒剂如常用的板蓝根冲剂，在潮湿环境中极易潮解、结块，应避免受潮 ②散剂如常见的冰硼散、六一散、痱子粉等。由于表面积比一般药物大，故吸湿性较显著。防潮是保证散剂质量的重要措施 ③煎膏剂由于含有大量糖类、蛋白质等有机物质，因此贮存不当很易霉变、酸败。此类中成药一般应密闭贮存于阴凉、干燥处，如十全大补膏、益母草膏、枇杷膏等
易燃、易爆、强腐蚀性等危险性药品	应当另设仓库单独贮存，并设置必要的安全设施，制订相关的工作制度和应急预案
不宜振摇的药品	单抗类药物如阿替利珠单抗注射液、贝伐珠单抗注射液在摇晃或者掉落时，液体内部受到机械冲击力和相关流体力学变化的影响，导致液体空化；人促红素是一种活性糖蛋白，不宜振摇以防止失去活性；对挥发性大的药品如浓氨溶液、乙醚等，在温度高时容器内压力大，不应剧烈振动，开启前应充分降温，以免药液（尤其是氨溶液）冲出造成伤害事故等
其他	对于一些特殊管理的药品，如麻醉药品、精神药品等，滥用易造成社会危害，在药品经营过程中，应当加强防控，保证合法流通，避免药品流失产生弊端事件，造成药物滥用，危害社会安全

（五）药品质量问题发现及处理

表 1-13　质量缺陷问题的来源、分类和处置

要　点	内　容
药品质量缺陷问题的来源	①按问题反馈渠道可分为企业自行发现、下游客户发现、监管部门发现、使用者发现、其他相关方发现等 ②按药品流动状态可分为出厂前发现、运输过程发现、贮存过程发现、使用中发现、检验时发现

续表

要　点	内　容
药品质量缺陷问题的分类	①药品注册证书被依法撤销、注销的 ②药品监督管理部门抽检不合格的 ③购进渠道不符合国家规定的 ④不能证明供应商或者购进药品的合法性的 ⑤药品标签或者说明书不符合国家药品监督管理局有关规定的 ⑥药品包装不符合要求。如包装出现破损、污染、封口不牢、衬垫不实、瓶口松动、漏液、封条损坏、标签脱落等问题；包装上无生产日期、无批号、无有效期或其数字打印错位；包装或标签印刷错误；气雾剂或喷雾剂等特殊剂型装置不能正常使用等情况的 ⑦药品外观检查发现质量异常。如片剂破碎、受潮膨胀、粘连、发霉、变色；软胶囊熔化、结晶析出等；中药饮片生虫；颗粒剂粘连；注射液冻冰；注射剂中有异物；装量不足、空胶囊未装药；铝塑箔空泡眼未装填药物等情况的 ⑧其他存在质量缺陷问题的情形
药品质量缺陷问题的处置	①当疑似药品质量问题发生后，药品质量管理人员应在第一时间赶赴现场，仔细了解药品的基本信息，保存、流通及使用情况，有无变质、过期，有无污染，并做详细记录，并对可疑药品进行封存，计算机系统内锁定禁止继续流通 ②质量管理人员应详细记录药品的名称、规格、生产企业、产品批号、生产日期、有效期、外观形状、数量、批准文号及引起的不良后果等相关信息 ③对疑似质量问题的同批同种同厂药品可以采取就地封存的管控措施 ④质量管理人员可联系有关部门，联系供应商，向供应商通报出现的质量问题，要求供货方提供合法资质（已提供的可确认）、药品合法批准文件、相关检验报告等证明材料，并要求其对出现的问题做出合理解释 ⑤能够排除质量问题的药品，可以解除封存及计算机系统锁定。不能排除质量问题时，应调查并与供应商确定解决方案。必要时须配合上市许可持有人将药品召回或追回 ⑥对确认质量问题的药品，应分析出现问题的环节和原因，对药品质量风险和危害进行综合分析和评估，提出改进措施和意见，向药品生产企业反馈和报告 ⑦对发生药品质量事故事件的，应以人为本，最大程度保证公众身体健康

四、需要特殊注意药品的管理和使用

（一）高警示药品管理

表 1-14　高警示药品管理

要　点	内　容
定义	高警示药品（旧称高危药品）是指药理作用显著且迅速、一旦使用不当可对人体造成严重伤害，甚至导致死亡的药品

续表

要点	内容
高品质药品目录的制定与分级管理	①中国药学会医院药学专业委员会用药安全专家组于2015年6月发布《中国高警示药品推荐目录2015版》，该目录通过由全国23家医疗机构医务人员参与的“高警示药品目录遴选调研项目”，同时借鉴美国用药安全实践协会（institute for safe medication practices，ISMP）高警示药品目录，并结合我国国情而制定。与2015版目录相比，2019版更新删除了腹膜和血液透析液、心脏停搏液和依前列醇，加注了阿托品注射液的规格，并将加压素（骨内注射）的给药途径规范为“骨髓腔内注射” ②高警示药品根据其安全级别进行“金字塔式”分级管理模式，分为A级、B级和C级。其中**A级风险最高，是指一旦发生用药错误可导致患者死亡，应重点监护和管理；B级风险中等，是指一旦发生用药错误，会给患者造成严重伤害，但较A级低；C级风险最低，是指一旦发生用药错误会对患者造成伤害，但较B级低** ③医疗机构在参照《医疗机构高警示药品分级管理推荐目录》基础上，应结合全国及本医疗机构用药错误及药品不良事件监测数据，建立本机构的高警示药品目录，并定期（宜每1~2年一次）对目录进行修订，必要时及时调整 ④高警示药品应使用统一的警示与存放标识。A级高警示药品警示到最小包装。**A、B、C三级分别使用红、橙、蓝色作为底色的标识**进行贮存标识管理，在信息系统中，应对高警示药品进行特殊标记
高警示药品存储环节风险管理	①A级高警示药品**专区存放、专人管理**，不应与其他药品混合存放 ②所有高警示药品的有效期管理遵循**“先进先出”原则** ③病区备用药品、操作用药品中的高警示药品贮存管理遵循专区存放、专用标识、专人管理原则，严格做到基数管理和交接班管理
高警示药品处方环节风险管理	除紧急抢救等特殊情况外，高警示药品应采用电子医嘱，避免使用口头医嘱和手写医嘱，并利用信息化管理增加提示、限制、警示、查询、计算等功能，对不合理处方应用信息化手段给予提醒或拦截。药师应加强高警示药品医嘱审核，发现问题及时联系处方医师沟通处理；定期开展专项处方点评，及时反馈不合理使用情况
高警示药品调剂环节风险管理	药师在调剂高警示药品时应执行**“四查十对”**，严格做到双人复核。特殊情况下，如急诊药品调剂室单人值班等情况，在“四查十对”原则基础上，严格做到双次复核。有条件的医疗机构推荐配置智能药品识别设备以辅助药品调剂
高警示药品使用环节风险管理	①使用条码辅助给药技术（Bar code medication administration，BCMA），严格核对药品和患者信息，执行“三查八对”，遵医嘱调配、发放药品，全程管理患者的服药情况。**“三查八对”包括：操作前、操作中、操作后，查对床号、姓名、药名、剂量、时间、浓度、用法、有效期** ②院前急救护理给药环节，推荐使用辅助药物剂量计算移动应用程序（App）或微信小程序等智能工具，降低给药剂量计算错误率，缩短给药时间。推荐采用失效模式与效应分析管理模式，可有效提高静脉输注泵入时微量泵的调节准确率，减少泵入药物给药错误

续表

要点	内容
高警示药品使用环节风险管理	③对于鞘内注射，注射器药品标签需粘贴正确。鞘内药物应单独包装，并在注射器和外容器上清楚地标明“鞘内使用”。非鞘内注射的高警示药品，如长春新碱，应在注射器和外容器上清楚标记“仅供静脉注射”，而不是“严禁鞘内注射”。静脉用药与鞘内注射药物分别放置。行鞘内注射的护理人员应经过严格培训，在鞘内注射前一定要仔细核对所用药品，避免装有药物的静脉给药注射器与鞘内注射器相混淆 ④对于口头医嘱，护士应复述医师医嘱，并与医师确认后执行，并记录口头医嘱时间、药品名称、用法用量，提醒医师及时补开医嘱 ⑤患者自备药管理：患者在住院期间原则上只使用本院调剂的药品，不应使用自备药品。但在特殊情况下，为了避免中断药物治疗，可考虑使用自备药品。为减少用药错误，建议入院检查患者是否自备高警示药品，并详细记录药品信息，签署《患者自备药品使用知情同意书》，将自备药品纳入患者医嘱管理；在药品名称前标注“自备药”，护士可凭医嘱接收、核对、使用患者自备药 ⑥对于已经实施分级药学监护的医疗机构，建议结合医疗机构内的高警示药品目录，由临床药师对使用高警示药品的患者实施二级及以上用药监护，制定监护方案，监测相关指标 ⑦通过用药教育和药物重整，促进患者参与用药安全，从而提高患者用药依从性。在进行用药教育的全过程中，使患者成为药学监护的积极参与者，主动提出用药相关的问题。鼓励社区患者代表加入医疗机构与患者安全相关的委员会或参与非正式会议 ⑧针对门诊患者，对使用A级高警示药品中的胰岛素、B级高警示药品中口服降糖药物的患者及首次使用C级高警示药品的患者进行详细的用药指导 ⑨针对住院患者，对使用A级高警示药品中的胰岛素、B级高警示药品中口服降糖药物、C级高警示药品的患者进行用药指导并发放用药指导单。关注复杂的药物治疗方案与用药依从性差的患者，并进行随访，有助于确保患者更好地遵守治疗计划、降低再入院风险 ⑩针对高警示药品合理使用开展有针对性、有重点的科普宣传工作，增强公众用药安全风险意识

表1-15　中国药学会医院药学专业委员会高警示药品推荐目录（2019版）

编号	名称	编号	名称
	22类高警示药品		13种高警示药品
1	100ml或更大体积的灭菌注射用水（供注射、吸入或冲洗用）	1	阿片酊
2	茶碱类药物（静脉途径）	2	阿托品注射液（规格≥5mg/支）
3	肠外营养制剂	3	高锰酸钾外用制剂
4	非肠道和口服化疗药	4	加压素，静脉注射或骨髓腔内注射
5	高渗葡萄糖注射液（浓度20%或以上）	5	甲氨蝶呤（口服，非肿瘤用途）

续表

编号	名称 22类高警示药品	编号	名称 13种高警示药品
6	抗心律失常药，静脉注射（如胺碘酮、利多卡因）	6	硫酸镁注射液
7	抗血栓药（包括溶栓药、抗凝药、血小板糖蛋白Ⅱb/Ⅲa受体拮抗剂和降纤药）	7	浓氯化钾注射液
8	口服降糖药	8	凝血酶冻干粉
9	氯化钠注射液（高渗，浓度>0.9%）	9	肾上腺素，皮下注射
10	麻醉药，普通、吸入或静脉用（如丙泊酚）	10	缩宫素，静脉注射
11	强心药，静脉注射（如米力农）	11	注射用硝普钠
12	神经-肌肉接头阻滞剂（如琥珀酰胆碱、罗库溴铵、维库溴铵）	12	异丙嗪，静脉注射
13	肾上腺素受体激动剂，静脉注射（如肾上腺素）	13	注射用三氧化二砷
14	肾上腺素受体拮抗剂，静脉注射（如普萘洛尔）		
15	小儿用口服中度镇静药（如水合氯醛）		
16	胰岛素，皮下或静脉注射		
17	硬膜外或鞘内注射药		
18	对育龄人群有生殖毒性的药品（如阿维A胶囊、异维A酸片等）		——
19	造影剂，静脉注射		
20	镇痛药/阿片类药物，静脉注射，经皮途径及口服（包括液体浓缩物，速释和缓释制剂）		
21	脂质体的药物（如两性霉素B脂质体）和传统的同类药物（例如两性霉素B去氧胆酸盐）		
22	中度镇静药，静脉注射（如咪达唑仑）		

表 1-16　医疗机构高警示药品分级管理推荐目录

警示级别	药物类别	代表药物
A 级	高浓度电解质	10% 氯化钠注射液、10% 或 15% 氯化钾注射液、25% 硫酸镁注射液
	高渗葡萄糖注射液，浓度≥ 20%	50% 葡萄糖注射液
	胰岛素，皮下或静脉用	甘精胰岛素注射液、重组人胰岛素注射液等
	麻醉药，普通、吸入或静脉用	丙泊酚、七氟烷、依托咪酯等
	抗心律失常药，静脉用	胺碘酮、利多卡因等
	≥ 100ml 灭菌注射用水（注射、吸入或冲洗用）	灭菌注射用水
	肾上腺素受体激动剂，静脉用	肾上腺素、去甲肾上腺素等
	肾上腺素受体拮抗剂，静脉用	普萘洛尔、美托洛尔、艾司洛尔等
	强心药，静脉用	去乙酰毛花苷、米力农等
	抗栓药，非肠道用	低分子量肝素、替罗非班、阿加曲班、比伐芦定、阿替普酶等
	抗肿瘤药物，静脉用	顺铂、紫杉醇、表柔比星等
	硬膜外或鞘内注射药	利多卡因（硬膜外注射）、地塞米松（鞘内注射）等
	阿片类镇痛药，静脉用	吗啡、舒芬太尼等
	造影剂，静脉用	碘海醇、碘克沙醇等
	其他	注射用硝普钠、注射用三氧化二砷、阿托品注射液（规格≥ 5mg/ 支）、肾上腺素（皮下注射）
B 级	抗栓药，口服	华法林、利伐沙班、达比加群酯等
	肠外营养制剂	小儿复方氨基酸（19AA-Ⅰ）、复方氨基酸（18AA-Ⅱ）等
	抗肿瘤药物（其中的传统化疗药物及内分泌治疗药物），口服	卡培他滨、巯嘌呤、依托泊苷、阿那曲唑、他莫昔芬、氟他胺等
	神经 - 肌肉接头阻断剂，静脉用	维库溴铵、罗库溴铵等
	茶碱类药物，静脉用	多索茶碱、氨茶碱等
	脂质体的药物和传统的同类药物	两性霉素 B、两性霉素 B 脂质体
	中度镇静药，静脉用	咪达唑仑等
	加压素，静脉注射或骨髓腔内注射	加压素、特利加压素、去氨加压素等
	中度镇静药，小儿口服	水合氯醛
	抗心律失常药，口服	胺碘酮、美西律、普罗帕酮等
	阿片类镇痛药，经皮及口服	吗啡、羟考酮、芬太尼等

续表

警示级别	药物类别	代表药物
B级	降糖药（其中的胰岛素促泌剂、胰岛素增敏剂、双胍类、GLP-1受体激动剂）	格列美脲、瑞格列奈、吡格列酮、二甲双胍、利拉鲁肽、度拉糖肽等
	其他	万古霉素、凝血酶散、缩宫素（静脉用）、异丙嗪（静脉用）
C级	抗肿瘤药物（其中的靶向治疗药物），口服	吉非替尼、奥拉帕利、索拉非尼等
	降糖药（其中的α-葡萄糖苷酶抑制剂、DPP-4抑制剂、SGLT-2抑制剂）	阿卡波糖、西格列汀、达格列净等
	对育龄人群有生殖毒性药品，口服	阿维A、异维A酸、利巴韦林、沙利度胺等
	免疫抑制剂，口服	环孢素、他克莫司等
	其他	甲氨蝶呤（非肿瘤用途）、阿片酊、高锰酸钾外用制剂、地高辛、硝酸甘油、阿仑膦酸钠等

（二）看似听似（LASA）药品管理

表1-17　看似听似（LASA）药品管理

要　点	内　容
定义	LASA（Look -alike and Sound -alike）药品即外观相似（简称“看似”）、发音相似（简称“音似”，即“听似”）的药品。“看似”药品是指外观相似（外包装的形状、大小、颜色及相关图案相似）和（或）内包装相似（裸片或胶囊、安瓿等相似）的药品。“音似”药品，是指药品通用名或商品名读音相近或名称中仅有1~2个字不同的药品或同一药品的不同剂型及不同规格
使用和管理	①医师应接受正确开具处方、医嘱及其转录的培训，并保证处方内容完整、书写规范清晰、剂量及用法准确。录入医嘱时，尤应关注读音相似药品、同一通用名下的多种规格、多种剂型的药品以及拼音缩写相同的不同药品。建议在形成处方的界面予以核对，特别注意药品名称、剂型和规格的正确性。原则上禁止口头医嘱，背景噪音、外界干扰、不熟悉的药品名称和术语会增加错误发生的风险，如必须使用（例如抢救或手术时），医师应慢速、清楚地口述出药品的全称、商品名、剂型、剂量、给药途径等，对于LASA药品应特别注意，接受口头医嘱者应复述所听内容，得到确认后方可执行医嘱 ②护士从药房领取药品（特别是口服药）时，在给药前应注意尽量保留原包装或标识，对LASA药品更应高度关注，以免混淆。发药或给药时应严格遵守**“5R（5 right）”原则**，即正确的患者、正确的药品、正确的剂量、正确的给药途径和正确的给药时间。当有疑问时，应及时与患者的主管医师进行充分的交流或与药师联系确认

续表

要　点	内　容
使用和管理	③药剂科各工作间对LASA药品的摆放应合理，使其尽可能在空间上分开存放，并在相应包装或货位处给予辅助警示或标识提醒。药师补充药品时应仔细核对药品的全称、商品名、规格、剂型及包装，规避因形似、音似药品混淆而造成的用药差错。药师在调配及发药时应严格执行“四查十对”、双人核对及药剂科制定的标准操作规程，如处方中有LASA药品时应仔细审核核对；药师发药时对LASA药品要告知患者或陪护人员，以便使用时引起注意。应合理使用自动化智能设备，以降低差错风险，保障用药安全

第二章 处方审核与调剂

微信扫扫，本章做题

知识导图

处方审核与调剂
- 处方审核
- 处方调配
- 核对与发药

一、处方审核

（一）处方审核规范

表 2-1　处方审核的概念和规范

<table>
<tr><th>要　点</th><th colspan="2">内　容</th></tr>
<tr><td>处方的概念</td><td colspan="2">处方（prescription）是医疗活动中关于药品调剂的重要书面文件。处方是指由注册的执业医师和执业助理医师（以下简称医师）在诊疗活动中为患者开具的，由取得药学专业技术职务任职资格的药学专业技术人员（以下简称药师）审核、调配、核对，并作为患者用药凭证的医疗文书</td></tr>
<tr><td>处方审核的概念</td><td colspan="2">处方审核是指药学专业技术人员运用专业知识与实践技能，根据相关法律法规、规章制度与技术规范等，对医师在诊疗活动中为患者开具的处方，进行合法性、规范性和用药适宜性审核，并做出是否同意调配与发药决定的药学技术服务。审核的处方包括纸质处方、电子处方和医疗机构病区用药医嘱单。未经审核通过的处方不得收费和调配。药师是处方审核工作的第一责任人</td></tr>
<tr><td rowspan="2">处方审核规范</td><td>处方审核基本要求</td><td>从事处方审核工作的药学人员应同时符合以下条件：
①具有药师及以上专业技术职务任职资格
②具有 3 年及以上门诊、急诊或病区处方调剂工作经验
③接受过处方审核相应岗位的专业知识培训并考核合格
④对于麻醉药品、精神药品、抗菌药物等国家法律法规有专门规定的审核人员资质要求的，负责其处方审核的药师，还应当符合国家法律法规相关要求</td></tr>
<tr><td>处方审核的流程</td><td>人工审核的一般流程：
①药师接收待审核处方，对处方进行合法性、规范性、用药适宜性审核
②若经审核判定为合理处方，药师在纸质处方上手写签名（或加盖专用印章）、在电子处方上进行电子签名，处方经药师签名后进入收费和调配环节</td></tr>
</table>

续表

要点	内容	
处方审核规范	处方审核的流程	③若经审核判定为不合理处方，由药师负责联系处方医师，请其确认或重新开具处方，并再次进入处方审核流程。 ④若处方医师或处方科室不同意修改，药师应根据不合理处方的危害程度，采取请处方医师再次签字确认、审核不通过等处理措施，并将严重不合理用药或用药错误上报医务部门
		信息系统辅助审核一般流程： ①接收待审核处方，处方审核系统对处方进行合法性、规范性、用药适宜性审核 ②若处方审核系统能涵盖所有审核项目和内容，且判定为合理处方，处方进入收费或调配环节 ③若处方审核系统不能涵盖所有审核项目和内容，或判定为不合理处方，由药师按照人工审核一般流程进行人工审核或复核 互联网医疗过程中，医师开具电子处方后，电子处方进入处方审核阶段。处方审核可采用人工在线审核，或使用智能审方软件辅助人工审核：首先通过审方软件初步审核，再由药师进行人工审核或复核。处方审查合格，药师电子签章确认，直接进入药品调配、发放流程；审查不合格，应及时与医师沟通处方不合格原因。经沟通后，如果药师认可医生的意见，该处方转为合格处方，进行调配；如药师认为仍需修改，处方医师不同意修改时，应拒绝调配，并在系统中记录
	处方审核的基本素养及技能	在处方审核过程中，药师应了解相关法律法规，明确工作要求的同时，快速识别处方审核可能存在的法律风险。药师在处方审核过程需掌握的专业知识包括药理学、药剂学、药动学、药物化学等药物相关基础知识，还应掌握溶媒的选择与用量、药物用法用量、相互作用等药物应用相关知识。除此之外，还应对疾病相关知识、辅助检查与检验等医学相关知识有基本了解

（二）处方合法性审核

（1）处方开具人是否根据《医师法》取得医师资格，并执业注册。

（2）处方开具时，处方医师是否根据《处方管理办法》在执业注册地点取得处方权。

（3）麻醉药品、第一类精神药品、医疗用毒性药品、放射性药品等药品处方，是否由具有相应处方权资质的医师开具。

（4）抗菌药物及抗肿瘤药物是否依据分级管理制度由具有相应处方权资质的医师开具。

（5）终止妊娠药物的处方，是否由具有相应处方权资质的医师开具。

（三）处方规范性审核

处方规范性审核是审查处方是否符合规定的标准和格式，处方医师签名或加盖的专用签章有无备案，电子处方是否有处方医师的电子签名等。

表 2-2　处方规范性审核

要　点	内　容	
处方格式	前记	前记包括医疗、预防、保健机构名称，费别（支付与报销类别），患者姓名、性别、年龄，门诊或住院病历号、科别或病区和床位号，临床诊断，开具日期等，并可添加特殊要求的项目。麻醉药品、第一类精神药品和毒性药品处方还应当包括患者身份证号，代办人姓名、身份证号等
	正文	正文以“Rp”或“R”［拉丁文“Recipe（请取）”的缩写］标示，分列药品名称、剂型、规格、数量和用法、用量
	后记	后记有医师签名或加盖专用签章，药品金额以及审核、调配、核对、发药的药师签名或加盖专用签章
药品通用名	《处方管理办法》规定医生为患者开具处方应使用药品通用名。药品通用名即中国药品通用名称，由国家药典委员会按照《药品通用名称命名原则》组织制定并报国家药品监督管理局备案的药品法定名称，是同一种成分或相同配方组成的药品在中国境内的通用名称，具有强制性和约束性。每一种药品只有一个通用名，因此，使用通用名可避免重复用药的情况	
处方缩写词	医师在书写处方正文中有关药物的用法（包括剂量、服用时间及次数）和调配方法等内容，有时还会采用拉丁文或英文缩写表示。药师应掌握处方中常用的外文缩写，并理解其中文含义。处方中常见的外文缩写及其含义见表 2-3	
处方书写规范性审核	处方书写的基本要求如下： ①处方记载的患者一般情况、临床诊断应清晰、完整，并与病历记载相一致 ②每张处方只限用于一名患者的用药 ③处方字迹应当清楚，不得涂改。如有修改，医师必须在修改处签名并注明修改日期 ④药品名称应当使用药品通用名、新活性化合物的专利药品名称和复方制剂药品名称，或使用由原卫生部公布的药品习惯名称。医院制剂应当使用药品监督管理部门正式批准的名称。医疗机构或医师、药师不得自行编制药品缩写名称或使用代号；书写药品名称、剂量、规格、用法、用量要准确规范，药品用法可以用规范的中文、英文、拉丁文或者缩写体书写，但不得使用“遵医嘱”“自用”等含糊不清字句 ⑤年龄必须写实足年龄，新生儿、婴幼儿写清日、月龄，必要时注明体重 ⑥化学药、中成药可以分别开具处方，也可以开具在一张处方；中药饮片应单独开具处方。化学药、中成药处方，每一种药品须另起一行，每张处方不得超过 5 种药品。中药饮片、中成药的处方书写应当符合《中药处方格式及书写规范》 ⑦一般应按照药品说明书中的常用剂量使用。特殊情况需超剂量使用时，应注明原因并再次签名 ⑧为便于药师审核处方，医师开具处方时，除特殊情况外必须注明临床诊断。 ⑨开具处方后的空白处应画一斜线，以示处方完毕 ⑩处方医师的签名式样和专用签章必须与在药学部门留样备查的式样一致，不得任意改动，否则应重新登记留样备案	

续表

要　点	内　容
处方书写规范性审核	⑪药品剂量与数量一律用阿拉伯数字书写。剂量应当使用法定剂量单位：重量以“克（g）、毫克（mg）、微克（μg）、纳克（ng）、皮克（pg）”为单位；容量以“升（L）、毫升（ml）、微升（μl）”为单位；有些以“国际单位（IU）、单位（U）”计算。片剂、丸剂、胶囊剂、散剂与颗粒剂分别以“片、丸、粒、袋”为单位；溶液剂以“支、瓶”为单位；软膏及乳膏剂以“支、盒”为单位；注射剂以“支、瓶”为单位，应注明浓度与含量；中药饮片以“剂”为单位 ⑫门诊处方一般不得超过7日用量；急诊处方一般不得超过3日用量；对于某些慢性病、老年病或特殊情况，处方用量可适当延长，但医师必须注明理由 ⑬麻醉药品、精神药品、医疗用毒性药品、放射性药品的处方用量应当严格执行国家有关规定。开具麻醉药品处方时，应有病历记录

表2-3　处方中常见的外文缩写及含义

外文缩写	中文含义	外文缩写	中文含义
Ac	餐前（服）	OD.	右眼
Am	上午，午前	OS./OL	左眼
bid.	每日2次	OU.	双眼
Cap.	胶囊（剂）	pc.	餐后（服）
Co.	复方的、复合的	pm.	下午
gtt.	滴，滴剂	po.	口服
hs.	临睡时	prn.	必要时（长期备用）
i.h.	皮下的（尤指皮下注射）	qh	每小时1次
im.	肌内注射	q4h	每4小时1次
Inj.	注射剂	qid.	每日4次
iv.	静脉注射	qd.	每日1次
iv gtt	静脉滴注	qod.	隔日1次
Liq.	液，溶液	Sig.	标记（标明用法）
NS	生理盐水	sos.	必要时（临时备用）

（四）处方用药适宜性审核

1. 处方用药与病证诊断的相符性

（1）处方用药须与临床诊断密切相符，医师开具的处方在“病情与诊断”栏中明确记录对患者的诊断。药师应审查处方用药与临床诊断的相符性，以加强合理用药的监控。特别是对于抗菌药物的处方，诊断中需有细菌感染相关诊断方可开具抗细菌药物。

（2）发生禁忌证用药往往表现在：①忽略药品说明书的提示；②忽略病情和患者的基础疾病。如活动性消化性溃疡患者禁用阿司匹林片，否则易造成消化道出血甚至穿孔；吗啡有抑制呼吸中枢的作用，故支气管哮喘及肺源性心脏病代偿失衡患者禁用。

（3）“慎用”是指一般不轻易使用。但“慎用”不等于“不能使用”，如必须使用，使用药物后应注意观察；一旦出现不良反应，须立即停药，尤其是特殊人群应在医生指导下应用。

如脂肪乳用于急性肝损伤、急性胰腺炎、脂质肾病、脑卒中、高脂血症患者，容易出现脂质紊乱；遇到必须使用时，应严密监测患者血甘油三酯水平。

（4）此外还应关注儿童、妊娠期及哺乳期女性、器官功能不全患者用药是否有禁忌使用的药物，患者是否有食物及药物过敏史、诊断禁忌证、疾病史禁忌证与性别禁忌证等。

2. 规定必须做皮试的药品，是否注明过敏试验及结果的判定

有些药品在给药后易引起过敏反应，甚至出现过敏性休克。为安全起见，需根据情况在给药前进行皮肤敏感试验（简称皮试），皮试后观察 15~20 分钟，以确定阳性或阴性反应。皮试包括点刺试验和皮内试验，目前国内抗菌药物皮试常规采用皮内试验。对所用药品应做皮试但尚未进行者、结果阳性或结果未明确者，药师应拒绝调配药品，同时注意提示有家族性过敏史或既往有药品过敏史者在应用时须提高警惕，应于注射后休息并观察 30 分钟。在临床药物治疗实践中，具体药物是否需要做皮试，请参照药品说明书和官方权威的药物治疗指南。

根据《β- 内酰胺类抗菌药物皮肤试验指导原则（2021 版）》，应用所有青霉素类药物，包括含酶抑制剂的复方制剂品种及口服剂型前均须进行皮试。皮试液应使用青霉素 G 或青霉素 G 皮试制剂稀释为 500U/ml 的皮试液；前者需多步稀释，后者仅一步稀释，可节约操作时间和人力，并减少误差及污染。不推荐在使用头孢菌素前常规进行皮试，仅以下情况需要皮试：①既往有明确的青霉素或头孢菌素 I 型（速发型）过敏史患者；②药品说明书中规定需进行皮试的。其他 β- 内酰胺类，包括单环类、头霉素类、氧头孢烯类、碳青霉烯类、青霉烯类等均无循证医学证据支持皮试预测作用，给药前无需常规进行皮试。现行版《中华人民共和国药典临床用药须知》中规定必须做皮肤敏感试验的常用药品见表 2-4。

表 2-4 必须做皮肤敏感试验的常用药品

药品名称	皮试要求	皮试液配制及过敏试验方法
青霉胺	应先行青霉素皮试	同青霉素皮试方法
细胞色素 C	用药前需做过敏试验；治疗用药一经中断，如再次使用，仍应再做皮试，阳性反应者禁用	①皮内注射法以 0.9% 氯化钠注射液稀释本品成 0.03mg/ml 溶液，皮内注射 0.03~0.05ml，观察 20 分钟 ②皮试划痕法是取本药注射液 1 滴，滴于前臂屈面皮肤，用针尖划痕，观察 20 分钟
盐酸普鲁卡因	给药前须做皮内过敏试验	—
降纤酶	用药前应做皮试	以本品 0.1ml 用 0.9% 氯化钠注射液稀释至 1ml，皮内注射 0.1ml
门冬酰胺酶	首次采用本品或已用过本品但已停药 1 周或 1 周以上的患者，在注射本品前必须做皮试	加 5ml 的灭菌注射用水或氯化钠注射液入小瓶内摇动，使小瓶内 10000U 的门冬酰胺酶溶解，抽取 0.1ml（每 1ml 含 2000U），注入另一含 9.9ml 稀释液的小瓶内，制成浓度约为每 1ml 含 20U 的皮试药液。用 0.1ml 皮试液（约为 2.0U）做皮试，至少观察 1 小时，如有红斑或风团者即为皮试阳性反应

续表

药品名称	皮试要求	皮试液配制及过敏试验方法
A 群链球菌	本品含有青霉素，注射前应进行皮试	同青霉素皮试方法
碘［^{131}I］美妥昔单抗注射液	用药前，需先进行皮试，阴性者方可使用	取皮试制剂 1 瓶，加入 0.9% 氯化钠注射液 1ml 溶解后，抽取溶解液 0.1ml，于前臂皮内注射，15 分钟后观察结果，注射点皮丘红晕直径 >0.5cm 或其周围出现伪足者为阳性
玻璃酸酶	用药前应做皮试	取上述药液，皮内注射约 0.02ml。如 5 分钟内出现具有伪足的疹块，持续 20~30 分钟，并有瘙痒感，提示为阳性
鱼肝油酸钠注射液	注射前应先进行过敏试验	—
白喉抗毒素	注射前必须先做过敏试验，阴性者方可给药，阳性者应采用脱敏注射法	—
破伤风抗毒素 多价气性坏疽抗毒素 抗狂犬病病毒血清 肉毒抗毒素	注射前必须先做过敏试验	用氯化钠注射液将抗血清稀释 10 倍（0.1ml 血清加 0.9ml 氯化钠注射液，混匀），在前臂掌侧皮内注射 0.05~0.1ml，观察 30 分钟，注射部位无明显反应或皮丘直径小于 1cm、红晕直径小于 2cm，同时无其他不适反应，即为阴性。即使为阴性，也应先注射 0.3ml 原液，观察 30 分钟无反应，才可全量注射药液
抗炭疽血清	注射前必须先做过敏试验	用氯化钠注射液将血清稀释 20 倍（0.1ml 血清加 1.9ml 氯化钠注射液），在前臂掌侧皮内注射 0.05~0.1ml，观察 30 分钟，注射部位无明显反应或皮丘直径小于 1cm、红晕直径小于 2cm，同时无其他不适反应，即为阴性。即使为阴性，也应先注射 0.3ml 原液，观察 30 分钟无反应，才可全量注射药液
抗蛇毒血清	使用前应询问马血清制品注射史和过敏史，并做皮肤过敏试验	取本品 0.1ml 加 0.9% 氯化钠溶液 1.9ml，在前臂掌侧皮内注射 0.1ml，经 20~30 分钟判定结果。可疑阳性者，预先注射氯苯那敏 10mg（儿童酌减），15 分钟后再注射本品

续表

药品名称	皮试要求	皮试液配制及过敏试验方法
抗蝮蛇 / 五步蛇 / 眼镜蛇 / 银环蛇毒血清	注射前必须先做过敏试验	取 0.1ml 抗血清加 1.9ml 0.9% 氯化钠注射液，即 20 倍稀释。在前臂掌侧皮内注射 0.1ml，经 20~30 分钟，注射皮丘直径在 2cm 以内，且皮丘周围无红晕及蜘蛛足者为阴性，可在严密观察下直接注射
糜蛋白酶	用前应先做皮肤过敏试验	—

现行版《中华人民共和国药典临床用药须知》对可疑过敏患者推荐进行皮肤敏感试验的常用药品见表 2-5。所有抗毒素、抗血清均应按说明书要求做皮试。

表 2-5　有过敏史者应做皮肤敏感试验的常用药品

药品名称	皮试要求	皮试液配制及过敏试验方法
盐酸氯普鲁卡因	如对普鲁卡因过敏者，禁用本品；如系过敏体质者，应进行皮试	—
右旋糖酐 20/40	过敏体质者使用前应做皮试	—
鲑降钙素	对有过敏史的患者，用药前应进行皮试	—
荧光素钠	疑似过敏者可在静脉给药前进行皮试	皮内注射本品 0.05ml 并在注射后 30~60 分钟观察结果
碘化油	少数患者对碘发生过敏反应，应先做口服碘过敏试验	—
脂肪乳注射液	对大豆蛋白、鸡蛋蛋白和蛋黄或处方中任一成分过敏者慎用本品，使用前必须做过敏试验	—

3. 处方剂量、用法是否正确，单次处方总量是否符合规定

药师应掌握药品说明书推荐的剂量和用法，掌握药品使用的极量。老年人由于肝、肾功能减退，肝脏对药物代谢能力下降，肾脏的排泄减慢，因此老年人用药剂量应酌减。儿童用药应按药品说明书推荐的儿童剂量，按儿童体重或体表面积计算。对于特殊管理药品，如麻精药品应依照相关法律法规审核用药疗程。

4. 选用剂型与给药途径是否适宜

不同的药物剂型，药理作用也不相同。例如：硫酸镁注射液稀释后静脉注射用于治疗先兆子痫，而硫酸镁溶液口服用于导泻、外用湿敷则消肿。因此药师应掌握各种剂型及不同给药途径的特点，正确审核处方。临床医生应根据临床治疗需要选择合理的给药途径，能口服（有效）不肌内注射，能肌内注射不输液。

5. 是否有重复给药和相互作用情况

包括西药、中成药、中成药与西药、中成药与中药饮片之间是否存在重复给药和有临床意义的相互作用。

（1）重复用药常见情况有以下3种：①同一药物成分但不同通用名的药物一起处方，导致剂量和作用重复，发生用药过量和药物不良反应；②含有相同主要成分的复方制剂联用；③同类药物，相同作用机制的品种合用。

在我国批准注册的中成药有部分是中西药复方制剂。医师、药师及患者都必须清楚，这类制剂不能仅作为一般的中成药使用。伴随着中药、化学药联合应用和复方制剂的出现，合并使用2种或多种药物的现象增多。若不注意其处方成分，将会导致重复用药。因此，在应用中成药前一定要先搞清成分，避免滥用或与化学药累加应用，以防药物过量。中成药中含有化学药成分的品种很多，在《国家基本药物目录（2018年版）》中列选的含有化学药成分的品种见表2-6。

表2-6　《国家基本药物目录（2018年版）》中成药中含有化学药成分的品种

中成药	含西药成分
感冒清（片、胶囊）	对乙酰氨基酚、马来酸氯苯那敏、盐酸吗啉胍
复方感冒灵片（胶囊、颗粒）	对乙酰氨基酚、马来酸氯苯那敏、咖啡因
维C银翘片（颗粒）	对乙酰氨基酚、马来酸氯苯那敏、维生素C
健脾生血片（颗粒）	硫酸亚铁
珍菊降压片	盐酸可乐定、氢氯噻嗪
复方田七胃痛片（胶囊）	氧化镁、碳酸氢钠
复方陈香胃片	碳酸氢钠、重质碳酸镁、氢氧化铝
海珠喘息定片	盐酸氯丙那林、盐酸去氯羟嗪
脉络通片（胶囊、颗粒）	维生素C、碳酸氢钠
妇科十味片	碳酸钙
龙牡壮骨颗粒	维生素D_2、葡萄糖酸钙
新癀片	吲哚美辛
鼻炎康	马来酸氯苯那敏
消渴丸	格列本脲

（2）药物相互作用

表2-7　药物相互作用

要　点	内　容
药效学相互作用	包括： ①药物疗效的相加、协同或拮抗作用 ②药物毒副作用的相加、协同或拮抗作用。例如外周多巴脱羧酶抑制剂（卡比多巴或苄丝肼）和左旋多巴合用，能减少左旋多巴在外周代谢为多巴胺所导致的毒副作用，增加其在脑组织脱羧转变成多巴胺而发挥疗效；β-内酰胺类抗菌药与β-内酰胺酶抑制剂合用增加抗感染疗效；磺胺类抗菌药物磺胺甲噁唑（SMZ）和甲氧苄啶（TMP）合用可从多个途径阻断细菌叶酸的合成，增强抗菌效果。临床某些特殊情况应用吗啡或哌替啶治疗肾绞痛或胆绞痛时，常合用阿托品增加疗效，但是往往也增加了阿片类药物所致便秘和排尿困难的副作用，有时是患者难以耐受的便秘。这就属于毒副作用方面的相加或协同

续表

要　点	内　容
药动学相互作用	药动学相互作用包含吸收、分布、代谢和排泄四个方面。参与药动学相互作用的机体因素主要包括： ①药物代谢酶，Ⅰ相代谢酶CYP450、环氧化酶、羧酸酯酶等，Ⅱ相代谢酶尿苷二磷酸（UDP）-葡萄糖苷酸基转移酶（UGTs）、谷胱甘肽S-转硫酶（GST）和甲基转移酶（MT）等 ②药物转运蛋白，如P-糖蛋白、BCRP、OATP、OAT、OCT和MATE等 ③药物代谢活性单元的基因多态性

一般来说，代谢酶/药物转运蛋白的强诱导剂和强抑制剂与其敏感的底物药物合用，往往存在具有临床意义的药物相互作用，临床需要高度重视，尽量规避（表2-8、表2-9、表2-10、表2-11）。在处方审核时应该根据药品说明书的建议，进行用药适宜性审查。

表2-8　常用CYP 450酶抑制剂及其强度分级

代谢酶	强抑制剂（AUC增加≥5倍）	中等抑制剂（2倍≤AUC增加＜5倍）
CYP1A2	环丙沙星、依诺沙星、氟伏沙明、扎鲁司特	甲氧沙林、美西律、口服抗凝药
CYP2C8	氯吡格雷、吉非贝齐	地拉罗司、特立氟胺
CYP2C9	—	胺碘酮、非尔氨酯、氟康唑、罂粟碱
CYP2C19	氟康唑、氟西汀、氟伏沙明、噻氯吡啶、伏立康唑	—
CYP2D6	丁螺环酮、氟西汀、帕罗西汀、奎尼丁、特比萘芬	西咪替丁、西那卡塞、度洛西汀、氟伏沙明、米拉贝隆
CYP3A[a]	波普瑞韦、利托那韦、葡萄柚汁[b]、伊曲康唑、泊沙康唑、利托那韦、沙奎那韦-利托那韦、醋竹桃霉素、伏立康唑 克拉霉素、地尔硫䓬、奈法唑酮、奈非那韦	阿瑞匹坦、西咪替丁、环丙沙星、环孢素，决奈达隆、红霉素、氟康唑、氟伏沙明、伊马替尼、维拉帕米

注：[a]CYP3A强抑制剂使敏感底物AUC增加≥10倍，列入CYP3A表格栏上面一行，即“波普瑞韦”至“伏立康唑”。

[b]葡萄柚汁因为品牌、浓度、饮用量、制备方法等不同，对CYP3A的作用差异很大；因此有的研究列入强抑制剂，有的列入中等抑制剂。

表2-9　常用CYP 450酶敏感底物药物

代谢酶	
CYP1A2	阿洛司琼、度洛西汀、美西律、萘普生、雷美替胺、他司美琼、替扎尼定、华法林、茶碱、普萘洛尔、奥氮平、氟他胺、罗哌卡因
CYP2B6	安非他酮、环磷酰胺、氯胺酮、丙泊酚

续表

代谢酶	
CYP2C8	瑞格列奈
CYP2C9	塞来昔布、丙戊酸钠、舍曲林、氟西汀、氟比洛芬、布洛芬、吲哚美辛、氯诺昔康、格列吡嗪、格列美脲、那格列奈、波生坦、厄贝沙坦、氟伐他汀、苯巴比妥、苯妥英、S-华法林、托拉塞米
CYP2C19	阿米替林、（艾司）西酞普兰、奥美拉唑、兰索拉唑、雷贝拉唑、奥美拉唑、泮托拉唑、伏立康唑、华法林、苯妥英钠、雷尼替丁、地西泮、舍曲林
CYP2D6	度洛西汀、帕罗西汀、舍曲林、利培酮、文拉法辛、氯苯那敏、美托洛尔、普萘洛尔、羟考酮、曲马多、多拉司琼、地昔帕明、右美沙芬、奋乃静、托特罗定、甲氧氯普胺、多柔比星、普罗帕酮、雷尼替丁、托烷司琼
CYP3A4	阿芬太尼、阿伐那非、丁螺环酮、考尼伐坦、达非那新、地瑞那韦、依巴斯汀、依维莫司、依鲁替尼、洛美他派、洛伐他汀、咪达唑仑、尼索地平、沙奎那韦、辛伐他汀、西罗莫司、他克莫司、替拉那韦、三唑仑、伐地那非
	布地奈德、达沙替尼、决奈达隆、依来曲普坦、依普利酮、非洛地平、茚地那韦、鲁拉西酮、马拉维若、喹硫平、西地那非、替格瑞洛、托伐普坦

表 2-10　常用 CYP 450 酶诱导剂及其强度分级

代谢酶	强诱导剂	中等诱导剂
CYP1A2	—	苯妥英、利福平、利托那韦、烟草、特立氟胺
CYP2B6	卡马西平	依非韦伦、利福平、利托那韦
CYP2C8	—	利福平
CYP2C9	—	阿瑞匹坦、卡马西平、恩杂鲁胺、利福平、利托那韦
CYP2C19	利福平、利托那韦	依非韦伦、恩杂鲁胺、苯妥英
CYP3A4	卡马西平、恩杂鲁胺、米托坦、苯妥英、利福平、圣约翰草提取物	波生坦、莫达非尼

表 2-11　常见 P- 糖蛋白底物药物、诱导剂和抑制剂

类　别		药　物
底物	抗肿瘤药物	多西他赛、阿霉素、依托泊苷、伊马替尼、紫杉醇、替尼泊苷、长春花碱、长春新碱
	激素	地塞米松、甲泼尼龙

续表

类　别		药 物
底物	免疫抑制剂	环孢素、西罗莫司、他克莫司
	HIV 蛋白酶抑制剂	茚地那韦、奈非那韦、沙奎那韦、利托那韦
	抗菌药物	红霉素、（左）氧氟沙星
	β 受体拮抗剂	布尼洛尔、卡维地洛、塞利洛尔
	钙通道阻滞剂	地尔硫䓬、维拉帕米
	强心药与抗心律失常药	地高辛、奎尼丁
	HMG-CoA 还原酶抑制剂	阿托伐他汀、洛伐他汀
	H_1 受体拮抗剂（抗组胺药）	非索非那定、特非那定
	止吐药	昂丹司琼
	其他药物	阿米替林、秋水仙碱、伊曲康唑、兰索拉唑、洛哌丁胺、氯沙坦、吗啡、苯妥英、利福平
诱导剂	抗癫痫药	卡马西平、苯妥英、苯巴比妥、扑米酮
	抗结核药	利福平
	植物药	圣约翰草提取物
抑制剂	钙通道阻滞剂	维拉帕米
	大环内酯类抗生素	红霉素、克拉霉素
	HIV 蛋白酶抑制剂	利托那韦
	免疫抑制剂	环孢素
	抗心律失常药	奎尼丁、普罗帕酮

确定是否具有临床意义的药物相互作用：①临床是否应该避免合用？②临床是否应该调整给药方案，密切监测，谨慎合用？③相互作用后果不具有临床意义，临床是否可以合用？

判断药物相互作用有无临床意义的主要依据是药品说明书。禁忌的药物合用，应该避免；谨慎合用的，可通过调整合用药物的剂量，避免出现严重的不良反应。除药品说明书以外，专业的药物相互作用工具书如《药物相互作用基础与临床》《Stockley 药物相互作用》和 Micromedex、Lexicomp 等数据库也可以用来辅助判断。无论是针对医生用药的咨询问题，还是处方审核领域，涉及的药物相互作用问题通常没有一个标准答案。当存在争议时，应该以药品说明书为主要参考资料，结合具体患者的病理生理情况，形成一个合理决策。

（3）中药与化学药之间的相互作用

表 2-12　中药与化学药之间的相互作用

要　点	内　容
中药与化学药联合应用的基本原则	中药与化学药联合应用的基本原则是**“药简力专，取长补短，发挥独特疗效和各自优势”**。对单味中药或化学药疗效可靠的疾病，一般不应联用，更不应作为中药与化学药联用的研究范围。此外应注意辨证与辨病用药相结合，联用必须建立在中西医双重诊断基础上，寻求中药与化学药的最佳组合，以求协同增效、优势互补，减轻不良反应

续表

要　点	内　容
化学药与中药相互作用的类型	①许多中药与化学药联用后，能使疗效提高，有时呈现很显著的协同作用。如黄连、黄柏与四环素、呋喃唑酮、磺胺甲噁唑合用治疗痢疾、细菌性腹泻有协同作用，常使疗效成倍提高。金银花能加强青霉素对耐药性金黄色葡萄球菌的杀菌作用。大蒜素与链霉素联用，可提高后者效价约 3 倍及血药浓度约 2 倍。甘草与氢化可的松在抗炎、抗变态反应方面有协同作用，因甘草甜素有糖皮质激素样作用，并可抑制氢化可的松在体内的代谢灭活，使其血药浓度升高。黄芩、砂仁、木香、陈皮对肠道蠕动有明显抑制作用，可延长地高辛、维生素 B_{12} 等在小肠上部的停留时间，有利于后者吸收而提高疗效。丹参注射液与间羟胺、多巴胺等升压药同用时，不但能加强升压作用，还能延长升压药的作用时间 ②减轻药物不良反应。某些化学药物或提取的纯品单一成分，治疗作用明显但毒副作用较大，与中药配伍后，在提高疗效的同时还能够减轻毒副作用。肿瘤患者接受化疗后常出现燥热伤津所致的阴虚内热或气阴两虚，治以滋阴润燥清热或益气养阴中药而取效。氟尿嘧啶与环磷酰胺是抗肿瘤药，常产生恶心、呕吐等胃肠道反应；而海螵蛸粉和白及粉既能止血消肿，又能保护胃黏膜；现以氟尿嘧啶、鲨肝醇、环磷酰胺、奋乃静、白及粉、海螵蛸粉配合组成片剂，可防止出现严重的消化道不良反应，用于治疗消化道肿瘤有较好疗效。甘草酸可降低链霉素对第Ⅷ对脑神经的毒害，使原来不能坚持治疗的患者有 80% 可以继续使用。甘草与呋喃唑酮合用治疗肾盂肾炎，既可防止其胃肠道不良反应，又可保留呋喃唑酮的杀菌作用。氯氮平治疗精神病有明显疗效，其最常见的不良反应之一是流涎；应用石麦汤（生石膏、炒麦芽）30~60 剂为 1 个疗程，流涎消失率为 82.7%，总有效率达 93.6% ③减少剂量，缩短疗程。珍菊降压片（珍珠层粉、野菊花膏粉、芦丁、可乐定、氢氯噻嗪）有较好的降压及改善症状的作用，若以常用量一次 1 片、一日 3 次计，可乐定的剂量比单用减少 60%
规避不良的化学药 - 中药相互作用	任何事物均有双重性，中药与化学药同服也会发生相互作用而导致不良后果，应权衡利弊，避免盲目合用，具体实例见表 2-13

表 2-13　不良化学药 - 中药相互作用

化学药	中　药	相互作用结果
甲氧氯普胺	舒肝丸	后者含有白芍，有解痉、镇痛作用，而甲氧氯普胺则能增强胃肠收缩，两者合用作用相反，会相互降低药效
降压药	止咳定喘膏、麻杏石甘片、防风通圣丸	后者均含有麻黄碱，会使动脉收缩，升高血压，影响降压效果
吗啡、哌替啶、可待因	蛇胆川贝液	后者含有苦杏仁苷，与前三种化学药的毒性作用一样，均抑制呼吸，同服易致呼吸衰竭

续表

化学药	中　药	相互作用结果
普罗帕酮、奎尼丁	益心丹、麝香保心丸、六神丸	合用可导致心脏骤停
苯巴比妥、氯苯那敏	人参酒、舒筋活络酒	后者可加强对中枢神经系统的抑制作用而发生危险
对乙酰氨基酚	人参酒、舒筋活络酒	有敏感者发生肝坏死的报告
异烟肼	昆布片	后者含碘，在胃酸条件下，与异烟肼发生氧化反应，形成异烟酸、卤化物和氮气，失去抗结核杆菌的功效
阿托品、咖啡因、氨茶碱	小活络丹、香连片、贝母枇杷糖浆	后者含有乌头、黄连、贝母等生物碱成分，同服易增加毒性，出现药物中毒
地高辛	麻杏止咳片、通宣理肺丸、消咳宁片	后者均含有麻黄碱，对心脏有兴奋作用，能增强地高辛对心脏的毒性，引起心律失常
阿司匹林	风湿酒、国公酒、壮骨酒、骨刺消痛液	中药酒中含乙醇，合用会增加对消化道的刺激性，引起食欲缺乏、恶心，严重时可致消化道出血
乳酶生	黄连上清丸	后者中的黄连素可明显抑制乳酶生的活性，使其失去消化能力
碳酸氢钠、氢氧化铝、复方氢氧化铝、氨茶碱	山楂丸、保和丸、乌梅丸、五味子丸	四种中成药含有酸性成分，与碱性化学药同服可发生中和反应，降低疗效
胰酶、胃蛋白酶、多酶片	麻仁丸、解暑片、牛黄解毒片	后者含大黄，可通过吸收或结合的方式，抑制胰酶、蛋白酶的助消化作用
硫酸盐、硝酸盐、亚硝酸盐及亚铁盐类化学药	雄黄类	后者所含硫化砷可与无机盐反应生成硫化砷酸盐沉淀，既阻止化学药的吸收，又使含雄黄类的中成药失去原有疗效，并有导致砷中毒的可能
乳酶生、活菌类制剂	金银花、连翘、黄芩、鱼腥草	后者可降低前者的制剂活性

6. 是否存在配伍禁忌

配伍禁忌是指两种或多种药物在体外同一容器（输液袋、输液瓶、雾化装置等）中或同一输液管路中混合配伍时，发生的物理相容性（颜色变化、浑浊、沉淀、相分离、渗透压变化等）或化学稳定性（pH 变化、药物浓度变化、新化合物产生）的异常变化，而这些理化反应能够影响治疗的安全性和有效性。

配伍禁忌与药物相互作用从概念上说，配伍禁忌是一个体外过程，是药物在体外混合后发生的一些理化性质变化；而药物相互作用则是一个体内过程，需要借助如药物代谢酶、药物转运蛋白、药物作用的靶点或受体等机体因素，才可以导致不利或有益的药物相互作用结果。配伍禁忌主要产生于药物体外混合的过程；药物相互作用则是基于临床治疗需要合用药物时。二者之间的主要区别见表 2-14。

表 2-14　配伍禁忌与药物相互作用的区别

配伍禁忌	药物相互作用
体外过程	体内过程
无机体因素参与	有机体因素参与
涉及光、热等因素	涉及代谢酶、转运蛋白和基因多态性
导致药物的理化性质变化	导致疗效和毒副作用的改变

存在配伍禁忌的药物既可以是注射剂，也可以是外用的滴眼剂、溶液剂、雾化吸入剂或乳膏剂等能够混合的分散相。因此，配伍禁忌可以存在于注射剂之间，也可以存在于乳膏剂、雾化吸入剂的混合过程中。特定材质［硅胶、聚氯乙烯（PVC）、玻璃等］的容器或输注容器可能吸附某些药物（如胰岛素），有文献也建议列在配伍禁忌中，但是这类问题不属于药物 - 药物配伍禁忌，而是药物 - 容器配伍禁忌。

一般来说，有三种可能导致输液中产生配伍禁忌的混合方式：**Y 型输液通路、静脉输液袋（瓶）混合和预混注射器。**在 Y 型输液通路中混合，如果不是原液，则药物浓度相对较低，混合时间短暂，发生配伍禁忌可能性小；静脉输液袋（瓶）中混合，药物浓度最低，但是混合时间可能从数分钟到数小时，发生配伍禁忌的可能性相对较低；预混注射器内混合，药物浓度大，存储时间久，如果没有确定的实验研究支持，混合物往往具有配伍禁忌。因此，同样的两种药物在上述三种混合情况下可能有不同的配伍结果。

表 2-15　配伍禁忌发生机制、影响因素及表现

要　点	内　容
配伍禁忌发生机制	当两种分散系混合后，破坏了原有分散系的稳定性，可能发生以下理化方面的变化： ①氧化还原反应 ② pH 的改变导致不稳定药物的水解反应 ③络合反应 ④形成难溶性盐 ⑤引入新的离子或电荷失衡导致原有胶体、乳剂等稳定性的破坏
影响配伍禁忌的因素	最常见的包括： ①温度：一般来说，温度过低或过高都会影响药物的稳定性 ②浓度：一般来说，浓度越低，稳定性越好 ③溶媒：对于某些稳定性差的脂质体制剂，一旦与离子型的溶媒混合可以直接导致破乳 ④混合时间：一般来说，随着混合时间延长，越容易出现配伍禁忌 ⑤制剂辅料：中药注射剂本身就是一个极不稳定的分散体系，为了保证其稳定性而添加了大量的助溶剂或增溶剂，与其他药物混合容易破坏这个脆弱的稳定性而导致配伍禁忌 ⑥其他因素：包括光照和不同药物的制剂特性等

续表

要　点	内　容
配伍禁忌的表现	一般来说，配伍相容性包括物理相容性（physical compatibility）和化学稳定性（chemical stability）两个方面，只要有一个方面存在不相容性或不稳定性，则可以确定两种药物存在配伍禁忌 （1）物理相容性方面：①颜色变化。②浑浊，混合后浊度增加。③沉淀。④气体产生。⑤渗透压变化，会影响静脉治疗的安全性。⑥破乳与分层，脂质体或静脉乳剂混合后发生破乳或导致油 - 水相分离。⑦吸附，一般指药物可被特定材质的容器吸附，不是传统意义上的药物 - 药物配伍禁忌 必须指出，物理相容性并不是指有否发生物理变化，而是特指混合后分散系的外观变化（但氧化还原反应导致的颜色变化或气体产生、形成不溶性盐导致的浑浊或沉淀等都属于化学变化），但仍属于物理相容性。两种分散系混合后发生的真正物理变化包括：溶剂极性改变、盐析、破乳和吸附。混合分散系的渗透压变化往往与盐析导致胶破坏有关，影响了药物原有的渗透压 （2）化学稳定性方面：主要是指混合后分散相发生的肉眼不可见的潜在变化，包括：pH 变化（变化值 > 起始值的 10%）、药物含量变化或新化合物的产生。化学稳定性主要涉及药物因水解或氧化还原反应而致浓度降低，或者同时产生新的化合物；也包括间接的化学反应，如一种药物使另一种药物的分散系 pH 发生变化（酸化或碱化），导致另一种药物发生水解反应 一般来说，药物混合配伍的临床观察和实验室研究结局包括三种情况：①可以配伍。②谨慎配伍。③配伍禁忌
配伍禁忌的分类	①注射用药物的配伍禁忌，这是临床最常见和普遍的配伍禁忌，比如青霉素类药物与氨基糖苷类药物在同一容器中混合输注就存在配伍禁忌 ②制剂辅料如添加剂或潜溶剂导致的配伍禁忌，某些情况下，注射剂或雾化吸入剂中的某些制剂辅料可能会导致两种药物混合后出现配伍禁忌 ③药物与容器的配伍禁忌，例如药物被容器（如 PVC 输液袋）吸附和沉淀

7. 溶媒的选择、用法用量是否适宜，静脉输注的药品给药速度是否适宜

（1）溶媒的选择

表 2-16　常用输液溶媒的 pH 范围

溶媒品种	pH
5%~10% 葡萄糖注射液	3.2~5.5
0.9% 氯化钠注射液	4.5~ 7.0
葡萄糖氯化钠注射液	3.5~ 5.5
复方氯化钠注射液	4.5~ 7.5
灭菌注射用水	5.0~ 7.0
复方乳酸钠葡萄糖注射液	3.6~ 6.5

（2）滴注速度

①药物成分：成分各异，输液的速度也不同。

a. 万古霉素，滴注过快易引起"红人综合征"，所以要求0.5g万古霉素以至少100ml的0.9%氯化钠注射液或5%葡萄糖注射液稀释，静滴时间须在60min以上。

b. 静脉输注氯化钾若速度过快，则引起高血钾、心肌抑制，致使心脏停搏于舒张状态，血清钾高达一定水平甚至可能发生死亡的危险，因此氯化钾一般要求稀释成0.3%的浓度，以4~6ml/min滴注。

②患者年龄：新生儿要求很慢，合理掌握时间，防止心力衰竭和肺水肿等情况。老年人由于心血管系统代偿功能不全，肾脏对体液的调节能力减低，滴速过快易引起肺水肿，因此宜降低输液速度。

③患者病理状态：当肾功能不全时，在输注0.9%氯化钠注射液时不宜过快，因为其中氯离子的含量远高于血浆浓度，输液过快可使体内的氯离子浓度迅速增高，容易造成高氯性酸中毒。

8. 抗菌药物处方适宜性审核

抗菌药物处方适宜性审核应包括以下内容。

（1）处方用药与诊断是否相符，如对于病毒性上呼吸道感染，不适宜常规使用抗菌药物。

（2）处方剂量、用法是否正确，如β-内酰胺类药物为时间依赖型抗菌药物，不应常规选择每天1次给药（头孢曲松、厄他培南除外）。

（3）选用剂型与给药途径是否适宜，如氨溴索注射液雾化吸入。

（4）是否存在重复用药、有临床意义的相互作用，如克林霉素已能覆盖厌氧菌，应避免与硝基咪唑类药物不必要的合用；如使用伏立康唑时，同时使用他克莫司等免疫抑制剂，需注意调整免疫抑制剂的用量，避免造成药物血浆浓度波动。

（5）是否存在配伍禁忌，如头孢曲松和葡萄糖酸钙注射液同管路输注。

（6）是否存在用药禁忌，如规定必须做皮试的药品是否注明过敏试验的结果判定，喹诺酮类药物应用于儿童患者等。

（7）溶媒的选择、用法用量是否适宜，静脉输注的药品给药速度是否适宜，如卡泊芬净应选择生理盐水作为溶媒，0.5g万古霉素的滴速应控制在60分钟以上。

9. 中成药处方适宜性审核

表2-17　中成药处方适宜性审查要点

要　点	内　容
辨证用药	使用中成药时，需要辨证施治用药，也就是说需要辨证与药物功能主治相符
剂型的选择及给药途径	应根据患者的体质强弱、病情轻重缓急及各种剂型的特点，选择适宜的剂型和给药途径
使用剂量的确定	对于有明确使用剂量的，慎重超剂量使用。对于含有毒性药物的品种，不建议超剂量使用。有使用剂量范围的中成药，老年人使用剂量应取偏小值

续表

要 点	内 容
中药注射剂的用药注意事项	①用药前应仔细询问过敏史，对过敏体质者应慎用，说明书要求皮试的需要进行皮试并记录皮试结果 ②严格按照药品说明书规定的功能主治使用，辨证施药，禁止超功能主治用药 ③中药注射剂应按照药品说明书推荐的剂量、溶媒、给药速度和疗程使用药品，不超剂量、过快滴注和长期连续用药 ④中药注射剂应单独使用，严禁混合配伍，谨慎联合用药，对长期使用的，在每疗程间要有一定的时间间隔 ⑤有些中药注射剂与其他药物联合使用时需冲管（如血必净注射液、痰热清注射液、喜炎平注射液等）
联合用药	①多种中成药的联合应用，须遵循药效互补原则及增效减毒原则。功能相同或基本相同的中成药，或者成分相同或相似的中成药原则上不宜叠加使用 ②药性峻烈的或含毒性成分的药物应避免重复使用 ③合并用药时，注意中成药的各药味、各成分间的配伍禁忌（主要参照中药配伍“十八反”） ④注意中成药与化学药间的相互作用

10. 特殊人群用药处方适宜性审查

表 2-18 特殊人群处方适宜性审查要点

要 点	内 容
老年患者	老年患者由于胃肠运动减慢、胃酸分泌下降等，导致整体消化能力下降。机体组成呈现总体液量减少，脂肪比例升高的变化，会影响药物的吸收和分布。肝肾血流量下降，肝药酶活性下降、蛋白质减少等导致老年患者对药物的清除能力下降。故老年人用药应遵循明确用药指征、选择适当剂型、小剂量起始、个体化用药剂量的原则。老年患者往往存在共病现象，同时合用的药品品种多。因此，老年慢性病药物处方审核要点如下： ①药物的选择是否适宜老年患者 ②是否存在不良相互作用 ③用药剂量是否根据老年患者年龄、体质或肝肾功能情况进行调整
儿童患者	儿童用药处方审核要点如下： ①依据说明书是否存在儿童在不同年龄段的禁忌证 ②是否按照说明书推荐，随儿童年龄（日龄、月龄）、体重及病情不同而计算剂量 ③所选择的药物剂型和给药途径是否适合儿童应用 ④是否根据患儿病理状态（肝肾功能不全等）进行剂量调整

第2章

续表

要　点	内　容
妊娠期与哺乳期女性	①用药是否有明确指征 ②是否采用了最低有效剂量和最短有效疗程 ③联用药物是否有必要 ④结合孕周所选药物根据妊娠危险性分级是否适宜 ⑤所用药物是否会进入乳汁，根据说明书该药物对婴儿是否安全等
肝功能不全患者	肝功能不全时应该尽量选择原型经肾脏排泄为主的药物。对于肝功能受损患者，尚无内源性生物标志物可以定量预测肝脏疾病对药物体内生物转换及清除力的影响。**CTP 评分是目前临床使用最为广泛的肝功能不全分级系统，CTP 评分虽然可以表明肝脏受损程度，但不能特异性定量评估肝脏代谢药物的能力。**肝功能不全患者处方审核要点主要有两方面，一方面，需要审核处方药物是否具有明显的肝毒性，评估患者用药的获益 / 风险，仅在获益明显高于风险时才可使用；另一方面，评估用药剂量是否恰当。大多数药品说明书在有关肝功能损害时药物剂量调整的阐述信息有限，需参考其他权威工具书等。若说明书中提及针对不同 CTP 评分而有剂量调整或禁忌时，还应进一步了解患者病情，必要时应对患者进行 CTP 评分。具体评分系统见表 2-19

表 2-19　Child-Turcotte-Pugh（CTP）评分系统

评　分	1 分	2 分	3 分
肝性脑病分级	无	1~2	3~4
腹水	无	轻度	中度至重度
血胆红素（mg/dl）	<2	2~3	>3
血白蛋白（g/dl）	>3.5	2.8~3.5	<2.8
凝血酶原时间（PT）延长秒数（s）	<4	4~6	>6

注：总分 5~6 分者肝功能良好（CTP A 级），7~9 分者肝功能中等（CTP B 级），10~15 分者肝功能差（CTP C 级）。

11. 特殊人群用药处方适宜性审查

超说明书用药处方适宜性审查超说明书用药是指临床实际使用药品的适应证、给药方法或剂量以及用药人群不在具有法律效力的说明书之内的用法。根据《医师法》规定，在尚无有效或者更好治疗手段等特殊情况下，医师取得患者明确知情同意后，可以采用药品说明书中未明确但具有循证医学证据的药品用法实施治疗。医疗机构应当建立管理制度，对医师处方、用药医嘱的适宜性进行审核，严格规范医师用药行为。药师在进行处方审核时，应不断学习相关治疗指南与共识，掌握循证评价基本方法，才能保障患者用药安全、合理用药，缓解医患关系、减少医疗风险、提高医疗服务水平。超说明书用药处方审核可分别从**超适应证用药、超给药剂量、超给药途径、超用药人群**四个方面进行。

药事管理部门应对所在医疗机构的超说明书用药进行评价和备案。药师在处方审核中发现超说明书处方时，一方面要和临床医生良好沟通，确认是否已经完善患者的知情同意，及时掌握新的药物治疗进展；另一方面要严格把握处方用量，特别是极量的限定。

（五）处方审核结果

1. 对审核结果的判读

A. 有下列情况之一者，应当判定为不规范处方

（1）处方的前记、正文、后记内容缺项，文字不规范或不清晰。

（2）医师签章、签名不规范或者与签名、签章的备案留样不一致；电子处方无医师的电子签名。

（3）药师未对处方进行审核（处方后记的审核、调配、核对、发药栏目无审核调配药师及核对发药药师签名，或者单人值班调剂而未执行双签名规定）。

（4）化学药、中成药与中药饮片未分别开具处方。

（5）未使用药品规范名称开具处方。

（6）早产儿、新生儿、婴幼儿处方未写明体重或日、月龄。

（7）药品的剂量、规格、数量、单位等书写不规范或不清楚。

（8）用法、用量使用“遵医嘱”“自用”等含糊不清字句。

（9）处方修改未签名并注明修改日期，或药品超剂量使用未注明原因以及未再次签名确认。

（10）开具处方未写明临床诊断或临床诊断书写不全。

（11）单张门、急诊处方超过5种药品。

（12）无特殊情况下，门诊处方超过7日用量，急诊处方超过3日用量，老年病、慢性病或特殊情况下需要适当延长处方用量，但未注明理由。

（13）开具精神药品、麻醉药品、放射性药品、医疗用毒性药品等特殊管理药品处方未执行国家有关规定（包括处方用纸颜色、药品用量、证明文件等）。

（14）医师未按照抗菌药物临床应用管理办法》开具抗菌药物处方。

（15）中药饮片处方药物未按要求标注药物调剂、煎煮等特殊要求，或未按照“君、臣、佐、使”的顺序排列。

B. 有下列情况之一者，应当判定为用药不适宜处方

（1）处方用药与诊断不相符。

（2）对规定必须做皮试的药品，未注明过敏试验及结果判定。

（3）无正当理由不首选国家基本药物。

（4）药品剂型或给药途径不适宜。

（5）用法、用量不适宜。

（6）重复用药。

（7）联合用药不适宜。

（8）有配伍禁忌或者不良药物相互作用。

（9）有用药禁忌，包括特殊人群用药。

（10）其他用药不适宜情况。

C. 有下列情况之一者，应当判定为超常处方

（1）无正当理由开具高价药。

（2）无适应证用药。

（3）无正当理由超说明书用药。

（4）无正当理由为同一患者同时开具2种以上药理作用机制相同的药物。

2. 对审核结果的处理

药师在审查过程中发现不合理处方，应联系处方医师；经医师修改并签字确认且经药师再次审核通过后方可调配。对用药失误和发生严重药品滥用的处方，应拒绝调配并按有关规定报告。

二、处方调配

表 2-20 处方调配

要 点	内 容
处方调剂操作规程	处方经药师审核后方可调配，对处方所列药品不得擅自更改或者代用。药师调剂处方时必须做到**“四查十对”：查处方，对科别、姓名、年龄；查药品，对药名、剂型、规格、数量；查配伍禁忌，对药品性状、用法与用量；查用药合理性，对临床诊断。** （1）药师调配处方，应核对患者信息、处方有效期，并确认处方已经审核药师审核通过。除检查用药外，处方应当日有效；特殊情况需要延长有效期的，由开具处方的医师注明有效期限，且有效期限不得超过 3 天；超过有效期的，应由处方医师重新开具，或更改处方日期并签字后方可调配 （2）调配处方时，药师应检查药品性状和有效期，核实调配药品的质量，如发现药品过期、外观或性状异常等情况，应更换药品，并及时进行记录、上报，并采取处理措施 （3）调配化疗药物、高警示药品、包装相似或看似听似（LASA）药品、一品多规或多剂型药物时，药师应加强核对，避免用药错误。药师在调配过程中发生或发现的问题或安全隐患，应及时进行记录并上报；确为用药差错的，须及早上报 （4）药品调配齐全后，药师应与处方逐条核对药品名称、剂型、规格、数量，必要时根据处方内容，准确规范地书写或打印用药指导材料，如药袋、标签、用药指导单等 特别注意标识以下几点：①药品通用名、剂型、规格和数量；②用法、用量；③患者姓名；④调剂日期；⑤贮存方法和有效期；⑥有关用药注意事项（如餐前、餐后、睡前、冷藏、驾车司机不宜服用、需振摇混合后服用等）。服药标签用通俗易懂的语言写明用法、用量，如“每日 3 次，每次 2 片”，不应写成“每日 2~3 次，每次 25mg”。对需特殊贮存条件的药品可加贴醒目标签，以提示患者注意，如“2~10℃冷处保存”“避光保存”等。还可加贴特殊提示的标签，如“每日不超过 6 片”“服药后不宜驾驶机动车、船”等。有条件者，可利用电脑系统为患者打印更为详尽的用药指导标签，包括患者姓名、药名（通用名）、规格、数量、用法、用量、疗程、注意事项、贮存条件、有效期、药房咨询电话等 （5）药师完成处方调配后，应在处方指定位置签名或签章，以示调配完成 （6）特殊管理药品，如麻醉药品，应按麻精药品管理相关规定进行调配和登记

续表

要　点	内　容
通过药品名称确定药物	①药品名称的表述方式有通用名、商品名，也曾有过别名、商标名，调配药品时应加以区分以防止调配错误。药品通用名称（generic name of medicine）是按照“中国药品通用名称命名原则”制定的、在国家药品监督管理部门注册时规定的药品产品名称。中国药品通用名称（CADN，China Approved Drug Names），是国家药典委员会编写的中国药品命名的规范，CADN是以国际非专利药品名称为依据，结合具体情况制定的。CADN由国家药典委员会负责组织制定并报国家药品监督管理局备案。根据《处方管理办法》，开具处方应使用通用名 ②药品的商品名则是指经国家药品监督管理部门批准的特定企业使用的该药品专用的商品名称。企业依法使用药品商品名，有利于企业保护自己的产品和创立品牌，有利于医生和患者选用不同厂家的产品，也有利于药品使用后发生不良反应的追根溯源。使用药品商品名，在国际上也很普遍 ③药品别名是由于一定历史原因造成某药曾在一段时间使用过一个名称，后又统一改为现今的通用名称。那个曾使用一段时间、人们已习惯的名称即称为别名。例如雷米封为异烟肼的别名，扑热息痛为对乙酰氨基酚的别名等
识别合适的包装和贮存要求	①药品的包装分为内包装与外包装。内包装系指直接与药品接触的包装（如安瓿瓶、西林瓶、铝箔等）；内包装应能保证药品在生产、运输、贮存及使用过程中的质量，并便于医疗使用。外包装系指内包装以外的包装，按由里向外分为小包装、中包装和大包装；外包装应根据药品的特性选用不易破损的包装，以保证药品在运输、贮存、使用过程中的质量。根据《药品管理法》，药品包装之标签或说明书上必须注明药品的品名、规格、生产企业、批准文号、产品批号、主要成分、适应证、用法、用量、禁忌、不良反应和注意事项 ②药品最小包装常指最小销售单元的包装，比如片剂或胶囊剂的“盒”、颗粒剂的“袋”。不同种药品或同一种药品包装中的数量可以相同也可不同，应根据外包装上的包装数量识别。如包装数量标示为“25mg×12片/盒 ×10×30”，则表示最小包装的药品规格和数量是“25mg×12片/盒”，中包装内有“10小盒”，大包装中有“30中盒” ③药品贮存温度、光照及湿度是影响药品质量的重要因素，因此，应严格按照药品贮藏要求贮存药品。一般药品贮存于常温（10~30℃）即可。如标明在“阴凉处”贮存，则应贮存在不超过20℃的环境中；如标明在“凉暗处”贮存，则贮存温度不超过20℃并避光保存；如标明在“冷处”贮存，则应贮存在2~10℃的环境中。某些药品有特殊的贮存温度要求，应按照说明书要求贮存药品。一般情况下，多数药品贮存温度在2℃以上时，温度越低，对保管越有利。需要避光或遮光的药品在贮存中应避免光线照射。需要避免潮湿的药品贮存时应密封，防止与空气接触

续表

要　点	内　容
药学计算	①药品规格与剂量单位换算：如药品标示剂量的重量单位、容量单位与用量的换算，重量单位有千克（kg）、克（g）、毫克（mg）、微克（μg）和纳克（ng）5级，容量单位有升（L）、毫升（ml）、微升（μl）3级。如果处方或标签没有明晰阐述，或者患者自行购药时，在服药前要教会患者如何计算剂量以正确用药。例如米诺环素胶囊成人首次剂量为0.2g、以后每12小时再服用0.1g，药品标识的每粒规格是50mg，按其之间的关系换算即“50mg=0.05g、100mg=0.1g、200mg=0.2g”，因此首次剂量为4粒、以后每12小时服用2粒 ②由药物总量计算其某一组分含量：这一类型的计算在药学工作中常常遇到，如大量输液时，溶液中 Na^+ 的含量对体内电解质平衡的影响很大。例如磷霉素钠的药品说明书中成人用量为一日4~12g，严重感染可增至16g，分2~3次滴注；其中的用量是以磷霉素计算的。磷霉素的摩尔质量约为138g/mol，那么16g磷霉素就是0.116mol。钠与磷霉素等摩尔配比，则钠也为0.116mol，即23g/mol × 0.116mol=2.67g。因此由于使用磷霉素钠每日16g，患者摄入的钠为2.67g。 ③同类药物之间的等效剂量换算：如不同糖皮质激素之间的等效剂量换算。氢化可的松、泼尼松、甲泼尼龙以及地塞米松的等效剂量分别为20mg、5mg、4mg和0.75mg，那么如果患者应用20mg泼尼松，转换成氢化可的松、甲泼尼龙和地塞米松的剂量则分别为80mg、16mg和3mg ④药物稀释浓度的计算：如静脉输注药品时往往对稀释后的浓度有规定要求，此时应根据说明书等具体要求进行计算，此时浓度单位为g/100ml。例如，注射用氨曲南说明书要求稀释后用于输注的浓度不得超过2%，即每100ml液体中加入的氨曲南不得超过2g ⑤国际单位（IU）与质量单位的换算：常发生在维生素、酶、激素及抗生素类药物。如维生素D每40000U=1mg，即每400U=10μg。维生素E的剂量也可以生育酚当量表示，现行版《中华人民共和国药典临床用药须知》规定，维生素E活性现以“mg”（α-生育酚当量，α-TE）来替代以往用的维生素E单位（U），维生素E 1U相当于1mg合成α-生育酚醋酸酯

三、核对与发药

表2-21　核对与发药

要　点	内　容
核对处方与药品	①核对患者信息包括：患者姓名、科室、年龄等可确认患者身份的信息 ②核对药品信息包括：药品的名称、剂型、规格、数量、性状和有效期 ③核对处方信息包括：处方药品的适应证、禁忌证、单次剂量、用药频度、给药途径、相互作用等项目 ④核对用药指导材料是指：核对调配药师书写或打印的用药指导材料是否正确

续表

要 点	内 容
核对处方与药品	对于化疗药物、高警示药品、包装相似或 LASA 药品、一品多规或多剂型药物，发药药师应再次加强核对，谨防用药错误。发现不合理用药时，发药药师应及时通知审核药师，并进行记录。发现调配错误或存在质量问题药品时，发药药师应及时通知调配药师更正或更换，并进行记录。药品发放完毕后，发药药师应在处方指定位置签名或签章，并提醒患者发药完成
交代药品服用的用法用量与适宜时间	发药药师在发放药品时，应根据患者需求，根据处方开具具体内容向患者交代药品的具体用法用量；如每日几次，每次几粒（片）。对于服药间隔较长的药品，如每周一次，应特别提醒患者，以免出现用药差错。对于服药时间有特殊规定的药物，如糖皮质激素、质子泵抑制剂、肠溶剂型等，还应告知患者正确的服药时间。处方中的不同药品需要间隔服用的，还应交代服药的先后顺序及具体间隔时间。例如阿仑膦酸钠片（规格 70mg/ 片），在交代用法用量时，应向患者强调每周一次；还应告知服药时间必须为服药当天第一次进食或饮水前至少半小时；为尽快将药物送至胃部，降低对食管的刺激，服药时推荐用一整杯白开水（175~250ml）送服；还应注意服药后半小时避免躺卧。之所以要强调使用白开水送服是因为其他饮料（包括矿泉水、牛奶）、食物和一些药物可能会降低阿仑膦酸钠的吸收
交代剂型的正确使用方法	发药药师应对特殊剂型的正确使用方法进行用药交代，如口崩片、分散片、泡腾片、吸入剂型、栓剂等。例如口崩片，应向患者介绍服药时可以将药片置于舌上，用唾液润湿并以舌轻压，崩解后随唾液吞服
服用药品的特殊提示	对于服药后一些特殊注意事项，发药药师还应向患者进行具体交代，如抗过敏药等服药后避免驾车或从事高空作业；喹诺酮类药物使用后避免过度暴露于阳光下，以免发生光敏感性 / 光毒性
交代药品贮存及携带要求	发药时还应向患者交代药品的贮存条件，如室温、阴凉、2~10℃、避免潮湿、避免冻结等。例如双歧杆菌乳杆菌三联活菌片，应告知患者放置在冰箱冷藏保存，开袋后应尽快服用。胰岛素注射液未开封时应放置冰箱冷藏保存，避免冻结，开始使用后则于室温保存；乘坐飞机时，应随身携带，不应托运；长途自驾出行时，不应将胰岛素放置在副驾驶前的储物箱内，特别是夏季，以避免高温

第三章 用药咨询与药物治疗管理

微信扫扫，本章做题

知识导图

用药咨询与药物治疗管理
- 药学信息咨询服务
- 疾病管理与健康宣教
- 药物治疗管理
- 常用医学检查

第一节 药学信息咨询服务

一、药学信息与药学信息服务

（一）药学信息与药学信息服务的内涵

药学信息服务（drug information services，DIS）是药学服务中的一项重要内容，也是药师在工作中必备的基本技能。其核心是以循证药学的理念为临床提供高质量、高效率的用药相关信息，帮助解决患者的实际问题，使患者用药更安全、有效、合理，同时收集、整理、编写医药学资料，进行学术交流，提高专业水平。

（二）药学信息的来源

与普通的文献检索相比，药学信息服务的特点是直接为临床或患者服务，常需要多种资源的综合使用，既涉及药学领域，又常涉及临床医学领域。主要利用大型参考书、工具书，必要时使用数据库、政府或学（协）会组织网站、索引和文摘类刊物。其中，卫生健康管理部门组织专家编写发布的临床应用指导原则、临床诊疗指南、临床路径，药品监督管理部门发布的药品说明书、《中华人民共和国药典》《中华人民共和国药典临床用药须知》是临床实践中具有较高权威性的信息资料。此外还可能参考一些国际药品标准，如《美国药典》（USP）、《美国药典－国家处方集》（U.S.pharmacopeia-National Formulary，简称USP-NF）、《英国药典》（BP）、《欧洲药典》（EP）与《日本药局方》（JP）等。另外，药师应经常收集、整理国内外药物治疗方面的研究进展和经验总结等药学信息，包括各类药物的不良反应、合理用药、药物相互作用、药物疗效、药物研究和评价信息，以便针对问题提供服务。

（三）药学信息检索方法

药学信息检索需要获取全面的证据，当事实数据库没有收录所需信息时，需针对性地进行文献检索，那么必须从文摘数据库着手，确保检索到全面的文献；再通过全文数据库获取到所需文献的全文，并详细了解全文的细节，最终归纳出检索结果。

（四）药学信息的质量判断与评价

药学信息分为三级，即一级信息（以期刊发表的原创性论著为主）、二级信息（引文和摘要服务为主）以及三级信息（参考书和综述型数据库为主）。一级信息资源即原创性论著，包括实验研究结果、病例报道以及评价性或描述性的研究结果；二级信息资源一般由引文、书目组成，主要用于检索一级信息，可提供摘要、引文、索引及目录，常用二级信息资源有文摘数据库和全文数据库；三级信息资源指从原创性研究中提取出被广泛接受的数据信息，对之进行评估而发表的结果。其中，三级信息资源包括医药图书（教科书、工具书、手册等）、在线数据库或光盘、药学应用软件以及临床实践指南、系统评价或综述型的文章等。这类资源虽然比较有限，但却非常实用，能满足大多数药学信息需求。具体内容见表 3-1。

表 3-1　一、二、三级信息以及互联网信息的特点与评价

要　点	内　容	
三级信息的特点与评价	优点	①对一个具体的问题提供的信息简明扼要 ②内容广泛，使用方便 ③有的还提供疾病与药物治疗的基础知识
	缺点	①从编写到出版一本书籍需要几年的时间 ②作者为编写书籍所准备的资料可能不够充分，或鉴于书的篇幅限制，致使书中有些内容的论述不够全面细致 ③作者可能对一级信息和二级信息的理解存在错误或偏倚
	评价标准	①书的作者是否为该领域的专家，是否从事过这一领域的工作 ②书中提供的内容是否相对前沿（可根据出版日期判断） ③提供的信息内容是否有相应参考文献 ④书（包括电子书）中是否还提供相关信息的引文或链接 ⑤信息内容有无偏倚或明显的差错
二级信息的特点与评价	优点	读者利用文摘服务或索引可便捷地对一级信息的数据和文献进行筛选
	缺点	①索引或文摘服务所提供信息量都是有限的 ②从文章的发表到建立引文索引间隔较长 ③文摘是对原始文献的概括，文摘提供的信息可能存在错误
	评价标准	收载杂志的数量、专业种类、出版或更新的频率，索引的完备程度，检索路径多少及服务费用的高低
一级信息的特点与评价	优点	①一级信息提供的信息比二级和三级信息的内容更新 ②使用一级信息可以看到有关研究的具体细节 ③读者可以自己对文献进行评价

续表

<table>
<tr><th>要 点</th><th colspan="2">内 容</th></tr>
<tr><td rowspan="2">一级信息的特点与评价</td><td>缺点</td><td>①若是单一临床试验得到的信息，其结果或结论有可能是错误的，可能会误导读者
②要求读者具有对药学或医学文献进行评价的专业能力
③阅读大量的一级文献要花费许多时间</td></tr>
<tr><td>评价标准</td><td>评价药物治疗研究的论文时，应分别对前言、材料和方法、结果、讨论和结论进行评价</td></tr>
<tr><td>互联网信息的特点与评价</td><td colspan="2">互联网信息良莠不齐，质量差别很大，可以从以下几个方面对互联网信息进行评价：合理性、新颖性、权威性、补充性、归因性、网站人员、赞助商信息、广告诚信</td></tr>
</table>

（五）药学信息的管理

在完成信息的寻找和收集工作后应该对收集的信息进行真伪性和可靠性的鉴别，去伪存真之后再把有用的信息以一定的方法组织编排起来，形成自己的文档，以便随时查用。

（六）正确阅读药品说明书

药品说明书是最常用的药学信息来源，大部分药学问题通过药品说明书都可以解决。作为执业药师，正确阅读和理解药品说明书是确保患者安全用药、提供精准药学服务的基础。药品说明书是药品的法定文件，是指导患者合理用药的重要依据。

二、用药咨询服务与指导

（一）咨询服务方法与步骤

（1）了解问询人的一般资料和问询问题的背景信息。

（2）对问题进行确定并归类。

（3）确定检索方法，查阅文献。

（4）文献的评价、分析和整理。

（5）形成答案并告知问询者。

（6）随访并建立档案。

（二）用药咨询

药师开展用药咨询，是药师参与全程化药学服务的重要环节。根据用药咨询对象的不同，可以将其分为患者、医师、护士和公众的用药咨询。

1. 患者用药咨询

药师作为药学专业技术人员，应利用自己掌握的专业知识指导患者用药，提升其用药的依从性，保证用药安全、有效，最大限度地提高患者的药物治疗效果（表3-2）。

表 3-2　患者用药咨询

要　点	内　容	
咨询方式	主动方式	无论是医院药师还是药房药师，都应当主动向患者讲授安全用药知识，向患者发放一些合理用药宣传材料或通过自己的网络平台主页向大众宣传促进健康的科普知识
	被动方式	药师日常承接的咨询内容以被动咨询居多。比如电话、网络或信函询问等
咨询内容	患者向药师咨询的内容一般包括： ①药品名称：包括通用名、商品名、别名 ②适应证：药品适应证与患者病情相对应 ③用药方法 ④用药剂量 ⑤服药后预计疗效及起效时间、维持时间 ⑥药品的不良反应与药物相互作用 ⑦替代药物或其他疗法 ⑧药品的鉴定辨识、贮存方法和有效期 ⑨药品价格，是否进入医疗保险报销目录等	
药师应主动向患者提供咨询的情况	①当患者用药后出现不良反应时；或既往有同种或同类药物的不良反应史 ②当患者依从性不好时；或患者认为疗效不理想或当前剂量不足以有效时 ③患者同时使用 2 种或 2 种以上含同一成分的药品时；或合并用药较多时 ④使用需要进行血药浓度监测（TDM）药物的患者 ⑤因病情需要，处方中药品超适应证、剂量超过规定剂量时（需医师、药师双签字确认）。处方中用法、用量与说明书不一致时 ⑥患者正在使用的药物中有配伍禁忌或配伍不当时（如有明显配伍禁忌，应第一时间联系处方医师，以避免纠纷的发生） ⑦近期药品说明书有修改（如商品名、适应证、禁忌证、剂量、有效期、贮存条件、药品不良反应的修订与更新） ⑧患者所用的药品近期发现严重或罕见的不良反应 ⑨应用特殊药物（抗生素、抗真菌药、抗凝药、抗肿瘤药、双膦酸盐、镇静催眠药、抗精神病药等）；或使用麻醉药品、精神药品的患者；特殊剂型（缓控释制剂、透皮制剂、吸入制剂）者 ⑩当同一种药品有多种适应证或用法、用量复杂时 ⑪药品被重新分装，而包装的标识不清晰时 ⑫ 使用需特殊贮存条件的药品时；或使用临近有效期药品时	

2. 医师用药咨询

医师的咨询侧重于药物资讯、处方用药必须注意和需要查阅的问题。药师可着重从以下几个方面向医师提供用药咨询服务（表 3-3）。

表 3-3　医师用药咨询

<table>
<tr><th>要　点</th><th colspan="2">内　容</th></tr>
<tr><td>提高药物治疗效果</td><td colspan="2">①新药信息：新药作用机制、作用靶点、药效学 / 药动学参数、临床评价等
②合理用药信息：患者肝脓肿，引流液培养为铜绿假单胞菌，对美罗培南、头孢哌酮 - 舒巴坦、环丙沙星、阿米卡星等均耐药，对头孢他啶敏感。患者既往有青霉素过敏史，表现为皮疹，是否可以选择头孢他啶？经查阅文献，得知青霉素与第一代头孢菌素的交叉过敏反应发生率高，约为 10%；与第三、四代头孢菌素之间的交叉过敏反应发生率低至 0.17%~1.70%。因此，可谨慎选择头孢他啶，在使用时密切监测患者有无过敏反应出现
③治疗药物监测（TDM）：目前，治疗药物监测工作已从最初的对地高辛、氨基糖苷类抗生素、抗癫痫药的血药浓度监测扩展到对器官移植者应用免疫抑制剂（环孢素、他克莫司）的监测等</td></tr>
<tr><td rowspan="2">降低药物治疗风险</td><td>药物不良反应 / 事件</td><td>①药师要承接医师有关药物不良反应（ADR）的咨询，在及时发现、整理和上报 ADR 的同时，还要搜寻国内、外有关 ADR 的最新进展和报道，并为临床医师提供参考。如阿昔洛韦可致急性肾衰竭、肾功能异常及肾小管损害；利巴韦林可致畸胎、肿瘤与溶血性贫血；人促红细胞生成素致纯红细胞再生障碍性贫血；肝素诱发血小板减少症（HIT）。长时间大剂量应用头孢菌素类（头孢哌酮）、氧头孢烯类（拉氧头孢）、头霉素类（头孢米诺、头孢美唑）等可能引起牙龈出血。由于其具有甲硫四氮唑结构，与谷氨酸分子结构相似，在肝脏微粒体中，可竞争性拮抗谷氨酸 - γ - 羧化酶（是凝血因子由未成熟的非活性结构转变为有功能的活性形式而发挥凝血作用的关键酶，维生素 K 是其重要的辅酶）；同时长期使用上述抗生素将抑制肠道微生态菌群产生维生素 K。综上所述，将导致维生素 K 依赖性凝血因子合成障碍（低凝血酶原血症）而致出血。因此，应用头孢菌素类等抗生素时，须注意长期使用者宜适当补充维生素 K、维生素 B
②此外，药师应关注药物不良事件（ADE）、新药上市后被召回或撤市的案例，如抗震颤麻痹药物培高利特导致的心脏瓣膜病；治疗肠易激综合征药物替加色罗存在严重的心脑血管不良事件风险；含钆造影剂（钆双胺、钆喷酸葡胺、钆贝葡胺等）应用于肾功能不全者所引起的肾源性纤维化和皮肤纤维化等</td></tr>
<tr><td>禁忌证</td><td>加替沙星可能由于其促进胰岛 β 细胞释放胰岛素的作用而引起血糖降低，但该效应持续还可能导致糖尿病患者耗竭胰岛素，随后可引发血糖升高。因为前述加替沙星所导致的效应影响，则表现出血糖的明显波动，引发低血糖和高血糖的频繁变化。而该药物对糖尿病患者的肾功能也有损害风险，因此糖尿病患者禁用加替沙星</td></tr>
</table>

续表

要 点		内 容
降低药物治疗风险	药物相互作用	①抗抑郁药氟西汀、帕罗西汀若与异烟肼等单胺氧化酶抑制剂合用，易引起 5- 羟色胺综合征，出现高热、意识障碍、兴奋、肌震颤、癫痫发作、高血压危象，甚至死亡，两类药物替代治疗时应至少间隔 14 日 ②对 CYP3A4 有抑制作用的药品（环孢素、伊曲康唑、酮康唑、克拉霉素、罗红霉素、奈法唑酮等），与他汀类合用时血药浓度升高，易产生肌病不良反应，使用他汀类药物时应监测的指标有 AST、ALT、CK ③他汀类尤其不宜与吉非贝齐、烟酸合用，可能出现致死性横纹肌溶解症

3. 护士用药咨询

鉴于护理工作在于执行医嘱、实施药物治疗（注射给药和口服用药），因此护士需要更多地获得有关口服药物剂量、用法，稀释容积与浓度、注射药物配制溶剂、静滴速度、输液药物的稳定性和配伍禁忌等信息（表 3-4）。

表 3-4 护士用药咨询

要 点		内 容
药物的适宜溶剂	不宜选用氯化钠注射液溶解的药物	①多烯磷脂酰胆碱注射液不宜选用氯化钠注射液溶解，以免出现浑浊 ②奥沙利铂与氯化钠注射液生成二氯二氨铂，使疗效降低 ③两性霉素 B 应用氯化钠注射液溶解可析出沉淀 ④红霉素静脉滴注时若以氯化钠或含盐类的注射液溶解，可形成溶解度较小的红霉素盐酸盐，产生胶状不溶物，使溶液出现白色浑浊或结块沉淀 ⑤哌库溴铵与氯化钾、氯化钠、氯化钙等注射液联合使用，可使其疗效降低 ⑥氟罗沙星应用氯化钠、氯化钙等注射液溶解，可出现结晶
	不宜选用葡萄糖注射液溶解的药物	①青霉素结构中含有 β- 内酰胺环，极易裂解为无活性的青霉酸和青霉噻唑酸而失效 ②大多数头孢菌素类属于弱酸强碱盐，葡萄糖注射液在制备中加入盐酸，两者可发生反应而产生游离的头孢菌素；若超过溶解度许可，会产生沉淀或浑浊 ③苯妥英钠属于弱酸强碱盐，与酸性的葡萄糖注射液配伍可析出苯妥英沉淀 ④阿昔洛韦属于弱酸强碱盐，与酸性的葡萄糖注射液直接配伍可析出沉淀，宜先以注射用水溶解 ⑤瑞替普酶与葡萄糖注射液配伍可使效价降低 ⑥替尼泊苷、依托泊苷、奈达铂等在葡萄糖注射液中不稳定，可析出细微沉淀，宜用氯化钠注射液、注射用水等充分稀释

续表

要 点	内 容
药物的稀释容积	注射药品的溶解或溶解后稀释的容积非常重要，不但直接关系到药品的稳定性，且与疗效和不良反应密切相关 ①氯化钾注射液切忌直接静脉注射，应于临用前稀释，否则不仅引起剧痛，甚至可引发心脏停搏。静脉滴注时氯化钾的浓度不宜过高，浓度一般不宜超过0.2%~0.4%，治疗心律失常时可用0.6%~0.7% ②头孢曲松钠静脉滴注时，1g溶解于0.9%氯化钠、5%葡萄糖注射液或右旋糖酐注射液40~100ml中；静脉滴注时间宜控制在0.4~0.5小时 头孢曲松钠不宜与含钙注射液直接混合，可产生头孢曲松钙的白色细微浑浊或沉淀。含钙注射液包括：葡萄糖酸钙注射液、氯化钙注射液、复方氯化钠注射液、复方乳酸钠葡萄糖注射液、乳酸钠林格注射液 ③地诺前列素用于孕中期引产，滴速为4~8μg/min，用于孕足月引产，滴速为1μg/min
药物的滴注速度	静脉滴注速度不但关系到患者心脏负荷，且将影响到药物的疗效和稳定性，部分药品滴注速度过快可致过敏反应和毒性作用 ①万古霉素不宜直接静脉注射或肌内注射，因滴注速度过快可致由组胺引起的非免疫性剂量相关反应（即“红人综合征”），故滴注速度必须严格控制，每0.5g至少加入100ml液体，静脉滴注时间控制在1小时以上（剂量≤1g的最小输注时间为1小时） ②抑酸剂雷尼替丁静脉注射速度过快可引起心动过缓，必须控制滴注速度 ③维生素K静脉注射速度过快，可见面部潮红、出汗、胸闷、血压下降，甚至虚脱等，提示应予注意，并尽量选择肌内注射 ④静脉滴注时间应控制在1小时以上的药物有林可霉素、克林霉素、多黏菌素B、氯霉素、红霉素、甲砜霉素、磷霉素、环丙沙星、氧氟沙星、左氧氟沙星、莫西沙星、培氟沙星、异烟肼、对氨基水杨酸钠、卡泊芬净、氟康唑等
光照不稳定的药品	少数注射药物性质不稳定，遇光易变色，在滴注过程中必须避光的药物：对氨基水杨酸钠、硝普钠、放线菌素D、长春新碱、尼莫地平、左氧氟沙星、培氟沙星、莫西沙星、α-硫辛酸等
药物的相容性	应用酚妥拉明20mg+多巴胺20mg+呋塞米20mg加入5%葡萄糖注射液250ml静脉滴注过程中，可出现黑色沉淀，是因为酸性的盐酸多巴胺和碱性的呋塞米注射液配伍后，多巴胺被氧化所导致；抗心功能不全药毛花苷丙与氯霉素、氨茶碱、促肾上腺皮质激素、氢化可的松、辅酶A、葡萄糖酸钙、水解蛋白、门冬酰胺酶配伍可出现浑浊、沉淀、变色和活性降低；与肝素钠、卡巴克洛、硝普钠配伍可降低效价；与两性霉素B、氯化琥珀胆碱、肾上腺素、普萘洛尔、依地酸钙钠、利血平、呋塞米、谷氨酸钠配伍时发生毒性反应的危险性增大，合用时需要注意；与钙剂配伍时需谨慎

4. 公众用药咨询

药师需要承担起新的责任，积极向公众提供健康教育，增强公众健康意识，主动承接公众自我保健的咨询，减少影响健康的危险因素。尤其是在常见病症的健康管理、减肥、补充营养素等方面给予科学的用药指导，包括以下几点。

（1）药品的用法、适宜的给药时间、注意事项、禁忌证、不良反应及相互作用等。

（2）还应提供关于药品的贮存注意事项、运输、携带等方面的信息，使公众对药物的使用有更全面的了解。

药师应对药物辅料引起的不良反应、辅料对主药成分的影响、注射剂包材对药物疗效和稳定性的影响、新型输液装置与传统给药装置的区别及优势等常被医生、护士忽略的问题有其独到的理解，并主动提供相关的咨询，保证患者的最佳治疗效果。但事实上，这类材料并非全部都是惰性的，例如有些外用制剂中的辅料丙二醇可引起接触性皮炎；还有些难溶性药物的注射液中含有大量丙二醇作为溶剂（如复合维生素、硝酸甘油、依托咪酯、戊巴比妥、劳拉西泮、地西泮、地高辛、苯妥英等），大剂量给药可产生乳酸性酸中毒、溶血反应、血清高渗、中枢抑制，输注速度过快引起血栓性静脉炎、呼吸衰竭、低血压、癫痫发作。注射剂的包装材料也各有不同，如紫杉醇注射液需使用非 PVC（聚氯乙烯）输液瓶和输液管给药，否则其活性成分易被 PVC 材料吸附而降低药效甚至失效。

三、药师沟通技能

（一）药师与患者沟通的基本方法与要点

药师与患者之间的良好沟通是建立和保持药患关系、提供用药指导和开展患者健康教育的基础，药师与患者沟通应注意以下几点。

（1）准确介绍自己，说明来意：取得患者同意后开始提问，确认基本信息，选用合适的称谓。

（2）注意保护隐私：尽可能在私密的环境里，确保患者感觉舒适或方便的情况下，用尊敬、放松、自信、舒适、专业的态度与患者交流。有的患者有吸烟、酗酒、药瘾等习惯，应该如实记录而不去评判行为本身的对错。

（3）认真倾听：尊重对方，尽可能减少环境中其他容易转移注意力的事情如噪音、手机铃声等，和对方保持合适的交流距离，尽可能采用通俗易懂的语言提问，以友好、开放、从容的态度专注地聆听，并适时给予鼓励和肯定。关注对方的语音、语调、停顿、迟疑等细节，有可能提示对方在回忆问题或在试探药师的反应，甚至是回避真实的答案。

（4）肢体语言能提供大量的信息。俯身与对方保持平行或稍低于对方的视线会显得更为友好；合适的距离，友好、鼓励、感兴趣的目光交流，简短的语言引导都利于有效而深入地沟通。

（5）避免使用专业的医学术语和患者交流。

（6）明确交流的目的，药师要能够把握谈话的主题与深度：开始交流时，多用开放性问题。

（7）在对方回答完几个问题后要及时小结并反馈给对方。

（8）给予正确且具有针对性的用药指导：要根据不同患者的文化水平和理解能力选择对应的交流方式和教育方法（口头或书面，对于确有理解困难的患者可能需要请家属来学习）。例如：确保哮喘患者会正确使用吸入装置，会使用峰值流速测定仪监测肺功能；糖尿病患者会使用胰岛素笔，会使用血糖仪监测血糖等。

（9）注意控制谈话时间与所提供信息量：与患者的谈话时间不宜过长，一次性提供的信息也不宜过多。可以准备一些宣传资料，咨询时发给患者，方便患者阅读。

（二）药师与不同类型患者的沟通

1. 有对立情绪或不愿沟通的患者

要避免激怒他们，首先表示尊重，用专业的态度、直接的方式进行沟通。

2. 慢性病患者

重要的是使患者认识到慢性疾病需要长期的治疗与管控，并帮助患者掌握多种药物的使用方法和注意事项。

3. 危重患者

即使是看似没有意识的患者，药师进出监护室也要和患者打招呼，保持目光接触。气管插管的患者不能用语言交流，但是可以请患者通过眨眼、举手等其他方式回答“是与否”的问题，有些患者能够通过书写进行交流。对于患者及其家属的配合要表示感谢。

4. 多元文化背景的患者

药师可以通过提问以下四个方面的问题完成和患者的沟通。

（1）解释和说明：您怀疑可能是什么原因引起您的不适？从什么时间开始不舒服的？您的症状是什么？您最担心的是什么？您想接受什么样的治疗？

（2）社会便利性：您从哪里取药？您取药方便吗？您取药需要帮助吗？

（3）担忧：药物的剂型方便您使用吗？您了解药物的不良反应吗？

（4）用药方法：您知道如何服用这些药物吗？您能告诉我您是如何服用这些药物的吗？

5. 老年患者

和老年患者交流时，应清楚而缓慢地陈述，需反复交代药品的用法、用量和特别注意事项，直至患者完全明白。针对容易忘服或误服的药品，尤其是药名或外形相似而易致重复用药的药品，应特别在药盒上书面写清楚用法（或贴附提示标签）并同时口头交代清晰并反复叮嘱，并让老人重复，确保信息传达正确。有条件者可配备分剂量药盒，并叮嘱老年患者家属或照护者敦促老人按时、按量服用。

6. 敏感话题的沟通

尽可能引导患者在相对私密的空间里（如人少的角落），用尊重的态度、专业的方式低声交流，这时适当使用专业词汇描述器官和症状有助于减轻患者的尴尬。

7. 其他特殊情况的患者

如听力减退、智力障碍、因为各种原因不能讲话的患者、不愿意交流的患者等，药师首先要尊重患者，尽可能使用辅助方法（如书写、打手势）直接和患者交流，对于重要的信息须请患者或陪同人员复述以保证药物的正确使用。

（三）药师与其他医务工作者的沟通

在专业技术问题方面，药师与其他医务工作者应从团队协作角度出发，有专业疑问和学术分歧时，应以患者利益为中心、以法律法规为依据，遵循药品临床应用指导原则、临床诊疗指南和药品说明书，从事实出发，以证据为支持，开展有效沟通，进而更好地从"医、药、护"三方多角度保障患者健康。

第二节 疾病管理与健康宣教

一、疾病防治

1. 健康生活方式

健康生活方式是指有益于健康的习惯化行为方式，具体表现为：健康饮食、适量运动、不吸烟、不酗酒、保持心理平衡、充足的睡眠、讲究日常卫生等。

2. 提高用药依从性

（1）用药方案尽量简化，使用半衰期较长的药物或缓、控释制剂，每日给药 1 次。

（2）针对不同患者人群，可选择符合各自生理及心理特点的药物，如儿童及老年人避免选择过大的药片，儿童可选择味甜的药品。

（3）要用通俗、简洁的言语向患者说明各种药物的用法与用量、注意事项以及可能产生的不良反应，对老年或耳聋、记忆力差的患者就更要有耐心，最好在药袋或药盒上标注清楚，防止错服或误服。

（4）使患者了解药物治疗的重要性，对于效果不易察觉或起效慢的药物，应特别提示患者，告知须坚持服药。

（5）告知患者如何鉴别哪些是严重不良反应，若发生不良反应，应采取哪些措施；如果遇到一些自己不能判明的情况时要及早与医生联系，千万不能自作主张。

（6）对于记忆力差的老年患者可使用分时药盒，或建议家属、照料者监督其服药，增强用药依从性。药师有责任和义务对患者进行用药教育，采取以上措施提高患者的依从性。

将每天或每周的用药按“早、中、晚”顺序依次摆放至药盒内，可直观提示是否存在漏服的情况。而对于记忆力较差的老年人，可以选择电子药盒，设置服药提示铃声，可提高用药依从性。

3. 营养管理

首先，要合理饮食，通过一日三餐提供的营养，满足人体生长、发育和各种生理、体力活动的需要。其次，要开展适宜的运动。再次，不要过度迷信保健品的作用。复合维生素一般适用于饮食不规律者、多数孕妇、老年人和儿童。钙剂一般适合于孕妇、绝经后女性及骨质疏松症患者。蛋白质（氨基酸类）适合于消化功能差、创伤及手术后患者。膳食补充剂只能起到补充作用，不可能替代新鲜食物，更不能替代药物起到治疗疾病的作用。

4. 戒烟管理

表 3-5　戒烟管理

要　点	内　容
行为干预	“5A”戒烟干预法 ①询问是否吸烟（ask） ②劝告立即戒烟（advice） ③评估是否有戒烟的意愿（assess） ④帮助戒烟（assist） ⑤安排随访戒烟进程（arrange follow-up）
药物干预	一线戒烟药物：如尼古丁替代药物、安非他酮及伐尼克兰 二线戒烟药物：如可乐定和去甲替林等
电子烟	电子烟作为烟草的替代品
中医戒烟	如针刺结合耳穴、推拿按摩、放血疗法、心理疏导等

5. 传染病防治

对于个人而言，需要保持健康合理的营养膳食、适宜的运动以增强疾病抵抗能力。在传染病暴发季节，如流行性感冒，要远离密集的人群并加强防护措施，如佩戴口罩，以免被病原传染。实时关注中国疾病预防控制中心网站（http：/www.chinacdc.cn），获取最新的流行病信息。

6. 疫苗接种

疫苗接种是控制人类疾病最有效的公共卫生干预措施之一，对于降低传染病发病率和死亡率具有重要作用。

NIP 疫苗为第一类疫苗，由政府免费向公民提供；第二类疫苗是指由公民自费并且自愿接种的其他疫苗，常见的包括乙型肝炎疫苗（成人）、流感疫苗、肺炎球菌疫苗、带状疱疹疫苗、人乳头瘤病毒疫苗、甲型肝炎疫苗、戊型肝炎疫苗、破伤风疫苗、水痘疫苗等。高风险人群可考虑接种相应第二类疫苗。

7. 安宁疗护

姑息治疗的宗旨是为个人和家庭提供全面照护，而非单纯的疾病治疗，关注的中心是人而不只是疾病本身。职责侧重于症状控制和提高患者的生活质量；安宁疗护是姑息治疗的终末期重要组成部分，在为临终患者和家庭成员服务的过程中，侧重于充分尊重患者和家庭成员的意愿，在不刻意改变患者生存时间的前提下，全力确保患者在临终过程中的舒适和尊严。

终末期患者常见全身性症状及药物治疗建议见表 3-6。

表 3-6　终末期患者常见全身性症状及药物治疗建议

要　点	内　容
疼痛	疼痛的治疗以 WHO 发布的疼痛三阶梯治疗为基础，根据患者的病情和身体状况，应用恰当的镇痛方法，及早、持续、有效地治疗疼痛，预防和控制药物的不良反应 ①轻度疼痛（NRS 评分 1~3 分）可使用对乙酰氨基酚及非甾体抗炎药进行治疗 ②中度疼痛（NRS 评分 4~6 分）可使用弱阿片类药物进行治疗；如镇痛效果欠佳，可视临床实际情况，使用低剂量强阿片类药物联合非阿片类镇痛药物，作为对弱阿片类药物的替代治疗 ③重度疼痛（NRS 评分≥ 7 分）可使用强阿片类药物如吗啡进行治疗。若镇痛效果欠佳，可酌情联合使用非甾体抗炎药或辅助镇痛药物
发热	可首选对乙酰氨基酚或非甾体抗炎药，疗效欠佳时，可考虑选用地塞米松治疗
水肿	终末期患者合并心力衰竭、肾衰竭或高血压等疾病时，可考虑使用利尿剂，如呋塞米，口服 20~40mg，1 次 / 日，如不能口服可采取肌内注射或静脉注射。**终末期肝病合并肾衰竭时，如必须使用利尿剂，可首选螺内酯**
瘙痒	发生瘙痒时，应积极纠正可逆因素。**肿瘤相关性瘙痒可选择糖皮质激素类药物，**如地塞米松口服 4~8mg/d 进行治疗。胆汁淤积性瘙痒可使用糖皮质激素类药物如地塞米松以及考来烯胺等治疗。肾衰竭患者出现的局部或全身性瘙痒，可使用加巴喷丁、舍曲林等治疗，也可以配合使用紫外线进行光疗，但未成年人慎用。精神障碍性瘙痒可使用抗抑郁药物，如米氮平、帕罗西汀等进行治疗。老年皮肤瘙痒常用药物为多磺酸黏多糖，也可使用维生素 E 乳剂等外用制剂。**恶性肿瘤引起的瘙痒，使用抗组胺类药物治疗无效**
乏力	可短期使用糖皮质激素类药物，如地塞米松口服 4mg，2 次 / 日，不超过 2 周，如无效可停药。预计生存期较长的患者可酌情服用人参，连续服用约 8 周，有助于改善乏力

续表

要 点	内 容
呼吸困难	可使用阿片类药物如吗啡治疗终末期患者呼吸困难；可使用糖皮质激素类药物治疗由癌性淋巴管浸润、放射性肺炎、上腔静脉阻塞综合征等引起的呼吸困难
呼吸道分泌物过多/临终咽喉哮鸣	可使用抗胆碱药物如东莨菪碱治疗临终患者的咽喉哮鸣。丁溴东莨菪碱不易透过血-脑屏障，对中枢作用较弱，在治疗临终患者呼吸道分泌物过多时可优先考虑
口干	可使用毛果芸香碱，每次口服5mg，3次/日
恶心、呕吐	胃轻瘫、幽门梗阻以及相关药物如地高辛、苯妥英钠、卡马西平、三环类抗抑郁药等引起的恶心、呕吐，可使用甲氧氯普胺5~10mg口服，4次/日；幽门梗阻引起的恶心、呕吐还可使用地塞米松进行治疗。病因不明的恶心、呕吐可使用氟哌啶醇、甲氧氯普胺、昂丹司琼治疗；持续性恶心、呕吐可使用氟哌啶醇、甲氧氯普胺等药物至最大治疗量，疗效欠佳时还可联合昂丹司琼
厌食	糖皮质激素类药物可通过提升食欲改善患者的主观感受，但不能增加其体重，地塞米松口服4~8mg/d，一般使用2~3周，若无效时可停用；孕激素类药物不良反应小于糖皮质激素，孕激素如甲地孕酮和甲羟孕酮均能改善患者食欲，至少2周起效，但孕激素可增加血栓栓塞风险
腹泻	无明显诱因的腹泻，在排除感染因素后，可使用洛哌丁胺口服，首次4mg，之后每次不成形便后口服2mg，最大量不超过16mg/d；还可使用复方地芬诺酯治疗；持续性腹泻可使用奥曲肽治疗；抗菌药物导致的艰难梭菌相关腹泻可口服万古霉素或甲硝唑
焦虑	可使用苯二氮䓬类药物，如劳拉西泮、地西泮治疗。劳拉西泮起效较快，多用于治疗焦虑的急性发作；地西泮半衰期较长，常用于治疗慢性焦虑
谵妄	预计生存期较长的患者发生谵妄时，可使用氟哌啶醇、利培酮、奥氮平、喹硫平以及氯丙嗪等药物进行治疗。终末期患者发生谵妄，可口服氟哌啶醇0.5~2.0mg，2~3次/日，对于无法口服的患者可以选择静脉/肌内注射给药途径；还可使用利培酮、奥氮平、喹硫平进行治疗。如使用较大剂量的抗精神病药物疗效欠佳时，可联合使用苯二氮䓬类药物，如劳拉西泮
姑息镇静	苯二氮䓬类药物如咪达唑仑，因临床起效快、药物半衰期短，且对机体的循环系统功能影响较小，常可用于姑息镇静。咪达唑仑静脉注射，起始剂量为0.5~1.0mg/h，根据需要可增至1~5mg/h，常用有效剂量为1~20mg/h

二、家庭保健

1. 家庭药箱管理

家庭常备药应根据家庭成员的组成和健康状况备药，特别注意老人、儿童和妊娠期女性的用药。慢性病长期用药与常备临时用药分开存放；临时用药以非处方用药为主。尽量选择口服药、外用药，少选或者不选注射用药。

应针对常见病和多发病，以“急病急用、小病便用、避免药物资源浪费”为原则准备相应的药品。抗感冒药是家庭常备药首选，临床表现鼻塞、流涕、咽痛、咳嗽等症状，可选择复方盐酸伪麻黄碱或者酚麻美敏等OTC（非处方）药物缓解；抗病毒的中成药品如连花清瘟胶囊、感冒清热颗粒等，常备1~2种即可。常见的解热镇痛用药可选对乙酰氨基酚和布洛芬，镇咳祛痰用药可选氨溴索、乙酰半胱氨酸、川贝枇杷露等，胃肠道用药可选助消化药如复方消化酶类、止泻药如蒙脱石散、缓解便秘药如开塞露和乳果糖等，抗过敏用药可选氯雷他定或西替利嗪等，外用药可选碘伏、创可贴、医用消毒棉签、炉甘石洗剂等，一些急救药物如冠心病患者的硝酸甘油片、速效救心丸，哮喘患者的沙丁胺醇气雾剂等。

家庭用药需妥善保管、安全使用，家庭药箱管理应注意以下几点。

（1）准备常备药物清单。

（2）存放位置的选择。

（3）分类存放药品。

（4）按照规定贮藏条件存放。

（5）了解具有明确使用期限的制剂：除另有规定外，多剂型的眼用制剂（眼药膏、滴眼液等）、鼻用制剂、涂剂、涂膜剂等在开启后使用期最多不超过4周，非独立包装的已拆零口服固体制剂开封后一般不超过6个月，口服液体制剂开封后一般不超过3个月（或按说明书规定），一般胰岛素制剂开封后常温（低于25℃）保存期限为28天，已开封药品应及时标注开启日期。部分胰岛素注射液，例如每毫升注射液含300单位的甘精胰岛素注射液在开封后的保存期为6周。

（6）定期检查药品。

（7）保存药品说明书和内标签。

2. 家用医疗器械使用

表3-7　家用医疗器械使用

要　点	内　容
体温计	用于测量人体体温的一种仪器，常见的主要有水银温度计、电子体温计、红外线体温计。标准水银温度计准确度较高，但存在破碎后汞污染问题，已不作为家用首选
血压计	用于测量血压的一种仪器，家用血压计主要有上臂式、腕式等类型，上臂式电子血压计优点是准确性和重复性较高，适合家庭使用；而腕式血压计使用方便，但测量结果与上臂式之间存在较大差异，不建议用于日常监测
血糖检测仪	用于测量血糖水平的便携式仪器，按照血糖仪的测量方式不同，可以分为指血血糖仪、连续血糖仪和无创血糖仪。指血血糖仪使用最为普遍，测量的是毛细血管内的血糖浓度，也是目前糖尿病患者日常血糖管理最基础和最有效的手段，但反复针刺采血可能给患者带来困扰
制氧机	家用制氧机主要用于家庭氧疗，适用于中老年人、妊娠期女性、心肺疾患等缺氧人群。按氧气流量不同，机型一般分为1L、2L、3L、5L
雾化吸入器	通过将药物雾化成微小颗粒，经呼吸道吸入肺部以达到疗效的设备。家用雾化器主要为喷射雾化器，一般婴幼儿用面罩式，成人可用面罩式或者口含式
吸痰仪	是一种用于清除呼吸道分泌物或异物的医疗器械，其主要工作原理是通过负压吸引来实现对痰液的抽取。吸痰仪分为便携式和电动式等

续表

要　点	内　容
指氧仪	也称为指夹式血氧仪或指尖血氧仪，是用于测量人体血氧饱和度和脉率的便携且无创的医疗设备

三、物质滥用与成瘾

精神活性物质通常是指能影响精神活动的物质，包括违禁物质及非违禁物质。违禁物质包括麻醉药品、精神药品等，如镇静催眠药物、含有可待因和麻黄碱的镇咳类处方药等；非违禁物质如烟草、酒精等。

物质滥用的诊断及治疗应在正规的医疗机构进行，药师可在物质滥用的预防及患者教育工作中发挥作用。

（1）严格执行对镇静催眠药物及镇痛药物的管制，不向无处方的患者发药，同时也应警惕频繁来取该类药物的患者，明确诊断及用药目的，必要时应联系处方医生。

（2）一些抗感冒药、止咳药中也含有麻黄碱、可待因等，应避免长期使用。

（3）关注老年人镇静催眠药物的使用，尤其地西泮等长效药物，可询问患者是否为初次使用，对于新发诊断睡眠障碍的患者，可建议使用短效非苯二氮䓬类镇静催眠药物，并且按需服用。

（4）对已经发生物质滥用的患者，应告知其危害性，建议患者及早接受治疗。

第三节　药物治疗管理

药师进行MTM服务的流程先后分为5个步骤：信息收集、分析评估、计划制定、计划执行、跟踪随访。

一、用药相关信息收集要点和方法

信息收集是进行MTM服务的首要步骤，其目标是充分了解患者，并与患者建立良好的治疗关系。

（1）信息收集要点：①药物；②疾病；③患者。

（2）信息收集方法：信息收集可分为标准化信息收集和个体化信息收集。

二、药物治疗评估、计划制定与随访

1. 用药治疗方案的评估要点

分析评估从适应证、有效性、安全性和依从性四个维度展开，逐一评估四个维度所涵盖的7个方向：药物治疗不足、药物治疗过度、无效药物、剂量不足、药物不良事件、剂量过高、用药依从性差。

2. 计划制定及执行

根据分析评估过程发现的药物治疗相关问题制定相应的以患者为中心的干预计划同样是MTM服务的核心步骤。计划制定原则包括：①干预方案清晰、明确，患者能够准确理解方案内容；②方案能够量化，随访评估时可采用一定的标准准确衡量方案的实施情况；③方案拟达到的目标不能过低或偏高，具有可实现性；④方案是实际可行的，涉及的人、事、物都是现实可及的；⑤方案具有时限性，需要规定具体的完成时间。

3. 跟踪随访

随访的目的是：①评估干预方案的实施情况；②疾病监测指标的达标情况；③必要时进行干预方案的调整。

三、用药档案建立

药物治疗管理服务常于药学门诊时由药师提供，需考虑文档记录内容的时效性，内容不宜过于复杂，一般可采用“SOAP格式”，至少包含主观信息（S）（患者主诉、患者关注的用药问题、慢性病情况等）、客观信息（O）（化验指标、检查情况等）、评估（A）（发现并评估用药相关问题，按权重排序）和计划（P）（针对用药相关问题提出干预及随访计划）。

四、中成药临床药物治疗管理

1. 中成药的常用剂型

表3-8　不同剂型中成药的贮存要求

剂型名称		贮藏要求
丸剂	蜜丸	密封、干燥处，防潮、防霉变、防虫蛀；蜡皮包装的蜜丸应防重压与受热
	水丸	密封置于干燥处
	糊丸	密封置于干燥处
	蜡丸	密封置干阴凉干燥处
	浓缩丸	密封置于干燥处
	滴丸	密封置于阴凉处
	糖丸	密封置于阴凉干燥处
散剂		密封且保持充分干燥，必要时需置吸潮剂，酌加防腐剂；部分散剂还须避热、避光、防鼠害、防虫蛀
片剂		用无色、棕色玻璃瓶或塑料瓶封口加盖密封，亦可用塑料袋包装密封
膏剂	煎膏剂	密封置于阴凉处
	膏药	避免贮存环境过冷或过热，贮存时间过长；密闭置于阴凉处
	软膏剂、乳膏剂	软膏剂（油膏）避免贮存环境过热，应避光密封贮存
合剂		密封置于阴凉处，贮存期间允许有少量轻摇易散的沉淀
颗粒剂		密封置于干燥处
胶囊剂		密封贮存，湿度、温度适宜，温度不宜超过30℃

续表

剂型名称	贮藏要求
糖浆剂	用深色盛装容器，避光、密封置于干燥处
注射剂	注射液密封于中性硬质玻璃安瓿中，防冻结、防高热、避光，遵说明书规定条件贮存；注射用无菌粉末密封于西林瓶中，避光，遵说明书规定条件贮存
胶剂	密闭贮存，防止受潮
酒剂	密封置于阴凉处，贮存期间允许有少量轻摇易散的沉淀
露剂	密封置于阴凉处
栓剂	以蜡纸、锡纸包裹，放于纸盒内或装于塑料或玻璃瓶中，同时避免挤压，贮存环境在30℃以下，防止因受热、受潮而变形、发霉、变质
锭剂	密封置于阴凉干燥处贮存
贴膏剂	密封贮存
酊剂	遮光容器内密封，置阴凉处贮存
流浸膏剂与浸膏剂	遮光容器内密封，流浸膏剂置阴凉处贮存
凝胶剂	避光、密封贮存，并应防冻
茶剂	密闭贮存，含挥发性及易吸潮药物的茶剂应密封贮存
搽剂、洗剂、涂膜剂	搽剂应避光、密封贮存，洗剂应密闭贮存，涂膜剂应避光、密闭贮存
鼻用制剂	密闭贮存
眼用制剂	遮光密封贮存
气雾剂、喷雾剂	气雾剂应置于阴凉暗处贮存，并避免暴晒、受热、撞击；喷雾剂应避光、密封贮存

2. 中成药药物治疗原则

表3-9　中成药药物治疗原则

项　目	内　容
妊娠用药	①妊娠期女性必须用药时，应选择对胎儿无损害的中成药 ②妊娠期女性使用中成药，尽量采取口服途径给药 ③根据中成药对妊娠期女性不良反应的程度不同，有禁用、忌用和慎用的区别。这些中成药大多具有通经祛瘀、行气破滞、泻下逐水等作用 ④妊娠期禁用的中成药有牛黄解毒丸、木瓜丸、小金丸、小活络丸、开胸顺气丸、木香槟榔丸、玉真散、失笑散、七厘散、九气拈痛丸、九分散、大黄䗪虫丸、再造丸、当归龙荟丸、苏合香丸等 ⑤妊娠期忌用的中成药有舒肝和胃丸、周氏回生丸、金匮肾气丸、三黄片、牛黄清宫丸、牛黄清胃丸、牛黄清火丸、疏风定痛丸、西黄丸、连翘败毒丸、礞石滚痰丸、紫金锭、梅花点舌丹、云南白药等 ⑥妊娠期慎用的中成药有活血通脉片、安宫牛黄丸、黄连上清丸、牛黄上清丸、附子理中丸、疏肝止痛丸、清肺抑火丸、女金丸、三妙丸、天麻丸、防风通圣丸、栀子金花丸、凉膈散、通关散、鸡血藤膏等

续表

项　目	内　容
老年人及儿童用药	①老年人及儿童中成药用药剂量，必须兼顾有效性和安全性 ②宜优先选用专用药；非专用中成药应结合具体病情，在保证有效性和安全性的前提下，酌量增减 ③含有较大毒副作用成分的中成药，或者含有特殊毒副作用成分的中成药，应充分衡量其风险收益 ④患者使用中成药的种类不宜多，应尽量采取口服或外用途径给药，慎重使用中药注射剂 ⑤根据治疗效果，应尽量缩短儿童用药疗程，及时减量或停药
肝肾功能不全者用药	①用药前应仔细询问肝肾功能情况，并进行检测，对过敏体质者应慎用 ②严格按照药品说明书规定的功能主治、用法用量，辨证施药，禁止超说明书标示的内容用药 ③加强用药监护。用药过程中应密切观察用药反应，加强监测肝、肾功能等，发现异常，立即停药，必要时采取积极救治措施

3. 中成药主要不良反应及应对策略

表 3-10　中成药主要不良反应及应对策略

常见不良反应	应对策略
皮疹、瘙痒、红斑性皮疹、荨麻疹、接触性皮炎、出血性皮疹、局部红肿、皮肤发红	①外用导致的过敏反应，应停止使用，适当冲洗患处 ②其他药品，应立即停用，进行相应脱敏治疗
胃不适、腹泻、腹痛、恶心、呕吐、腹胀、反胃、口干等	①对于平素阳气不足、脾胃虚弱之体，可配伍和胃之品 ②如服药呕吐者，可采用凉药热服法
胸闷、气喘、呼吸急促或困难、咽痛	应注意长期或超剂量用药，特别是含有毒性中药的中成药，如朱砂、雄黄、附子、川乌、草乌、北豆根等，过量服用即可中毒
血压升高、心脏不适、血压降低等	加强用药观察及不良反应监测，注意观察血液生化指标
少尿、排便困难	服药期间多饮水、多休息
眩晕、头晕、头痛、头胀、头昏、心悸、心慌、休克	立即停药，观察症状，如果全身反应严重，应予以相应抢救措施

4. 中成药的配伍禁忌

合并用药时，注意中成药的各药味、各成分间的配伍禁忌，主要有“十八反”“十九畏”。

（1）“十八反”：乌头反贝母、瓜蒌、半夏、白及、白蔹；甘草反甘遂、京大戟、海藻、芫花；藜芦反人参、丹参、玄参、沙参、苦参、细辛、赤芍、白芍。

（2）“十九畏”：硫黄畏朴硝，水银畏砒霜，狼毒畏密陀僧，巴豆畏牵牛子，丁香畏郁金，川乌、草乌畏犀角，牙硝畏三棱，官桂畏赤石脂，人参畏五灵脂。

五、抗菌药物临床应用管理

（一）抗菌药物临床应用的基本原则

1. 抗菌药物治疗性应用的基本原则

（1）诊断为细菌性感染者方有指征应用抗菌药物：根据患者的症状、体征、实验室检查或影像学结果，诊断为细菌、真菌感染者方有指征应用抗菌药物；由结核分枝杆菌、非结核分枝杆菌、支原体、衣原体、螺旋体、立克次体及部分原虫等病原微生物所致的感染亦有指征应用抗菌药物。缺乏上述病原微生物感染的证据，诊断不能成立者以及病毒性感染者，均无应用抗菌药物指征。

（2）尽早查明感染病原，根据病原种类及药物敏感试验结果选用抗菌药物：抗菌药物品种的选用，原则上应根据病原菌种类及病原菌对抗菌药物的敏感性。

（3）抗菌药物经验性治疗：对于临床诊断为细菌性感染的患者，在未获知细菌培养及药敏结果前，或无法获取培养标本时，可根据患者的感染部位、基础疾病、发病情况、发病场所、既往抗菌药物用药史及治疗反应等推测可能的病原体，并结合当地细菌耐药性监测数据，先给予抗菌药物经验性治疗。

（4）按照药物的抗菌作用及其体内过程特点选择用药。

（5）综合患者病情、病原菌种类及抗菌药物特点制定治疗方案

1）品种选择：根据病原菌种类及药敏结果尽可能选择针对性强、窄谱、安全、价格适当的抗菌药物。

2）给药剂量：一般按各种抗菌药物的治疗剂量范围给药。

3）给药途径，见表 3-11。

表 3-11　给药途径

要　点	内　容
口服给药	对于轻至中度感染的大多数患者，应予口服治疗，选取口服吸收良好的抗菌药物品种，不必采用静脉或肌内注射给药
注射给药	仅在下列情况时可先予以注射给药： ①不能口服或不能耐受口服给药的患者（如吞咽困难者） ②患者存在明显可能影响口服药物吸收的情况（如呕吐、严重腹泻、胃肠病变或肠道吸收功能障碍等） ③所选药物有合适抗菌谱，但无口服剂型 ④需在感染组织或体液中迅速达到高药物浓度以达杀菌作用者（如感染性心内膜炎、化脓性脑膜炎等） ⑤感染严重、病情进展迅速，需给予紧急治疗的情况（如血流感染、重症肺炎患者等） ⑥患者对口服治疗的依从性差 肌内注射给药时难以使用较大剂量，其吸收也受药动学等诸多因素影响，因此只适用于不能口服给药的轻至中度感染者，不宜用于重症感染者

续表

要 点	内 容
局部给药	抗菌药物的局部应用宜尽量避免 抗菌药物的局部应用只限于以下少数情况： ①全身给药后在感染部位难以达到有效治疗浓度时加用局部给药作为辅助治疗（如治疗中枢神经系统感染时某些药物可同时鞘内给药，包裹性厚壁脓肿时可于脓腔内注入抗菌药物等） ②眼部及耳部感染的局部用药等 ③某些皮肤表层及口腔、阴道等黏膜表面的感染可采用抗菌药物局部应用或外用给药，但应避免将主要供全身应用的品种用作局部给药 ④局部给药宜采用刺激性小、不易吸收、不易导致耐药性和过敏反应的抗菌药物。青霉素类、头孢菌素类等较易产生过敏反应的药物不可局部应用。氨基糖苷类等耳毒性药物不可局部滴耳

4）给药次数：绝大多数青霉素类、头孢菌素类和其他 β - 内酰胺类、红霉素、克林霉素等时间依赖性抗菌药物，应一日多次给药。氟喹诺酮类和氨基糖苷类等浓度依赖性抗菌药物，可一日一次给药。

5）疗程：抗菌药物疗程因感染不同而异，一般宜用至体温正常、症状消退后 72~96 小时，有局部病灶者需用药至感染灶控制或完全消散。

6）抗菌药物的联合应用：单一药物可有效治疗的感染不需联合用药，仅在下列情况时有指征联合用药。

①病原菌尚未查明的严重感染，包括免疫缺陷者的严重感染。

②单一抗菌药物不能控制的严重感染，需氧菌及厌氧菌混合性感染，2 种及 2 种以上复数菌感染，以及多重耐药菌或泛耐药菌感染。

③需长疗程治疗，但病原菌易对某些抗菌药物产生耐药性的感染，如某些侵袭性真菌病；或病原菌含有不同生长特点的菌群，如结核和非结核分枝杆菌，需要应用不同抗菌机制的药物联合使用。

④毒性较大的抗菌药物。

2. 非手术治疗患者抗菌药物的预防性应用原则

（1）预防用药目的：预防特定病原菌所致的或特定人群可能发生的感染。

（2）预防用药基本原则

①用于尚无细菌性感染征象但暴露于致病菌感染环境的高危人群。

②预防用药适应证和抗菌药物选择应基于循证医学证据。

③应针对一种或两种最可能的细菌性感染进行预防用药，不宜盲目选用广谱抗菌药或多药联合预防多种细菌的多部位感染。

④应限于针对某一段特定时间内可能发生的感染，而非任何时间可能发生的感染。

⑤应积极纠正导致感染风险增加的原发疾病或基础状况。原发疾病可以治愈或纠正者，预防用药价值较大；不能治愈或纠正者，药物预防效果有限，应权衡利弊以决定是否预防用药。

⑥以下情况原则上不应预防使用抗菌药物：普通感冒、麻疹、水痘等病毒性疾病；昏迷、休克、中毒、心力衰竭、肿瘤、应用肾上腺皮质激素等患者；留置导尿管、深静脉导管以及建

立人工气道（包括气管插管或气管切开）患者。

（3）对某些细菌性感染的预防用药指征与方案：在某些细菌性感染的高危人群中，如有指征可预防性使用抗菌药物。此外，严重中性粒细胞缺乏（绝对值≤ 0.1×10^9/L）且持续时间超过 7 天的高危患者和实体器官移植及造血干细胞移植的患者，在某些情况下也有预防性使用抗菌药物的指征。

3. 围手术期抗菌药物的预防性应用原则

表 3-12　围手术期抗菌药物的预防性应用原则

要　点	内　容
预防用药原则	（1）清洁手术（Ⅰ类切口）：手术器官为人体无菌部位，局部无炎症、无损伤，也不涉及呼吸道、消化道、泌尿生殖道等人体与外界相通的器官。手术部位无污染，通常不需预防用抗菌药物。但在下列情况时可考虑预防用药： ①手术范围大、手术时间长、污染机会增加 ②手术涉及重要脏器，一旦发生感染将造成严重后果者，如头颅手术、心脏手术等 ③异物植入手术，如人工心脏瓣膜植入、永久性心脏起搏器放置、人工关节置换等 ④有感染高危因素如高龄、糖尿病、免疫功能低下（尤其是接受器官移植者）、营养不良等患者 （2）清洁 - 污染手术（Ⅱ类切口）：手术部位存在大量人体寄殖菌群，手术时可能污染手术部位而引致感染，故此类手术通常需预防性使用抗菌药物 （3）污染手术（Ⅲ类切口）：已造成手术部位严重污染的手术，此类手术需预防性使用抗菌药物 （4）污染 - 感染手术（Ⅳ类切口）：在手术前即已开始治疗性应用抗菌药物，术中、术后继续，此种情况不属于预防应用范畴
抗菌药物品种选择	①应尽量选择单一抗菌药物预防用药，避免不必要的联合使用。预防用药应针对手术路径中可能存在的污染菌，如心血管、头颈、胸腹壁、四肢软组织手术和骨科手术等经皮肤的手术，通常选择针对金黄色葡萄球菌的抗菌药物，如第一、二代头孢菌素；结肠、直肠和盆腔手术，应选用针对肠道革兰阴性菌和脆弱拟杆菌等厌氧菌的抗菌药物 ②头孢菌素类过敏者，针对革兰阳性菌可用万古霉素、去甲万古霉素、克林霉素；针对革兰阴性杆菌可用氨曲南、磷霉素或氨基糖苷类 ③对某些手术部位感染会引起严重后果者，如人工心脏瓣膜置换术、人工关节置换术等，若术前发现有耐甲氧西林金黄色葡萄球菌（MRSA）定植的可能或者该医疗机构 MRSA 发生率高，可选用万古霉素、去甲万古霉素预防感染，但应严格控制用药持续时间
给药方案	①给药方法：给药途径大部分为静脉输注，仅有少数为口服给药 静脉输注应在皮肤、黏膜切开前 0.5~1 小时内或麻醉开始时给药，在输注完毕后开始手术，保证手术部位暴露时局部组织中抗菌药物已达到足以杀灭手术过程中污染细菌的药物浓度。万古霉素或氟喹诺酮类等由于需输注较长时间，应在手术前 1~2 小时开始给药

续表

要　点	内　容
给药方案	②预防用药维持时间：抗菌药物的有效覆盖时间应包括整个手术过程。手术时间较短（<2小时）的清洁手术在术前给药一次即可；如手术时间超过3小时或超过所用抗菌药物半衰期的2倍，或成人出血量超过1500ml，术中应追加一次；清洁手术的预防用药时间不超过24小时，心脏手术可视情况延长至48小时。清洁污染手术和污染手术的预防用药时间亦为24小时，污染手术必要时延长至48小时。过度延长用药时间并不能进一步提高预防效果，且预防用药时间如超过48小时，耐药菌感染机会增加

（二）抗菌药物在特殊病理、生理状况患者中应用的基本原则

表3-13　抗菌药物在特殊病理、生理状况患者中应用的基本原则

<table>
<tr><th>要　点</th><th colspan="2">内　容</th></tr>
<tr><td rowspan="2">肾功能减退患者抗菌药物的应用</td><td>基本原则</td><td>①尽量避免使用肾毒性抗菌药物，确有应用指征时，严密监测肾功能情况
②根据感染的严重程度、病原菌种类及药敏试验结果等选用无肾毒性或肾毒性较低的抗菌药物
③使用主要经肾排泄的药物，须根据患者肾功能减退程度以及抗菌药物在人体内清除途径调整给药剂量及方法</td></tr>
<tr><td>抗菌药物的选用及给药方案调整</td><td>①主要由肝胆系统排泄，或经肾脏和肝胆系统同时排出的抗菌药物用于肾功能减退者，维持原治疗量或剂量略减。肾功能不全时无需调整剂量的药物详见表3-14
②主要经肾排泄，药物本身并无肾毒性，或仅有轻度肾毒性的抗菌药物，肾功能减退者可应用，可按照肾功能减退程度（以内生肌酐清除率为准）调整给药方案
③肾毒性抗菌药物避免用于肾功能减退者，如确有指征使用该类药物时，宜进行血药浓度监测，据以调整给药方案，达到个体化给药，疗程中需严密监测患者肾功能
④接受肾脏替代治疗患者应根据腹膜透析、血液透析和血液滤过对药物的清除情况调整给药方案</td></tr>
<tr><td>肝功能减退患者抗菌药物的应用</td><td colspan="2">①药物主要经肝脏或有相当量经肝脏清除或代谢，肝功能减退时清除减少，并可导致毒性反应的发生。肝功能减退患者应避免使用此类药物，如氯霉素、利福平、红霉素酯化物等
②药物主要由肝脏清除，肝功能减退时清除明显减少，但并无明显毒性反应发生，肝病时仍可正常应用，但需谨慎，必要时减量给药，治疗过程中需严密监测肝功能。红霉素等大环内酯类（不包括酯化物）、克林霉素、林可霉素等属于此类
③药物经肝、肾两种途径清除，肝功能减退者药物清除减少，血药浓度升高，同时伴有肾功能减退的患者血药浓度升高尤为明显，但药物本身的毒性不大。严重肝病患者，尤其肝、肾功能同时减退的患者在使用此类药物时需减量应用。经肝、肾两种途径排出的青霉素类、头孢菌素类等均属此种情况
④药物主要由肾排泄，肝功能减退者不需调整剂量。氨基糖苷类、糖肽类抗菌药物等属此类。详见表3-15</td></tr>
</table>

续表

要 点	内 容	
妊娠期和哺乳期患者抗菌药物的应用	妊娠期患者抗菌药物的应用	①对胎儿有致畸或明显毒性作用者，如利巴韦林，妊娠期禁用 ②对母体和胎儿均有毒性作用者，如氨基糖苷类、四环素类等，妊娠期避免应用；但在有明确应用指征，经权衡利，用药时患者的受益大于可能的风险时，也可在严密观察下慎用。氨基糖苷类等抗菌药物有条件时应进行血药浓度监测 ③药物毒性低，对胎儿及母体均无明显影响，也无致畸作用者，妊娠期感染时可选用。如青霉素类、头孢菌素类等β-内酰胺类抗菌药物
	哺乳期患者抗菌药物的应用	哺乳期患者接受抗菌药物后，某些药物可自乳汁分泌，通常母乳中药物含量不高，不超过哺乳期患者每日用药量的1%；少数药物在乳汁中分泌量较高，如氟喹诺酮类、四环素类、大环内酯类、氯霉素、磺胺甲噁唑、甲氧苄啶、甲硝唑等

表3-14 肾功能不全时无需调整剂量的药物

抗细菌药物	抗真菌药物	抗分枝杆菌药物
头孢曲松、头孢哌酮、萘夫西林、莫西沙星、多西环素、米诺环素、替加环素、奥马环素、依拉环素、夫西地酸、利奈唑胺、特地唑胺、红霉素、阿奇霉素、克林霉素、氯霉素、替硝唑、多黏菌素B、奥利万星、利福霉素、利福昔明	两性霉素B脂质体、卡泊芬净、米卡芬净、阿尼芬净、硫酸艾沙康唑、伊曲康唑口服液、伏立康唑口服制剂、泊沙康唑口服制剂、酮康唑	异烟肼、利福平、利福喷丁、贝达喹啉

表3-15 肝功能不全时无需调整剂量的药物

肝功能减退时的应用	抗菌药物
按原治疗量应用，无需调整剂量	青霉素G、氨基糖苷类、万古霉素、去甲万古霉素、氧氟沙星、左氧氟沙星、诺氟沙星、米卡芬净、头孢唑林、头孢他啶、多黏菌素B、多黏菌素E、利奈唑胺

（三）抗菌药物临床应用分级管理

1. 抗菌药物分级管理

（1）**非限制使用级**：经长期临床应用证明安全、有效，对病原菌耐药性影响较小，价格相对较低的抗菌药物。应是已列入《国家基本药物目录》《国家处方集》和《国家基本医疗保险、工伤保险和生育保险药品目录》收录的抗菌药物品种。

（2）**限制使用级**：经长期临床应用证明安全、有效，但对病原菌耐药性影响较大，或者价格相对较高的抗菌药物。

（3）**特殊使用级**：具有明显或者严重不良反应，不宜随意使用；抗菌作用较强、抗菌谱广，经常或过度使用会使病原菌过快产生耐药性的；疗效、安全性方面的临床资料较少，不优于现用药物的；新上市的，在适应证、疗效或安全性方面尚需进一步考证的、价格昂贵的抗菌药物。

2. 抗菌药物分级管理目录的制定

各级、各类医疗机构应结合本机构的情况，根据省级卫生健康主管部门制定的抗菌药物分级管理目录，制定本机构抗菌药物供应目录，并向核发其《医疗机构执业许可证》的卫生健康主管部门备案。

3. 处方权限与临床应用

经培训并考核合格后，具有高级专业技术职务任职资格的医师，可授予特殊使用级抗菌药物处方权；具有中级以上专业技术职务任职资格的医师，可授予限制使用级抗菌药物处方权；具有初级专业技术职务任职资格的医师，在乡（民族乡）、镇、村的医疗机构独立从事一般执业活动的执业助理医师以及乡村医生，可授予非限制使用级抗菌药物处方权。

有下列情况之一可考虑越级应用特殊使用级抗菌药物：①感染病情严重者；②免疫功能低下患者发生感染时；③已有证据表明病原菌只对特殊使用级抗菌药物敏感的感染。使用时间限定在24小时之内，其后需要补办审批手续并由具有处方权限的医师完善处方手续。

六、抗肿瘤药物治疗管理

（一）抗肿瘤药物临床应用

1. 明确诊断，方可用药

抗肿瘤药物用药前须获得组织或细胞学病理诊断结果，或特殊分子病理诊断结果、基因靶点检测结果等，明确肿瘤诊断。只有经组织或细胞学病理确诊或特殊分子病理诊断成立的恶性肿瘤，才有指征使用抗肿瘤药物。

2. 强调规范，循证用药

抗肿瘤药物的临床应用，应首要严格遵循适应证用药，其药品说明书是抗肿瘤药物临床应用的法定依据，其规定的适应证经过了国家药品监督管理部门批准。

3. 分级管理，合理用药

抗肿瘤药物分为限制使用级和普通使用级，分级管理目录由医疗机构制订，并动态调整。归属限制使用级的抗肿瘤药物特点包括：毒副作用大，适应证严格，禁忌证较多，使用不当可能对人体造成严重损害；上市时间短，用药经验少；价格昂贵等。普通使用级抗肿瘤药物则是指除限制使用级抗肿瘤药物外的其他抗肿瘤药物。

（二）抗肿瘤药物药学服务

（1）药师应具备的能力：如掌握抗肿瘤药物相关药事管理规定，了解相关基础知识等。

（2）抗肿瘤药物处方审核：对抗肿瘤药物处方进行合法性、规范性和用药适宜性审核。

（3）抗肿瘤患者药物治疗档案：收集信息，建立档案。

（4）用药评估

①适宜性：应分析评估患者是否符合适应证用药，患者正在使用的药物是否能让病情获得最大改善；是否有不必要的重复用药；是否出现用药错误等。

②有效性：可通过记录医生对患者的复查评估情况，了解治疗效果。

③安全性：排查当前正在使用的药物间是否存在具有临床意义的相互作用；识别并记录药物使用过程中出现的不良反应及其程度和出现的时间。

表 3-16 不同抗肿瘤药物的常见不良反应

药物种类	常见不良反应
蒽环类和抗 HER2 大分子单抗类	心脏毒性等
他莫昔芬	静脉血栓栓塞、子宫内膜增厚、子宫内膜癌等
芳香化酶抑制剂	骨质疏松、关节疼痛等
酪氨酸激酶抑制剂	腹泻、药物性肝损伤、口腔黏膜炎等
CDK4/6 抑制剂	血液学毒性、腹泻等
德曲妥珠单抗（DS-8201，T-DXd）	间质性肺炎
恩美曲妥珠单抗（T-DM1）	血小板减少等

④依从性：通过与患者交流以及根据患者使用药品的当前剩余量，评估患者有无忘记用药、自主停药或不按医嘱用药情况及发生原因，有针对性地进行用药教育，提高患者用药依从性。

第四节 常用医学检查

一、血常规检查

血液的 pH 为 7.35~7.45、比重为 1.05~1.06。血液中的成分可分为血浆（无形成分）和血细胞（有形成分）两大部分。血液检查的内容通常包括红细胞、白细胞、血红蛋白及血小板等参数。

（一）红细胞计数

红细胞计数（red blood cell count，RBC）是指单位体积血液中所含红细胞数目。红细胞是血液中数量最多的有形成分。

表 3-17 红细胞计数

要 点	内 容
正常参考范围	新生儿：（6.0~7.0）$\times 10^{12}$/L 成人男性：（4.0~5.5）$\times 10^{12}$/L 女性：（3.5~5.0）$\times 10^{12}$/L

续表

要　点	内　容
临床意义	病理性变化： （1）病理性增多 ①相对性增多：频繁呕吐、出汗过多、大面积烧伤等 ②病理代偿性和继发性增多：常继发于慢性肺心病、肺气肿、高原病和肿瘤（肾癌、肾上腺肿瘤）患者 ③真性红细胞增多：为原因不明的慢性骨髓功能亢进 （2）病理性减少 ①急性、慢性红细胞丢失过多：常由各种原因的出血引起，如消化道溃疡、痔疮、十二指肠钩虫病等 ②红细胞生成减少：a. 骨髓造血功能障碍，如再生障碍性贫血、骨髓瘤等。b. 造血物质缺乏或利用障碍，如肾性贫血、缺铁性贫血、铁粒幼细胞贫血等 ③红细胞破坏过多红细胞破坏过多：如膜结构缺陷，导致的遗传性球形红细胞增多症等

（二）血红蛋白

血红蛋白（hemoglobin，Hb）又称血色素，是红细胞的主要组成部分。

（1）正常参考范围：男性：120~160g/L；女性：110~150g/L；新生儿：170~200g/L。

（2）贫血按严重程度可分为：极重度贫血，Hb 量 <30g/L；重度贫血，30g/L ≤ Hb 量 <60g/L；中度贫血，60g/L ≤ Hb 量 <90g/L；轻度贫血，90g/L ≤ Hb 量 < 正常参考范围下限。

（三）白细胞计数

白细胞计数（white blood cell count，WBC）是指单位体积血液中所含白细胞数目。

正常外周血液中常见的白细胞分类有中性粒细胞、嗜酸性粒细胞、嗜碱性粒细胞、淋巴细胞和单核细胞。

表 3-18　白细胞计数

要　点	内　容
正常参考范围	成人：（4.0~10.0）$\times 10^9$/L 新生儿：（15.0~20.0）$\times 10^9$/L 6 个月至 2 岁婴幼儿：（11.0~12.0）$\times 10^9$/L
临床意义	病理性变化： （1）白细胞（中性粒细胞）增加 ①急性感染：细菌、某些病毒、真菌、螺旋体等感染 ②中毒：代谢性中毒如尿毒症、糖尿病酮症酸中毒；急性化学药物中毒如汞中毒、铅中毒等 ③急性大出血 ④白血病、骨髓增殖性疾病及恶性肿瘤等

续表

要　点	内　容
临床意义	⑤严重的组织损伤及大量红细胞破坏：严重外伤、大手术、大面积烧伤、心肌梗死及严重的血管内溶血后 （2）白细胞（中性粒细胞）减少： ①特殊感染：如革兰阴性菌感染（伤寒、副伤寒）、结核分枝杆菌感染、病毒感染（风疹、肝炎）、寄生虫感染（疟疾）及流行性感冒 ②物理、化学损害 ③血液系统疾病：如再生障碍性贫血、白细胞减少性白血病、粒细胞缺乏症等 ④过敏性休克、重度恶病质 ⑤脾功能亢进症和自身免疫性疾病

（四）白细胞分类计数

表 3-19　白细胞分类计数

<table>
<tr><th>要　点</th><th colspan="2">内　容</th></tr>
<tr><td>正常参考范围</td><td colspan="2">中性分叶核粒细胞（中性粒细胞）：50%~70%
中性杆状核粒细胞：1%~5%
嗜酸性粒细胞：0.5%~5%
嗜碱性粒细胞：0%~1%
淋巴细胞：20%~40%
单核细胞：3%~8%</td></tr>
<tr><td rowspan="2">临床意义</td><td>中性粒细胞异常改变</td><td>（1）核象变化
①核左移现象：常见于严重感染或患者机体抵抗力低下，如感染性休克等
②核右移现象：出现于感染如肺炎、败血症等急性细菌性感染，巨幼细胞贫血及造血功能衰退，也可见于应用抗代谢药
（2）毒性变化与退行性变</td></tr>
<tr><td>嗜酸性粒细胞</td><td>（1）嗜酸性粒细胞增多
①过敏性疾病：支气管哮喘、荨麻疹、药物性皮疹、血管神经性水肿、食物过敏、血清病、过敏性肺炎等
②皮肤病与寄生虫病：银屑病、湿疹、天疱疮、疱疹样皮炎、真菌性皮肤病、肺吸虫病、钩虫病、包虫病、血吸虫病、丝虫病、绦虫病等
③血液系统疾病：慢性粒细胞白血病、嗜酸性粒细胞白血病等
④药物：应用头孢拉定、头孢氨苄、头孢呋辛钠、头孢哌酮等抗生素
⑤恶性肿瘤
⑥传染病：猩红热
⑦其他：风湿性疾病、肾上腺皮质功能减退症等
（2）嗜酸性粒细胞减少
①疾病或创伤：见于伤寒、副伤寒，大手术后、严重烧伤等应激状态
②药物：长期应用肾上腺皮质激素、烟酸、甲状腺素等</td></tr>
</table>

续表

要点	内容	
临床意义	嗜碱性粒细胞	（1）嗜碱性粒细胞增多 ①血液系统疾病：慢性粒细胞白血病、真性红细胞增多症、原发性血小板增多症 ②中毒：铅中毒、铋中毒 ③内分泌疾病：糖尿病、甲状腺功能减退症等 ④过敏性疾病：药物、食物、吸入物所致超敏反应等 （2）嗜碱性粒细胞减少 ①疾病：速发型过敏反应，如过敏性休克等 ②药物：见于促肾上腺皮质激素、肾上腺皮质激素应用过量及应激反应
	淋巴细胞	（1）淋巴细胞增多 ①传染病 ②血液系统疾病 ③移植排斥反应 （2）淋巴细胞减少：多见于免疫缺陷病、接触放射线以及长期应用肾上腺皮质激素后等
	单核细胞	单核细胞增多 ①感染性疾病：如 EB 病毒感染、布鲁菌病、水痘 - 带状疱疹、细菌性心内膜炎、活动性肺结核、伤寒、疟疾、黑热病 ②血液系统疾病：单核细胞白血病、粒细胞缺乏症恢复期 ③炎症性疾病：炎症性肠病、结节病

（五）血小板计数

1. 正常参考范围

（100~300）$\times 10^9$/L。

2. 临床意义

病理性变化：

（1）血小板计数降低

①血小板生成减少：见于造血功能损伤（再生障碍性贫血、急性白血病）。

②血小板破坏或消耗过多：见于原发性血小板减少性紫癜、淋巴瘤、风疹、弥散性血管内凝血。

③血小板分布异常：如脾肿大。

④药物作用：如氯霉素、噻氯匹定、阿司匹林、阿加曲班、肝素钠、依诺肝素、磺达肝癸钠、利奈唑胺等。

（2）血小板计数增高：常见于慢性粒细胞白血病、真性红细胞增多症、急性感染、急性溶血等。

（六）红细胞沉降率

表 3-20 红细胞沉降率

要 点	内 容
正常参考范围	男性：0~15mm/h 女性：0~20mm/h
临床意义	病理性增快： ①炎症反应：结核病、急性细菌性感染 ②组织损伤及坏死 ③恶性肿瘤 ④各种原因造成的高球蛋白血症 ⑤贫血

（七）C 反应蛋白

表 3-21 C 反应蛋白

要 点	内 容
正常参考范围	<2.87mg/L（速率散射比浊法）
临床意义	（1）CRP 升高 ①可伴发于多种疾病导致的急性、慢性炎症，包括感染性疾病和非感染性炎症性疾病 ②多见于化脓性感染、心肌梗死、手术创伤、结缔组织病等 （2）CRP 的应用 ①可初步用于鉴别细菌性感染与非细菌性感染，前者升高程度往往高于后者 ②可用于治疗效果评估，风湿性多肌痛患者常表现有 CRP 升高，可在治疗过程中监测 CRP 是否有改善以评估治疗效果 ③鉴别部分器质性疾病和功能性疾病，前者升高，后者不升高

二、尿常规检查

（一）尿液酸碱度

正常的尿液呈中性或弱酸性。

表 3-22 尿液酸碱度

要 点	内 容
正常参考范围	晨尿：pH≈6.5 随机尿：pH 4.5~8.0
临床意义	（1）尿 pH 增高 ①疾病：代谢性或呼吸性碱中毒、感染性膀胱炎、肾小管性酸中毒 ②药物：应用碱性药物，如碳酸氢钠、碳酸钾、氨丁三醇等 （2）尿 pH 降低 ①疾病：代谢性或呼吸性酸中毒、痛风、糖尿病酮症酸中毒、慢性肾小球肾炎等 ②药物：应用酸性药物，如维生素 C、氯化铵等

（二）尿比重

尿比重（urine specific gravity，SG）系指在4℃时尿液与同体积纯水的重量之比。

表 3-23　尿比重

要　点	内　容
正常参考范围	成人晨尿：>1.020 成人随机尿：1.015~1.025
临床意义	①尿比重增高：急性肾小球肾炎、心力衰竭、糖尿病、脱水、高热等 ②尿比重降低：慢性肾小球肾炎、慢性肾功能不全、尿崩症等

（三）尿蛋白

尿蛋白（urine protein，PRO）即尿中蛋白质，是尿液检查的核心项目之一。

表 3-24　尿蛋白

要　点	内　容
正常参考范围	定性试验：阴性 定量试验：0-80mg/24h 尿
临床意义	（1）功能性蛋白尿：又称为生理性蛋白尿，泌尿系统无器质性病变，尿内暂时出现蛋白质，但诱因解除后消失。常见于剧烈运动、高热、严寒、精神紧张时 （2）病理性蛋白尿 ①肾小球性蛋白尿，见于肾小球肾炎、肾病综合征、肾肿瘤等 ②肾小管性蛋白尿，常见于肾盂肾炎、间质性肾炎、肾小管性酸中毒、重金属（汞、铅、镉）中毒、使用肾毒性药物庆大霉素等 ③混合性蛋白尿，如糖尿病、系统性红斑狼疮等 ④溢出性蛋白尿，常见于急性溶血、肌肉损伤等 ⑤组织性蛋白尿，常见于肾脏炎症或药物刺激泌尿系统 ⑥假性蛋白尿，见于膀胱炎、肾盂肾炎等

（四）尿葡萄糖

表 3-25　尿葡萄糖

要　点	内　容
正常参考范围	定性试验：阴性 定量试验：成人 <0.56~5.0mmol/24h 尿
临床意义	①血糖增高性糖尿 ②血糖正常性糖尿 ③暂时性糖尿

（五）尿胆红素

1. 正常参考范围

定性试验：阴性。

2. 临床意义

尿胆红素阳性通常提示：急性黄疸型肝炎、胆汁淤积性黄疸。

（六）尿红细胞

1. 正常参考范围

玻片法 0~3 个 /HPF；定量试验 0~5 个 /μl。

2. 临床意义

尿红细胞阳性：尿中异常红细胞呈现均一性时，考虑肾小球以外部位的泌尿系统出血，如尿路结石、出血性膀胱炎等；当呈现非均一性时，考虑肾小球肾炎、肾病综合征等疾病（肾小球源性血尿）。

（七）尿沉渣白细胞

表 3-26 尿沉渣白细胞

要 点	内 容
正常参考范围	玻片法 0~5 个 /HPF；定量试验 0~10 个 /μl
临床意义	**尿中白细胞增多：泌尿系统感染如肾盂肾炎、膀胱炎、前列腺炎，**女性白带混入尿液时也可发现较多的白细胞

（八）尿沉渣管型

1. 正常参考范围

镜检法：0 或偶见透明管型。

2. 临床意义

尿沉渣管型异常：

（1）透明管型：多见于急性或慢性肾小球肾炎、急性肾盂肾炎、肾病综合征等。

（2）颗粒管型：多见于急性或慢性肾小球肾炎、肾病综合征、慢性肾盂肾炎等。

（3）细胞管型：红细胞管型多见于急性肾小球肾炎、肾出血等；白细胞管型多见于肾实质感染性病变；肾上皮细胞管型多见于急性肾小管坏死、间质性肾炎；混合细胞管型多见于活动性肾小球肾炎等。急性肾盂肾炎少见有白细胞管型，偶见有颗粒管型。

（4）蜡样管型：提示肾小管严重病变，多见于慢性肾小球肾炎晚期、尿毒症等。

（5）脂肪管型：提示肾小管损伤，可见于亚急性肾小球肾炎、慢性肾小球肾炎等。

（九）尿沉渣结晶

1. 正常参考范围

正常的尿液中有少量磷酸盐、草酸盐和尿酸盐等结晶。

2. 临床意义

尿沉渣结晶异常：

（1）大量草酸钙结晶及胱氨酸结晶多见于肾或膀胱结石。

（2）大量尿酸盐结晶见于高尿酸性肾病、急性痛风、慢性间质性肾炎。

（3）感染引起结石时，尿中常见磷酸镁铵结晶。

（4）大量磷酸钙结晶需警惕甲状旁腺功能亢进症、肾小管性酸中毒。

（5）胆红素结晶多见于黄疸、急性肝坏死；亮氨酸结晶多见于急性肝萎缩、急性磷中毒。

（6）药物结晶：服用磺胺类药物，多与用药过量有关。

（十）尿酮体

1. 正常参考范围

定性试验：阴性。

2. 临床意义

（1）非糖尿病酮尿：高热、呕吐、腹泻，常出现酮尿。

（2）糖尿病酮尿：糖尿病尚未控制或未曾治疗，持续出现酮尿，提示有糖尿病酮症酸中毒。

三、粪常规检查

（一）粪外观

正常人的粪外观（fecal appearance）色泽为黄褐色，婴儿为黄色。

表 3-27　粪外观

要　点	内　容
影响粪便色泽的生理因素	①饮食 ②药物：口服药用炭、铋制剂、铁制剂、某些中草药者粪便可呈无光泽的灰黑色，服用大黄、番泻叶等中药者粪便呈黄色。服用解热镇痛药保泰松、羟基保泰松可使粪便变为红色或黑色，水杨酸钠可使粪便成为红至黑色；利福平可使粪便变成橘红至红色：抗凝药华法林、双香豆素、双香豆素乙酯、醋硝香豆素可使粪便变红
临床意义	①稀糊状或水样便：见于各种感染性或非感染性腹泻，或急性胃肠炎；若出现大量的黄绿色稀便并含有膜状物，则应考虑伪膜性肠炎 ②米泔水样便：见于霍乱、副霍乱等 ③黏液便：见于小肠炎症（黏液混于粪便中）、大肠炎症（黏液附着于粪便表面） ④胨状便：主要见于过敏性肠炎、慢性细菌性痢疾等 ⑤脓血便：主要见于细菌性痢疾、溃疡性结肠炎、直肠或结肠癌、阿米巴痢疾（以血为主，呈暗红果酱色） ⑥乳凝块便：为脂肪或酪蛋白消化不良的表现，常见于儿童消化不良 ⑦鲜血便：主要见于痔疮、肛裂、息肉等下消化道出血等 ⑧细条便：为直肠狭窄的表现，主要见于直肠癌 ⑨白陶土样便：见于各种病因所致的梗阻性黄疸

（二）粪隐血

1. 正常参考范围

阴性。

2. 临床意义

（1）消化道溃疡。

（2）消化道肿瘤。

（3）其他疾病：肠结核、克罗恩病、溃疡性结肠炎。

（三）粪便细胞显微镜检查

表 3-28 粪便细胞显微镜检查

要 点	内 容
正常参考范围	红细胞：无 白细胞：无或偶见 上皮细胞：偶见 细菌：正常菌群 真菌：少量 寄生虫卵：无致病性虫卵
临床意义	①白细胞增多：见于肠道炎症，如细菌性痢疾 ②红细胞：见于痢疾、溃疡性结肠炎、结肠癌等 ③吞噬细胞增多：主要见于急性肠炎和痢疾 ④上皮细胞增多：为肠壁炎症的特征 ⑤真菌增多：见于大量或长期应用广谱抗生素引起真菌的二重感染

四、肝功能检查

（一）丙氨酸氨基转移酶

丙氨酸氨基转移酶（alanine aminotransferase，ALT）是一组催化氨基酸与 α- 酮酸间氨基转移反应的酶类，旧称谷丙转氨酶（GPT）。其增高的程度主要与肝细胞被破坏的程度呈正比。

1. 正常参考范围

速率法：成人 <40U/L。

2. 临床意义

ALT 的测定可评估肝细胞损伤程度。ALT 升高常见于以下疾病：①肝胆疾病。②其他疾病：急性心肌梗死、心肌炎、心力衰竭等。③用药与接触化学品：服用有肝毒性的药物或接触某些化学物质，如氯丙嗪、异烟肼等。

（二）天门冬氨酸氨基转移酶

天门冬氨酸氨基转移酶（aspartate transaminase，AST）同样是体内最重要的氨基转移酶之一，催化 L- 天门冬氨酸与 α- 酮戊二酸间氨基转移反应，旧称谷草转氨酶（GOT）。

1. 正常参考范围

速率法：成人 <40U/L。

2. 临床意义

AST 的测定可评估肝细胞损伤程度。AST 升高常见于肝脏疾病，如传染性肝炎、中毒性肝炎、肝癌、肝硬化活动期等；在急性或轻型肝炎时，血清 AST 升高，但升高幅度不如 ALT，AST/ALT 比值 <1；在慢性肝炎、肝硬化时，AST 上升的幅度高于 ALT。故 AST/ALT 比值测定有助于肝病的鉴别诊断。

（三）γ - 谷氨酰转移酶

γ - 谷氨酰转移酶（γ -glutamyl transferase，GGT）又称 γ - 谷氨酰转肽酶，是催化谷胱甘

肽或其他化合物的 γ 谷氨酰基转移至某些 γ- 谷氨酰受体上的酶。

1. 正常参考范围

男性：11~50U/L；女性：7~32U/L。

2. 临床意义

GGT 升高见于以下疾病：①肝胆疾病。②其他疾病：胰腺炎、脂肪肝、前列腺肿瘤等。

（四）碱性磷酸酶

碱性磷酸酶（alkaline phosphatase，ALP）为一组单酯酶。

表 3-29　碱性磷酸酶

要　点	内　容
正常参考范围	男性：45~125U/L 女性：20~49 岁，30~100U/L；50~79 岁，50~135U/L
临床意义	碱性磷酸酶增高可见于以下疾病：①肝胆疾病；②骨骼疾病

（五）总蛋白、白蛋白和球蛋白

总蛋白（totalprotein）为白蛋白（亦称清蛋白）（albumin）和球蛋白（globulin）之和。

表 3-30　总蛋白、白蛋白和球蛋白

<table>
<tr><th>要　点</th><th colspan="2">内　容</th></tr>
<tr><td>正常参考范围</td><td colspan="2">总蛋白（TP）：成人 60~80g/L
白蛋白（ALB）：成人 40~55g/L
球蛋白（GLO）：20~30g/L
A/G 比值：（1.5~2.5）∶ 1</td></tr>
<tr><td rowspan="4">临床意义</td><td>总蛋白</td><td>（1）总蛋白增高
①各种原因脱水所致的血液浓缩
②血浆蛋白合成增加
（2）总蛋白降低
①各种原因引起的血浆蛋白丢失和摄入不足
②血液稀释
③疾病</td></tr>
<tr><td>白蛋白</td><td>（1）白蛋白降低
①营养不良
②消耗增加
③合成障碍
（2）白蛋白增高：见于严重脱水而致血液浓缩</td></tr>
<tr><td>球蛋白</td><td>（1）球蛋白增高
①炎症或慢性感染性疾病
②自身免疫性疾病
③骨髓瘤和淋巴瘤等
（2）球蛋白降低
①生理性减少：出生后至 3 岁
②免疫功能抑制：如应用肾上腺皮质激素和免疫抑制剂
③低 γ - 球蛋白血症</td></tr>
<tr><td>A/G 比值</td><td>A/G 倒置提示有慢性肝炎、肝硬化、肝实质性损害、多发性骨髓瘤等</td></tr>
</table>

（六）胆红素

直接胆红素与间接胆红素之和即血清总胆红素（serum total bilirubin，STB 或 TBIL）。

表 3-31　胆红素

要　点	内　容
正常参考范围	总胆红素：成人 3.4~17.1μmol/L 直接（结合）胆红素：0~6.8μmol/L 间接（非结合）胆红素：1.7~10.2μmol/L
临床意义	①判断有无黄疸及其程度：根据总胆红素测定水平，当 17.1~34.2μmol/L 时，为隐性黄疸或亚临床性黄疸；34.2~171μmol/L 时，为轻度黄疸；171~342μmol/L 时，为中度黄疸；>342μmol/L 时，为高度黄疸 ②判断黄疸类型：若总胆红素升高伴间接胆红素明显升高，为溶血性黄疸；若总胆红素升高伴直接胆红素明显升高，为梗阻性黄疸；三者均升高为肝细胞性黄疸

第3章

五、肾功能检查

（一）血清尿素氮（BUN）

尿素氮是人体蛋白质的代谢产物。

表 3-32　血清尿素氮（BUN）

要　点	内　容
正常参考范围	成人：3.2~7.1mmol/L 儿童：1.8~6.5mmol/L
临床意义	（1）血清尿素氮增高 ①肾脏疾病：常见于急性肾小球肾炎、严重的肾盂肾炎等。尿素氮测定不能作为肾病早期肾功能的测定指标；但对肾衰竭，尤其是氮质血症的诊断有重要价值 ②泌尿系统疾病 ③其他原因：脱水、剧烈呕吐、长期腹泻也可引起血清尿素氮升高 （2）血清尿素氮降低：常见于严重肝病等

（二）血肌酐

血肌酐（serum creatinine，SCr）分为外源性和内源性两种。

表 3-33　血肌酐

要　点	内　容
正常参考范围	成年男性：53~106μmol/L 成年女性：44~97μmol/L
临床意义	血肌酐增高见于以下情况： ①肾小球滤过功能减退：如急性肾衰竭或慢性肾衰竭 ②其他：鉴别肾前性和肾实质性少尿

（三）血尿酸

1. 正常参考范围

酶法：男性：150~416μmol/L；女性：89~357μmol/L。

2. 临床意义

（1）血尿酸增高

①病理性：痛风，急、慢性肾炎等。

②生理性：食用高嘌呤食物。

③药物：四氯化碳、铅中毒，或服用非甾体抗炎药（阿司匹林、贝诺酯）、利尿剂（氢氯噻嗪、托拉塞米、依他尼酸）、抗结核药（吡嗪酰胺、乙胺丁醇）等。

（2）血尿酸降低：见于急性重症肝炎、长期大量使用糖皮质激素等。

六、其他常用血生化检查

（一）淀粉酶（AMY）

1. 正常参考范围

血清淀粉酶：35~135U/L。

2. 临床意义

（1）淀粉酶增高：**血清淀粉酶活性测定主要用于急性胰腺炎的诊断。**

（2）淀粉酶降低：可见于慢性胰腺炎、胰腺癌等。

（二）肌酸激酶（CK）

表 3-34　肌酸激酶（CK）

要　点	内　容
正常参考范围	（1）CK 总活性 男性：50~310U/L 女性：40~200U/L （2）CK 同工酶 CK-BB：极少或无 CK-MM：94%~96% CK-MB：<5%
临床意义	（1）肌酸激酶增高 ①心肌梗死：**为急性心肌梗死早期诊断指标之一，**增高程度与心肌受损程度基本一致 ②各种肌肉疾病 ③脑血管疾病 ④药物：服用羟甲基戊二酰辅酶 A 还原酶抑制剂（他汀类药物），或他汀类药和贝特类药联合应用可增加肌病的发生危险，表现为肌酸激酶升高 （2）肌酸激酶降低：见于长期卧床、甲状腺功能亢进症等

（三）心肌肌钙蛋白（cTn）

表 3-35　心肌肌钙蛋白（cTn）

要　点	内　容
正常参考范围	cTnT：0.02~0.13μg/L；>0.5μg/L 可诊断急性心肌梗死 cTnI：<0.2μg/L；1.5μg/L 为临界值
临床意义	① cTnT、cTnI 均可用于诊断心肌梗死以及判断微小心肌缺血性损伤 ②急性心肌炎患者 cTnI 呈低水平增高 ③ cTnT 可用来预测肾衰竭患者的心血管不良事件发生率，若增高提示预后不良或猝死风险增大

（四）血糖（GLU）

表 3-36　血糖（GLU）

要　点	内　容
正常参考范围	空腹血糖：成人 3.9~6.1mmol/L 餐后 2 小时血糖：<7.8mmol/L
临床意义	（1）血糖增高 ①胰岛素功能低下 ②导致血糖升高的激素分泌增多 ③其他疾病：颅内压增高、急性脑血管病、颅脑外伤、妊娠呕吐、大面积烧伤等 ④药物：如肾上腺糖皮质激素（泼尼松、泼尼松龙、甲泼尼松、氢化可的松、地塞米松等）可调节糖代谢，包括高血糖；甲状腺激素（左甲状腺素钠）可使胰岛素水平下降；利尿剂（呋塞米、依他尼酸、氢氯噻嗪）可抑制胰岛素释放，使糖耐量降低，血糖升高或尿糖阳性；加替沙星可致严重或致死性低血糖或高血糖；非甾体抗炎药（阿司匹林、吲哚美辛、阿西美辛等）偶可引起高血糖 （2）血糖降低 ①胰岛素分泌过多：胰岛 β 细胞瘤 ②导致血糖升高的激素分泌减退 ③其他病症：严重营养不良、肝癌、重症肝炎、Ⅰ型与Ⅱ型糖原贮积病、酒精中毒等 ④药物：应用磺酰脲类促胰岛素分泌剂过量等

（五）糖化血红蛋白（GHb）

1. 正常参考范围

HbA1c：4.0%~6.0%。

2. 临床意义

糖化血红蛋白反映过去 3 个月的平均血糖水平，其增高主要见于糖尿病及其他高血糖状态。

（六）总胆固醇（TC）

1. 正常参考范围

<5.2mmol/L。

2. 临床意义

（1）胆固醇增高

①心血管系统疾病：动脉粥样硬化症、冠状动脉粥样硬化性心脏病及高脂血症等。

②其他疾病：肾病综合征、糖尿病、甲状腺功能减退症、胆汁淤积性黄疸等。

③药物：服用避孕药、环孢素、肾上腺糖皮质激素、阿司匹林等。

（2）胆固醇降低

①贫血。

②其他疾病：甲状腺功能亢进症、营养不良、严重的肝脏疾病、恶性肿瘤等。

血清中总胆固醇的浓度可以作为评估脂类代谢的指标。

（七）甘油三酯（三酰甘油）（TG）

1. 正常参考范围

0.56~1.70mmol/L。

2. 临床意义

（1）血清三酰甘油增高

①冠心病、动脉粥样硬化症、原发性高脂血症、家族性高三酰甘油血症。

②胆汁淤积性黄疸、肥胖、糖尿病、甲状腺功能减退等疾病都有三酰甘油升高的现象。

（2）血清三酰甘油降低：见于甲状腺功能亢进症、肾上腺皮质功能减退症、肝功能严重障碍等。

（八）低密度脂蛋白胆固醇（LDL-C）

1. 正常参考范围

≤ 3.4mmol/L。

2. 临床意义

（1）低密度脂蛋白胆固醇增高：常见于动脉粥样硬化症、甲状腺功能减退症、肾病综合征、糖尿病、神经性厌食、妊娠等。

（2）低密度脂蛋白胆固醇降低：见于营养不良、慢性贫血、肝硬化、甲状腺功能亢进症等。

（九）高密度脂蛋白胆固醇（HDL-C）

1. 正常参考范围

1.03~2.07mmol/L。

2. 临床意义

高密度脂蛋白胆固醇降低：动脉粥样硬化、高脂血症、脑血管病、糖尿病、肾病综合征、急性感染。

（十）凝血酶原时间（PT）

表 3-37　凝血酶原时间（PT）

要　点	内　容
正常参考范围	11~14 秒
临床意义	①凝血酶原时间延长：先天性 PT 延长见于凝血因子Ⅱ、Ⅴ、Ⅶ、Ⅹ缺乏症；获得性 PT 延长见于弥散性血管内凝血、原发性纤溶亢进症、维生素 K 缺乏症 ②凝血酶原时间缩短：见于心肌梗死、高凝状态和深静脉血栓形成等

（十一）国际标准化比值（INR）

1. 正常参考范围

INR：2.0~2.5。

2. 临床意义

应用华法林治疗时必须监测 INR，并根据 INR 数值调整华法林用量。国人用华法林进行抗凝治疗时，INR 的安全有效范围通常为 2.0~3.0。INR 最高警戒点为 3.0，超过 3.0 时出血的发生率增加；小于 1.5 时则血栓形成的发生率增加。

（十二）降钙素原

1. 正常参考范围

<0.15ng/ml（成人）；<2ng/ml（出生 72 小时内的新生儿）。

2. 临床意义

（1）初步鉴别全身性细菌感染与病毒感染

①对于病毒感染，PCT 水平正常或仅轻度升高。

②对于成人而言，PCT<0.15ng/ml 基本可以排除严重全身性细菌感染。

（2）评估治疗效果：严重全身性细菌感染，PCT 会显著升高，且升高程度与感染程度呈正相关。因此，可通过监测 PCT 变化辅助评估抗生素的治疗效果。

（3）引起 PCT 升高的非感染性因素：包括外科手术和创伤、噬血细胞综合征、川崎病、部分肿瘤性疾病、移植物抗宿主病等。

七、电解质检测

（一）血钾

表 3-38　血钾

要　点	内　容
正常参考范围	3.5~5.5mmol/L
临床意义	（1）血钾升高 ①摄入过多，高钾饮食、输注大量含钾离子的药物等 ②排出减少，急性肾衰竭少尿期，肾小球排钾减少或者服用螺内酯等保钾利尿剂 ③细胞内钾离子外移，组织损伤和血细胞破坏，使用强心苷类药物等 （2）血钾降低 ①分布异常，细胞外钾向细胞内转移或者输注大量无钾盐液体 ②丢失过多，长期腹泻，应用排钾利尿剂、肾衰竭多尿期等 ③摄入不足：长期低钾饮食或者营养不良等

（二）血钠

表 3-39　血钠

要　点	内　容
正常参考范围	135~145mmol/L

续表

要　点	内　容
临床意义	（1）血钠升高 ①水分摄入不足，例如进食困难 ②水分丢失过多，大量出汗、烧伤、长期腹泻等 ③内分泌病变，肾上腺皮质功能亢进症或原发性醛固酮增多症 ④摄入过多，进食过量钠盐或者使用过量含钠药物 （2）血钠降低 ①丢失过多，慢性肾衰竭多尿期 ②细胞外液稀释，多见于水钠潴留或饮水过多导致血液稀释 ③消耗性低钠，结核或肿瘤等慢性消耗性疾病，细胞内蛋白质分解导致细胞内液渗透压降低，水分从细胞内转移至细胞外，引起血钠降低 ④摄入不足，长期低钠饮食

（三）血钙

表 3-40　血钙

要　点	内　容
正常参考范围	总钙：2.25~2.58mmol/L 游离钙：1.10~1.34mmol/L
临床意义	（1）血钙升高 ①溶骨作用增强：原发性甲状旁腺功能亢进症，多发性骨髓瘤等伴有血清蛋白升高的疾病、急性骨萎缩等 ②肾功能损害：急性肾衰竭少尿期 ③摄入过多：饮用大量牛奶或者使用大量含钙离子药物 （2）血钙降低 ①成骨作用增强：甲状旁腺功能减退症 ②吸收减少：佝偻病、骨质软化症等 ③摄入不足：长期低钙饮食 ④吸收不良：小肠吸收不良综合征等

（四）血磷

表 3-41　血磷

要　点	内　容
正常参考范围	0.97~1.61mmol/L
临床意义	（1）血磷升高 ①内分泌疾病：例如原发性或继发性甲状旁腺功能减退症 ②排出减少：肾衰竭导致磷酸盐排出减少 ③吸收增加：摄入过多维生素 D，促进肠道吸收钙、磷

续表

要　点	内　容
临床意义	④其他疾病：例如多发性骨髓瘤等 （2）血磷降低 ①摄入不足或吸收受阻：饥饿、吸收不良、活性维生素 D 缺乏等 ②丢失过多：大量呕吐、腹泻、血液透析、范可尼综合征等 ③血磷转移至细胞内：静脉注射胰岛素等 ④疾病：甲状旁腺功能亢进症等

八、乙型肝炎血清免疫学检查

表 3-42　乙型肝炎血清免疫学检查

要　点	正常参考范围	临床意义
乙型肝炎病毒表面抗原（HBsAg）	ELISA 法或化学发光法：阴性	乙型肝炎病毒表面抗原阳性： ①提示急性或慢性乙型肝炎，与 HBV 感染有关的肝硬化或原发性肝癌 ②肝功能已恢复正常而 HBsAg 尚未转阴，或 HBsAg 阳性持续 6 个月以上，而患者既无乙肝症状也无 ALT 异常，即所谓 HBsAg 携带者
乙型肝炎病毒表面抗体（HBsAb）	ELISA 法或化学发光法：阴性	乙型肝炎病毒表面抗体阳性： ①乙型肝炎恢复期，乙型肝炎恢复期，或既往曾感染过 HBV，现已恢复，且对 HBV 具有一定的免疫力 ②接种乙肝疫苗所产生的效果
乙型肝炎病毒 e 抗原（HBeAg）	ELISA 法或化学发光法：阴性	乙型肝炎病毒 e 抗原阳性： ①乙型肝炎活动期，在 HBV 感染的早期，HBeAg 阳性表示血液中含有较多的病毒颗粒，提示肝细胞有进行性损害和血清具有高度传染性；若血清中 HBeAg 持续阳性，则提示乙型肝炎转为慢性，表明患者预后不良 ② HBsAg 和 HBeAg 均为阳性的妊娠期女性，可将 HBV 传播给新生儿，其感染的阳性率为 70%~90%
乙型肝炎病毒 e 抗体（HBeAb）	ELISA 法或化学发光法：阴性	乙型肝炎病毒 e 抗体阳性： ① HBeAg 转阴的患者，即 HBV 部分被清除或抑制，病毒复制减少，传染性降低 ②部分慢性乙型肝炎、肝硬化、肝癌患者可检出抗 -HBe

续表

要 点	正常参考范围	临床意义
乙型肝炎病毒核心抗体（HBcAb）	ELISA 法或化学发光法：阴性	乙型肝炎病毒核心抗体阳性： ①抗 HBc-IgM 阳性，是诊断急性乙型肝炎和判断病毒复制活跃的指标 ②抗 HBc-IgG 阳性，在急性 HBV 感染后可能一直存在：如在乙型肝炎患者血液中检出乙型肝炎病毒表面抗原、e 抗原、核心抗体同为阳性，在临床上称为“大三阳”；在其血液中检测出乙型肝炎病毒表面抗原、e 抗体、核心抗体同为阳性，在临床上称为“小三阳” “大三阳”说明 HBV 在人体内复制活跃，带有传染性；如同时见 AST 及 ALT 升高，为最具有传染性的一类肝炎，应尽快隔离。“小三阳”说明 HBV 在人体内复制减少，传染性小；如肝功能正常，又无症状，称为乙型肝炎病毒无症状携带者，不需要隔离

九、甲状腺功能检查

表 3-43　甲状腺功能检查各指标正常参考范围及临床意义

甲功项目及缩写	正常参考值	临床意义
游离三碘甲状腺原氨酸（FT_3）	6.0~11.4pmol/L	FT_3 含量对鉴别诊断甲状腺功能是否正常、亢进或减退有重要意义，是诊断 T_3 型甲亢的特异性指标
游离四碘甲状腺原氨酸（FT_4）	10.3~25.7pmol/L	FT_4 测定是临床常规诊断甲状腺疾病的重要依据之一，可作为甲状腺抑制治疗的监测手段
总三碘甲状腺原氨酸（TT_3）	1.6~3.0nmol/L	①增高：T_3 型甲亢、高 TBG 血症 ②降低：甲减、低 T_3 综合征
总四碘甲状腺原氨酸（TT_4）	65~155nmol/L	①增高：甲亢、高 TBG 血症、甲状腺激素不敏感综合征、急性肝炎、妊娠、口服雌激素等 ②降低：见于甲减、慢性淋巴细胞甲状腺炎、低 TBG 血症，也可见于心力衰竭、糖尿病酮症酸中毒等
促甲状腺激素（TSH）	0.3~4.8μIU/ml	①增高：原发性甲减、异位 TSH 分泌综合征（异位 TSH 瘤）、垂体 TSH 瘤、甲状腺炎等 ②降低：继发性甲减、腺垂体功能减退症、肢端肥大症等
甲状腺球蛋白抗体（TGAb）	0~4.5IU/ml	主要用于：①自身免疫性甲状腺疾病的诊断。②诊断分化性甲状腺癌时的辅助检查
甲状腺过氧化物酶抗体（TPOAb）	0~60IU/ml	主要用于：①自身免疫性甲状腺疾病的诊断。②在某些药物治疗过程中（如干扰素、白介素、胺碘酮等），TPOAb 阳性是药物性甲状腺功能异常的危险因素。③ TPOAb 阳性或增高是妊娠期间甲状腺功能异常或产后甲状腺炎的危险因素，也是流产和体外受精失败的危险因素

十、细菌药敏试验

表 3-44　细菌药敏试验

要　点	内　容
细菌药敏试验报告组成	①患者基本信息(姓名、性别、年龄、病案号等)、临床信息(送检科室、临床诊断、标本类型等)、实验室信息(标本采集时间、送检时间、接收时间、操作人等) ②涂片、培养鉴定 ③药敏试验，具体的药敏试验方法包括稀释法(肉汤稀释法、琼脂稀释法)、纸片扩散法、E-test 法等 ④结果判读：包括敏感(susceptible，S)、耐药(resistant，R)、中介(intermediate，I)、剂量依赖性敏感(susceptible-dose dependent，SDD)。其中“敏感”指常规推荐剂量的抗菌药物治疗时，抗菌药物在感染部位所能达到的浓度可抑制该菌株的生长。“中介”表示抗菌药物的 MIC 与血液和组织中可达到的浓度相近，但分离株的临床应答率可能低于敏感株；除此之外，部分抗菌药物在一些感染部位有所富集，浓度较高，则其常规剂量治疗该部位感染可能有效。“耐药”指常规推荐剂量的抗菌药物治疗时，患者感染部位的药物浓度无法抑制菌株生长。“剂量依赖性敏感”指菌株敏感性取决于患者所用药物的剂量；当药敏试验结果为 SDD 时，通过提高给药剂量或增加用药频率(在药物剂量安全范围内)，可提高临床疗效
指示药举例	①苯唑西林可预测葡萄球菌属对 β- 内酰胺药物(除头孢洛林外)的敏感性 ②四环素敏感，可预测多西环素和米诺环素敏感 ③红霉素敏感，可预测克拉霉素、阿奇霉素敏感 ④万古霉素敏感，可预测替考拉宁敏感 ⑤肠球菌对青霉素敏感，可预测其对氨苄西林、阿莫西林、哌拉西林等敏感；但氨苄西林敏感，不能预测青霉素敏感 ⑥肺炎链球菌对左氧氟沙星敏感，可预测其对莫西沙星敏感；反之不成立 ⑦ β 溶血性链球菌对青霉素敏感，可预测其对氨苄西林、阿莫西林、阿莫西林 - 克拉维酸、氨苄西林舒巴坦、头孢唑林、头孢吡肟、头孢拉定、头孢噻肟、头孢曲松、厄他培南、亚胺培南、美罗培南敏感
基于药动学及药效学的不同敏感折点	不同感染部位，即使是同一致病菌，折点也可能有所差异
注意事项	①关注菌落计数 ②关注药敏结果是否有纰漏

第四章 用药安全

微信扫扫，本章做题

知识导图

用药安全
- 药物警戒
- 药品不良反应
- 药源性疾病
- 用药错误
- 特殊人群用药

第一节 药物警戒

世界卫生组织关于“药物警戒”的定义：药物警戒是发现、评估、理解和预防药物不良作用或任何其他与药物相关问题的科学和活动。2019 年新修订的《中华人民共和国药品管理法》第十二条规定：“国家建立药物警戒制度，对药品不良反应及其他与用药有关的有害反应进行监测、识别、评估和控制。”

表 4-1 药物警戒

要 点	内 容
药物警戒的信号	《药物警戒质量管理规范》：来自一个或多个来源的，提示药物与事件之间可能存在新的关联性或已知关联性出现变化，且有必要开展进一步评估的信息
	WHO 对“信号”的定义：关于不良事件和药物之间可能的因果关系的报道信息，这种关系以前是未知的或记录不完整的
药物警戒的工作内容	①疑似药品不良反应的监测与管理 ②用药错误及其风险（隐患）监测与管理 ③药源性疾病相关药品的监测与管理 ④药品遴选与引进管理 ⑤药物滥用的监测与管理 ⑥超说明书用药的监测与管理 ⑦高警示药品使用的监测与管理 ⑧药品质量问题的监测与管理 ⑨附条件批准和应急特批药品的监测与管理

第二节 药品不良反应

药品不良反应预防与监测

2011 年《药品不良反应报告和监测管理办法》将药品不良反应（Adverse Drug Reaction，ADR）定义为：合格药品在正常用法用量下出现的与用药目的无关的有害反应。

1. 预防原则

药品不良反应的预防基本原则是合理用药。药品不良反应可以从下面几个方面进行防范：①了解患者过敏史或药品不良反应史，识别高危人群及选择最佳药品；②熟悉药品的不良反应及影响因素，制定个体化的用药监护；③特殊群体（老年、儿童、妊娠期与哺乳期女性）用药须谨慎；④肝肾疾病患者慎选合适的用法用量；⑤避免不必要的联合用药；⑥慎用新药；⑦定期监测，及时调整治疗方案。

2. 影响因素

表 4-2 影响因素

要 点	内 容
药物相关的风险因素	药物本身的风险和人为因素所致用药风险
患者机体相关的因素	种族、性别、年龄、个体差异、用药者病理状况、遗传因素、高敏性、特殊人群，以及不良生活方式

3. 监测方法

表 4-3 监测方法

要 点	内 容
自愿呈报制度	医务人员将其在临床实践过程中发现的可疑药品不良反应报告给药品生产、经营企业，药品不良反应监测专业机构或药品监督管理部门
处方事件监测	选定一种研究药品后，通过处方收费系统识别出开过的处方，由药物安全研究小组把这些处方资料储存起来，当在药品不良反应报告方面发现某种药品问题值得深入调查时，就向开具过该药处方的医生发出调查表，询问暴露于该药后患者的治疗结果
医院集中监测系统	在一定时间、一定范围内对某一医院或某一地区所发生的药品不良反应及药品利用情况进行详细记录，来探讨药品不良反应的发生规律
药物流行病学研究	利用流行病学的原理和方法，对可疑药品不良反应进行深入调查研究，常用方法包括病例对照研究、队列研究等
计算机监测	利用计算机收集、储存和处理可疑药品不良反应有关的患者的临床信息、实验室检查结果、用药情况，或提出一些警告性的信号，再由专业人员对计算机筛选的药品不良事件进行分析、评价，最后确定是否为药品不良反应，可以明显提高药品不良反应 / 药品不良事件报告率

4. 程度分级标准

表 4-4 程度分级标准

要 点	内 容
新的药品不良反应	不良反应的性质、严重程度、特性或结果与说明书中的相关描述不符

续表

要　点	内　容
严重不良反应	①导致死亡；②危及生命；③导致住院或住院时间延长；④导致永久或显著的残疾或功能丧失；⑤导致先天性异常或出生缺陷；⑥导致其他重要医学事件，若不进行治疗可能出现上述所列情况的

5. 因果关系评价原则

分为定性评估（五步法）和定量评估（Naranjo 评分法）。

（1）五步法药品不良反应关联性判断标准：①有无合理的时间关系；②反应是否符合该药已知的不良反应类型；③停药或减量后，反应是否消失或减轻；④再次使用可疑药品后是否再次出现同样反应；⑤是否可用合并用药的作用、患者病情的进展、其他治疗的影响进行解释。

根据以上 5 条的符合情况进行关联性评价，如表 4-5。

表 4-5　药品不良反应因果关系评价表

	①	②	③	④	⑤
[1] 肯定	+	+	+	+	–
[2] 很可能	+	+	+	?	–
[3] 可能	+	±	± ?	?	± ?
[4] 可能无关	–	–	± ?	?	± ?
[5] 待评价	需要补充材料才能评价				
[6] 无法评价	评价的必需资料无法获得				

注：“+”表示肯定；“–”表示否定；“±”表示难以肯定或否定；“？”表示不明。

（2）Naranjo 评分法根据最终评分定量确定关联性强弱。Naranjo 评分结果判定：总分 13 分；肯定，≥ 9 分；很可能，5~8 分；可能，1~4 分；可疑，≤ 0 分。

表 4-6　Naranjo 评分标准

问题	是	否	不知道	分值
1. 以前有这种反应的结论性报告吗？	+1	0	0	
2. 不良事件是在应用可疑药品之后出现的吗？	+2	–1	0	
3. 停药或使用特定拮抗剂后，不良反应是否有所改善？	+1	0	0	
4. 再次使用药品，不良反应是否再次出现？	+2	–1	0	
5. 是否有其他原因（即除此药品之外）引起这种反应？	–1	+2	0	
6. 当使用安慰剂，不良反应是否再次出现？	–1	+1	0	
7. 药品的血浆（或其他体液）浓度达到中毒浓度了吗？	+1	0	0	
8. 增加（或减少）药品剂量，不良反应加重（或减轻）了吗？	+1	0	0	
9. 患者过去对该药或类似药品是否出现同样的反应？	+1	0	0	
10. 该不良反应 / 事件有客观证据证明吗？	+1	0	0	
合计				

6. 报告范围

（1）新药监测期内的国产药品应当报告该药品的所有不良反应。

（2）其他国产药品，报告新的和严重的不良反应。

（3）进口药品自首次获准进口之日起 5 年内，报告该进口药品的所有不良反应。

（4）满 5 年及以上的，报告新的和严重的不良反应。

7. 报告注意事项

表 4-7　报告注意事项

要　点	内　容	
报告时限	新的、严重的药品不良反应	15 日内报告
	死亡病例	立即报告
	其他药品不良反应	30 日内报告
报告内容	不良反应过程需要详细描述，以便进行关联性评价	
报告原则	可疑即报	

第三节　药源性疾病

药源性疾病的发生与防治

药源性疾病是指在预防、诊断、治疗疾病过程中，因药物本身的固有作用、药物之间的相互作用以及药物的不合理使用等而发生的异常生命活动过程，并引发一系列代谢、功能、结构的变化，表现为症状、体征和行为的异常。**药源性疾病的来源**主要为药品不良反应、用药错误（超量、超时、误服、错用等）、药品质量缺陷所致。

（一）药源性疾病分类

表 4-8　药源性疾病分类

要　点	内　容	
按照损伤器官系统分类	①药源性消化系统疾病 ②药源性肾损伤 ③药源性呼吸系统疾病 ④药源性血液系统疾病 ⑤药源性皮肤病 ⑥药源性神经精神系统疾病 ⑦药源性心血管系统疾病	
按照病因分类	A 型	剂量相关的药源性疾病；能**预测**、发生率**高**、死亡率**低**。如：**非甾体抗炎药**引起的药源性消化道疾病随着剂量增加、疗程延长而加重

续表

要点		内容
按照病因分类	B 型	一般为剂量不相关的药源性疾病；与用药剂量无关、难以预测，常规的毒理学试验筛选不能发现，发生率较低但死亡率较高。临床表现包括变态反应（又称为过敏反应）、特异质反应。 ①拉莫三嗪：增加皮疹风险 ②别嘌醇：可致迟发型超敏反应
	C 型	由长期用药引起的药源性疾病，包括停药反应。比如长期使用β受体拮抗剂患者突然停药引起药源性高血压
	D 型	由药物致癌、致畸、致突变作用导致的药源性疾病 ①鲑鱼降钙素：增加癌症的风险 ②沙利度胺：可致“海豹肢” ③己烯雌酚：可致阴道腺癌
按照病理特征分类	中毒型	抑制细胞分裂：甲氨蝶呤、秋水仙碱
	炎症型	①卡马西平、别嘌醇：可致剥脱性皮炎 ②青霉素、链霉素：可致药物性皮炎
	畸形发育型	①性激素：可致生殖器或子宫畸形 ②糖皮质激素类：可致腭裂 ③氨基糖苷类：可致先天性耳聋 ④口服降糖药：可致唇腭裂 ⑤甲氨蝶呤：可致无脑儿、腭裂 ⑥环磷酰胺：可致肢体、外耳畸形 ⑦地西泮、氟哌啶醇：可致四肢畸形
	发育不全型	四环素：可致牙釉质发育不全
	增生型	苯妥英钠、地平类：可致牙龈增生
	萎缩型	①注射糖皮质激素：可致注射部位皮肤萎缩 ②注射胰岛素：可致注射部位脂肪发生萎缩
	变性和浸润型	D- 青霉胺：可致天疱疮样皮炎
	血管水肿型	多见于药物变态反应时发生的血管神经性水肿
	血管栓塞型	血管造影剂
	赘生与癌变型	①砷剂：产生疣状损害并可演变成鳞癌或基底细胞癌 ②萘氮芥：可致膀胱癌
按照发生率分类	国际医学科学组织委员会	十分常见（≥ 10%）、常见（≥ 1%，且 <10%）、偶见（≥ 0.1%，且 <1%）、罕见（≥ 0.01%，且 <0.1%）、十分罕见（<0.01%）
	参照国际上药品不良反应发生的频率	十分常见、常见、偶见、罕见、十分罕见

（二）药源性疾病风险因素和防治

表 4-9　药源性疾病风险因素和防治

要　点	内　容	
药源性疾病风险因素	与药物相关的风险因素	药物的选择性、药物的原料和辅料、注射剂赋形剂、药物相互作用、药物的剂量和剂型、服药时间等。人为因素所致用药风险包括药物滥用、用药错误等
	与患者机体相关的风险因素	种族、性别、年龄、个体差异、用药者病理状态、遗传因素、高敏性、特殊人群（如妊娠、哺乳、肝肾功能不全等）；以及不良生活方式，如饮酒、吸烟、饮食不良、缺乏运动、吸毒等
药源性疾病防治	①安全用药的法律法规及国家基本药物制度 ②严格设计并评估新药上市前研究 ③加强药物上市后的安全性研究与再评价 ④药物在临床中的合理使用与监管 ⑤充分发挥医务人员在药源性疾病预防中的专业作用	

第四节　用药错误

1. 用药错误的基本知识

（1）用药错误的分级：根据用药错误造成后果的严重程度，参考国际标准，可将用药错误分为以下 9 级。A 级：客观环境或条件可能引发错误（错误隐患）；B 级：发生错误但未发药给患者，或已发给患者但患者未使用；C 级：患者已使用，但未造成伤害；D 级：患者已使用，需要监测错误对患者造成的后果，并根据后果判断是否需要采取措施预防和减少伤害；E 级：错误造成患者暂时性伤害，需要采取处置措施；F 级：错误对患者的伤害导致患者住院或延长患者住院时间；G 级：错误导致患者永久性伤害；H 级：错误导致患者生命垂危，需采取维持生命的措施（如心肺复苏、除颤、插管等）；I 级：错误导致患者死亡。上述 9 级可归纳为以下 4 个层级。第一层级：错误未发生（错误隐患），包括 A 级；第二层级：发生错误，但未造成患者伤害，包括 B、C、D 级；第三层级：发生错误，且造成患者伤害，包括 E、F、G、H 级；第四层级：发生错误，造成患者死亡，包括 I 级。

（2）用药错误的引发原因

表 4-10　用药错误的引发原因

原　因	内　容
管理因素	①国家相关法律法规或医疗机构管理制度落实不够 ②管理部门监管不到位 ③监测标准与途径不统一 ④未建立健康的安全用药文化
流程因素	①医疗机构内部缺乏有效沟通 ②从处方到用药整个过程中的信息系统错误

续表

原因	内容
环境因素	①工作环境欠佳 ②工作空间狭小
设备因素	①信息系统落后 ②设备老化 ③新型设备应用不熟练
人员因素	①知识不足 ②未遵守规章制度或标准操作规程 ③培训缺失或培训内容欠妥、陈旧甚至错误 ④人力资源不足
药品因素	①药品名称、标签、包装等外观或读音相近 ②特定剂型、特殊用法（如鞘内注射） ③给药剂量计算复杂 ④药品贮存条件特殊

（3）用药错误的环节与类型

表 4-11 用药错误的环节与类型

错误环节		错误类型	释义
技术环节	处方（医嘱）开具与传递	处方药物错误	适应证、禁忌证、已知过敏反应、现有药物治疗情况、相互作用（包括中医药及食物 - 药物相互作用）、重复给药及其他因素不当，剂量、剂型、数量、疗程不当，给药途径、时间、频次、速率不当，溶媒、浓度不当，处方书写潦草导致辨认错误等
		处方传递错误	处方传递过程中出现的错误。例如，护士转抄错误、收费处转抄错误、医生口头医嘱未再次确认等
	药品调剂与分发	①调剂错误 ②药物配制错误 ③书写错误	①药品品种、规格、剂型、剂量、数量等与处方规定不符 ②未能正确配制药物（包括分装、溶解、稀释、混合及研碎等） ③在药袋、瓶签等包装上标注患者姓名、药品名称、规格及用法用量等时写错或书写不清
	给药与监测	①患者身份识别错误 ②给药技术错误	①将患者甲的药物给了患者乙 ②给药时使用的程序或技术不当。例如，给药途径错误；给药途径正确，但位置错误；给药速度不适宜，溶媒不适宜等

续表

错误环节		错误类型	释义
技术环节	给药与监测	①用药时间/时机错误 ②给药顺序错误 ③遗漏性错误 ④用药依从性问题 ⑤监测错误	①未按规定的给药时间间隔或特定的给药时间给药 ②给药顺序不当 ③未能将医嘱药物提供给患者，或者患者漏服药物 ④患者未按要求进行治疗，用药行为与医嘱不一致 ⑤监测缺失、监测方法不适宜、监测数据评估不适宜
管理环节	①用药指导 ②药品管理 ③信息技术	①用药指导错误 ②药品贮存不当 ③药品摆放错误 ④程序错误、系统错误	①医生、药师、护士指导患者用药不正确或未指导 ②药品没有按照规定贮存条件存放，导致变质失效 ③药品摆放不合理导致调配、给药错误 ④药品信息系统设计和维护错误

2. 用药错误的防范

（1）用药错误的监测：用药错误的监测方法有多种，包括自愿报告、病历审查、计算机监测和直接观察等方法。推荐医疗机构采用自愿报告法进行日常医疗安全工作的监管。

（2）用药错误的防范：分为技术策略和管理策略。

表 4-12 用药错误的防范

要点	内容	
技术策略 （由强到弱分为 4 级别）	第 1 级	实施强制和约束策略
	第 2 级	实施自动化和信息化
	第 3 级	制定标准化的标识和流程
	第 4 级	审核项目清单和复核系统
管理策略	建立用药安全相关法规及管理组织	
	倡导健康的用药安全文化	
	配备充足的人力资源	
	加强基于岗位胜任力的专业技能培训	
	提供必要的工作空间和信息化/自动化设备	
	建立合理、简明、顺畅、严谨的工作流程	

（3）药师的作用：药师作为用药错误的主要发现和上报医务人员，需要熟练掌握用药错误的识别、分析、报告，制定有针对性的防范措施，并定期对医务人员和患者提供安全用药培训活动，提高医务人员和公众的用药安全意识以及识别、防范用药错误的能力。

3. 用药错误的报告：发生用药错误，鼓励自愿报告。用药错误报告内容包括：错误发生时间、错误内容、错误药品是否发给患者、错误分级、患者伤害情况、引发错误的因素、发生错误的场所、引起错误的人员、其他与错误相关的人员、发现错误的人员、患者信息。

第五节 特殊人群用药

一、妊娠期女性用药

（一）妊娠期女性药动学特点

表 4-13　妊娠期药动学特点药

要　点	内　容
吸收	妊娠时胃酸分泌减少，胃肠活动减弱，使口服药物吸收减慢，达峰时间滞后，生物利用度下降。妊娠晚期血流动力学发生改变，可能影响皮下或肌内注射药物的吸收
分布	妊娠期药物分布容积明显增加。一般而言，用药剂量相同时，妊娠期妇女的血药浓度低于非妊娠期妇女，这一影响如果没有其他药动学变化补偿，则妊娠期药物剂量应高于非妊娠期在考虑药物作用时，应兼顾游离型和结合型药物的比例
代谢	如蛋白结合能力的下降使药物游离型浓度增高，则药物被转运到肝脏代谢的量增多
排泄	妊娠期肾血流、肾小球滤过率和肌酐清除率均有所增加，使药物经肾脏的消除加快，这对主要经肾脏排泄的药物或其活性代谢产物有重要意义。如氨苄西林、红霉素、庆大霉素等抗菌药物的血浆浓度在妊娠期有所降低，为了达到所需的抗菌浓度，需要适当增加给药剂量

（二）药物对妊娠期不同阶段胎儿的影响

根据妊娠各阶段的特点，一般将妊娠期分为 3 个阶段：妊娠初始 3 个月，即妊娠 12 周末之前称为妊娠早期；妊娠中期 4 个月，即妊娠 13~27 周末称为妊娠中期；妊娠最后 3 个月，即妊娠 28 周之后称为妊娠晚期。妊娠早期是胚胎器官的分化时期，最易受到外来药物的影响引起胎儿畸形。妊娠中期和妊娠晚期又称胎儿形成期，为胎儿发育的重要阶段，器官形成过程已经大体完成并继续生长、发育，某些药物可导致胎儿发育异常。

1. 妊娠早期

细胞增殖早期为受精后 18 天左右，此阶段期间胚胎的所有细胞尚未进行分化，细胞的功能活力也相等，对药物无选择性表现，致畸作用无特异性地影响细胞，其结果为胚胎死亡、流产或存活而发育成正常个体，因此在受精后半个月以内几乎见不到药物的致畸作用。

受精后 3 周至 3 个月是胚胎器官的分化时期，胎儿神经系统、心脏、呼吸系统、四肢、性腺及外阴相继发育。此期如受到药物影响可能产生形态或功能上的异常而造成畸形。这一时期药物的致畸作用与器官形成的顺序有关：受精后 3~5 周，神经系统、心脏、胃肠、骨骼及肌肉等均处于分化期，致畸药物在此期间可影响上述器官或系统。如沙利度胺可引起胎儿肢体、耳、内脏畸形；雌激素、孕激素、雄激素可引起胎儿性发育异常；叶酸拮抗剂可导致颅面部畸形、腭裂等；烷化剂如氮芥类药物可引起泌尿生殖系统异常，指（趾）畸形。

2. 胎儿形成期

器官形成过程已经大体完成。牙、中枢神经系统或女性生殖系统还在继续分化发育，药物的不良影响主要表现在这些系统、器官发育迟缓和功能异常，其他器官一般不致畸；但根据致畸因素的作用强度及持续时间也可影响胎儿的生理功能和发育成长。如妊娠5个月后用四环素可使婴儿牙齿黄染，牙釉质发育不全，骨生长障碍；妊娠期女性服用镇静、麻醉、止痛、抗组胺药或其他抑制中枢神经系统的制剂，可抑制胎儿神经活动，甚至影响其大脑发育；妊娠晚期使用抗凝药华法林或长期服用阿司匹林治疗，可导致胎儿严重出血，甚至死胎；临产期使用某些药物如抗疟药、磺胺类药、硝基呋喃类、解热镇痛药如氨基比林、大剂量脂溶性维生素K等，对红细胞缺乏葡萄糖-6-磷酸脱氢酶的胎儿可引起溶血；分娩前应用氯霉素可引起新生儿循环障碍而致灰婴综合征。

第4章

（三）胎儿药动学特点

1. 药物的胎盘转运

分子量小、脂溶性高、蛋白结合率低的药物更快通过胎盘。

表4-14 药物的胎盘转运

要点	内容	
被动转运	简单扩散	多数药物以被动转运方式顺浓度差进行胎盘转运
	易化扩散	
	滤过	
主动转运（载体+能量）	①逆浓度差或电位梯度转运 ②免疫球蛋白、氨基酸、水溶性维生素、肌苷及 K^+、Na^+、Ca^{2+}	
特殊转运	指某些物质需经胎盘代谢或转化后才能通过胎盘，到达胎儿体内再还原为原有物质	

2. 药物在胎儿体内的代谢

体外研究表明胎儿肝脏中CYP酶的水平约为成人的1/3，这些数据与文献报道的胎儿肝脏代谢药物的能力低相符。对于大多数CYP，胎儿活性水平仅为成人的一小部分，具体到不同的CYP同工酶，胎儿不表达CYP2A6和CYP2B6，CYP1A2活性可忽略不计，CYP2C活性有限，CYP2D6活性表达水平也很低。CYP3A亚家族是肝脏中表达最丰富的CYP，成人中最主要表达CYP3A4；而胎儿肝脏首要表达CYP3A7，CYP3A4表达则有限。

此外，妊娠期胎盘含有某些药物代谢酶，妊娠第8周起的胎盘便能参与药物的代谢，包括催化药物氧化的氧化酶，以及对内源性生物活性物质如肾上腺素、组胺、乙酰胆碱和一些多肽激素进行代谢的代谢酶。因此胎盘本身可进行芳香族化合物的氧化反应，如羟化反应、脱甲基反应等药物代谢。虽然胎盘的代谢活性远小于母体肝脏和胎儿肝脏，但对内源性物质如肾上腺皮质激素的代谢等有重要的生物学意义。

3. 药物在胎儿体内的排泄

胎儿的肾脏于妊娠30周基本发育成熟，但和婴幼儿比还有很大差距。肾小球滤过面积和肾小管容积都相对不足，故许多药物在胎儿体内排泄缓慢，妊娠期女性反复用药可能造成药物在胎儿体内蓄积而伤害胎儿。药物在胎儿体内代谢、转化成极性大的可溶性代谢物，这些代谢物由于极性强，不易被胎盘转运至母体血液中排泄，若代谢物具有毒性，则极易使胎儿中毒；如地西泮的代谢物为*N*-去甲地西泮，易在胎儿体内蓄积造成中毒。

（四）药物妊娠毒性分级

美国食品药品监督管理局（US FDA）曾根据药物对胎儿的危害将妊娠用药分为A、B、C、D、X 5个级别，并要求制药企业应在药品说明书上标明等级。A~X级致畸风险递增。

表4-15　药物妊娠毒性分级

级　别	释　义
A级	指在有对照组的妊娠早期妇女中未显示对胎儿有危险（并在妊娠中、晚期亦无危险的证据），可能对胎儿的伤害极小
B级	指在动物生殖试验中并未显示对胎儿的危险，但无妊娠期女性的对照组；或对动物生殖试验显示有副作用（较不育为轻），但在早妊娠期女性女的对照组中并不能肯定其不良反应（并在妊娠中、晚期亦无危险的证据）
C级	指在动物研究中证实对胎儿有不良反应（致畸或使胚胎致死或其他不良事件），但在妇女中无对照组或在妇女和动物研究中无可以利用的资料；药物仅在权衡对胎儿的利大于弊时给予
D级	指对人类胎儿的危险有肯定证据，仅在对妊娠期女性肯定有利时方予应用（如生命垂危或疾病严重而无法应用较安全的药物或药物无效时）
X级	指动物或人的研究中已证实可使胎儿异常，或基于人类的经验知其对胎儿有危险，对母体或对两者均有害，而且该药物对妊娠期女性的危险明显大于益处，禁用于已妊娠或计划妊娠的妇女

（五）妊娠期用药原则

妊娠期女性如有用药的必要，则应注意以下原则。

（1）妊娠期应尽量避免胎儿的药物暴露。

（2）用药必须有明确的指征和适应证，应尽量减少药物数量。

（3）必须用药时，应与患者充分沟通，权衡利弊，能用妊娠安全良好且有效的老药就不用新药。

（4）已明确致畸的药物禁止使用。

（5）禁止在孕期给予试验性用药，包括妊娠试验用药。

（6）若妊娠期女性在妊娠早期使用了安全性不确定的药物，可在孕18~20周接受超声检查，以筛查胎儿有无解剖结构异常；如果怀疑有先天性心脏病，应进行胎儿超声心动图检查。

二、哺乳期女性用药

（一）药物的乳汁分泌

（1）脂溶性高的药物易分布到乳汁中，地西泮脂溶性较强，可分布到乳汁中，哺乳期妇女应避免使用。

（2）乳汁的pH比母体血浆pH低。弱碱性药物如红霉素容易穿透生物膜而进入乳汁，导致乳汁中分布相对较高；而弱酸性药物如青霉素G不容易穿透生物膜并进入乳汁，因此乳汁中分布较少。

（3）药物与血浆蛋白结合后分子量变大，难以通过细胞膜，只有在血浆中处于游离状态的药物才能通过细胞膜进行转运和转化。因此蛋白结合率高的药物不易分布到乳汁中，如华法林具有较高的血浆蛋白结合率，因此较少进入乳汁。

（二）常用药物对乳儿的影响

国外数据库信息将哺乳期用药根据安全性与危险性进行分级［即 L 分级，“L”即为英文“lactation（哺乳）”的首字母］，由美国儿科学会提出，分为 L1~L5 五个等级。

L1 级：最安全；L2 级：比较安全；L3 级：中等安全；L4 级：哺乳母亲使用该级别药物有明确的危害性证据；L5 级：哺乳期禁用。

表 4-16　哺乳期用药安全性分级汇总表

药物分类	L1	L2	L3	L4	L5
抗感染药物	青霉素、头孢唑林、头孢克洛、头孢地尼、克拉霉素、万古霉素	头孢吡肟、厄他培南、阿奇霉素、阿米卡星、妥布霉素、甲硝唑、左氧氟沙星、氧氟沙星、特比萘芬、阿苯达唑	亚胺培南 - 西司他丁、美罗培南、红霉素、替硝唑、环丙沙星、莫西沙星、氟罗沙星、磺胺甲噁唑、链霉素、米诺环素、多西环素、伊曲康唑、两性霉素 B	氯霉素、利巴韦林	—
激素类药物	—	泼尼松、泼尼松龙	曲安奈德、雌二醇、炔雌醇、炔诺酮、左炔诺孕酮、孕三烯酮、米非司酮、复方口服避孕药	—	—
内分泌系统药物	胰岛素、二甲双胍	格列吡嗪、丙硫氧嘧啶	阿卡波糖、吡格列酮、甲苯磺丁脲、瑞格列奈、卡比马唑	—	—
抗肿瘤药	—	—	利妥昔单抗	甲氨蝶呤、氟尿嘧啶、吉西他滨、甲羟孕酮、甲地孕酮、门冬酰胺酶、曲妥珠单抗	环磷酰胺、美法仑、卡莫司汀、阿糖胞苷、丝裂霉素、柔红霉素、多柔比星、依托泊苷、紫杉醇、他莫昔芬、托瑞米芬、依西美坦、来曲唑、阿那曲唑、达卡巴嗪、顺铂、卡铂、奥沙利铂、米托蒽醌

第4章

续表

药物分类	L1	L2	L3	L4	L5
神经系统药物	—	卡马西平、甲喹酮、奥沙西泮、氟伏沙明、丁丙诺啡	金刚烷胺、酒石酸唑吡坦、三唑仑、氟哌利多、氟哌啶醇、氯普噻吨、羟考酮、吗啡	左旋多巴＋卡比多巴、苯巴比妥、氟硝西泮、可待因、麦角胺	—
循环系统药物	—	卡托普利、依那普利、普萘洛尔、美托洛尔、硝苯地平	地尔硫䓬、比索洛尔、培哚普利叔丁胺、福辛普利、卡维地洛、厄贝沙坦、阿托伐他汀、洛伐他汀、普伐他汀、辛伐他汀、非诺贝特	氟桂利嗪、盐酸特拉唑嗪	—
呼吸系统药物	—	喷托维林、倍氯米松	右美沙芬	—	—
消化系统药物	泮托拉唑	艾司奥美拉唑、米索前列醇	雷贝拉唑、次没食子酸铋、次水杨酸铋、醋酸奥曲肽、依托必利、茶苯海明、樟脑、奥利司他、柳氮磺吡啶	硫普罗宁	—
泌尿系统药物	—	乙酰唑胺	黄酮哌酯	—	—
血液及造血系统药物	—	—	—	非格司亭	—
变态反应及免疫调节药	曲普利啶	苯海拉明、干扰素	硫唑嘌呤、环孢素、他克莫司	青霉胺	来氟米特
维生素、营养及调节水、电解质和酸碱平衡药	维生素 B_{12}	葡萄糖酸锌、维生素 E	阿仑膦酸钠、伊班膦酸钠、维生素 A	—	—

（三）哺乳期用药原则

（1）母亲先哺乳再用药、在婴儿长时间睡眠前用药，可最大程度减少婴儿的药物暴露，具体取决于药物的半衰期。

（2）蛋白结合率高、脂溶性低或分子量大的药物进入母乳的量较少。

（3）胰岛素或肝素等口服生物利用度低的药物通常对母乳喂养婴儿无明显影响。

（4）部分药物会减少泌乳量，包括多巴胺受体激动剂（如溴隐亭）、减充血剂和雌激素（如激素避孕药）。如果母亲正在服用这些药物而且已影响了乳汁供应，如有可能，应考虑使用替代药物。

三、新生儿用药

（一）新生儿药动学特点

表 4-17　新生儿药动学特点

要　点	内　容
吸收	主要在胃内吸收的药物吸收较完全，而主要在十二指肠吸收的药物吸收减少；口服氨苄西林容易通过新生儿发育不完全的血-脑屏障进入脑组织，吸收迅速而完全，吸收率比成人高 1 倍；非特殊情况一般新生儿不采用皮下或肌内注射。治疗皮肤病用的激素类软膏如对新生儿大面积使用，可引起全身性水肿；可引起中毒的外用药物还有硼酸、水杨酸、萘甲唑啉。所以用药时需谨慎小心，以防止药物中毒
分布	①水溶性药物被细胞外液稀释后浓度降低，排出也较慢，使血药峰浓度较高，易造成药物中毒 ②新生儿使用苯巴比妥容易中毒，是由于新生儿血浆蛋白结合药物能力差 ③某些药物与新生儿血浆蛋白结合能力强，如磺胺类药、吲哚美辛等可与血胆红素竞争血浆蛋白，故新生儿应用磺胺类药物后可使血中游离胆红素浓度增高，而新生儿血-脑屏障尚未完全形成，胆红素易进入脑细胞内，引发新生儿胆红素脑病，严重者导致死亡，因此磺胺类药物不宜用于新生儿
代谢	催化与葡萄糖醛酸及甘氨酸结合的酶活性低下，故需经此类结合作用后才能排出的药物半衰期延长，极易导致中毒。如氯霉素在肝脏与葡萄糖醛酸结合后被排泄，其半衰期在成人为 4 小时，新生儿则为 25 小时；当新生儿氯霉素用量超过每日 100mg/kg 体重时，面部血管因缺氧而呈灰白色，称为“灰婴综合征”；因此新生儿禁用氯霉素
排泄	①新生儿的肾脏也处于发育阶段，肾小球的滤过率只有成人的 30%~40%，肾小管的排泌功能亦低。青霉素 G、氨基糖苷类抗菌药物、氨茶碱、吲哚美辛等均排泄慢，易蓄积中毒。因此使用这类药物时应减少给药剂量或延长给药间隔时间 ②新生儿肾小管对钠、氨基酸、葡萄糖等的再吸收能力较成人强，但调节酸碱平衡的能力较成人弱，若大剂量或长期使用利尿剂、水杨酸制剂等较易出现酸碱代谢紊乱及电解质失衡。新生儿尿液偏酸性，有助于酸性药物在肾小管的重吸收，故排出减少；相反，碱性药物的排出增多

（二）新生儿合理用药原则

（1）明确用药指征，制定合理给药方案。

（2）明确用药目的，监测用药过程。

（3）选择合适的给药途径。

（4）严格控制给药剂量。

（三）新生儿用药剂量计算方法

1. 计算药物剂量的基本公式

$$D = \Delta C \times V_d$$

D 为药物剂量（mg/kg）。ΔC 为血浆药物峰谷浓度差（mg/L），ΔC= 预期的药物血浆浓度 – 起初的药物血浆浓度。首次剂量计算时，起初的药物血浆浓度为 0；以后的剂量计算，ΔC 为本次剂量所预期的高峰血浆浓度（峰浓度）与首次剂量的低谷血浆浓度（谷浓度）之差。V_d 为表观分布容积（L/kg）。

2. 负荷量和维持量的计算方法

给予首剂负荷量的目的是迅速达到预期的有效血浆浓度。给予维持量持续恒速滴注是为了维持稳态血药浓度。

（1）首次负荷量计算公式：$D=C \times V_d$。C 为预期达到的血药浓度。

（2）维持量和输注速度计算公式：$K_0=K \times C_{ss}$。K_0 为滴注速率［mg/（kg · min）］，K 为药物消除速率常数（min^{-1}），C_{ss} 为稳态血药浓度（mg/L）。

四、儿童用药

（一）儿童药效学方面的改变

表 4-18　儿童药效学方面的改变

要　点	影　响
中枢神经系统	儿童期由于血 - 脑屏障尚未发育完全，通透性较强，导致某些药物容易透过血 - 脑屏障 ①抗组胺药、氨茶碱、阿托品：致昏迷及惊厥 ②氨基糖苷类抗生素：引起第Ⅷ对脑神经损伤 ③四环素、维生素 A：可致婴幼儿良性颅压增高、囟门隆起
内分泌系统	儿童期内分泌系统不够稳定，许多激素和抗激素制剂会扰乱儿童内分泌功能 ①糖皮质激素：可致发育迟缓、身材矮小、免疫力低下 ②人参、蜂王浆：影响垂体分泌 ③促性腺激素类：可致儿童性早熟 ④对氨基水杨酸、磺胺类：可致生长发育障碍
血液系统	氯霉素：可引起再生障碍性贫血
水盐代谢	儿童期体内水、电解质调节及平衡功能较差，易致脱水与电解质紊乱，因此对泻下药、利尿药比较敏感；长期禁食容易出现低血钾、低血钠、严重呕吐，腹泻患儿容易出现脱水、酸中毒；因此儿童不宜轻易使用泻下药 ①苯妥英钠：影响钙盐吸收 ②糖皮质激素：影响钙盐吸收、骨骼钙盐代谢，导致骨质疏松、脱钙，严重者发生骨折，影响生长发育 ③四环素：可致儿童牙齿黄染，影响骨质发育

续表

要　点	影　响
运动系统	儿童期运动系统发育较为稚嫩，骨骼肌相对柔弱，骺软骨处于不断增生和不断骨化的过程中。喹诺酮类抗菌药物可引起关节痛、关节肿胀及软骨损害，影响骨骼发育

（二）儿童药动学方面的改变

表 4-19　儿童药动学方面的改变

要　点	影　响
吸收	主要在胃内吸收的药物吸收较完全，而主要在十二指肠吸收的药物吸收减少。与成人相比，对酸不稳定的药物、弱碱性药物的吸收增加，而弱酸性药物吸收减少
分布	婴幼儿脂肪含量较成人低 ①地西泮（脂溶性药物）容易发生过量中毒 ②头孢拉定、阿莫西林等水溶性药物在细胞外液被稀释，在细胞内液中浓度较高
代谢	婴幼儿和儿童药物的代谢速率高于成人，若不注意给药方案调整，会导致剂量偏低
排泄	肾脏是药物排泄的主要器官，在出生后 6~12 个月时就接近成人水平；在随后的儿童期，肾功能甚至超过成年人，若不注意给药方案调整，会导致剂量偏低

（三）儿童合理用药原则

表 4-20 儿童合理用药原则

原　则	要　点
明确诊断，严格掌握适应证	①喹诺酮类抗生素影响小儿骨骼发育 ②四环素类药物引起小儿牙齿变黄并使牙釉质发育不良 ③链霉素、庆大霉素等氨基糖苷类抗生素，会对听神经造成影响 ④氯霉素可能引起再生障碍性贫血
根据儿童特点选择适宜的给药方案	①口服给药是最方便、最安全、最经济的给药途径 ②当药物不能口服时，一般选择静脉给药途径 ③儿童皮肤吸收较好，透皮给药方便且痛苦小 ④直肠给药时，药物从直肠下部吸收，不经过肝脏直接进入体循环，所用剂型有栓剂和灌肠剂。临床常用由退热药物制成的小儿退热栓剂；灌肠法在小儿应用较少，因药液在肠腔不易保留
根据儿童的不同阶段严格掌握用药剂量	目前儿童剂量的计算方法很多，有年龄折算法、体重折算法、体表面积折算法等
密切监护儿童用药，防止产生不良反应	儿童应急能力较差，体质较敏感，极易产生药物不良反应

（四）儿童用药剂量计算方法

表 4-21　儿童用药剂量计算方法

计算方法	特　点	内　容
按体重计算	最常用、最基本的计算方法	每日（次）剂量 = 患儿体重（kg）× 每日（次）每千克体重所需药量
按体表面积计算	更为准确	每日（次）剂量 = 患儿体表面积（m^2）× 每日（次）每平方米体表面积所需药量 ①体重≤ 30kg，小儿的体表面积（m^2）= 体重（kg）×0.035+0.1 ②体重 >30kg，小儿的体表面积（m^2）=［体重（kg）-30］×0.02+1.05
按年龄计算	简单易行	剂量幅度大且用量不需十分精确的药物，如营养类药物
按成人剂量折算	所得剂量一般都偏小	小儿剂量 = 成人剂量 × 小儿体重（kg）/70 仅用于未提供小儿剂量的药物

五、老年人用药

（一）老年人药动学和药效学特点

1. 老年人药动学改变

表 4-22　老年人药动学改变

要　点	内　容
吸收	少数需要主动转运吸收的药物生物利用度可能会降低，如半乳糖、钙、维生素 B、铁剂
分布	老年人体内总含水量下降而脂肪成分增加，水溶性药物（如阿司匹林、地高辛、法莫替丁、锂剂和乙醇等）随年龄增加，分布容积明显下降，血药浓度升高；而脂溶性药物（如胺碘酮、地西泮、替考拉宁和维拉帕米等）随年龄增加，分布容积增加，相应的药物半衰期延长，如苯二氮䓬类镇静催眠药会出现药物效应延长，连续用药可以引起药物的蓄积。随着年龄增长，血浆容量减少，血浆中白蛋白的浓度降低，导致结合型药物减少，游离型药物增多而药效随之增强，不良反应发生率也相应增加
代谢	Ⅰ相反应降低导致药物清除率下降，半衰期延长，如地西泮、吡罗昔康、茶碱和奎尼丁等。Ⅱ相反应不受年龄因素的影响，如劳拉西泮、奥沙西泮和对乙酰氨基酚等。老年人心输出量减少，导致肝脏血流量随之减少，会显著降低肝脏清除率高的药物代谢，如利多卡因、吗啡、普萘洛尔、拉贝洛尔、维拉帕米、咪达唑仑和硝苯地平等。应用主要经肝脏代谢的药物时，需减小剂量以防止药物蓄积，并在用药过程中注意监测，避免出现药源性肝损害
排泄	与年龄相关的最具有临床意义的改变是肾功能。老年人应用以肾脏排泄为主的药物时（例如地高辛 70% 经肾脏排泄），应个体化调整剂量以避免蓄积中毒

2. 老年人药效学改变

（1）老年人对药物的反应性发生改变：与中青年人相比，中枢神经系统的改变在药物反应性中对质量和数量的变化尤为敏感，对阿片类药物的镇痛反应更强；而对少数药物的反应性降低，如 β 受体激动剂或拮抗剂。

（2）老年人用药个体间差异大：造成个体差异大的原因包括遗传、各组织与器官衰老程度不同、基础疾病、药物相互作用、环境及心理等因素。

（二）老年人疾病特点及处理原则

1. 老年人共病处理原则

老年共病患者的最优化药物处方，应该是以患者为中心，并全面考虑患者整体情况确定合适的近期治疗和远期治疗目标。共病管理和药疗需遵循以下原则。

（1）受益原则：根据老年患者现有的疾病情况，充分考虑患者的预期寿命及其治疗目标，最后决定是否用药。

（2）个体化原则。

（3）优先治疗原则：将危及生命的急性问题放在首位处理。

（4）小剂量原则：除维生素、微量元素和消化酶类等药物可以用一般成年人剂量外，其他所有药物都应低于一般成年人剂量。

（5）连续管理原则：共病老年患者需要建立用药清单，定期进行药物核查和药物重整，尤其当病情变化、转诊或住院时。

（6）重视非药物治疗原则。

（7）人文关怀原则。

2. 老年综合征与用药管理

表 4-23　老年综合征与用药管理

要　点	内　容
谵妄	在老年住院患者中常见。当发生谵妄时，首先要核查是否有新加或调整剂量的药物，包括非处方药和酒精。重点高危药物包括抗胆碱药、苯二氮䓬类药、抗组胺药、阿片类镇痛药、喹诺酮类和碳青霉烯类抗生素等
跌倒	是 65 岁以上老年人外伤性死亡的主要原因。临床医生应至少每年一次进行药物重整，尽量停用有较大风险造成跌倒的药物，例如苯二氮䓬类药物、其他镇静药、抗抑郁药以及抗精神病药
睡眠障碍	一些药物与睡眠障碍有关，如抗抑郁药（特别是选择性 5- 羟色胺再摄取抑制剂）、利尿药、支气管扩张剂、降压药、糖皮质激素、左旋多巴，扰乱睡眠结构；利尿药可以导致反复觉醒；有镇静不良反应的药物会导致日间过度嗜睡，进而使夜间睡眠时间减少
尿失禁	相关的药物有 α 受体拮抗剂、血管紧张素转换酶抑制剂，部分抗胆碱药、抗抑郁药、抗精神病药、钙通道阻滞剂、袢利尿药、麻醉类镇痛药、非甾体抗炎药、镇静催眠药、噻唑烷二酮类胰岛素增敏剂等
便秘	降压药、利尿药、抗帕金森病药及阿片类镇痛药等均可引起便秘
营养不良	是最重要的老年问题之一，表现为能量 - 蛋白质缺乏或微量营养素缺乏

（三）终末期照护中的药物管理

对于疾病终末期患者，一方面加用新的药物应更加谨慎，另一方面应考虑重整慢性病治疗药物。对终末期患者而言，针对病因的治愈性治疗越来越少，加用药物主要针对影响生活质量的不适症状（或综合征），如镇痛药、止吐药、通便药等，治疗目标为减少痛苦症状。

（四）老年人合理用药

1. 多重用药

多重用药尚无公认定义，一般认为同时应用≥ 5 种药品时即为多重用药。同时服用 2 种药品时，潜在药物间不良相互作用的发生率为 13%；5 种药物为 38%；7 种及以上时增高至 82%。

表 4-24　多重用药

要　点	内　容
危险因素	来自患者、医务人员、医疗制度等多方面
不良后果	①药物不良反应：老年人生理功能下降，药动学及药效学会发生一系列变化，易导致药物蓄积，不良反应发生风险增加。当怀疑发生 ADR 时，首先应明确引起不良反应的药物 ②药物相互作用：相互作用的结果并非都引起 ADR，但发生 ADR 的潜在风险增加。药效学方面，如 β 受体拮抗剂与沙丁胺醇合用，两者药效均会降低；抗凝药物与抗血小板药物合用增加出血风险。药动学方面，如钙剂与左甲状腺素钠可形成不溶性螯合物，两者吸收均下降；苯妥英钠可能与华法林竞争血浆蛋白结合位点，将华法林置换为游离型，其抗凝作用增强
评估及管理	由医师、药师、护师等组成的多学科团队进行老年患者综合评估，能够制定可行的药物治疗策略 （1）用药前充分评估利弊，把握主要矛盾 （2）定期进行药物重整：为老年人进行药物重整时应重点关注以下几方面内容：①核查用药适应证及是否存在重复用药问题。②核查用法与用量是否正确。③核查是否存在潜在不适当用药。④关注需要根据肝、肾功能调整剂量的药物。⑤关注具有临床意义的药物相互作用。⑥评估新出现的症状是否与药物相关。⑦关注症状控制药物，适时停药

2. 不适当用药

临床上常用的标准有美国 Beers 标准、欧洲 STOPP/START 标准及中国老年人潜在不适当用药判断标准。这些标准分别具有各自的优势及局限性：Beers 标准的更新频率较快，大约每 3 年更新一次；唯独 STOPP/START 标准提醒医师正确治疗的内容。

六、肝功能不全患者用药

（一）肝脏疾病对药物作用的影响

肝脏是许多药物代谢的主要场所，大多数药物是在肝内经过代谢而失去药理作用。

1. 肝功能不全时药动学特点

表 4-25 肝功能不全时药动学特点

要 点	内 容
对药物吸收的影响	肝脏疾病或晚期肝硬化时，药物的生物利用度大幅增加，哌替啶和普萘洛尔增加 2 倍；对乙酰氨基酚增加 50%。首过消除明显的药物有维拉帕米、阿司匹林、利多卡因、吗啡、硝酸甘油、对乙酰氨基酚、哌唑嗪和氯丙嗪等。因此，肝脏疾病时要减少口服药物剂量，并延长给药时间间隔
对药物在体内分布的影响	在肝脏疾病时，肝脏的蛋白质合成功能减退，血浆中白蛋白浓度下降，使药物的血浆蛋白结合率降低，血中结合型药物减少，而游离型药物增加，虽然血药浓度测定可能在正常范围，但具有活性的游离型药物浓度增高，使该药物的作用加强，同时不良反应也可能相应增加，尤其对于蛋白结合率高的药物，其影响更为显著。这些药物包括维拉帕米、呋塞米、利多卡因、吗啡、普萘洛尔、地西泮、苯妥英钠和华法林等。此外，肝脏疾病患者血中游离脂肪酸、胆汁酸、胆红素以及尿素含量升高，其竞争性与血浆蛋白结合，从而使药物的蛋白结合率下降，血浆中游离型药物的浓度升高
对药物代谢清除的影响	肝脏是药物代谢清除最重要的器官。一方面，在肝脏疾病时，肝细胞的数量减少，肝细胞功能受损；肝细胞内的多数药物代谢酶，特别是细胞色素 P450 酶系的活性和数量均可有不同程度的减少，使主要通过肝脏代谢清除药物的代谢速度和程度降低，清除半衰期延长，血药浓度增高，长期用药还可引起蓄积性中毒。对于某些肝脏高摄取的药物，如阿司匹林、普萘洛尔等，在肝脏摄取后由于生物转化速率降低，口服药物后大量原型药通过肝脏进入血液循环，导致血药浓度上升、生物利用度增强。另一方面，某些需要在体内代谢后才具有药理活性的前体药（如可待因、依那普利、环磷酰胺等）则由于肝脏的生物转化功能减弱，这些药物的活性代谢产物生成减少，使其药理效应降低

2. 肝功能不全时药效学特点

慢性肝病时，血浆白蛋白合成减少，药物的蛋白结合率下降，在应用治疗范围的药物剂量时，游离型血药浓度相对升高，不仅使其药理效应增强，也可能使不良反应的发生率相应增高。

肝病患者体内氨等物质代谢异常，脑代谢也处于非正常状态，使得对中枢神经系统抑制剂敏感性增强。例如慢性肝病患者在使用常规剂量的镇静剂氯丙嗪、地西泮时可能出现木僵和脑电波减慢，宜改用不在体内形成活性代谢产物的奥沙西泮或劳拉西泮。由于吗啡可抑制呼吸、加重脑代谢非正常状态，可加重严重肝病患者的昏迷和催眠药引起的沉睡反应，应慎重给药。肝细胞损伤降低了血浆假性胆碱酯酶水平，可延长去极化型肌松剂琥珀胆碱的作用；由于体内乙酰胆碱含量增高，可减弱非去极化型肌松剂筒箭毒碱、哌库溴铵的作用，尤其是哌库溴铵需要一个较高的初始剂量才能达到有效的肌松效果，但肝病时其清除延迟，重复给药时会存在作用过度延长的危险。**肝病可以抑制维生素 K 依赖的凝血因子合成及胆道阻塞引起的维生素 K 吸收损害**，应用口服抗凝药时应慎重。

（二）肝功能不全患者用药原则

（1）慎重选用药物，仔细评价药物治疗的获益和风险。

（2）避免或减少使用对肝脏毒性大的药物。

（3）注意药物相互作用，特别应避免与具有肝毒性的药物合用。

（4）**肝功能不全而肾功能正常的患者可选用对肝毒性小并且从肾脏排泄的药物。**

（5）初始剂量宜小，必要时进行治疗药物监测，做到给药方案个体化。

（6）定期监测肝功能，及时调整治疗方案。

（三）肝功能不全患者用药方案的制定

表 4-26　肝功能不全患者用药方案的制定

要　点	内　容
由肝脏清除，但并无明显毒性反应的药物	须谨慎使用，必要时减量
经肝或相当药量经肝清除的药物	尽可能避免使用
经肝、肾两种途径清除的药物	减量应用
经肾排泄的药物	谨慎或减量应用，以防肝肾综合征的发生

（四）肝功能不全患者慎用的药物

在欧美国家和地区，非甾体抗炎药（NSAIDs）、抗感染药物（如阿莫西合林-克拉维酸钾等）、草药和膳食补充剂（HDS）等是最常见的致肝损伤的药源性原因；在亚洲，传统中药（TCM）、抗结核药物、抗感染药物等是最主要的药源性原因；我国引起肝损伤的最常见药物包括 TCM/HDS、抗生素、抗肿瘤药物、激素类药物、NSAIDs、免疫抑制剂。单克隆抗体［抗肿瘤坏死因子、抗 CD20 单克隆抗体、免疫检查点抑制剂（ICIs）］也可导致肝损伤，单药使用时发生率通常低于 10%，联合使用时发生率升高。

表 4-27　肝功能不全患者慎用的药物

<table>
<tr><th colspan="2">肝功能损害类别</th><th>慎用药物</th></tr>
<tr><td colspan="2">代谢性肝损伤</td><td>异烟肼、氯丙嗪、三环类抗抑郁药、抗癫痫药、抗菌药、抗风湿药、抗甲状腺药、免疫抑制剂、口服避孕药、甲睾酮和其他蛋白同化制剂、巴比妥类、甲基多巴等</td></tr>
<tr><td rowspan="2">急性实质性肝损伤</td><td>剂量依赖性肝细胞坏死</td><td>对乙酰氨基酚及 NSAIDs</td></tr>
<tr><td>非剂量依赖性肝细胞坏死</td><td>异烟肼、对氨基水杨酸、氟烷、三环类抗抑郁药、单胺氧化酶抑制剂、抗癫痫药、肌松药、青霉素衍生物、抗真菌药、利尿药、美托洛尔、钙通道阻滞剂、奎尼丁、鹅去氧胆酸、可卡因</td></tr>
<tr><td rowspan="2">药物引起的脂肪肝</td><td>胆汁淤积性损害为主</td><td>异烟肼、甲氨蝶呤、苯妥英钠、丙戊酸钠、巴比妥类、糖皮质激素、四环素、水杨酸类、环孢素、格列本脲等</td></tr>
<tr><td>肝肉芽肿浸润</td><td>异烟肼、青霉素衍生物、磺胺类药、抗癫痫药、阿司匹林、金盐、别嘌醇、雷尼替丁、氯丙嗪、奎尼丁、地尔硫䓬等</td></tr>
</table>

续表

<table>
<tr><th colspan="2">肝功能损害类别</th><th>慎用药物</th></tr>
<tr><td rowspan="5">慢性实质性肝损伤</td><td>活动性慢性肝炎</td><td>甲基多巴、呋喃妥因、异烟肼、对乙酰氨基酚</td></tr>
<tr><td>慢性胆汁淤积</td><td>氯丙嗪、丙米嗪、红霉素、丙戊酸、非诺洛芬</td></tr>
<tr><td>肝纤维化和肝硬化</td><td>甲氨蝶呤、烟酸、维生素 A</td></tr>
<tr><td>假性酒精性肝炎</td><td>胺碘酮</td></tr>
<tr><td>药物引起的胆管病变（硬化性胆管炎）</td><td>氟尿嘧啶</td></tr>
<tr><td rowspan="3">药物引起的肝血管病变</td><td>布加综合征</td><td>口服避孕药、达卡巴嗪</td></tr>
<tr><td>静脉栓塞性疾病</td><td>硫唑嘌呤、硫鸟嘌呤、环磷酰胺、环孢素、多柔比星、丝裂霉素、卡莫司汀、雌激素、半胱氨酸</td></tr>
<tr><td>肝窦状隙损害</td><td>硫唑嘌呤、口服避孕药、雄激素、蛋白同化激素、维生素 A、甲氨蝶呤、巯嘌呤等</td></tr>
<tr><td rowspan="3">肝脏肿瘤</td><td>良性肿瘤</td><td>口服避孕药、雄激素和蛋白同化激素</td></tr>
<tr><td>病灶性肝小叶增生</td><td>口服避孕药</td></tr>
<tr><td>肝细胞癌</td><td>口服避孕药、雄激素和蛋白同化激素</td></tr>
<tr><td rowspan="3">免疫介导的肝损伤</td><td>DRESS（药物超敏反应综合征）</td><td>卡马西平、苯妥英和苯巴比妥、米诺环素、别嘌醇、阿巴卡韦和奈韦拉平</td></tr>
<tr><td>药物诱导的自身免疫样肝炎</td><td>甲基多巴、米诺环素、呋喃妥因、他汀类药物、双氯芬酸、氟烷、吲哚美辛、英夫利西单抗、干扰素</td></tr>
<tr><td>ICIs 相关肝损伤</td><td>各类 ICIs</td></tr>
</table>

（五）肝功能不全患者的给药方案调整

一般来说，对于肝功能损害较轻者，静脉或短期口服给予安全范围较大的药物，可不调整剂量或将药物剂量下调 20%；对于肝功能损害较重者，给予主要在肝脏代谢且需长期用药、安全范围较大的药物，药物剂量应下调 30%，以保证临床用药的安全性。

定量调整肝功能不全患者用药剂量的方法主要包括以下两种。

1. 根据生化指标调整剂量

一般认为，当 ALT>8~10 ULN（ULN：正常范围上限）、ALT>3ULN 且 BIL>2ULN 时，表明出现了肝功能损害。

2. 根据 CTP 评分调整剂量

对于未开展肝功能不全临床试验的药物，CTP 评分 A 级的患者，建议使用正常患者 50% 的维持剂量；对于 B 级患者，建议使用正常患者 25% 的维持剂量，且根据药效和毒性调整剂量；对于 C 级患者，应使用经临床试验证实安全性好或药动学不受肝功能改变影响或可进行有效监测的药物。

第 4 章

七、肾功能不全患者用药

（一）肾功能不全时药动学改变

1. 吸收

肾功能不全患者肾单位数量减少、肾小管性酸中毒。这些病理状态均导致药物的吸收减少。

2. 分布

肾功能损害能改变药物与血浆蛋白的结合率。一般而言，酸性药物血浆蛋白结合率下降（苯妥英钠、呋塞米）；而碱性药物血浆蛋白结合率不变（普萘洛尔）或降低（地西泮、吗啡）。肾功能不全时血浆蛋白结合率改变，药物分布容积也可改变。大多数药物表现为分布容积增加，例外的是，地高辛分布容积减少。一方面，药物蛋白结合率下降，游离型血药浓度增高，作用增强，毒性增加；但另一方面，分布容积增加，消除加快，半衰期缩短。

3. 代谢

肾脏疾病时，经肾脏代谢的药物生物转化障碍。

4. 排泄

肾功能损害时，主要经肾脏排泄的药物消除减慢，血浆半衰期延长。因药物在体内蓄积作用加强，甚至产生毒性反应。

（二）肾功能不全患者用药原则

（1）明确诊断，合理选药。

（2）避免或减少使用肾毒性大的药物。

（3）注意药物相互作用，特别应避免与具有肾毒性的药物合用。

（4）肾功能不全而肝功能正常者可选用经双通道（肝、肾）消除的药物。

（5）根据肾功能的情况调整用药剂量和给药间隔时间，必要时进行治疗药物监测，设计个体化给药方案。

（三）肾功能不全患者的给药方案调整

1. 肾功能不全患者慎用的药物

有些药物对肾有损害，正常人用药时需注意。肾功能不全患者尤其要注意，防止发生药源性肾损害（表4-28）。

2. 肾功能不全患者的剂量调整

剂量调整通常以减量法、延长给药间隔及二者结合三种方式。减量法即将每次给药剂量减少，而用药间隔不变，该法的血药浓度波动幅度较小；延长给药间隔即每次用药剂量不变，但给药间隔延长，血药浓度波动大，可能影响疗效。

表4-28　肾功能不全患者慎用的药物

损害类别	慎用药物
肾小球功能障碍	非甾体抗炎药、四环素类抗生素、抗高血压药（如普萘洛尔、可乐定、利血平、米诺地尔、硝普钠、甲基多巴、哌唑嗪、尼卡地平、卡托普利及硝苯地平等）、两性霉素B、环孢素等
急性肾小球肾炎	利福平、肼屈嗪、青霉胺、依那普利等

续表

损害类别	慎用药物
肾小球肾炎及肾病综合征	金制剂、锂制剂、铋制剂、青霉胺、丙磺舒、卡托普利、非甾体抗炎药、氯磺丙脲、利福平、甲巯咪唑、华法林、可乐定、干扰素、磺胺类等
肾小管损害	头孢菌素类抗生素、丝裂霉素、口服避孕药、甲硝唑（儿童）、磺胺类、噻嗪类利尿药、别嘌醇、卡马西平、格列本脲、苯妥英钠、奎尼丁、青霉胺、链激酶、苯丙胺、吡罗昔康及生物制品等
肾小管功能障碍	巯嘌呤、锂制剂、格列本脲、四环素类抗生素、两性霉素 B、秋水仙碱、利福平、长春新碱等
急性肾小管坏死	氨基糖苷类抗生素、鱼精蛋白、地尔硫䓬、氢化可的松、卡托普利（低钾血症及血容量降低可加重毒性）、抗肿瘤药（如顺铂等）、卡莫司汀、洛莫司汀、甲氨蝶呤、门冬酰胺酶、丝裂霉素。能增加上述各药毒性的有呋塞米、甲氧氟烷、两性霉素 B、克林霉素、头孢菌素类及造影剂
尿道阻塞	镇静催眠药、阿片类制剂、抗抑郁药、溴苄胺、麦角衍生物、甲基多巴、解热镇痛药、吗啡等镇痛药、抗凝药、磺胺类、甲氨蝶呤、过量巴比妥类、乙醇、利福平、氯琥珀胆碱、巯嘌呤及造影剂等
肾血管阻塞	氨基己酸、噻嗪类利尿药、磺胺类、糖皮质激素、青霉素、肼屈嗪、普鲁卡因胺、奎尼丁、丙硫氧嘧啶等
肾间质及肾小管损害	氨基糖苷类抗生素、四环素类抗生素、利福平、磺胺类、头孢噻吩及青霉素类、环孢素、多黏菌素 B、造影剂、过量右旋糖酐 -40
肾前性尿毒症	锂盐、强利尿剂、四环素类抗生素
渗透性肾病	甘露醇、右旋糖酐 -40、甘油及大量葡萄糖
间质性肾炎	头孢菌素类、青霉素类、庆大霉素、对氨基水杨酸、利福平、异烟肼、乙胺丁醇、多黏菌素 B、呋喃妥因、多西环素、磺胺类、氢氯噻嗪、呋塞米、阿米洛利、丙磺舒、非甾体抗炎药（如吡罗昔康、布洛芬、吲哚美辛、托美丁、舒林酸、阿司匹林、单氯芬那酸、非那西丁、非诺洛芬）、西咪替丁、硫唑嘌呤、环孢素、干扰素、别嘌醇、卡托普利、普萘洛尔、甲基多巴、苯丙胺、苯妥英钠、苯巴比妥、苯茚二酮等
肾结石	维生素 D、维生素 A 及过量抗酸药（如三硅酸镁）、乙酰唑胺、非甾体抗炎药、替尼酸、大剂量维生素 C（4~6g/d）、磺胺类、丙磺舒及甲氨蝶呤
尿潴留	吗啡、阿片、哌替啶、可待因、罗通定、吲哚美辛、肾上腺素、麻黄碱、阿托品、山莨菪碱、东莨菪碱、溴丙胺太林、樟柳碱、喷托维林、异丙嗪、苯海拉明、氯苯那敏、赛庚啶、羟嗪、黄酮哌酯、氯丙嗪、奋乃静、氟哌啶醇、多塞平、丙米嗪、氯米帕明、苯海索、氯美扎酮、丙吡胺、阿普林定、普萘洛尔、拉贝洛尔、尼群地平、硝苯地平、硝酸甘油、氟桂利嗪、氨茶碱、呋塞米、可乐定、甲基多巴、林可霉素、头孢唑林、诺氟沙星、异烟肼、西咪替丁、曲克芦丁、镇静催眠药、氨甲苯酸等
尿失禁	氟哌啶醇、氯丙嗪、甲基多巴、哌唑嗪
血尿	头孢菌素类抗生素、多肽类抗生素、诺氟沙星、麦迪霉素、甲硝唑、氨基糖苷类、多黏菌素、青霉素类、磺胺类、抗结核药、西咪替丁、雷尼替丁、卡托普利、环磷酰胺、环孢素、解热镇痛药、抗凝药、阿普唑仑、甲苯咪唑等

（1）简易法：按肾功能检查结果估计肾功能损害程度而调整剂量。其中内生肌酐清除率反映肾功能最具参考价值，血肌酐（SCr）其次，血尿素氮影响因素较多。

（2）根据肌酐清除率（CCr，亦作CrCl）调整用药方案：应用最广泛的肌酐清除率计算方法是Cockcroft-Gault公式。

成年男性：CCr=［（140-年龄）×体重］/（72×SCr）

成年女性=成年男性CCr×0.85

体重单位：kg；血肌酐（SCr）单位：mg/dl。

（3）其他：可按药品说明书上介绍的各种图表、公式调整用药剂量与给药间隔。

（4）个体化给药：使用治疗窗窄的药物时，有条件者应进行血药浓度监测，使峰浓度与谷浓度控制在有效而安全的范围。

（四）透析对药物的影响

表4-29　透析对药物的影响

要　点	内　容
血液透析	血液透析是利用人造透析膜两侧小分子溶质的弥散和水的超滤作用以达到清除体内代谢废物或毒物，纠正水、电解质代谢紊乱与酸碱失衡的目的 （1）适应证：①急性肾衰竭；②慢性肾衰竭；③急性药物或毒物中毒，适用于水溶性、与蛋白质和血浆成分结合较少的小分子药物或毒物中毒；④其他：如高钙血症、高尿酸血症、高镁血症、梗阻性黄疸患者的术前准备 （2）相对禁忌证：需要说明的是血液透析无绝对禁忌证，只有相对禁忌证。患者出现下述情况时应该慎重考虑血液透析：①严重休克；②心力衰竭或心律失常而不能耐受体外循环；③急性脑出血及其他严重出血；④精神异常而致不合作者；⑤恶性肿瘤晚期，极度衰竭者
腹膜透析	腹膜透析是利用腹膜为半透膜，借助于腹膜两侧毛细血管内血浆与腹膜腔内透析液之间溶质浓度梯度和渗透压梯度进行弥散、渗透而清除体内过多的水和电解质，并排出体内代谢产物，纠正酸中毒，替代肾脏部分功能。是肾衰竭患者常用的替代方法，也可用于药物中毒
透析液	透析液（dialysate）是主要按细胞外液电解质浓度人工配制的溶液，其中加入葡萄糖调整渗透压
透析患者给药剂量的调整	被透析清除的药物在透析后需酌情追加剂量，使之能达到有效的治疗浓度。是否要追加剂量，关键在于患者所用透析器的特性（类型）。一般每个透析日里补上一个维持剂量，但必须严密观察病情，有条件者应随时监测血浆药物浓度

（五）透析患者用药注意事项

（1）透析患者临床用药要严格按医嘱用药，应尽量减少使用药物种类，并且使用能够达到药效的最低剂量及保证药效的给药时间。

（2）透析患者常用药物：①磷结合剂；②维生素D；③铁剂；④维生素B、维生素C；⑤缓泻药；⑥促红素（EPO）；⑦非甾体抗炎药。

（3）许多透析患者因特殊需要而使用的其他药物：①胰岛素；②肝素；③抗高血压药；④抗生素。

八、器官移植患者用药

（一）免疫抑制剂使用原则

目前临床常用的免疫抑制剂包括糖皮质激素、钙调磷酸酶抑制剂（CNI，如他克莫司、环孢素）、雷帕霉素靶蛋白抑制剂（mTOR，如西罗莫司）、嘌呤和嘧啶合成抑制剂（如吗替麦考酚酯、咪唑立宾、硫唑嘌呤）等。其使用原则主要包括以下 4 项。

（1）采用免疫抑制剂联合用药方案。

（2）遵循个体化的用药原则，制定个体化的用药方案。

（3）由于存在个体的药动学差异，某些药物如 CNI 类需要通过监测血药浓度来调整用量。

（4）关注药物间相互作用以平衡其免疫强度，从而降低受者因免疫功能抑制所致继发感染和肿瘤的发生率。

（二）免疫抑制剂用药方案及药物监护

表 4-30　移植受者常用免疫抑制剂

药物名称	作用机制	用法与用量	监测谷浓度	是否受食物影响	服药建议
环孢素 *（CsA）	通过结合胞内亲环素（环孢素 A 结合蛋白）而选择性抑制 T 淋巴细胞活化，从而减少钙调磷酸酶激活，发生免疫抑制作用	初始剂量 3~6mg/（kg·d），分 2 次服用，每 12 小时口服一次，之后根据谷浓度调整剂量	肾移植：第 1 个月内，150~300ng/ml；第 2~3 个月，150~250ng/ml；第 4~12 个月，120~250ng/ml；＞ 12 个月，80~120ng/ml	较小	①软胶囊需整粒吞服，如日剂量不能被精确均分为 2 次，早、晚可给予不同剂量；必要时可改用口服溶液 ②环孢素受食物影响较小，但为减少药物浓度波动，仍建议保持固定的给药方案，可选择餐前或餐后给药，但用药时间要求一致
他克莫司（FK506）	其免疫抑制效力是环孢素的 100 倍	初始用量为 0.05~0.15mg/（kg·d）	肾移植：第 1 个月内 8~12ng/ml；第 2 个月，6~10ng/ml；第 3~12 个月，4~10ng/ml；＞ 12 个月，4~8ng/ml	明显	建议患者空腹给药，即餐前 1 小时或餐后 2 小时服用
吗替麦考酚酯（MMF）	前体药物，经肝 - 肠循环被转化为活性形式——霉酚酸（MPA）	每次 0.75~1.0g，每日 2 次	调整剂量前、后以及开始或停用合用药物时	C_{max} 下降 40%	建议空腹给药

续表

药物名称	作用机制	用法与用量	监测谷浓度	是否受食物影响	服药建议
吗替麦考酚酯（MMF）	MPA 是次黄嘌呤核苷酸脱氢酶（IMPDH）的非竞争性、可逆性抑制剂，通过抑制 T、B 淋巴细胞在有丝分裂原和同种异体抗原刺激下增殖，发挥其抗排斥作用	—	—	—	—
硫唑嘌呤（AZA）	嘌呤类抗代谢剂，对初次免疫反应具有很强的抑制作用，但对再次免疫反应几乎无任何作用，因此仅适用于器官移植术后排斥反应的预防性治疗	2~5mg/kg，qd	不需要	较小	建议与食物同服以减轻胃肠道不适症状
咪唑立宾（MZR）	嘌呤类似物，在细胞内通过腺苷激酶磷酸化形成活性形式——5-磷酸 MZR，后者能竞争性抑制核酸合成，从而阻止淋巴细胞增殖	初始剂量为 2~3mg/（kg·d），每日早晨顿服或分 2 次口服。之后逐渐减至维持剂量 1~3mg/（kg·d）	不需要	较小	建议保持固定的给药方案，可选择餐前或餐后给药，但用药时间要求一致
来氟米特（LEF）	人工合成的异噁唑衍生物，通过非竞争性抑制线粒体内二氢乳酸脱氢酶的活性，影响淋巴细胞内嘧啶合成，从而抑制淋巴细胞介导的细胞性和体液性免疫应答。因临床耐受性差，一般不作为临床首选	前 3~5 天，每日 50mg 负荷剂量；之后每日 20mg 维持	不需要	较小	建议保持固定的给药方案，可选择餐前或餐后给药，但用药时间要求一致

续表

药物名称	作用机制	用法与用量	监测谷浓度	是否受食物影响	服药建议
西罗莫司（SRL）	作用机制与他克莫司相似，该药可与 FKBP12 结合形成复合物，抑制钙依赖性和非钙依赖性的 IL-2R 后传导信号，从而抑制 T、B 淋巴细胞活性。但区别于 FK506，SRL 只抑制 IL-2 介导的 T 淋巴细胞增殖，并不抑制淋巴细胞凋亡	体重 ≥ 40kg，起始负荷剂量 6mg/d，维持剂量 2mg/d，每天一次给药；体重＜40kg 患者，负荷剂量 3mg/（m^2·d），起始维持剂量 1mg/（m^2·d）	SRL + CNI + 糖皮质激素方案时，SRL 谷浓度 8~12ng/ml；（早期）SRL+MPA+ 糖皮质激素方案时，SRL 谷浓度 4~10ng/ml；（晚期）SRL+MPA+ 糖皮质激素方案时，SRL 谷浓度 4~8ng/ml	较小	本药片剂不得压碎、咀嚼或掰开；为减少药物吸收差异，建议保持固定的给药方案，可选择餐前或餐后给药，但用药时间要求一致
糖皮质激素	抑制白介素的合成与释放，降低 T 淋巴细胞向淋巴母细胞转化，抑制原发免疫反应的扩展；大剂量糖皮质激素抑制 B 淋巴细胞转化成浆细胞，减少抗体生成，干扰体液免疫，抑制细胞因子	按泼尼松计算，通常术后 2~3 个月时为 10mg/d，6 个月时为 5~10mg/d，半年后为 5~7.5mg/d	不需要	较小	每日 1 次，给药时间建议为早 8 点左右，可选择餐前或餐后给药，但用药时间要求一致（注：肝功能异常或肝移植术后患者，可使用甲泼尼龙片；5mg 泼尼松 =4mg 甲泼尼龙）

注：* 移植受者环孢素的浓度 - 时间 AUC 是移植物存活和急性排斥反应发生的敏感预测因素，而服药后 2 小时的血药峰浓度（C_2）与 AUC 相关性最大。CsA 的 C_2 血药浓度要求（ng/ml）：1000~1500（移植后＜1 个月）；800~1200（1~3 个月）；600~1000（4~12 个月）；＞400（＞12 个月）。

3. 慢性排斥反应的危险因素及防范措施

与用药相关的危险因素主要包括以下三方面。

（1）患者用药依从性。

（2）伴发疾病影响：①腹泻。②感染。③伴发疾病用药影响免疫抑制剂药物浓度，导致慢性排斥反应。

（3）药物毒性：结合以上危险因素，建议药师开展的防范排斥反应措施如下：①告知患者免疫治疗的重要性。②指导患者正确使用免疫抑制剂。③告知患者药物浓度监测周期及检测结果的意义。④做好伴发疾病药物治疗方案的调整。⑤帮助疑似出现排斥反应的患者排查可能的影响因素。

九、驾驶员用药

（一）驾驶员驾驶慎用药物

表4-31　驾驶员驾驶慎用药物

药物类别	代表药物	慎用原因
镇静催眠药	艾司唑仑、地西泮	对中枢神经系统有抑制作用，可引起嗜睡等症状
解热镇痛药	布洛芬、双氯芬酸	引起头晕、头痛、视力降低甚至视觉障碍、眩晕和耳鸣等症状
抗组胺药	氯苯那敏、苯海拉明	抑制中枢神经，致嗜睡、眩晕、头痛、乏力和不自主颤抖等反应
镇咳药	右美沙芬、喷托维林	引起头晕、嗜睡和乏力等症状
抗感冒药	抗感冒药物多采用复方制剂，包含解热镇痛药、鼻黏膜血管收缩药和抗过敏药物	易使人嗜睡
血管扩张药	氟桂利嗪	可致眩晕和嗜睡
	二氢麦角碱和硝酸甘油	可致视物模糊
抗高血压药	呋塞米、螺内酯	引起尿急、尿频等症状
	利血平、硝普钠	可能导致心悸、心绞痛和体位性低血压等反应
抗血小板药	双嘧达莫	引起头痛、眩晕等症状
抑酸药	奥美拉唑、兰索拉唑	引起疲乏、嗜睡等症状
	雷尼替丁、法莫替丁	可致幻觉、定向力障碍等
降糖药	磺酰脲类	可引起低血糖反应，出现头晕、心慌等症状
抗癫痫药	卡马西平、苯妥英钠和丙戊酸钠	可引起视物模糊、眩晕等症状
散瞳药	阿托品	致视近物不清或视物模糊

（二）用药注意事项

如果因工作或生活需要而必须服用药物，可注意以下事项。

（1）选择对驾驶影响小的同类药物，例如抗组胺药物选用咪唑斯汀或氯雷他定等对中枢神经抑制作用小的药物，抗高血压药物选择ACEI或ARB类药物等。

（2）对易产生嗜睡的药物，应在睡前半小时服用，既能减少对工作或生活带来的影响，也能促进睡眠。

（3）驾驶员服药期间不可饮酒或摄入含酒精的饮料，以防增强药物的中枢抑制作用。

（4）开车前 4 小时内慎用药物，或服药 6 小时后再开车。

（5）注意查看复方制剂中的药物组分，避免服用不同商品名的同一药品。

十、运动员用药

（一）兴奋剂的定义

区别于医学范畴的“兴奋剂”，体育运动中的兴奋剂（dope）是指：世界反兴奋剂机构（World Anti - Doping Agency，WADA）每年公布的一份在体育运动中禁止使用的物质和方法清单（即《禁用清单国际标准》，简称《禁用清单》）中列出的所有物质和方法。国际奥委会规定：“竞技运动员使用任何形式的药物，或以非正常量及不正常途径摄入生理物质，企图以人为的或不正常的方式提高竞技能力，即被认为使用兴奋剂。”

（二）兴奋剂的种类

依据 WADA 最新公布的《禁用清单》（2024 年 1 月 1 日生效）共包含 11 类禁用药物，分别是未获批准的药物（S0）；蛋白同化制剂（S1）；肽类激素、生长因子、相关物质和模拟物（S2）；β_2 受体激动剂（S3）；激素及代谢调节剂（S4）；利尿剂和掩蔽剂（S5）；刺激剂（S6）；麻醉剂（S7）；大麻（酚）类（S8）；糖皮质激素（S9）以及 β 受体拮抗剂（P1）。而按禁用时间又分为所有场合禁用（S0~S5）、赛内禁用（S6~S9）以及特殊项目禁用（P1）3 类。11 类禁用药物见表 4-32。

表 4-32 11 类禁用药物

类 别	药 物	禁用原因
S0. 未获批准的药物	例如尚在临床前或正在临床试验阶段或已经终止临床试验的药物、策划药物、仅批准作为兽药的物质	—
S1. 蛋白同化制剂	主要包括蛋白同化雄性类固醇和其他蛋白同化制剂，比如十一酸睾酮、司坦唑醇、达那唑等。而中药的麝香因包含雄酮等成分，也具有此类作用；市面上常用的麝香壮骨膏、小金胶囊以及同仁大活络丸等都包含麝香成分	能促使体格强壮、肌肉发达、增强爆发力等，男性长期应用，会导致勃起功能障碍、睾丸萎缩等；女性长期应用，可导致月经紊乱，甚至引发闭经和不孕，同时还会出现男性化症状，如多毛、长胡须等。更为严重的是，不论男女，均会诱发高血压、冠心病（心肌梗死）与脑动脉硬化和脑血管破裂，并可引起肝癌、肾癌等疾病

续表

类　别	药　物	禁用原因
S2. 肽类激素、生长因子、相关物质和模拟物	①促红素类以及影响红细胞生成的制剂 ②肽类激素及其释放因子（如亮丙瑞林、绒促性素等） ③生长因子以及生长因子调节剂	促红细胞生成素的作用是刺激血红细胞的生长，以提高血液中携氧量，其危害是导致肝功能和心脏功能衰竭，并将引起糖尿病
S3.β_2 受体激动剂	沙丁胺醇、沙美特罗、特布他林、福莫特罗等	小剂量使用可以舒张血管，增加兴奋性；大剂量使用可以起到与类固醇相似的蛋白同化作用
S4. 激素及代谢调节剂	①芳香化酶抑制剂（如阿那曲唑、依西美坦等） ②抗雌激素作用物质（如氯米芬、他莫昔芬等） ③激活素受体Ⅱ B 活化抑制剂类（如比玛卢单抗等） ④代谢调节剂（如曲美他嗪等）	—
S5. 利尿剂和掩蔽剂	利尿剂：呋塞米、布美他尼	通过快速排出体内水分，达到减轻体重的目的
	掩蔽剂：去氨加压素、丙磺舒以及血容量扩充剂类（静脉输入白蛋白、甘露醇等）	干扰其他药物的检测
S6. 刺激剂	肾上腺素、哌甲酯、丁丙诺啡、麻黄碱等	增强人的精神和体力，忍受竞技造成的伤痛，并提高攻击力。严重的副作用则是掩盖了疲劳，用量较大时会出现中毒症状，导致呼吸快而浅、血压上升等，严重时会因呼吸衰竭而死亡
S7. 麻醉剂	吗啡、可待因、哌替啶、芬太尼	使运动员能长时间忍受肌肉疼痛。但其能使伤口进一步恶化，导致呼吸困难和药物依赖
S8. 大麻（酚）类	大麻和大麻酚类物质	—
S9. 糖皮质激素	泼尼松、甲泼尼龙、地塞米松等	该类物质能够对蛋白质、糖类和脂类代谢进行调节，同时又具有抗炎镇痛的作用

续表

类　别	药　物	禁用原因
P1.β受体拮抗剂	比索洛尔、艾司洛尔、美托洛尔	可降低血压、减慢心率、减少心肌耗氧量，增加人体平衡功能、增强运动耐力，尤其能消除运动员比赛前的紧张心理，使之正常或超常发挥竞技水平，取得良好成绩；但滥用此类药物会引起头晕、失眠、抑郁、幻觉、心动过缓、低血压，严重者可诱发支气管哮喘；若长期使用后突然停药，则会引发心动过速、心肌梗死，甚至突然死亡

（三）用药注意事项

1. 定期进行含兴奋剂药品专业知识培训

2. 药品审核、调剂、发放

（1）当患者持处方前往药店购药时，药师应根据《兴奋剂药品目录》明确是否含有兴奋剂药品；若含兴奋剂，药师应主动询问患者是否为运动员身份；若患者为运动员，药师应说明使用该药品对兴奋剂检查及运动员身体潜在的影响，并优先推荐可替代的药品。

（2）若患者确需使用含兴奋剂药品，药师应在发放前再次强调使用该类药品可能带来的后果，并确保运动员了解药品受控状态。

（3）发放含兴奋剂药品时建议在药品装盒上进行标识（标识信息应注明药品禁用范围），以便于运动员判断药品是否可以使用。

（4）药师应向患者提供详细的用药交代，并叮嘱其在规定的时间内、规定的运动项目中使用药物，严格防范含兴奋剂药品的误用。

（5）中药成分复杂，中药材生长受多种因素影响，且一些中药制剂为国家保密配方，难以准确判断是否含有兴奋剂成分。因此，赛事期间不推荐为运动员开具中药处方，以免误用含兴奋剂药品，影响运动员兴奋剂检测结果。

第五章 急救、中毒解救及职业防护

微信扫扫，本章做题

知识导图

急救、中毒解救及职业防护
- 急救的意义与原则
- 常见急症及处置
- 中毒解救
- 细胞毒性药物的职业防护

第一节 急救的意义与原则

一、急救的意义与目的

（1）挽救生命。

（2）减轻伤残。

（3）稳定病情。

二、急救的处理原则及一般方法

1. 先救命后治伤

优先处理危及生命的紧急情况。

2. 安全原则

一方面，要确保施救环境安全，避免施救者与伤病员受到二次伤害；另一方面，急救操作过程要规范、安全，有效止血。

3. 对症处理原则

依据患者的具体伤病表现实施针对性措施。出血患者要及时止血；对于气道异物梗阻患者，运用海姆立克急救法快速排出异物，恢复气道通畅；对于骨折或疑似骨折部位，就地取材，利用夹板、树枝、衣物等进行有效固定。

4. 保持联络畅通原则

施救者在急救现场与医院急诊部门、指挥中心等保持紧密联系至关重要。及时汇报患者病情、现场情况，便于医院提前做好接诊准备，调配相关专家、设备，实现急救的无缝衔接，让患者能在最短时间内得到最适配的医疗资源支持。

第二节　常见急症及处理

一、出血

发生创伤时，出血所致循环血容量丢失是休克最常见的原因。

（一）临床表现

出血可分为 4 级，见表 5-1。

表 5-1　出血分级

级　别	内　容
Ⅰ级出血（轻度出血）	失血量小于 15%，心率轻微升高或正常，血压、脉压和呼吸频率通常无变化
Ⅱ级出血（中度出血）	失血量为 15%~30%，临床表现为心动过速（心率为 100~120 次 / 分）、呼吸过速（呼吸频率为 20~24 次 / 分）以及脉压下降，但收缩压仅轻微下降
Ⅲ级出血（重度出血）	失血量为 30%~40%，血压显著下降和精神状态改变
Ⅳ级出血（重度出血）	失血量超过 40%，导致血压和精神状态显著下降

（二）药物治疗

创伤患者休克时的初步处理重点为预防或限制持续性失血，必要时恢复血管内容量。

表 5-2　出血药物治疗

出血类型	相关治疗药物
可压迫止血部位的出血（包括鼻腔出血、口腔出血、头皮撕裂等）	首选直接压迫，可使用浸有止血剂的敷料，然后直接压迫至少 3 分钟。 如果伤口较深（包括鼻腔出血等），可以用纱布或止血剂填塞。 现有可外用止血剂：凝血酶、明胶、云南白药粉、稀释后的肾上腺素等
咯血、消化道出血、阴道出血等	①口服云南白药、氨甲环酸 ②出血量多者可静脉使用卡络磺钠、氨甲环酸、酚妥拉明、垂体后叶素止血 ③对于消化道出血者还可口服凝血酶
伴有凝血功能异常、血小板减少或血小板计数不低但功能障碍等	对症输注血浆、血小板、人纤维蛋白原、凝血酶原复合物等血制品

（三）用药指导与患者教育

（1）应注意对创面进行保护、碘伏清创及消毒，防止再次污染。进行压迫止血时应尽量使用无菌纱布等辅料。

（2）若无法通过其他措施为肢体离断或严重肢体损伤止血，可以使用止血带。

二、擦伤、割伤与咬伤

擦伤、割伤与咬伤是常见的家庭和户外活动中的意外伤害。

（一）临床表现

1. 擦伤、割伤

擦伤可产生边缘不规则的伤口并损伤周围组织，这些撕裂伤发生感染和形成瘢痕的风险为中度。利器导致的单纯皮肤伤口对周围组织的损伤极小，发生感染和形成明显瘢痕的风险相对较低。

2. 咬伤

昆虫叮咬可能导致若干类型局部反应、丘疹性荨麻疹或全身性过敏反应。狗咬伤可致轻伤（例如划痕、擦伤）；一些大型犬的颌部咬合力强，也可致重伤（例如开放性撕裂伤、深部刺伤、组织撕脱和挤压伤）。猫咬伤往往比狗咬伤更深，更易引起深部感染，例如脓肿、化脓性关节炎、骨髓炎、腱鞘炎、菌血症或坏死性软组织感染。手是成人被狗咬伤以及各年龄段人群被猫咬伤的最常见部位。对于幼儿，头部是狗咬伤的最常见部位。

（二）处置与药物治疗

对于轻微的擦伤、割伤与咬伤创口，可以使用碘酒或酒精进行消毒。在清除异物过程中可使用过氧化氢和碘伏交替多次冲洗。然后涂抹莫匹罗星软膏或复方多黏菌素 B 软膏，并以创可贴或无菌纱布进行覆盖。如果创面出血，初步清除异物、消毒后，通常使用无菌纱布垫直接压迫 10~15 分钟来止血；如果持续出血，可能需使用 1% 利多卡因加肾上腺素注射或直接用于伤口处。对于肢体伤口，可使用止血带进行止血。

治疗这些小伤口有两个目标：一是预防感染，二是使伤口愈合后形成外观上可接受的功能性瘢痕。药物治疗包括以下方面（见表 5-3）。

表 5-3　小伤口药物治疗

类　型	具体情况	相关治疗药物
患者存在明显疼痛	利多卡因皮下浸润局部麻醉	
注射破伤风抗毒素（皮试阴性后）或破伤风人免疫球蛋白和使用抗生素	猫、狗等动物咬伤	注射狂犬疫苗
	被可能患狂犬病的动物咬伤	早期积极用肥皂和清水清洁伤口 15~20 分钟，并及时给予狂犬病免疫球蛋白和疫苗
	咬伤伤口感染	抗生素治疗、细菌培养和伤口清创（如有必要）
蚊虫叮咬	过敏反应	可口服氯雷他定、西替利嗪等抗过敏药物
	伴有瘙痒	非皮肤破损处可外用含有炉甘石或普莫卡因的外用乳膏、凝胶和洗剂
抗感染治疗	擦伤或割伤伤口感染	首选口服 β- 内酰胺类药物，如阿莫西林 - 克拉维酸钾
	无法使用 β- 内酰胺类药物	选择可以覆盖需氧菌的抗生素
	猫狗咬伤者若 β- 内酰胺类药物不耐受	以一种覆盖需氧菌与一种覆盖厌氧菌的药物联合治疗，如复方磺胺甲噁唑 + 甲硝唑

续表

类　型	具体情况	相关治疗药物
抗感染治疗	兔咬伤	在抗生素方案基础上加用氟喹诺酮类或多西环素覆盖兔热病
	脓毒症	静脉给予抗生素
	快速（在数小时内）进展性红斑等	
	深部感染（如坏死性筋膜炎、化脓性关节炎）等	

（三）用药指导与患者教育

（1）累及关节、神经、屈肌腱或其他深部结构（如筋膜、大血管）的伤口可能需进行手术探查，在进行初步的清除异物、消毒、止血等处理后应尽快送至医院处理。

（2）在处理擦伤、割伤与咬伤的伤口时，首先应清洁伤口，去除污物和细菌，以防止感染。冲洗是降低伤口感染率最重要的方法，若过氧化氢、碘伏不可获得，也可使用生理盐水或流动的清水冲洗伤口。对于伤口周围区域，可使用温水和温和的肥皂轻轻清洗，然后自然晾干。咬伤，尤其是动物咬伤，应立即清洗并尽快就医，因为它们可能携带传染性/感染性疾病的各种病原体，需要及时的医疗干预和预防性抗生素治疗。

三、烫伤

（一）临床表现

Ⅰ度（轻度）烫伤：红斑性，皮肤变红，并有火辣辣的刺痛感。

Ⅱ度（中度）烫伤：水疱性，患处产生水疱。

Ⅲ度（重度）烫伤：坏死性，皮肤剥落。

（二）药物治疗

对局部较小面积轻度烫伤，可在家中施治：在清洁创面后，外涂京万红软膏、（美宝）润湿烧伤膏等。对中等或大面积烫伤，宜尽早送医院治疗。药物治疗包括以下方面（见表5-4）。

表5-4　烫伤药物治疗

要　点	内　容	
镇痛、镇静	轻伤员	口服止痛片或肌内注射哌替啶、吗啡等
	重伤员	静脉滴注哌替啶或与异丙嗪合用
	伴有脑外伤	地西泮
抗感染	注射破伤风抗毒素（皮试阴性后）或破伤风人免疫球蛋白，使用抗生素	

续表

要 点	内 容	
补液	轻至中度烫伤	口服“烧伤饮料”（每片含氯化钠 0.3g、碳酸氢钠 0.15g、苯巴比妥 0.005g 与糖适量，每片冲开水 100ml）或含盐饮料
	重度烫伤	静脉补液（血浆治或血浆代用品、平衡盐溶液和等渗盐水等）
就医	较重的烫伤	

（三）用药指导与患者教育

（1）烫伤后应立即脱去或剪开被热液浸湿的衣物，并立即用冷水或冰水湿敷或浸泡烫伤区域 20~30 分钟，可以减轻创面损伤的深度并有止痛效果。

（2）若烫伤处出现水疱或异物，应注意对创面的保护，可使用碘伏以及过氧化氢交替进行小心冲洗，防止破坏水疱而致再次污染。若烫伤处无法裸露至就医，可用纱布、三角巾、中单或清洁被单、衣服等进行简单包扎；切忌用塑料布包扎或覆盖创面，因其不透气，可致使创面发生浸渍而加速感染。

（3）创面不可涂有颜色的药物，如汞溴红（红汞）、甲紫，以免影响后续治疗中清创和对创面深度的判断。

四、骨折与扭伤

（一）临床表现

（1）骨折的临床表现：通常包括剧烈疼痛、肿胀、变形、功能障碍和局部压痛。

（2）扭伤的临床表现：可能表现为局部疼痛、肿胀、活动受限和皮下淤血。

（二）药物治疗

对于骨折与扭伤，药物治疗较少，主要为镇痛药物，如 NSAIDs 类药物口服或外用等。充分镇痛是急性骨折的重要处理措施。骨折固定、局部冷敷、抬高患肢和使用镇痛药物都有助于减轻疼痛。

开放性骨折有发生骨髓炎的风险，初始治疗包括冲洗、清创；可能需要预防性给予抗生素，并按需接种破伤风疫苗。

（三）用药指导与患者教育

（1）在处理这两种伤害时，通常需要不同的治疗方法。对于骨折，需要固定、手术或使用石膏来帮助骨骼愈合；而扭伤则可能需要冷敷、压迫和抬高受伤部位来减少肿胀，并通过休息和物理治疗以恢复。

（2）在任何情况下，受伤后应尽快寻求专业医疗帮助，以避免进一步的伤害或并发症风险。患肢尽量不要承重或改变姿势，固定可以防止骨折移位或复位失败，使该部位免受进一步损伤，并减轻疼痛。单纯性骨折的固定方法很多，包括夹板、石膏、支具、并指贴扎和悬带 - 包裹绷带。

（3）在受伤后的初期，采取“RICE”原则（休息、冷敷、压迫、抬高）可以有效减轻肿胀和疼痛。

五、气道异物梗阻

（一）临床表现

儿童气道异物吸入起病急；成人则不然，其临床表现可为急性，也可为慢性，而且经常为隐匿性或无症状性。因此，下段气道的远端阻塞导致的慢性咳嗽是成人气道异物吸入后出现的最常见症状；其次是类似于肺炎的症状，包括发热、胸痛及咯血。罕见情况下，成人可因上段气道（声门、声门下或主气管）被大异物阻塞而发生急性窒息。

（二）处置与药物治疗

（1）一旦诊断为气道异物吸入，应尽快取出异物，通常需要在支气管镜下操作。

（2）不需要常规使用抗炎药和抗生素，只有临床、影像学或微生物学证实有呼吸道感染的病例需要使用抗生素。

（3）患者出现声门下水肿或喘鸣，可考虑使用胃肠外糖皮质激素、雾化吸入肾上腺素或糖皮质激素。

（三）用药指导与患者教育

（1）若出现或疑似气道异物吸入，应尽快就医。

（2）可当场尝试的操作为胸部冲击法和腹部冲击法（海姆立克急救法）。

（3）若现场无其他可施救人员，患者自己可利用椅背等水平光滑且固定等物体进行腹部冲击自救。

（4）对于 1 岁及以下婴儿，可采用拍背法。

六、中暑

根据病情严重程度，分为三种类型：先兆中暑、轻症中暑和重症中暑；重症中暑又可分为热痉挛、热衰竭与热射病（劳力性热射病和非劳力性热射病）。

（一）临床表现

劳力性热射病的 2 个主要诊断标准为剧烈活动期间虚脱后立即测得的机体核心温度高于 40℃，以及中枢神经系统功能障碍。中枢神经系统功能障碍的症状和体征多种多样，可能包括定向力障碍、头痛、非理性行为、易激惹、情绪不稳定、意识模糊、神志改变、昏迷或抽搐。

其他临床表现不尽相同，大多数患者有心动过速和低血压。可能的症状和体征包括过度通气、头晕、恶心、呕吐、腹泻、无力、大汗、脱水、口干、渴感、肌肉痛性痉挛、肌肉功能丧失及共济失调。

（二）药物治疗

（1）尚无特异性药物治疗。

（2）退热剂治疗无效。

（3）对乙酰氨基酚和非甾体抗炎药（如布洛芬）等退热剂可能加重热射病的并发症。

（4）热射病的并发症可能需要药物治疗，如电解质和其他代谢性异常（例如低 / 高钾血症、低/高钠血症、低血糖、低磷血症、低镁血症、低钙血症）可积极补液及纠正电解质紊乱；抽搐可予地西泮 5mg 静脉给药或肌内注射。

（三）用药指导与患者教育

快速降温是最大程度降低热射病并发症发生率和死亡率的最有效策略，应在发病 30 分钟内尽快开始，包括脱去衣物、将尽可能多的冷湿毛巾或冰袋敷在体表（颈部、腋窝和腹股沟区等邻近大血管的区域）、冷水浸泡（15~20 分钟）、冷盐水灌肠、吹风扇等方式。对患者降温，直到直肠温度降至约为 38.3℃或患者出现寒战。

天气炎热或潮湿时，可采取以下措施来预防热射病。

（1）尽量不要过度活动，锻炼时应中途休息。

（2）饮用足够的液体，例如水或运动饮料；但是也不要饮水过多以致不适，短时间摄入大量液体也可能有害。

（3）可以在早晨气温较低时锻炼。

（4）不要待在车内高温环境中。

（5）热痉挛会导致疼痛性肌肉痉挛；热衰竭会导致头痛、头晕、恶心或呕吐，还会引起口渴或疲劳。若出现上述症状，应立即降低体温以免发生热射病。降低体温的方法包括：向身上喷洒凉水，然后坐在风扇前；去阴凉处，或待在有空调的室内、车内；洗凉水澡；饮用水或运动饮料，但不要饮用含酒精或咖啡因的饮料；脱掉过多的衣物；在颈部、腋下和腹股沟区放置冰袋或凉毛巾。

七、溺水

（一）临床表现

表 5-5　溺水临床表现

要　点	内　容
肺部	非心源性肺水肿和急性呼吸窘迫综合征（ARDS）。水中有大量病原体（特别是污水），会增加感染和发生脓毒症的风险
中枢神经系统	轻则仅有细微征象，重则为缺乏脑干反射的昏迷。患者可表现为肌阵挛或癫痫发作
心血管系统	可发生多种心律失常，包括窦性心动过速、窦性心动过缓、房颤、无脉性电活动和心搏停止
其他	代谢性和（或）呼吸性酸中毒较为常见，极少数患者在淹没后出现肾衰竭、溶血或凝血功能障碍等

（二）处置与药物治疗

（1）对于意识丧失、大动脉搏动未触及的患者，应立即评估和保护气道、复苏呼吸与循环；并遵循标准生命支持方案，即将患者平卧于硬质的表面，使患者面部朝上，确保其身体平直无扭曲。①胸外按压。②人工呼吸。③进行上述按压和呼吸的比例 30：2（即 30 次胸外按压后 2

次人工呼吸，此为1个心肺复苏循环）。

（2）非致命性淹溺者常发生支气管痉挛，其治疗方法与急性哮喘发作相似，使用吸入性β肾上腺素受体激动剂。

（3）仅在严重污染的水中（例如污水）发生淹溺时才给予广谱抗生素。

（4）糖皮质激素、外源性肺表面活性物质或巴比妥类药物对溺水无作用。

（三）用药指导与患者教育

（1）应尽早确定是否需要心肺复苏，同时需保证不能影响施救者的安全且不耽误从水中救出淹溺者。

（2）如果有自动体外除颤器（AED）并推荐除颤，则应实施电击除颤。在放置AED电极片之前，需要脱掉患者的湿衣服，擦干胸部、颈部和上腹部。

（3）对于呼吸暂停、呼吸窘迫或无法保护气道的患者，在早期救治和院前转运过程中，可使用气囊-面罩通气或气管插管。

（4）对核心温度低于33℃的低体温患者应尝试复温，根据实际条件采用被动或主动复温方法。

第三节　中毒解救

一、中毒治疗原则与一般救治措施

急性中毒救治的步骤如下。

（1）快速确定诊断，估计中毒程度。

（2）尽快排出尚未吸收的毒物，以降低中毒程度。

（3）对已吸收的毒物采取排毒和解毒措施。

（4）对症与支持治疗。

（一）清除尚未吸收的毒物

根据进入机体途径的不同，采取相应的排毒措施。

表5-6　清除尚未吸收的毒物

要　点	内　容
吸入性中毒	应尽快使患者脱离中毒环境，呼吸新鲜空气，必要时给予氧气吸入并进行人工呼吸
经皮肤和黏膜吸收中毒	①除去被污染的衣物，清除皮肤、黏膜上的毒物，用大量温水清洗被污染的皮肤与黏膜，特别注意毛发和直接接触的部位 ②对由伤口进入或其他原因进入局部的药物中毒，要用止血带结扎，必要时行局部引流排毒，尽量减少毒物吸收 ③眼内污染毒物时，立即用清水冲洗至少5分钟，并滴入相应的中和剂；对固体的腐蚀性毒物颗粒，要用眼科器械取出异物

续表

要点	内容		
经消化道吸收中毒	概述	大多数中毒患者为口服摄入，最直接的排毒方法是洗胃、催吐	
	催吐	普通催吐	清醒患者用压舌板等刺激咽弓和咽后壁催吐，因食物黏稠不易吐出时，可让患者先喝适量盐水或温清水，再促使呕吐
		药物催吐	阿扑吗啡是一种有效的催吐剂
		注意事项	①禁用于昏迷及休克状态者 ②中毒引起抽搐、惊厥未被控制之前不宜催吐 ③胃溃疡出血、食管静脉曲张、主动脉瘤、严重心脏病等患者不宜催吐 ④孕妇慎用 ⑤当呕吐时，为防止呕吐物吸入气管发生窒息或引起吸入性肺炎，应将患者头部放低或转向一侧
	洗胃	目的	主要是清除胃内毒物，阻止毒物吸收和吸附，尤其适用于水溶性药物中毒
		方法	清醒患者饮下洗胃液 300~400ml 后，用压舌板刺激咽部，促使其呕吐，并反复进行，直到呕吐出清水而无特殊气味为止；也可采用胃管插入进行洗胃，对急性中毒患者尽量将胃内容物先抽出后再进行洗胃，洗胃时每次用液体 300ml，洗胃应反复多次冲洗，直到洗出液与注入的液体一样清澈为止。洗胃液有吸附作用，常用洗胃液见表 5-7
		注意事项	①通常在毒物进入体内 4~6 小时之内洗胃。超过 4~6 小时毒物大多吸收，但是如果毒物暴露量很大，或毒物的吸收存在胃 - 血 - 胃循环，尽管超过 6 小时，仍有洗胃的指征 ②深度昏迷的患者洗胃时可能误吸，引起吸入性肺炎 ③中毒引起的惊厥尚未被控制之前禁止洗胃，操作过程中若发生呼吸停止或惊厥，则应立即停止洗胃并对症治疗 ④每次灌入洗胃液为 300~400ml，最多不超过 500ml，过多易将毒物驱入肠中 ⑤强腐蚀剂中毒患者洗胃可能引起食管及胃穿孔，因而禁止洗胃 ⑥洗胃时为防止胃穿孔应注意减少注入液体压力 ⑦挥发性烃类化合物（如汽油）口服中毒患者洗胃容易由于误吸后引起类脂质性肺炎，因而不宜洗胃 ⑧未知毒物中毒应先将胃内容物抽出做毒物分析鉴定

表 5-7　常用洗胃液的作用及注意事项

洗胃液	作用与用途	注意事项
1 ：（5000~10000）高锰酸钾溶液	为氧化剂，可破坏生物碱及有机物，常用于巴比妥类、阿片类、士的宁、烟碱、奎宁、毒扁豆碱及砷化物、氰化物等药物或毒物中毒	①有很强的刺激性、未溶解的颗粒不得与胃黏膜或其他组织接触 ②有机磷农药中毒不宜使用
活性炭混悬液（0.2%~0.5%）	为强力吸附剂，可阻止毒物吸收，适用于有机及无机毒物中毒	对氰化物中毒无效
淀粉溶液（米汤、面糊、1%~10% 淀粉）	对中和碘有效，用于碘中毒洗胃，直至洗出液清澈、不显现蓝色为止	—
1%~2% 氯化钠溶液或生理盐水	常用于中毒药物不明的急性中毒；可用于砷化物、硝酸银等药物中毒，形成腐蚀性较小的氯化物	应避免使用热溶液以防血管扩张，促进中毒药物吸收
3%~5% 鞣酸溶液	可使大部分有机及无机化合物沉淀，如阿扑吗啡、士的宁、生物碱、强心苷类及铅、铝等重金属	可用浓茶代替，不宜在胃内滞留

（二）加速毒物排泄，减少吸收

表 5-8　加速毒物排泄，减少吸收

要　点	内　容
导泻	一般用硫酸钠或硫酸镁 15~30g 溶解于 200ml 水中内服导泻。注意事项： ①若毒物引起严重腹泻，不能用导泻法 ②腐蚀性毒物中毒或极度衰弱者禁用导泻法 ③镇静药与催眠药中毒时，避免使用硫酸镁导泻
灌肠	灌肠一般用 1% 微温盐水、1% 肥皂水或清水，或将药用炭加入灌肠液中，以加速毒物吸附后排出
利尿	对于经肾排泄的毒物，强化利尿是加速毒物排泄的重要措施之一。通常采用的方法为静脉补液后，给予静脉注射呋塞米 20~40mg，当然也可选用其他利尿剂。注意事项： ①由于利尿剂作用较强，对电解质平衡影响较大，所以必须在密切观察下使用，以防止发生电解质紊乱 ②肾衰竭者不宜采用强效利尿剂 ③考虑心脏负荷等情况
血液净化	血液净化的方法主要有腹膜透析、血液灌流、血液透析、血液滤过和血浆置换等

（三）药物拮抗剂解毒

表 5-9　药物拮抗剂解毒

类　别	解毒药（剂）	救治的毒物或药物中毒
物理性拮抗	药用炭	吸附中毒物质
	鸡蛋清液	吸附砷、沉淀汞
	牛乳	可缓和硫酸铜、氯酸盐等化学物质的胃肠道刺激作用，并对黏膜起保护与润滑作用
化学性拮抗	弱酸	中和强碱
	弱碱	中和强酸
	二巯丙醇	置换已与组织中酶系统结合的金属螯合物
生理性拮抗	阿托品	拮抗有机磷中毒的毒蕈碱样症状
	毛果芸香碱	拮抗颠茄碱类中毒（如曼陀罗中毒）
特异性解毒剂	二巯基丙醇	砷、汞、铋及酒石酸锑钾中毒
	二巯丁二钠	锑、钴、汞、砷中毒
	依地酸钙钠	铅中毒，也可用于镉、锰、铬、镍、钴和铜中毒
	巯乙胺	急性四乙基铅中毒
	青霉胺	铜、铁、汞、铅、砷等中毒
	去铁胺	铁中毒
	亚甲蓝	氰化物中毒（使血红蛋白氧化为正铁血红蛋白），小剂量可治疗高铁血红蛋白血症（亚硝酸盐中毒等）
	亚硝酸钠	氰化物中毒（使血红蛋白氧化为正铁血红蛋白）
	硫代硫酸钠	氰化物中毒（使氰离子转化为低毒的硫氰酸盐），也可用于砷、汞、铅中毒
	羟钴胺	氰化物中毒（直接与氰离子结合而解毒）
	谷胱甘肽	用于氟化物、一氧化碳、重金属等中毒
	氯解磷定、碘解磷定双复磷	使被有机磷类毒害的胆碱酯酶复活（复能）
	阿托品类	对抗有机磷类中毒所致的毒蕈碱样激动效应
	戊乙奎醚	有机磷类中毒后期或胆碱酯酶（ChE）老化后维持阿托品化
	贝那替秦	对抗有机磷类中毒所致的烟碱样激动效应
	乙酰胺	氟乙酰胺灭鼠药中毒
	纳洛酮	阿片类药物中毒、急性乙醇中毒
	盐酸烯丙吗啡	阿片类药物中毒
	氟马西尼	苯二氮䓬类药物中毒
	乙酰半胱氨酸	对乙酰氨基酚过量或中毒

续表

类　别	解毒药（剂）	救治的毒物或药物中毒
特异性解毒剂	维生素 K_1	香豆素类灭鼠药中毒
	亚叶酸钙	甲氨蝶呤过量、甲氧苄啶急性中毒

（四）支持与对症治疗

（1）卧床休息、注意保暖、密切观察生命体征。

（2）输液和鼻饲以维持营养和水、电解质代谢平衡。

（3）昏迷患者注意保持呼吸道通畅，定时翻身以预防肺炎和压疮。

（4）中毒性高热必须物理降温，如无禁忌证可考虑同时使用氯丙嗪降温。

（5）对中毒性肾衰竭者尽早进行血液透析或腹膜透析。

三、常见精神类药物中毒

（一）巴比妥类镇静催眠药中毒

1. 急性中毒特征

（1）中枢神经系统症状。

（2）呼吸系统症状。

（3）循环系统症状。

2. 救治措施

急性中毒救治措施主要如下。

（1）人工呼吸、给氧、补液等一般支持治疗。

（2）洗胃、洗肠、利尿等一般救治措施。

（3）碱化尿液：以 5% 碳酸氢钠溶液静脉滴注以碱化尿液，加速排泄。但异戊巴比妥主要经肝脏代谢，碱化尿液的效果不及苯巴比妥。

（4）当苯巴比妥血药浓度超过 80mg/L 时应予以血液净化治疗。

（5）有下列情形之一时可酌情使用促醒剂或中枢兴奋剂如尼可刹米：①患者有深度昏迷，处于完全无反应状态；②有明确呼吸衰竭；③积极抢救 48 小时患者仍不清醒。应用中注意防止惊厥和心律失常。

（二）苯二氮䓬类镇静催眠药中毒

1. 中毒特征

（1）严重中毒时可出现昏迷、血压降低、呼吸抑制、心动缓慢和晕厥。

（2）偶可发生过敏性皮疹、白细胞减少症和中毒性肝炎。

2. 救治措施

（1）一般情况下对症支持治疗是足够的，需注意的是血液透析和血液灌流疗法不能清除血液中的苯二氮䓬类药物。①立即催吐、洗胃、硫酸钠导泻；②血压下降时，选用升压药如去甲肾上腺素、间羟胺等；③补液，保持体液平衡并促进药物从肾脏排出；④呼吸抑制时给氧，酌情使用呼吸中枢兴奋剂如尼可刹米等。

（2）氟马西尼是特异性苯二氮䓬受体拮抗剂，能快速逆转昏迷。

（三）阿片类药物中毒

阿片类药物主要包括阿片、吗啡、可待因、复方樟脑酊等，该类药物的主要作用是抑制中枢神经系统。

1. 中毒特征

（1）吗啡中毒的三联征主要为：重度中毒时“昏迷，针尖样瞳孔和呼吸抑制”。

（2）在中毒患者因窒息而发生虚脱之前，其脊髓反射可以增强，常出现肌肉抽搐、牙关紧闭、角弓反张和惊厥等。

（3）摄入剂量过大时，患者先出现呼吸浅慢、肺水肿、发绀、瞳孔极度缩小，迅速进入昏迷状态。

（4）急性吗啡中毒后，在 6~12 小时内多死于呼吸麻痹。

（5）慢性中毒，有食欲缺乏、消瘦、便秘、贫血、勃起功能障碍等。

2. 救治措施

（1）发现中毒后首先明确摄入途径，以便尽快排出毒物。如口服中毒，则洗胃、导泻，即使中毒较久的口服中毒患者，因为幽门痉挛可能导致少量药物长时间滞留在胃内，也应洗胃；如皮下注射过量吗啡中毒，迅速用止血带扎紧注射部位近心端，局部冷敷；重度中毒患者可给予血液透析和血液灌流治疗。慢性中毒治疗在 2~3 周之内逐渐撤药。

（2）对症支持治疗：①静脉滴注葡萄糖氯化钠注射液，促进排泄，防止脱水，注意保温。②保持呼吸道畅通和积极有效吸氧，给予阿托品刺激呼吸中枢，防止吸入性肺炎。

（3）救治期间，禁用中枢兴奋剂（士的宁等），因其可与吗啡类对中枢神经的兴奋作用相加而诱发惊厥。禁用阿扑吗啡催吐。

（4）纳洛酮和烯丙吗啡为阿片类药物中毒的首选特异性拮抗剂。

（四）三环类抗抑郁药中毒

三环类抗抑郁药常用的有丙米嗪、阿米替林、多塞平、氯米帕明等。本类药物急性中毒症状较抗精神病药严重。

1. 中毒特征

（1）抗胆碱作用。

（2）心血管毒性。

（3）癫痫发作。

2. 救治措施

表 5-10　三环类抗抑郁药中毒救治措施

要　点	内　容	
一般救治措施	催吐、洗胃及导泻	
对症支持治疗	快速型心律失常	静脉滴注普鲁卡因胺或利多卡因
	心力衰竭	静脉注射毒毛花苷 K 或毛花苷丙

续表

要　点	内　容	
对症支持治疗	低血压	扩充血容量，必要时可使用去甲肾上腺素
	癫痫发作	苯妥英钠
慎用	毒扁豆碱	加重传导阻滞

（五）吩噻嗪类抗精神病药中毒

1. 急性中毒特征

（1）中枢神经系统症状。

（2）心血管系统症状。

2. 救治措施

表 5-11　吩噻嗪类抗精神病药中毒救治措施

要　点	内　容	
对症支持治疗	①供氧 ②注意保暖 ③补充血容量，持续性低血压时应用去甲肾上腺素等 α 肾上腺受体激动剂，禁用肾上腺素；慎用多巴胺，因可加重低血压	
一般救治措施	洗胃，活性炭吸附，导泻	
对症治疗药物（无特异性解毒药）	震颤麻痹综合征	苯海索、氢溴酸东莨菪碱
	奎尼丁样心脏毒性	5% 碳酸氢钠注射液静脉滴注
	癫痫发作	地西泮、苯妥英钠
	昏迷、呼吸抑制	纳洛酮
	中枢神经重度抑制	哌醋甲酯、苯甲酸钠咖啡因

（六）苯丙胺类物质中毒

1. 中毒特征

急性中毒以中枢神经系统表现为主：精神兴奋、体力活跃，动作快而不准确，焦虑、紧张、惊厥、震颤、意识紊乱、眩晕。严重中毒可见谵妄、躁狂、幻觉、偏执型精神分裂、心动过速、呼吸增强、血压或高或低、高热、大汗淋漓、昏迷、心律失常、循环衰竭、颅内出血，甚至死亡。

2. 救治措施

苯丙胺类物质中毒无特异性解毒药，以对症支持治疗为主。

（1）口服中毒未发生惊厥者催吐、洗胃；发生惊厥者先控制惊厥再行洗胃。

（2）口服氯化铵或给予维生素 C 酸化尿液以促进毒物排出。

（3）极度兴奋和躁狂患者给予氟哌啶醇。

（4）高血压和中枢神经系统兴奋者给予氯丙嗪；显著高血压者给予硝普钠等血管扩张剂。

（5）选用地西泮或短效巴比妥类药物控制中枢兴奋及惊厥。

（七）急性乙醇中毒

1. 中毒特征

（1）兴奋期：眼部充血、面部潮红或苍白、眩晕、欣快感等。

（2）共济失调期：兴奋期后，患者的动作逐渐笨拙，身体不稳，步态蹒跚等。

（3）昏睡期：患者沉睡，呼吸缓慢而有鼾声，颜面苍白、皮肤湿冷、口唇微紫等。

2. 救治措施

（1）单纯急性轻度乙醇中毒不需治疗。

洗胃应评估病情，权衡利弊，建议仅限于以下情况之一者：①饮酒后 2 小时内且未呕吐，评估病情可能恶化的昏迷患者；②同时存在或高度怀疑其他药物或毒物中毒；③已留置胃管，特别是昏迷伴休克患者，胃管可适用于人工洗胃。

（2）严重者，静脉注射补充葡萄糖。同时肌内注射维生素 B_1、维生素 B_6 及烟酸各 100mg，以加速乙醇在体内氧化，促进清醒。适当补充维生素 C 有利于体内乙醇氧化代谢。

（3）促乙醇代谢药物：美他多辛。

（4）纳洛酮属于特异性拮抗剂，能解除乙醇中毒的中枢抑制，并能促进乙醇在体内转化，缩短昏迷时间，有催醒作用。

（5）急性乙醇中毒应慎重使用镇静剂，烦躁不安、过度兴奋者，可用小剂量苯二氮䓬类药；有惊厥者可酌用地西泮、10% 水合氯醛等。切勿使用吗啡及巴比妥类药，防止加重呼吸抑制。

四、有机磷、鼠药、氰化物、对乙酰氨基酚以及重金属中毒

（一）有机磷中毒

1. 中毒表现

表 5-12　有机磷中毒表现

要　点	内　容	
三大症候群	毒蕈碱样症状	由于副交感神经异常激动，导致腺体、内脏平滑肌以及汗腺等兴奋，产生与毒蕈碱中毒类似的症状
	烟碱样症状	是由于运动神经与交感神经受到刺激，导致交感神经节及横纹肌兴奋性增加而引起的症状
	中枢神经系统症状	主要表现为头痛、烦躁不安、乏力、发热、眩晕、失眠、震颤
分级	轻度中毒	血胆碱酯酶活力降至 50%~70%
	中度中毒	血胆碱酯酶活力降至 30%~50%
	重度中毒	血胆碱酯酶活力降至 30% 以下

2. 治疗原则及治疗药物选择

表 5-13　有机磷中毒治疗原则及治疗药物选择

要　点	内　容
脱离中毒环境	脱去被污染衣服，用 1%~5% 碳酸氢钠溶液或肥皂水反复清洗被污染的头皮和皮肤

续表

要 点	内 容
洗胃	用2%碳酸氢钠溶液（敌百虫中毒者忌用）、清水反复洗胃，然后给予硫酸镁导泻
应用特异性解毒剂	①阿托品：1~2mg，每15~20分钟重复1次，直到青紫消失 ②碘解磷定 ③氯解磷定
血液净化技术	在治疗重症有机磷中毒时有显著疗效，可选用腹膜透析、血液透析或连用血液灌流
对症治疗	维持呼吸功能，防治脑水肿、心搏骤停及感染
应用阿托品的注意事项	①“早期、足量、重复给药”是阿托品治疗重度中毒的原则，达到阿托品化而避免阿托品中毒阿托品化的指征：瞳孔扩大、皮肤干燥、面部潮红、口干、心率加快。当达到阿托品化或毒蕈碱样症状消失时应酌情减量、延长用药间隔时间，并维持用药数日 ②严重缺氧的中毒患者，使用阿托品时有发生室颤的危险，应同时给氧 ③对伴有体温升高的中毒患者，应物理降温；阿托品与胆碱酯酶复活剂合用时，阿托品剂量应适当减少 ④患者如出现谵妄、躁动、幻觉、全身潮红、高热、心率加快甚至昏迷时，则为阿托品中毒，应立即停用阿托品，并用毛果芸香碱解毒，但不宜使用毒扁豆碱
应用胆碱酯酶复活剂的注意事项	①不可同时应用两种或三种复活剂，以免其毒性增加。复活剂对毒蕈碱样作用和防止呼吸中枢抑制的作用较差，故与阿托品合用可取得协同效果 ②对复活剂有效的有机磷农药或杀虫剂中毒，除要尽早应用外，须根据中毒程度，给予合理的剂量和应用时间。复活剂注射过快、用量过大或未经稀释直接注射，均可引起中毒，须特别注意。复活剂在碱性溶液可以水解生成剧毒的氰化物，故不能与碱性药物并用 ③胆碱酯酶复活剂对内吸磷、对硫磷、甲拌磷、乙硫磷、治螟磷、苯硫磷、辛硫磷、毒死蜱、特普等中毒疗效较好，对敌敌畏、敌百虫、乐果、氧乐果、马拉硫磷、二嗪磷等中毒疗效较差或无效，此种情况应以阿托品治疗为主

（二）香豆素类杀鼠药中毒

表5-14 香豆素类杀鼠药中毒

要 点	内 容
中毒表现	在误食后即表现恶心、呕吐、食欲缺乏及精神不振等。之后可出现齿龈出血、鼻出血、咯血、尿血、便血及贫血，出血、凝血时间延长
治疗原则及治疗药物选择	①口服中毒者，应及早催吐、洗胃和导泻。禁用碳酸氢钠溶液洗胃 ②特效解毒剂：静脉滴注维生素K_1 10~30mg，一日1~3次 ③其他措施：大剂量维生素C可降低血管的通透性，促进止血，出血严重者可输新鲜全血治疗

（三）氟乙酰胺中毒

表 5-15 氟乙酰胺中毒

要　点	内　容
中毒表现	急性中毒时，可出现中枢神经系统障碍和心血管系统障碍为主的两大症候群
治疗原则及治疗药物选择	①口服中毒者洗胃，用蛋清或氢氧化铝凝胶保护消化道黏膜。皮肤污染引起中毒者立即脱去污染衣物，彻底清洗皮肤 ②特异性解毒剂：乙酰胺（解氟灵）肌内注射，一日 2~4 次，一次 2.5~5g；或一日 0.1~0.3g/kg，分 2~4 次注射 ③对症治疗：惊厥、抽搐患者可给予冬眠疗法或镇静剂；腹痛者可给予阿托品；呼吸抑制患者给予呼吸兴奋剂

（四）氰化物中毒

表 5-16 氰化物中毒

要　点	内　容
中毒表现	吸入高浓度氰化氢气体可致猝死，非猝死患者呼出气体中可有苦杏仁气味，中毒表现： ①轻度中毒者表现为眼和上呼吸道刺激症状 ②重症者昏迷、呼吸浅而不规律、发绀、血压骤降、神经反射消失甚至死亡
治疗原则及治疗药物选择	①患者迅速脱离中毒环境，皮肤黏膜受氰化物污染时应用大量清水清洗 ②吸入中毒者立即将亚硝酸异戊酯 1~2 安瓿包在手帕内打碎，紧贴在患者口鼻前吸入，每 1~2 分钟吸入 15~30 秒 ③静脉注射 50% 硫代硫酸钠 20~40ml，必要时可于 1 小时后重复给药。轻度中毒者可单用此药 ④也可静脉注射亚甲蓝，一次按体重 5~10mg/kg，最大剂量为 20mg/kg

（五）对乙酰氨基酚中毒

对乙酰氨基酚的活性代谢产物 *N*- 乙酰 - 对苯醌亚胺可与内源性谷胱甘肽结合，并直接损伤肝细胞引起肝细胞坏死，因此具有固有性肝毒性。

1. 中毒表现

（1）急性中毒：儿童摄入 140mg/kg 和成人摄入 6g 可能中毒。

（2）慢性中毒：每日剂量 4g 以上可累积产生慢性中毒。

2. 治疗原则及药物选择

表 5-17 对乙酰氨基酚中毒治疗原则及药物选择

要　点	内　容
对症支持疗法	若胃内容物尚未完全吸收，服用药用炭来促进胃内容物排出，还可以治疗对乙酰氨基酚引起的特发性呕吐
唯一的特异性解毒药剂	乙酰半胱氨酸

续表

要　点	内　容
预防方法	建议一般日剂量不超过 2g/d；用于骨关节疾病止痛时，最大日剂量不超过 4g/d。应掌握服药的适应证和给药剂量，同时还需要了解“抗感冒药”复方制剂成分，避免重复给药

（六）重金属中毒

1. 铅中毒

表 5-18　铅中毒

要　点	内　容
中毒表现	主要损害神经系统、消化系统、造血系统及肾脏 ①慢性铅中毒：头痛、头晕、乏力、失眠等 ②急性铅中毒：恶心、呕吐、口内有金属味、腹绞痛、腹胀、腹泻或便秘、血压升高但是腹部没有明显的压痛点和肌紧张
治疗原则及治疗药物选择	①清除毒物：脱离污染源，经消化道引起的急性中毒应立即用 1% 硫酸镁或硫酸钠洗胃以形成难溶性铅盐，阻止铅吸收 ②驱铅治疗：中至重度中毒患者使用驱铅治疗，方法是使用络合剂，给予依地酸钙钠、二巯丁二钠、喷替酸钙钠 ③对症治疗：腹绞痛者给予阿托品 0.5mg 肌内注射或其他药物对症治疗

2. 汞中毒

表 5-19　汞中毒

要　点	内　容
中毒表现	①短期内吸入高浓度汞蒸气后最初仅出现口中有金属味 ②急性汞中毒经口服中毒患者在服用数分钟到数十分钟之内可出现急性腐蚀性口腔炎和胃肠炎 ③慢性汞中毒首发神经衰弱症状，病情发展到一定程度时出现三大典型表现：易兴奋症、意向性震颤、口腔炎 ④慢性重度中毒可有慢性汞中毒性脑病
治疗原则及治疗药物选择	①驱汞治疗：是汞中毒的治疗原则，可用二巯丙磺钠、二巯丙醇、青霉胺或二巯丁二钠进行驱汞治疗 ②对症支持治疗：重症患者补液、纠正水与电解质平衡；口腔基础护理的同时给予 2% 碳酸氢钠或 0.02% 氯己定、生理盐水含漱。发生急性肾衰竭时不宜驱汞治疗，血液灌流可有效移除血汞。接触性皮炎给予 3% 硼酸湿敷。汞中毒性脑病难以治愈，苯海索治疗汞中毒相关震颤疗效不佳

第四节 细胞毒性药物的职业防护

表 5-20 细胞毒性药物的职业防护

要 点	内 容	
职业防护的概述	职业暴露	指由于职业关系而暴露在危险因素中，从而损害健康或危及生命的一种情况
	基本原则	首先减少细胞毒性药物对环境的污染，以减少经呼吸道和消化道吸收的概率；尽量减少不必要的接触，减少经皮肤吸收的概率。即以“防”为主，加强培训，提升应急处理能力
细胞毒性药物暴露的预防	配制细胞毒性药物	①在独立空间、层流环境下进行，配液操作台使用生物安全柜，每日操作前后有设备消毒、清洁保养工作 ②需正确穿戴帽子、口罩、双层手套，身着隔离防护衣，建议每半小时或一小时更换一次手套
	配制区域	尽量避免物资和人员的出入，禁止存放耗材，禁止开展与配液无关的工作
细胞毒性药物暴露的紧急处理措施	清除溢出物的人员	除穿戴帽子、口罩、双层手套和隔离衣之外，还应佩戴护目镜
细胞毒性药物暴露的紧急处理措施	被污染地方	必须先用清水冲洗，再用适当消毒清洁剂清洗，最后用75% 乙醇擦拭
	被污染的物料和废弃物	必须丢弃在双层密封的医疗垃圾袋，并覆以“细胞毒性废弃物”的标识。细胞毒性废弃物不经机械压缩而是经 1000℃高温焚烧处理

第六章 常见病症的健康管理

微信扫扫，本章做题

知识导图

常见病症的健康管理
- 第一单元 发热、疼痛
- 第二单元 咳嗽、感冒、急性扁桃体炎、鼻窦炎、过敏性鼻炎、急性气管-支气管炎、社区获得性肺炎
- 第三单元 口腔溃疡、消化不良、胆石症与胆囊炎、便秘、腹泻、痔疮
- 第四单元 阴道炎、乳腺炎、尿路感染、男性性功能障碍、尿失禁、绝经综合征、多囊卵巢综合征、避孕
- 第五单元 带状疱疹、单纯疱疹、白癜风、银屑病、痤疮、荨麻疹、湿疹、甲沟炎、特应性皮炎、真菌感染性皮肤病、雄激素性脱发、疖痈
- 第六单元 视疲劳、干眼症、沙眼、麦粒肿、急性结膜炎
- 第七单元 贫血、超重和肥胖、晕动病

第一单元 发热与疼痛

第一节 发 热

当直肠温度超过37.6℃、口腔温度超过37.3℃、腋下温度超过37.0℃，昼夜间波动超过1℃时可考虑为发热。

一、病因

最常见引起发热的原因是感染性疾病（细菌、病毒、真菌、寄生虫等引起），也可以是非感染性炎症性疾病（自身免疫性疾病如风湿热、克罗恩病），肿瘤（恶性肿瘤如淋巴瘤、乳腺癌，良性肿瘤如肾上腺腺瘤）及其他原因。

二、临床表现

发热分为：低热，37.4~38.0℃；中等度热，38.1~39.0℃；高热，39.1~41.0℃；超高热，

41.0℃以上。

三、药物治疗与就医建议

表 6-1　药物治疗与就医建议

要　点	内　容
药物治疗	常用于退热的有对乙酰氨基酚和布洛芬，原则上单药治疗，如果一种药物不起效则换用另外一种，不建议合用或交替使用。如果一种药物服用后最小时间间隔还没到，患者又发热，可以用另外一种药物。阿司匹林避免用于儿童退热，可能引起瑞氏（Reye's）综合征 解热镇痛药用于退热一般不超过 3 天，如症状未缓解应及时就医，不得自行长期服用 （1）对乙酰氨基酚 ①对中枢神经系统前列腺素合成的抑制作用比对外周前列腺素合成的抑制作用强，解热作用强，镇痛作用较弱，但作用缓和而持久，对胃肠道刺激小，正常剂量下较为安全有效，是首选的退热药，但须注意超量使用可造成肝脏不可逆性损伤 ②用于退热，成人一次 0.3~0.6g，每隔 4 小时 1 次，或一日 4 次，一日安全剂量不宜超过 2g；用于镇痛，成人一次 0.5~1g，一日 3~4 次，尽管用于镇痛的日剂量上限可能高达 4g，但是考虑到对乙酰氨基酚的肝脏损伤风险，仍建议每日不宜超过 2g 的安全剂量范围（包括复方制剂、栓剂、静脉制剂等） ③儿童按体重一次 10~15mg/kg，每隔 4~6 小时重复用药 1 次，每 24 小时不多于 4 次。用药不超过 3 天 （2）布洛芬 ①其镇痛作用较强，比阿司匹林强 16~32 倍；抗炎作用较弱，退热作用与阿司匹林相似但较持久。胃肠道不良反应较轻，易于耐受 ②成人及 12 岁以上儿童用于退热、镇痛，普通制剂每次 0.2~0.4g，每日 3~4 次；缓释制剂每次 0.3~0.6g，每日 2~3 次。用于抗炎，普通制剂每次 0.2~0.6g，每日 3~4 次；缓释制剂每次 0.3~0.9g，每日 2~3 次。布洛芬用于退热、镇痛的非处方药物时，一日安全剂量建议不超过 1.2g；作为抗炎、抗风湿治疗的处方药时，尽管国外有数据显示日剂量的上限可不超过 3.6g，但是出于安全性考虑，每日不建议服用超过 2.4g（包括复方制剂、栓剂等） ③ 1~12 岁儿童，每次 5~10mg/kg，每 6 小时一次 ④对于儿童，通常推荐体温 >38.5℃开始使用退药
就医建议	如果属于以下情况之一，应建议患者就医： ① 1 岁以下婴儿 ② 65 岁以上老年人和体弱患者 ③有基础疾病的患者，如慢性阻塞性肺疾病、哮喘、冠心病、慢性肾脏病、糖尿病、免疫力缺陷相关疾病 ④伴有持续性发热和咳痰的患者 ⑤伴有胸痛或呼吸困难的患者 ⑥长期反复发热或不明原因发热（包括低热）

第6章

四、用药指导与患者教育

（1）为避免药物对胃肠道的刺激，布洛芬等非选择性非甾体抗炎药宜在餐后服药（肠溶制剂则宜空腹或餐后2小时服用），不宜空腹服药。老年人、肝肾功能不全者、血小板减少症者、有出血倾向者、有上消化道出血或穿孔病史者，应减量慎用。

（2）通常认为在妊娠期，对乙酰氨基酚可在正常剂量范围内短期使用，但不推荐长期大剂量使用，因该药长期使用的安全性证据还不充分。对乙酰氨基酚进入乳汁的浓度相对较低，目前认为可安全用于哺乳期发热和镇痛。

（3）在妊娠早期和晚期禁用布洛芬；妊娠中期如必须使用，应在医生指导下短期使用。布洛芬进入乳汁的浓度很低，目前认为可安全用于哺乳期发热和镇痛。

（4）以下情况禁用布洛芬：服用阿司匹林或其他非甾体抗炎药后诱发哮喘、荨麻疹或过敏反应的患者，有活动性消化道溃疡或出血的患者。有高血压、心力衰竭的患者，如必须使用布洛芬，应短期低剂量服用，并密切监测血压和心功能。

第二节　疼　痛

一、常见疼痛的临床表现及病因

表6-2　常见疼痛的临床表现及病因

要　点	内　容
头痛	根据头痛发生病因，将头痛分为三大类： ①原发性头痛 ②继发性头痛 ③脑神经痛、中枢性和原发性面痛以及其他颜面部结构病变所致头痛
神经痛	常见的神经痛为三叉神经痛、坐骨神经痛、肋间神经痛
牙痛	疼痛是其主要表现，表现为剧烈且难以忍受的疼痛
腹痛	腹痛在临床上常分为急性与慢性两类。急性腹痛是常见的临床症状之一，其病因复杂多样，但其共同特点是发病急、变化快和病情重，需迅速、准确地做出诊断和鉴别诊断
颈肩痛	颈肩痛主要症状为颈肩部持续疼痛，患侧上肢抬高、旋转、前后摆动受限，遇风、遇冷感觉有沉重隐痛
腰腿痛	临床上，由不同病因诱发的腰腿痛，其症状特点也不尽相同。腰椎骨质增生者疼痛症状特点：劳累后、休息后或在早晨起床时腰腿疼痛严重，适当的活动可缓解症状；腰椎管狭窄患者疼痛多表现为患者出现间歇性跛行；腰椎间盘突出症患者疼痛多为放射性，常在咳嗽或排便时明显加剧，疼痛常伴有下肢麻木感
关节痛	骨性关节炎主要症状为关节疼痛及压痛、关节肿大、晨僵、关节摩擦音、关节活动受限等

二、药物治疗与就医建议

（一）药物治疗

药物治疗是疼痛治疗最基本、最常用的方法，疼痛主要是对症治疗。临床常用的非处方镇痛药物，常见解热镇痛药对乙酰氨基酚、非甾体抗炎药物布洛芬与双氯芬酸二乙胺乳胶剂等。处方镇痛药物常见非甾体抗炎药物塞来昔布、双氯芬酸钠、依托考昔等；此外还有属于管制的麻精药品如中枢性镇痛药曲马多，阿片类镇痛药物吗啡、羟考酮等。

表 6-3　药物治疗

要　点	内　容
对乙酰氨基酚及非甾体抗炎药物	对乙酰氨基酚和布洛芬为最常使用的解热镇痛药，对乙酰氨基酚几乎没有抗炎活性，用法与用量及注意事项见本单元第一节“发热” （1）双氯芬酸钠缓释片：口服。成人：推荐剂量为每日 1 次，每次 75mg；最大剂量为 150mg，分 2 次服用或遵医嘱。对轻度疼痛及长期治疗患者，每日服用 75mg。对夜间及清晨疼痛症状较重的患者，应在傍晚服用 75mg （2）塞来昔布胶囊 ①急性疼痛：推荐剂量为第一天首剂 400mg，必要时可再服 200mg；随后根据需要，每日 2 次，每次 200mg ②骨性关节炎：推荐剂量为 200mg，每日 1 次口服；或 100mg，每日 2 次口 ③类风湿关节炎：推荐剂量为 100~200mg，每日 2 次 ④强直性脊柱炎：推荐剂量为每日 200mg（1 粒），单次服用（每日 1 次）或分次服用（每日 2 次） （3）双氯芬酸钠二乙胺乳胶剂：用于缓解肌肉、软组织和关节的轻至中度疼痛。外用：按照痛处面积大小，使用本品适量，轻轻揉搓，使本品渗透皮肤，一日 3~4 次
中枢性镇痛药曲马多	①是一种兼具有 5- 羟色胺（5-HT）和去甲肾上腺素（NE）再摄取抑制作用和阿片 μ 受体激动剂作用的中枢性镇痛药物 ②目前主要针对于常规镇痛治疗效果不佳的中至重度疼痛患者，用于急、慢性疼痛，轻至中度癌症疼痛，骨折或各种术后疼痛，牙痛。注射剂型的曲马多常用于围手术期镇痛及手术麻醉领域 ③肝肾功能不全者，应酌情谨慎使用曲马多；严重肝肾功能受损者禁用曲马多。曲马多禁用于经治疗未能充分控制的癫痫患者。对阿片类药物依赖、有头部损伤、休克、不明原因的神志模糊、呼吸中枢及呼吸功能异常、颅内压增高的患者应用本品须谨慎小心。限制曲马多用于 12 岁以下儿童患者，也不建议哺乳期女性使用曲马多；亦禁止 18 岁以下儿童使用本品治疗扁桃体和（或）腺样体摘除手术后的疼痛，也不建议肥胖或阻塞性睡眠呼吸暂停或严重肺部疾病的 12~18 岁青少年使用曲马多
含阿片类药物的复方镇痛药	对于中至重度急性疼痛患者，在规律使用解热镇痛抗炎药的基础上，仍可能存在疼痛控制不佳的情况 含阿片类药物的复方镇痛药：例如氨酚曲马多、氨酚双氢可待因、氨酚待因、氨酚羟考酮等。这类含阿片类药物的复方镇痛药的组方，通常每片中由不超过 325mg 的对乙酰氨基酚，分别联合低剂量的曲马多、可待因或羟考酮构成

续表

要　点	内　容
强阿片类镇痛药物	①通常用于其他镇痛药无效的急性剧痛，如严重创伤、战伤、烧伤、晚期癌症等疼痛，以及围手术期、手术麻醉镇痛及 ICU 程序化镇痛、镇静领域。通常不建议在慢性非癌痛疼痛治疗中使用阿片类镇痛药物。在癌痛治疗中，强阿片类药物通常按照世界卫生组织（WHO）的癌痛三阶梯治疗原则，用于严重癌痛患者 ②包括以吗啡、氢吗啡酮和芬太尼类为代表的强阿片类药物
腹痛的治疗	对于临床常见的由空腔脏器平滑肌痉挛引起的内脏痛及腹痛，常使用氢溴酸山莨菪碱、阿托品、消旋山莨菪碱、间苯三酚等药物治疗，可明显缓解胃肠绞痛、胆道痉挛、输尿管及肾绞痛 ①氢溴酸山莨菪碱：口服，一次 5~10mg，一日 2~3 次 ②颠茄浸膏片：口服，一次 10~30mg，一日 2~3 次
头痛与神经痛的治疗	①对于伴随明显的情绪障碍的慢性紧张型头痛患者，可适当给予抗抑郁药治疗 ②长期精神紧张、焦虑的紧张型头痛患者，可考虑劳拉西泮或地西泮抗焦虑治疗 ③对于急性偏头痛，5- 羟色胺受体 1B/1D 激动剂曲普坦类药物，例如佐米曲普坦、舒马曲普坦都是有效的针对性治疗药物，此外含有咖啡因的对乙酰氨基酚复方制剂、阿司匹林、罗通定、双氯芬酸、麦角胺咖啡因等药物 ④三叉神经痛首选卡马西平，此外奥卡西平、拉莫三嗪、巴氯芬、加巴喷丁、普瑞巴林都可作为备选药物，如治疗效果不佳可考虑苯妥英钠、阿米替林等药物
腰腿痛及骨关节疼痛的治疗	①对于存在肌肉紧张、僵硬和痉挛的慢性疼痛患者，可酌情联合肌松药（例如乙哌立松、替扎尼定、巴氯芬）等药物治疗 ②对于疼痛严重且关节活动功能受限的患者，临床可能采取关节腔注射技术，配合使用局麻药利多卡因和糖皮质激素曲安奈德等药物进行关节腔阻滞治疗 ③氨基葡萄糖可缓解关节疼痛、改善关节功能。硫酸氨基葡萄糖胶囊，口服，每次 500mg，每日 3 次，6 周为一个疗程甚或根据病情需要延长，每年重复治疗 2~3 次

（二）就医建议

如果出现以下情况之一，建议患者立即就医：①跌倒或头部外伤后出现头痛或恶心、呕吐。②头痛伴有眩晕、视物模糊或恶心、颈项强直。③服用复方激素避孕药或体内放置长效激素避孕制剂的女性（脑卒中风险升高），出现不明原因头痛。④可疑的药物不良反应，比如硝酸酯类药物引起的头痛、镇静药物导致的眩晕或跌倒。⑤怀疑骨折。⑥怀疑骨性关节炎、风湿性或类风湿关节炎。⑦严重或长期的背痛。⑧经恰当的药物治疗不能缓解的疼痛。⑨背痛并放射到腿部（伴有或不伴有针刺、麻木感）。⑩背部中央或靠上部的疼痛。

三、用药指导与患者教育

（1）非处方的解热镇痛药用于镇痛一般不超过 5 天。

（2）阿司匹林、布洛芬均通过对环氧化酶的抑制而减少前列腺素的合成，由此减轻组织充血、肿胀，降低神经痛觉的敏感性，具有中等程度的镇痛作用；对慢性钝痛如牙痛、头痛、神经痛、肌肉痛、关节痛等有较好的镇痛效果，而对创伤性剧痛和内脏平滑肌痉挛引起的绞痛几乎无效。但由于仅对疼痛的症状有缓解作用，不能解除疼痛的致病原因，也不能防止疾病的发展和预防并发症的发生，故不宜长期服用。

另有消化道溃疡病史、支气管哮喘、心功能不全、高血压、血友病或其他出血性疾病的患者慎用阿司匹林、布洛芬等非甾体抗炎药，可选择对乙酰氨基酚。对阿司匹林有严重过敏的患者应禁用布洛芬等非甾体抗炎药的各种制剂，包括外用制剂。可选择对乙酰氨基酚。

（3）对乙酰氨基酚及非甾体抗炎药物都具有“天花板效应”，受限于副作用和镇痛的“封顶”剂量，即高于某一剂量后，即使增加剂量也无法产生更强的镇痛作用。

（4）布洛芬对胃肠道的刺激较小，不良反应的总体发生率较低，在非甾体抗炎药中属于耐受性较好的一种。本类药物有水钠潴留的作用，所以高血压、心功能不全的患者应慎用；肾功能明显障碍的患者使用本类药物有发生急性肾衰竭的报道，故肾功能不全者应慎用；服用ACEI、ARB或利尿剂的患者同时服用本类药物可能导致肾功能损害，应注意减量并严密监护。

（5）对于严重的急性疼痛，服用含阿片类镇痛成分的药物（如氨酚待因、氨酚羟考酮）须加强患者教育，提醒可能出现的不良反应如便秘、头痛、眩晕；服药期间注意谨遵医嘱疗程，定期复诊评估以避免对药物形成依赖，在疼痛得到良好控制后，应遵医嘱实施减停计划，以达到平稳递减剂量、顺利减停药物的目标，避免出现快速减停引发的戒断症状。

（6）应用山莨菪碱、颠茄片等解痉药后可引起口干、皮肤潮红、便秘等不良反应。用药24小时后若症状未缓解，应立即就医。反流性食管炎、重症溃疡性结肠炎、严重心力衰竭及心律失常患者慎用。

（7）硫酸氨基葡萄糖胶囊宜在饭时或饭后服用，可减少胃肠道不适，特别是有胃溃疡的患者。同时服用非甾体抗炎药的患者可能需降低剂量。

第二单元　呼吸系统问题

第三节　咳　嗽

一、分类及病因

咳嗽通常按病程时间分为3类：急性咳嗽、亚急性咳嗽和慢性咳嗽。成人急性咳嗽的病程时间＜3周，亚急性咳嗽3~8周，慢性咳嗽＞8周。儿童急性咳嗽的病程时间＜2周，亚急性咳嗽2~4周，慢性咳嗽＞4周。

二、药物治疗与就医建议

表 6-4　药物治疗与就医建议

要　点	内　容
药物治疗	①蜂蜜：可以减轻因上呼吸道感染所致急性咳嗽症状，每次 10g。由于婴儿可能出现肉毒杆菌中毒，因此不应给 1 岁以下的儿童服用 ②祛痰药：愈创甘油醚可以减轻咳嗽症状，12 岁以上患者可使用含有愈创甘油醚的药物来治疗急性咳嗽。含愈创甘油醚的非处方药，6~12 岁儿童应在药师指导下使用，6 岁以下儿童不宜使用 ③镇咳药：含有右美沙芬的非处方药不应用于 12 岁以下儿童；含有福尔可定的非处方药不应用于 6 岁以下儿童；可待因对于改善咳嗽症状没有益处 ④支气管舒张剂：口服或吸入沙丁胺醇等支气管舒张剂对缓解咳嗽症状没有益处，反而增加了震颤等不良事件。因此，除非患有哮喘等呼吸系统疾病，否则不应向急性咳嗽的患者（成人或儿童）提供支气管舒张剂
就医建议	如果属于以下情况之一，应建议患者就医： ①咳嗽持续 2 周以上但未见好转 ②咳嗽伴高热、全身不适 ③体弱或老年人的严重咳嗽 ④有基础疾病如慢性阻塞性肺疾病、支气管哮喘、心脏病、糖尿病等 ⑤伴有胸痛、呼吸困难、哮鸣的患者 ⑥怀疑药物诱发的咳嗽 ⑦镇咳药物治疗无效的患者

三、用药指导与患者教育

（1）可待因是国家管制的麻醉药品，可待因复方口服液体制剂（包括口服溶液剂、糖浆剂）列入第二类精神药品管理，反复用药可引起药物依赖性，应按规定控制使用。对此药物过敏者、痰多者、婴幼儿禁用；分娩期妇女用药可能引起新生儿呼吸抑制，并且可能由于个体可待因代谢水平的差异导致胎儿发生严重不良反应；药物可自乳汁排出，使婴儿具有潜在的严重不良反应，故哺乳期妇女慎用，如需使用应给予最低有效剂量，并告知如出现极度困倦或婴儿嗜睡、烦躁、易激惹表现时，需及时停药并就医。

（2）注意药物不良反应。如右美沙芬可引起嗜睡，对驾车、高空作业或操作机器者宜慎用。苯丙哌林对口腔黏膜有麻醉作用，产生麻木感觉，服药时需整片吞服，不可嚼碎。青光眼、心功能不全者慎用喷托维林；有报道称喷托维林可造成儿童呼吸抑制，故 5 岁以下儿童不宜应用。

第四节　感　冒

一、病因及临床表现

（一）病因

普通感冒大部分是由病毒引起的，鼻病毒是引起普通感冒最常见的病原体，其他病毒包括冠状病毒、副流感病毒、呼吸道合胞病毒等。流行性感冒（以下简称流感）是由流感病毒引起的一种急性呼吸道传染病，甲型和乙型流感病毒每年呈季节性流行，其中甲型流感病毒可引起全球大流行。

（二）临床表现

普通感冒常在季节交替和冬、春季节发病，起病较急。早期症状主要以鼻部卡他症状为主，可有打喷嚏、鼻塞、流清水样鼻涕，初期也可有咽部不适或咽干、咽痒或烧灼感；2~3 日后变为黏稠鼻涕，可有咽痛或声音嘶哑，有时由于咽鼓管炎可出现听力减退，也可出现流泪、味觉迟钝、呼吸不畅、咳嗽、少量咳痰等症状；一般无发热及全身症状，或仅有低热。

流感主要以发热、头痛、肌肉关节酸痛和全身不适起病，体温可达 39~40℃，最突出症状是同时出现发热和咳嗽。肺炎是流感最常见的并发症，流感病毒可侵犯下呼吸道，引起原发性病毒性肺炎。

普通感冒与流感的症状对比见表 6-5。

表 6-5　普通感冒与流感的症状对比

症　状	普通感冒	流　感
症状起始	骤起	骤起，冬季多发
咳嗽	常见，干咳	常见，剧烈干咳
咽痛	常见	常见
流涕	常见	常见
打喷嚏	常见	少见
鼻塞	常见	有时
头痛	常见，轻微	明显
呼吸困难	无	不常见，除非发生流感病毒肺炎
发热	无或低热	骤起，高热

二、药物治疗与就医建议

（一）普通感冒

静脉补液仅适用于以下几种情况：①因感冒导致患者原有基础疾病加重，或出现并发症，需要静脉给药；②由于患者严重腹泻或高热导致脱水、电解质代谢紊乱，需补充水和电解质；③由于胃肠不适、呕吐而无法进食，需要通过静脉补液维持身体基础代谢。

1. 成人感冒治疗

表 6-6　成人普通感冒治疗推荐

治　疗	推荐意见	解　释
锌含片	推荐	选择游离锌离子浓度高的化合物，起病 24 小时内多次含服，每日剂量≥ 75mg 但 <100mg
利巴韦林	建议	仅建议吸入剂型用于免疫功能低下诊断或疑诊呼吸道合胞病毒感染成人，不建议用于免疫功能正常成人感冒
维生素 C	建议	用于生活在寒冷地区且经常参加剧烈运动（如马拉松、滑雪运动员或士兵）和体力劳动的人群
维生素 D	推荐	用于维生素 D 缺乏人群

续表

治　疗	推荐意见	解　释
维生素 E	不建议	除非存在维生素 E 缺乏
吸入湿化加热的空气	不建议	用于有支气管哮喘的感冒患者反而有害
非处方抗感冒复方制剂	建议	购买前充分咨询医生或药师的意见，对症选择：抗组胺药 + 鼻减充血剂组方，对症流涕、打喷嚏和鼻塞；抗组胺药 + 镇痛剂组方，对症流涕、打喷嚏、发热和疼痛；镇痛剂 + 鼻减充血剂组方，对症鼻塞、发热和疼痛；鼻减充血剂 + 抗胆碱药组方，对症鼻塞、流涕和打喷嚏；抗组胺药+镇痛剂+鼻减充血剂组方，对症流涕、打喷嚏、鼻塞、发热和疼痛
对乙酰氨基酚和非甾体抗炎药	建议	短期用于普通感冒的发热及疼痛
含蜂蜜制剂或右美沙芬	推荐	用于感冒相关急性咳嗽难以忍受的患者
抗菌药物	反对推荐	应用在普通感染，弊大于利

2. 儿童感冒治疗

不建议 6 岁以下儿童使用镇咳药、抗组胺药、减充血剂、祛痰剂和阿司匹林。对症治疗包括盐水鼻腔冲洗、蜂蜜（巴氏消毒）止咳和使用镇痛药，大多数症状不需要干预。<2 个月的婴儿发热建议采用物理降温；≥ 2 月龄，肛温≥ 39.0℃（口温≥ 38.5℃，腋温≥ 38.2℃），或因发热出现不舒适和情绪低落的儿童，推荐口服对乙酰氨基酚；≥ 6 月龄儿童，推荐使用对乙酰氨基酚或布洛芬。阿司匹林，包括其衍生物如氨基匹林、安替比林、赖氨匹林、氨酚比林、安痛定等，与对乙酰氨基酚、布洛芬等的退热效果相当，并无优势；反而副作用更多，如可影响血小板功能，增加胃溃疡和胃出血、瑞氏综合征等风险以及水杨酸过敏反应等，故不推荐阿司匹林作为退热药在儿童中使用。

3. 特殊人群用药

（1）肝、肾功能不全患者：应选择肝、肾毒性小的药物成分，或注意控制用药剂量或酌情减量使用。

（2）孕产妇：在物理降温、充足补水并对因治疗的基础上，可慎用对乙酰氨基酚退热治疗。止咳化痰药物一般不推荐妊娠期女性使用。孕期避免使用阿司匹林、双氯芬酸、苯海拉明和布洛芬等。妊娠 3 个月内禁用愈创木酚甘油醚和右美沙芬。哺乳期避免使用苯海拉明、马来酸氯苯那敏和金刚烷胺等。

（3）胃、十二指肠溃疡以及曾有消化道出血病史患者不建议使用阿司匹林进行解热镇痛治疗，会引起胃肠黏膜刺激和再次出血风险；对乙酰氨基酚解热镇痛则相对安全。

（4）心脑血管疾病患者：心脑血管疾病患者常用阿司匹林作为二级预防用药，故建议使用对乙酰氨基酚解热镇痛。鼻减充血剂中推荐伪麻黄碱，不建议使用麻黄碱。

（5）药物过敏者：主要针对阿司匹林过敏者（包括阿司匹林过敏性哮喘及阿司匹林药物过敏），若需解热镇痛可考虑对乙酰氨基酚代替。

（二）流感

表 6-7　流感

要　点	内　容
基本原则	①对临床诊断病例和确诊病例应尽早隔离治疗 ②住院治疗标准（满足下列标准中的任意 1 条）：基础疾病明显加重，如慢性阻塞性肺疾病、糖尿病、慢性心功能不全、慢性肾功能不全、肝硬化等；符合重症或危重症流感诊断标准 ③非住院患者居家隔离 ④流感病毒感染高危人群容易引发重症流感，尽早抗病毒治疗可减轻症状、减少并发症、缩短病程、降低病死率 ⑤避免盲目或不恰当使用抗菌药物，仅在有细菌感染指征时使用 ⑥儿童忌用阿司匹林或含阿司匹林药物以及其他水杨酸制剂
对症治疗	高热者可进行物理降温，或应用解热药物。咳嗽、咳痰严重者给予止咳、祛痰药物。根据缺氧程度采用适当的方式进行氧疗
抗病毒治疗	①抗流感病毒治疗时机：重症病例或有重症流感高危因素的患者，应尽早给予抗流感病毒治疗，不必等待病毒核酸检测结果。不必等待病毒检测结果。发病48 小时内进行抗病毒治疗可减少并发症、降低病死率、缩短住院时间；但发病时间超过 48 小时的重症患者依然可从抗病毒治疗中获益 ②抗流感病毒药物：神经氨酸酶抑制剂（奥司他韦、帕拉米韦和扎那米韦）、病毒 RNA 聚合酶抑制剂（玛巴洛沙韦、法维拉韦）、血凝素抑制剂（阿比多尔） ③哺乳期患者如果需要继续母乳喂养，应首选口服奥司他韦治疗；玛巴洛沙韦的安全性数据不足，目前不推荐用于妊娠期及哺乳期患者

第6章

三、用药指导与患者教育

表 6-8　用药指导与预防

要　点	内　容
用药指导	①奥司他韦引起的消化道反应以恶心、呕吐、腹泻为主，多数可自行缓解或经过对症处理后好转，奥司他韦引起的神经精神异常是该药最受关注的不良反应 ②玛巴洛沙韦在症状出现后 48 小时内单次服用，应避免与乳制品及其他钙强化饮料、含高价阳离子的泻药、抗酸药或口服营养补充剂（如铁、镁、硒或锌）同时服用 ③在使用减毒流感活疫苗 2 周内不应服用磷酸奥司他韦，在服用磷酸奥司他韦后48 小时内不应使用减毒流感活疫苗；因为磷酸奥司他韦作为抗病毒药物可能会抑制活疫苗中病毒的复制。三价灭活流感疫苗可以在服用磷酸奥司他韦前后的任何时间使用

续表

要　点	内　容
预防	①良好的手卫生是预防儿童和成人急性上呼吸道感染最有效、最实用的方法。每天多次使用洗手液或肥皂洗手，每次时间至少 15~30 秒 ②密切接触会有传播普通感冒的可能，故要注意相对隔离。年老体弱易感者应注意防护，感冒流行时应戴口罩，避免出入人多的公共场合 ③流感疫苗是预防流感最有效的手段，可以显著降低接种者罹患流感和发生严重并发症的风险。我国批准上市的流感疫苗包括三价疫苗和四价疫苗 ④ 6 月龄至 5 岁儿童、60 岁及以上老年人、慢性病患者、医务人员、6 月龄以下婴儿的家庭成员和看护人员以及孕妇或准备在流感流行季节怀孕的女性为优先接种对象，对于≥ 6 月龄且无禁忌证的人群均可接种流感疫苗。通常接种流感疫苗 2 周后，可产生具有保护水平的抗体，6~8 个月后抗体滴度开始衰减 ⑤药物预防不能代替疫苗接种，只能作为未接种疫苗或接种疫苗后尚未获得免疫能力的重症流感高危人群的紧急临时预防措施

第五节　急性扁桃体炎

一、病因

急性扁桃体炎 70%~95% 由病毒或细菌感染所致，病毒感染最为常见。不同年龄段人群易感染的病原体不同。20%~30% 免疫功能正常的儿童和 5%~15% 的成人可发生急性细菌性扁桃体炎，最主要的病原体是 A 组 β 溶血性链球菌（GABHS），即化脓性链球菌。

二、临床表现

急性扁桃体炎的症状包括发热、扁桃体渗出、咽喉痛和颈前淋巴结肿大等。

三、药物治疗与就医建议

（一）治疗原则

1. 评分系统

改良的 Centor 评分（表 6-9）可用于评估 GABHS 感染的可能性，得分在 3 分及以上的患者应考虑进行快速抗原检测或咽拭子培养；得分等于及低于 2 分的患者不建议常规进行检测；对于出现咽喉痛且**改良的 Centor 评分为 4 分或 5 分的门诊患者，可给予经验性抗菌药物治疗**。

表 6-9　改良的 Centor 评分

标　准	评　分				
年龄范围（GABHS 扁桃体炎 3 岁以下罕见）（岁）					
3~14					+1

续表

标　准	评　分				
15~44					0
≥ 45					−1
发热（体温 >38℃）					
否					0
是					+1
咳嗽					
是					0
否					+1
扁桃体渗出或肿胀					
否					0
是					+1
颈前淋巴结肿 / 痛					
否					0
是					+1
总分（分）	−1 或 0	1	2	3	4 或 5
急性链球菌扁桃体炎的可能性（%）	1	2~10	11~17	18~35	36~50

第6章

2. 快速检测

包括抗原快速检测、DNA 探针等方法，可在几分钟内检测出咽拭子中的链球菌。

3. 咽拭子培养

咽拭子培养用于确证性检测及监测 GABHS 耐药性。

（二）药物治疗

（1）一般治疗：对于大多数患者来说，急性扁桃体炎是一种自限性疾病，主要的治疗手段是支持性治疗，包括镇痛和补水，通常仅需门诊治疗，不需住院。对乙酰氨基酚及布洛芬等非甾体抗炎药可以缓解症状，不推荐使用葡萄糖酸锌。

（2）抗菌治疗

表 6-10　急性链球菌感染的抗菌药物治疗方案

药　物	剂量和频次（成人）	剂量和频次（儿童）	疗　程
首选方案			
青霉素 V 钾	250mg qid po 或 500mg bid po	—	10 天
阿莫西林	500mg bid po	25mg/kg（最大 500mg）bid 或 tid po	10 天
头孢氨苄	500mg bid 或 tid po	20mg/kg（最大 500mg）bid 或 tid po	5~7 天
苄星青霉素	120 万单位肌内注射	—	1 次
青霉素过敏者的备选方案			
阿奇霉素	500mg qd po	10mg/kg（最大 500mg）qd po	3 天
克林霉素	300mg tid po	—	5~7 天

（3）手术治疗。

四、用药指导与患者教育

建议当改良 Centor 评分为 4 或 5 分或咽拭子链球菌培养试验阳性时才给予抗菌药物。

第六节　鼻窦炎

一、病因

急性鼻窦炎的年患病率为 6%~15%，通常由病毒感染所致，是一种自限性疾病，但严重的并发症会危及生命甚至引发死亡。

二、临床表现

鼻窦炎是鼻腔和鼻窦的炎症，特征在于出现两种或以上症状，其中一种必须有鼻塞或鼻分泌物（前 / 后鼻腔滴漏）。

症状持续时间 <12 周为急性鼻窦炎，≥ 12 周为慢性鼻窦炎。

急性鼻窦炎分为急性病毒性鼻窦炎（普通感冒）、急性病毒感染后鼻窦炎、急性细菌性鼻窦炎。

三、药物治疗与就医建议

（一）急性鼻窦炎的治疗

成人急性细菌性鼻窦炎抗菌药物治疗方案详见表 6-11，18 岁以下青少年及儿童急性细菌性鼻窦炎抗菌药物治疗方案详见表 6-12。

表 6-11　成人急性细菌性鼻窦炎抗菌药物治疗方案

抗菌药物	治疗方案
首选方案	
青霉素 V 钾	500mg/ 次，一天 4 次，疗程 5 天
全身不适，病情严重或出现并发症的风险高	
阿莫西林 - 克拉维酸	每次 500mg/125mg，一天 3 次，疗程 5 天
青霉素过敏或不耐受的替代治疗方案	
多西环素	第一天 200mg qd，第 2~5 天 100mg qd（总疗程 5 天）
克拉霉素	500mg/ 次，一天 2 次，疗程 5 天
首选方案治疗 2~3 天后症状加重	
阿莫西林 - 克拉维酸	每次 500mg/125mg，一天 3 次，疗程 5 天

表 6-12　18 岁以下青少年及儿童急性细菌性鼻窦炎抗菌药物治疗方案

抗菌药物	治疗方案
首选方案	
青霉素 V 钾	1~11 个月，62.5mg/ 次，一天 4 次，疗程 5 天 1~5 岁，125mg/ 次，一天 4 次，疗程 5 天 6~11 岁，250mg/ 次，一天 4 次，疗程 5 天　12~17 岁，500mg/ 次，一天 4 次，疗程 5 天
全身不适，病情严重或出现并发症的风险高	
阿莫西林 - 克拉维酸	根据体重计算每次给药剂量，一天 3 次，疗程 5 天
青霉素过敏或不耐受的替代治疗方案	
克拉霉素	体重 <8kg，7.5mg/kg，一天 2 次，疗程 5 天 体重 8~11kg，62.5mg/ 次，一天 2 次，疗程 5 天 体重 12~19kg，125mg/ 次，一天 2 次，疗程 5 天 体重 20~29kg，187.5mg/ 次，一天 2 次，疗程 5 天 体重 30~40kg，250mg/ 次，一天 2 次，疗程 5 天 12~17 岁，250mg 或 500mg/ 次，一天 2 次，疗程 5 天
多西环素	12~17 岁，第一天 200mg qd，第 2~5 天 100mg qd（总疗程 5 天）
首选方案治疗 2~3 天后症状加重	
阿莫西林 - 克拉维酸	根据体重计算每次给药剂量，一天 3 次，疗程 5 天

（二）慢性鼻窦炎的治疗

1. 药物治疗

（1）糖皮质激素：具有显著的抗炎、抗水肿和免疫抑制作用，是 CRS 药物治疗体系中最重要的药物，主要包括全身（口服）和局部（鼻用）两种用药方式。不推荐静脉或鼻内注射糖皮质激素治疗 CRS。

①鼻用糖皮质激素：临床推荐鼻用糖皮质激素作为 CRS 的一线首选治疗药物，疗程不少于 12 周。

②口服糖皮质激素：临床仅推荐对 CRSwNP 患者，尤其是严重复发性鼻息肉患者，可给予短期口服糖皮质激素治疗。不建议对 CRSsNP 患者应用口服糖皮质激素治疗。

短疗程：剂量相当于泼尼松 0.5~1.0mg/(kg·d) 或 15~30mg/d，晨起空腹顿服，疗程 10~14 天，无需逐渐减量，可直接停药。

序贯疗法：剂量相当于泼尼松 5~10mg/d 晨起空腹顿服，连续口服 1~6 个月；适用于伴有哮喘、严重变态反应、阿司匹林耐受不良及变应性真菌性鼻窦炎等患者。

（2）抗组胺药：目前没有足够的证据支持常规使用抗组胺药物治疗 CRS。

（3）抗白三烯药：除非患者不能耐受鼻用糖皮质激素，否则不推荐使用。

（4）减充血药：在鼻腔非常堵塞的情况下，可以考虑在鼻用糖皮质激素治疗的基础上暂时增加鼻腔减充血剂。

（5）生理盐水鼻腔冲洗：鼻腔盐水冲洗作为单一疗法或辅助治疗对成人和儿童 CRS 均有效，还可用作难治性鼻窦炎的长期治疗，以及妊娠期 CRS 的维持治疗。

2. 手术治疗

CRS 药物治疗无效后，内镜鼻窦手术是首选的外科治疗手段。

四、用药指导与患者教育

药师指导患者正确使用鼻喷剂，可提高药物疗效，降低不良反应发生率并增强患者的依从性。鼻喷剂和鼻滴剂的使用方法详见表 6-13。

表 6-13　鼻喷剂和鼻滴剂的使用方法

鼻用药品	喷剂 / 滴剂给药前	头部位置	喷剂 / 滴剂用药方向	未用药的鼻孔	喷剂 / 滴剂用药期间的呼吸配合与注意事项	喷雾 / 滴剂给药后
鼻喷剂	①轻微擤鼻 ②鼻喷剂摇晃均匀 ③移开喷嘴套	头部向前轻微倾斜	将喷嘴轻轻置入调整喷嘴的方向，使其远离鼻中隔，可用右手行左侧鼻孔喷雾，反之亦然，不要让喷雾喷于鼻中隔上	切勿闭塞未用药的一侧鼻孔	保持经鼻轻轻吸气，按照药品说明书使用鼻喷剂喷鼻剂每次的剂量遵医嘱	①将喷嘴取出后经口呼气 ②在另一侧鼻孔重复鼻喷剂的使用步骤 ③按照药品说明书指引清洁喷嘴并更换喷嘴套
鼻滴剂	①轻微擤鼻 ②鼻滴剂摇晃均匀	仰卧位平躺头部悬于床缘，使下颌成为头部最高点	—	—	保持正常呼吸，按照药品说明书在每侧鼻孔缓缓滴入药物	①滴入药物后保持姿势 2 分钟 ②按照药品说明书指引清洁滴管

第七节　过敏性鼻炎

一、临床分类

表 6-14　临床分类

要　点	内　容
按过敏原种类分类	①季节性过敏性鼻炎：发作呈季节性，常见致敏原为花粉、真菌等季节性吸入物变应原 ②常年性过敏性鼻炎：发作呈常年性，多见致敏原为尘螨、蟑螂、动物皮屑等室内常年性吸入物变应原，以及某些职业性变应原

续表

要点	内容
按症状发作时间分类	①间歇性过敏性鼻炎：发作＜4天/周，或持续时间＜连续4周 ②持续性过敏性鼻炎：发作≥4天/周，且持续时间≥连续4周
按疾病严重程度分类	①轻度过敏性鼻炎 ②中至重度过敏性鼻炎

二、临床表现

过敏性鼻炎的典型症状为阵发性打喷嚏、清水样流涕、鼻痒和鼻塞；可伴有眼部症状，包括眼痒、流泪、眼红和灼热感等，多见于花粉过敏患者。

三、治疗与就医建议

（一）环境控制

过敏性鼻炎的一线治疗是消除症状相关的环境诱因。

（二）药物治疗

表 6-15　12 岁及以上患者过敏性鼻炎的药物治疗

疾病分类		轻度症状的治疗	中度或重度症状的治疗
间歇性过敏性鼻炎	一线治疗	①口服第二代抗组胺药 ②鼻用抗组胺药	①口服第二代抗组胺药 ②鼻用抗组胺药
	二线治疗	①口服第二代抗组胺药联合伪麻黄碱 ②糖皮质激素鼻喷剂	糖皮质激素鼻喷剂
	三线治疗	—	联合使用糖皮质激素鼻喷剂和鼻用抗组胺药
持续性过敏性鼻炎	一线治疗	糖皮质激素鼻喷剂	①糖皮质激素鼻喷剂 ②鼻用抗组胺药 ③联合使用糖皮质激素鼻喷剂和鼻用抗组胺药
	二线治疗	糖皮质激素鼻喷剂联合第二代抗组胺药或鼻用抗组胺药	如果糖皮质激素鼻喷剂无效，可使用鼻用抗组胺药
	三线治疗	①第二代抗组胺药联合伪麻黄碱 ②鼻用减充血剂与糖皮质激素鼻喷剂联合使用，持续4~6周，如果可耐受	—
	四线治疗	在三线治疗中加用鼻用色甘酸钠	—

第6章

（三）免疫治疗

免疫治疗是过敏性鼻炎的一线治疗方法，该疗法是针对 IgE 介导的 I 型变态反应性疾病的对因治疗，即给予患者逐步增加剂量的过敏原提取物（治疗性疫苗），诱导机体免疫耐受，使患者再次接触相应过敏原时症状明显减轻，甚或不产生临床症状。

（四）手术干预

只有当药物治疗无效时，才考虑手术干预，包括鼻中隔手术和鼻窦手术。

四、用药指导与患者教育

（一）合理用药

第二代抗组胺药为过敏性鼻炎的一线治疗药物，一般每天只需用药 1 次，疗程不少于 2 周。耐受性良好，不透过血 - 脑屏障，不与胆碱能受体结合，镇静和口干的不良反应发生率较低。口服抗组胺药罕见发生心脏毒性作用，但应引起重视，临床表现为 QT 间期延长、尖端扭转型室性心动过速等严重心律失常。鼻用抗组胺药安全性好，苦味为主要不良反应，发生率在 1.4%~16.7% 之间；其他不良反应少见，包括鼻腔烧灼感、鼻出血、头痛和嗜睡等。

短期使用（2~12 周）糖皮质激素鼻喷剂的鼻出血发生率在 4%~8% 之间，而使用 1 年后的鼻出血发病率接近 20%~28%。对于青光眼患者，糖皮质激素鼻喷剂可能会略微升高眼压，但不禁用于青光眼患者。口服糖皮质激素是过敏性鼻炎的二线治疗药物，临床需要慎重和酌情使用。对于症状严重难以控制的过敏性鼻炎可考虑短期口服糖皮质激素，宜选择安全性和耐受性较好的剂型，剂量按患者体重计算（以泼尼松为例，剂量为 0.5~1.0mg/kg），早晨顿服，疗程 4~7 日。必须注意全身使用糖皮质激素的不良反应，避免用于儿童、老年人以及有糖皮质激素使用禁忌证的患者。不推荐应用肌内、静脉或鼻内注射糖皮质激素。

（二）用药指导

糖皮质激素鼻喷剂的正确使用方法如下。

（1）先充分摇匀药瓶。

（2）低头。

（3）用右手喷左鼻孔，喷嘴放在鼻内，对准鼻外壁。

（4）喷 1~2 喷（两喷向不同方向）。

（5）换另一只手，喷另一侧鼻孔。

（6）用鼻部轻轻地呼吸。

（7）切勿用力吸气。

第八节 急性气管－支气管炎

一、病因

急性气管 - 支气管炎简称急性支气管炎，通常是由于病毒感染支气管引起，呈自限性，细菌感染并不常见。

二、临床表现

通常咳嗽是主要的症状。

三、治疗

治疗通常是**对症和支持疗法。**

当病原诊断考虑为流感或百日咳时，应立即使用神经氨酸酶抑制剂（奥司他韦、扎那米韦等）或玛巴洛沙韦治疗流感，大环内酯类药物或复方磺胺甲噁唑治疗百日咳，同时患者还需要隔离 5 天。

应避免使用可待因，因其具有成瘾性。β 受体激动剂通常用于伴有喘息的急性支气管炎患者。镇痛药和退热药可用于治疗相关的全身不适、肌痛和发热。

成人急性支气管炎治疗常用药物详见表 6-16。

表 6-16　成人急性支气管炎治疗常用药物

药物种类	药物品种	推荐剂量
镇咳药物	右美沙芬片	每次 30mg 口服，每 6~8 小时 1 次
	喷托维林片	每次 25mg 口服，3~4 次 / 日
	苯丙哌林片	每次 20~40mg 口服，3~4 次 / 日
祛痰药物	溴己新片	每次 8~16mg 口服，2~3 次 / 日
	氨溴索片	每次 30mg 口服，3 次 / 日
	氨溴索溶液	每次 10ml 口服，3 次 / 日
	桉柠蒎肠溶软胶囊	每次 300mg 口服，3 次 / 日
	N- 乙酰半胱氨酸片	每次 600mg 口服，2 次 / 日
	羧甲司坦片	每次 250~500mg 口服，3 次 / 日
	厄多司坦胶囊	每次 300mg 口服，2 次 / 日
解痉、抗过敏药物	沙丁胺醇气雾剂	每次 100~200μg（1~2 喷），每 4~6 小时 1 次，24 小时内不超过 8~12 喷
	吸入用沙丁胺醇溶液	每次 2.5mg 雾化吸入，需要时每 4~6 小时 1 次
	马来酸氯苯那敏片	每次 4~8mg 口服，2~3 次 / 日

续表

药物种类	药物品种	推荐剂量
复方制剂	氯化铵甘草合剂口服液	每次 5~10ml 口服，3 次 / 日
	愈美片（每片含氢溴酸右美沙芬 15mg、愈创木酚甘油醚 100mg）	每次 2 片口服，3 次 / 日
复方制剂	复方甲氧那明胶囊（每粒含盐酸甲氧那明 12.5mg，那可丁 7mg，氨茶碱 25mg，马来酸氯苯那敏 2mg）	每次 1 粒口服，3 次 / 日
	美敏伪麻溶液（每毫升含氢溴酸右美沙芬 1mg，盐酸伪麻黄碱 3mg，马来酸氯苯那敏 0.2mg）	每次 10ml 口服，3~4 次 / 日

四、用药指导与患者教育

特别推荐在特殊人群中使用流感疫苗和肺炎链球菌疫苗，包括 65 岁以上的成年人、2 岁以下（6 个月以上）的儿童、妊娠期女性以及疗养院和长期护理机构的住院人群。

第九节　社区获得性肺炎

一、病因

社区获得性肺炎（community-acquired pneumonia，CAP）是指在医院外罹患的感染性肺实质（含肺泡壁，即广义上的肺间质）炎症，包括具有明确潜伏期的病原体感染在入院后于潜伏期内发病的肺炎。

二、临床表现

临床诊断标准如下。

（1）社区发病。

（2）肺炎相关临床表现：①新近出现的咳嗽、咳痰或原有呼吸道疾病症状加重，伴或不伴脓痰、胸痛、呼吸困难及咯血。②发热。③肺实变体征和（或）闻及湿性啰音。④外周血白细胞计数＞ 10×10^9/L 或＜ 4×10^9/L，伴或不伴中性粒细胞核左移。

（3）胸部影像学检查显示新出现的斑片状浸润影、肺叶或肺段实变影、磨玻璃影或间质性改变，伴或不伴胸腔积液。

符合（1）与（3）及（2）中任何一项，并除外肺结核、肺部肿瘤、非感染性肺间质性疾病、肺水肿、肺不张、肺栓塞、肺嗜酸性粒细胞浸润症及肺血管炎等疾病后，可建立临床诊断。

三、治疗

（一）诊治思路及病情评估

表 6-17　常用 CAP 严重程度评分系统及其特点

评分系统	预测指标和评分方法	风险评分
CURB-65 评分	共 5 项指标，满足 1 项得 1 分：①意识障碍；②血尿素氮 >7mmol/L；③呼吸频率 ≥ 30 次 / 分；④收缩压 <90mmHg 或舒张压 ≤ 60mmHg；⑤年龄 ≥ 65 岁	0~1 分：低危，应门诊治疗 2 分：中危，建议住院或严格随访下院外治疗 3~5 分：高危，应住院治疗

（二）病原体

细菌和病毒是 CAP 的常见病原体。常见或核心病原体包括肺炎链球菌、甲氧西林敏感金黄色葡萄球菌、流感嗜血杆菌、肺炎支原体、肺炎衣原体、流感病毒等。不常见或罕见病原体包括耐甲氧西林金黄色葡萄球菌（MRSA）、假单胞菌、不动杆菌、鹦鹉热衣原体、巨细胞病毒等。

主要病原体耐药方面，我国 CAP 患者中肺炎链球菌对大环内酯类药物的高耐药率是有别于欧美国家的重要特点。肺炎支原体对大环内酯类药物的高耐药率是我国 CAP 病原学有别于世界其他多数国家的另一特点。

第 6 章

（三）合理安排病原学检查

由于经验性抗感染治疗基本上可取得成功，所以对于大多数门诊患者，一般不建议针对细菌进行微生物学检测。但应考虑进行病毒检测（如 SARS-CoV-2 和流感病毒）。

（四）经验性抗感染治疗

CAP 经验性抗感染治疗的推荐意见如下。

（1）首剂抗感染药物争取在诊断 CAP 后尽早使用，以改善疗效、降低病死率、缩短住院时间。但需要注意的是，正确诊断是前提，不能为了追求“早”而忽略必要的鉴别诊断。

（2）对于门诊轻症 CAP 患者，根据临床特征鉴别细菌性肺炎、支原体 / 衣原体肺炎和病毒性肺炎，门诊轻症支原体 / 衣原体和病毒性肺炎多呈自限性。无合并症，最近 3 个月无抗菌药物用药史的门诊轻症 CAP 患者尽量使用生物利用度好的口服抗感染药物治疗，建议口服阿莫西林或阿莫西林 - 克拉维酸治疗。青年无基础疾病患者或考虑支原体 / 衣原体感染患者可口服多西环素或米诺环素。由于大环内酯类药物可致心血管不良事件（尤其是 QT 间期延长或既往心律失常的患者），同时我国肺炎链球菌及肺炎支原体对大环内酯类药物耐药率高，不建议单用大环内酯类药物。

对于有合并症或最近 3 个月有抗菌药物用药史的患者，喹诺酮类可用于首选方案药物耐药率较高地区抑或药物过敏或不耐受患者的替代治疗。

（3）对于需要住院，但不必入住重症监护室的 CAP 患者，推荐单用 β - 内酰胺类或联合多西环素 / 米诺环素、大环内酯类或单用呼吸喹诺酮类。

（4）对于需要入住 ICU 的无基础疾病的青壮年重症 CAP 患者，推荐 β- 内酰胺类 / 酶抑制剂复合物、第三代头孢菌素、厄他培南联合大环内酯类或单用呼吸喹诺酮类静脉治疗；而老年人或有基础疾病患者推荐联合用药。

（5）对于住院的疑似吸入性肺炎患者，不推荐常规抗厌氧菌治疗，除非怀疑有肺脓肿或脓胸。

（6）年龄≥ 65 岁或有基础疾病（如充血性心力衰竭、心脑血管疾病、慢性呼吸系统疾病、肾功能衰竭、糖尿病等）的住院 CAP 患者，要考虑肠杆菌科细菌感染的可能。

（7）在流感流行季节，对怀疑流感病毒感染的 CAP 患者，推荐常规进行流感病毒抗原或核酸检测，并应积极应用神经氨酸酶抑制剂抗病毒治疗，不必等待流感病原检查结果，即使发病时间超过 48 小时也推荐应用。

（8）抗感染治疗一般可于热退 2~3 天且主要呼吸道症状明显改善后停药，但疗程应视病情严重程度、缓解速度、是否出现并发症以及不同病原体而异，不必以肺部 X 线阴影吸收程度作为停用抗菌药物的指征。通常轻至中度 CAP 患者疗程 5~7 天，重症以及伴有肺外并发症患者可适当延长抗感染疗程。非典型病原体治疗反应较慢者疗程延长至 10~14 天。金黄色葡萄球菌、铜绿假单胞菌、克雷伯菌属或厌氧菌等容易导致肺组织坏死，抗菌药物疗程可延长至 14~21 天。降钙素原动态监测有助于指导抗菌药物停药。

（五）目标性抗感染治疗

一旦获得 CAP 病原学结果，就可以根据临床治疗效果，参考体外药敏试验结果进行目标性治疗。CAP 常见病原体、常用抗感染药物和用法见表 6-18。

表 6-18　成人社区获得性肺炎常见病原体目标治疗

病原体		首选方案	备选方案
肺炎链球菌	青霉素 MIC < 2mg/L	青霉素 G 2~3MU iv q4h 阿莫西林 1g po q8h 阿莫西林 - 克拉维酸钾 1.2g iv/po q12h 氨苄西林 2g iv q6h 氨苄西林 - 舒巴坦 1.5~3g iv q6h	头孢呋辛 1.5g iv q8h 或静脉注射其他第二代头孢菌素 头孢曲松 2g iv qd 头孢噻肟 1~2g iv q8h 左氧氟沙星 500~750mg iv/po qd 莫西沙星 400mg iv/po qd 多西环素 100mg iv/po q12h
	青霉素 MIC* ≥ 2mg/L	根据药敏结果选择治疗方案，包括头孢噻肟、头孢曲松、氟喹诺酮类药物（左氧氟沙星或莫西沙星）、万古霉素、利奈唑胺、高剂量阿莫西林（3g/d 青霉素 MIC ≤ 4mg/L）	
金黄色葡萄球菌	甲氧西林敏感	苯唑西林 2g iv q4~6h 氟氯西林 2g iv q4h 头孢唑林 2g iv q8h	阿莫西林 - 克拉维酸钾 1.2g iv/po q8h 左氧氟沙星 500~750mg iv/po qd 莫西沙星 400mg iv/po qd 克林霉素 600mg iv/po q8h
	甲氧西林耐药	万古霉素 15~20mg/kg iv q8~12h 替考拉宁 6~12mg/kg iv q12h 3~5 次后，6~12mg/kg iv qd 利奈唑胺 600mg po/iv q12h	—

续表

病原体		首选方案	备选方案
肺炎支原体		多西环素首剂 200mg 后，100mg po/iv q12h 7~14d 米诺环素首剂 200mg 后，100mg po q12h 7~14d	阿奇霉素 500mg po × 1d，250mg po qd × 4d 或者阿奇霉素 500mg po × 3d 左氧氟沙星 500~750mg iv/po qd 7~14d 莫西沙星 400mg iv/po qd 7~14d
肺炎衣原体		阿奇霉素 500mg po × 1d，250mg po qd × 4d 或者阿奇霉素 500mg po × 3d	克拉霉素 500mg po q12h × 10d 多西环素首剂 200mg 后，100mg po/iv × 10d 左氧氟沙星 500~750mg iv/po qd × 10d 莫西沙星 400mg iv/po qd × 10d
嗜肺军团菌		左氧氟沙星 500~750mg iv/po qd 莫西沙星 400mg iv/po qd 阿奇霉素 500mg iv qd 克拉霉素 500mg po q12h	多西环素首剂 200mg 后，100mg po/iv
流感嗜血杆菌	不产 β-内酰胺酶	阿莫西林 1g po q8h	—
	产 β- 内酰胺酶	阿莫西林 - 克拉维酸钾 1.2g iv/po q12h 头孢呋辛 1.5g iv q8h 或静脉注射其他第二代头孢菌素 头孢曲松 2g iv qd 或静脉注射其他第三代头孢菌素	环丙沙星 400mg iv/po q12h 左氧氟沙星 500~750mg iv/po qd 莫西沙星 400mg iv/po qd
肠杆菌科细菌	不产酶	头孢唑林 2g iv q8h 头孢呋辛 1.5g iv q8h 或静脉注射其他第二代头孢菌素 头孢曲松 2g iv qd 或静脉注射其他第三代头孢菌素	左氧氟沙星 500~750mg iv/po qd 莫西沙星 400mg iv/po qd
	产 ESBL	亚胺培南 500mg iv q6h 或 1g iv q8h 美罗培南 1g iv q8h 厄他培南 1g iv qd 哌拉西林 - 他唑巴坦 4.5g iv q6~8h 头孢哌酮 - 舒巴坦 2~4g iv q8~12h	—

续表

病原体		首选方案	备选方案
肠杆菌科细菌	高产 AmpC 酶	亚胺培南 500mg iv q6h 或 1g iv q8h 美罗培南 1g iv q8h 厄他培南 1g iv qd	头孢吡肟 2g iv q8h
铜绿假单胞菌		（抗假单胞菌 β- 内酰胺类） 头孢他啶 2g iv q8h 头孢吡肟 2g iv q8h 头孢哌酮 - 舒巴坦 2~4g iv q8~12h 哌拉西林 - 他唑巴坦 4.5g iv q8h 亚胺培南 500mg iv q6h 或 1g iv q8h 美罗培南 1g iv q8h ± 环丙沙星 400mg iv q8~12h 左氧氟沙星 500~750mg iv qd 阿米卡星 15~20mg/kg iv qd	阿米卡星 15~20mg/kg iv qd + 环丙沙星 400mg iv q8~12h 左氧氟沙星 500~750mg iv qd

（六）辅助治疗

CAP 是感染性疾病的最主要死因，除了针对病原体的抗感染治疗外，中至重症患者实施补液以保持水与电解质平衡、营养支持以及物理治疗等辅助治疗也是必要的。

对于重症 CAP 患者（即曾送入 ICU 并接受机械通气的患者）和呼吸衰竭风险高的患者，接受氢化可的松治疗（初始剂量每日 200mg，之后逐渐减量）有生存获益。

（七）治疗后评估和处理

应在初始治疗后 72 小时对病情进行评价，大多数 CAP 患者在初始治疗后 72 小时临床症状改善，但影像学改善滞后于临床症状。

六、患者教育

预防接种肺炎链球菌疫苗可减少特定人群罹患肺炎的风险。

我国已上市 23 价肺炎链球菌多糖疫苗（PPV23），可有效预防侵袭性肺炎链球菌的感染。

第三单元　消化系统问题

第十节　口腔溃疡

一、病因

复发性阿弗他口炎（RAS）病因不明。大多数研究认为，涉及 T 细胞和 TNF-α 的免疫失调导致了过度的促炎反应或相对较弱的抗炎反应。

二、临床表现

RAS 病变具有非常典型的外观，它们散在分布，呈圆形至椭圆形，边缘发红，中央有黏附的淡黄色渗出物。轻型阿弗他口炎患者通常有 1~5 个散在溃疡，局限于口腔黏膜，直径通常 ≤ 1cm；重型阿弗他口炎患者的溃疡直径通常 >1cm。疱疹样阿弗他口炎则以大多呈簇状分布、直径 1~3mm 的微小溃疡为特点。

三、药物治疗与就医建议

表 6-19　药物治疗与就医建议

要　点	内　容
口腔卫生	务必保持良好的口腔卫生，同时避免创伤
避免加重因素	尽可能减少口腔内的创伤因素，如锋利 / 粗糙的牙齿修复物、牙套。避免易造成创伤的不良咬合习惯，如咬颊黏膜或嘴唇。避免摄入可加重病情的食物
治疗药物	（1）局部用药 ①止痛药物：利多卡因凝胶、喷剂，苯佐卡因凝胶 ②消毒防腐药物：氯己定含漱液，西吡氯铵含漱液，聚维酮碘含漱液，复方硼砂含漱液等 ③糖皮质激素：曲安奈德口腔糊剂，地塞米松软膏、喷雾剂、含漱液，泼尼松龙软膏，倍他米松含漱液，氢化可的松黏附片，氟轻松乳膏，丙酸倍氯米松喷雾剂、乳膏等 ④促进愈合药物：重组人表皮生长因子凝胶、外用溶液，重组牛碱性成纤维细胞生长因子凝胶、外用溶液等 ⑤其他局部制剂如氨来呫诺口腔粘贴片 （2）全身用药 ①糖皮质激素：泼尼松、地塞米松、泼尼松龙等 ②免疫抑制药：硫唑嘌呤、环磷酰胺、甲氨蝶呤、环孢素等 ③免疫增强药：转移因子、胸腺素、丙种球蛋白等 ④生物制剂：干扰素 α2a、人粒细胞 - 巨噬细胞集落刺激因子、前列腺素 E_2 以及肿瘤坏死因子拮抗剂如阿达木单抗、依那西普、英夫利西单抗 ⑤其他：沙利度胺、秋水仙碱、孟鲁司特、己酮可可碱等 （3）中医中药：冰硼咽喉散、西瓜霜粉、珠黄吹喉散是中医传统治疗口腔溃疡的主要用药。应用时取少量，吹敷于患处

续表

要　点	内　容
治疗方案	（1）轻度 RAS：若溃疡复发次数少、疼痛可耐受，则无需药物治疗；否则以局部药物治疗为主 （2）中度 RAS ①溃疡的前驱期（出现刺痛、肿胀）：及时应用糖皮质激素终止其发展 ②优先选择局部治疗：局部应用糖皮质激素、局部止痛制剂、局部抗炎制剂等；对重型 RAS 可予糖皮质激素在病损局部黏膜下注射，如曲安奈德、倍他米松、地塞米松等。③较顽固的病例：可全身短期应用糖皮质激素，如泼尼松片，一般不超过 50mg/d，推荐晨服，口服 5 日 （3）重度 RAS ①局部治疗：同“中度 RAS” ②全身治疗：选用糖皮质激素、硫唑嘌呤或其他免疫抑制药、沙利度胺等 ③对免疫功能低下者（结合患者全身情况及免疫学检查结果综合判断）：可选用免疫增强药，如胸腺素、转移因子等
就医建议	如果属于以下情况之一，应建议患者就医：①超过 3 周未痊愈。②伴有腹泻。③伴有其他部位黏膜溃疡，如外阴炎或虹膜炎。④伴有不明原因的体重下降。⑤怀疑药物引起的口腔溃疡。⑥怀疑口腔癌症

四、用药指导与患者教育

（1）对口腔溃疡的治疗首先要去除诱发因素，例如含有激素类的吸入剂长期使用后没有及时漱口，造成口腔溃疡或导致溃疡反复发作；应告知患者养成吸入后即漱口的习惯，避免残留药物对口腔黏膜的损伤。

（2）某些药物如阿司匹林和其他非甾体抗炎药、细胞毒性药物、尼可地尔、β 受体拮抗剂、柳氮磺吡啶可引起口腔溃疡；放疗也可引起口腔溃疡。

（3）长期使用氯己定含漱液可使牙齿着色、舌苔变黑、味觉失调，建议刷牙后含漱可减轻牙齿着色，停药后牙齿着色会逐渐消退。甲硝唑含漱液用后可有食欲不振、口腔异味、恶心等不良反应。

（4）糖皮质激素局部长期频繁使用可引起局部组织萎缩，使由皮肤、黏膜等部位侵入的病原菌难以得到控制，引起继发性真菌感染等。另对口腔内有真菌感染者禁用。

（5）使用中药散剂，注意喷药时不要吸气，以防药粉进入呼吸道引起呛咳。

第十一节　消化不良

一、病因

消化不良是症状诊断，多种因素参与功能性消化不良（FD）的发病过程，肠 - 脑互动异常是主要的发病机制。

二、临床表现

消化不良并无特异性临床表现。FD 根据症状分为 2 型：①上腹痛综合征（EPS），以与进餐相关的上腹疼痛、烧灼感为主；②餐后不适综合征（PDS），正常进食量餐后上腹饱胀、早饱、嗳气、恶心等。FD 症状与排便不相关。

三、药物治疗与就医建议

表 6-20　药物治疗与就医建议

要　点		内　容
药物治疗	根据 FD 分型用药	①上腹痛综合征：抑酸药物可作为 EPS 的首选治疗，根据功能性消化不良（FD）症状出现时间给药，如白天出现症状者在早餐前服药，夜间及清晨出现症状者在晚上用药；抗酸剂，在症状出现前 30 分钟或餐前 1 小时用药，或临时服药。胆汁反流者可用铝碳酸镁。对于近期出现的上腹痛综合征可考虑根除幽门螺杆菌治疗 ②餐后不适综合征：促胃肠动力药可作为 PDS 的首选治疗。如伴有恶心或呕吐者可选用西尼必利、伊托必利、莫沙必利、多潘立酮、曲美布汀等药物
	其他治疗药物与方法	①消化酶制剂：多酶片、胰酶肠溶胶囊、复方消化酶胶囊、复方阿嗪米特肠溶片和米曲菌胰酶片等 ②小剂量神经调节剂：可作为难治性 FD 或合并焦虑、抑郁 FD 患者的治疗选择，建议根据患者的症状亚型和心理障碍表现特异性选择神经调节剂。如三环类抗抑郁药阿米替林对 FD（特别是 EPS）患者的疗效优于选择性 5- 羟色胺再摄取抑制剂艾司西酞普兰和安慰剂，对难治性 FD 或合并焦虑、抑郁的 FD 患者有效。去甲肾上腺素和特异性 5- 羟色胺能抗抑郁类药物米氮平能显著改善伴体重减轻 FD 患者的早饱症状，增加患者体重，改善患者生活质量，缓解胃肠道特异性焦虑或抑郁，并增加患者胃营养负荷耐受量。5- 羟色胺 1A 受体激动剂丁螺环酮对难治性 FD 患者的早饱症状有效，并能缩短胃半排空时间 ③心理治疗：可作为 FD 的辅助治疗 ④中成药：气滞胃痛颗粒、香砂六君子颗粒可显著改善 PDS 患者餐后饱胀、早饱症状严重程度和发作频次，提高患者生活质量；荜铃胃痛颗粒可显著减轻 EPS 患者上腹痛程度，降低上腹痛发作频率及铝碳酸镁片使用率
	常用药物	（1）增进食欲用药：维生素 B_1、维生素 B_6，10mg，1 日 3 次；干酵母片，0.5~2g，1 日 3 次 （2）促动力药：多潘立酮，成人 10mg，儿童 0.3mg/kg，1 日 3 次，餐前 30 分钟用药。莫沙必利，5mg，1 日 3 次，餐前 30 分钟用药 （3）消化酶制剂 ①胆汁分泌不足者：复方阿嗪米特肠溶片 1~2 片，1 日 3 次，餐后用药 ②萎缩性胃炎或蛋白质进食过多者：乳酶生 0.3~1g，1 日 3 次；胃蛋白酶 0.2~0.4g，1 日 3 次。餐前用药

续表

要　点	内　容	
药物治疗	常用药物	③胰腺分泌功能不足或由于胃肠、肝胆疾病引起的消化酶不足者：胰酶肠溶胶囊 0.3g，1 日 3 次；胰酶片，成人 0.3~1g，5 岁以上儿童 0.3g，1 日 3 次，进餐中服用；多酶片（每片含淀粉酶 0.12g、胃蛋白酶 0.04g、胰酶 0.12g）用于消化不良和增进食欲，2~3 片，1 日 3 次 （4）消胀气药：西甲硅油制剂 （5）抑酸药 ① H_2 受体拮抗剂：对于抑制夜间基础胃酸分泌效果良好，常用药物有雷尼替丁和法莫替丁，每日 1 次 ②质子泵抑制剂：对于抑制最大胃酸分泌作用强于 H_2 受体拮抗剂，常用药物有奥美拉唑、艾司奥美拉唑、泮托拉唑、兰索拉唑和雷贝拉唑等，通常用于缓解白天出现 FD 症状者，每日 1 次，每次 1 片，餐前 30~60 分钟服用
就医建议	如果属于以下情况之一，应建议患者就医：①中年以上，未做过相关辅助检查（如胃镜、幽门螺杆菌监测、腹部 B 超、粪便隐血及血生化检查等）者，需要除外器质性疾病。②伴有焦虑、抑郁、消瘦等症状者。③经恰当的非处方药物治疗后未见好转者	

四、用药指导与患者教育

（1）复方消化酶胶囊和微生态制剂可作为治疗消化不良的辅助用药，可改善与进餐相关的腹胀、食欲不振等症状；但其性质不稳定，故应依据要求正确存放，另外不宜用热水送服。抗菌药可抑制或杀灭助消化药中活菌制剂的活性而使其效价降低，吸附剂可吸附助消化药而减弱其疗效；如必须合用者应间隔 2~3 小时。

（2）干酵母和乳酶生的不良反应较少，但不可过量服用，过量用药可发生腹泻；胰酶所致的不良反应偶见腹泻、便秘、恶心和皮疹等，而且胰酶在酸性条件下容易被破坏，故须选用其肠溶衣片，口服时不可嚼碎，应整片于进餐中吞服。

（3）多潘立酮在胃肠道出血、机械性肠梗阻、胃肠穿孔、分泌催乳素的垂体肿瘤患者禁用。只有当 FD 患者出现恶心和呕吐时，才建议使用多潘立酮进行治疗。另外，因其可引起 QT 间期延长，导致心律失常，因此不宜与红霉素等可能延长 QT 间期的 CYP3A4 酶强抑制剂（如氟康唑、伏立康唑、克拉霉素、胺碘酮、泰利霉素等）联用。

（4）抗抑郁药对于伴随抑郁、焦虑症状明显者可选用，该类药物宜从小剂量开始，然后给予维持剂量。

第十二节 胆石症与胆囊炎

胆石症（cholelithiasis）是指胆囊、肝内胆管或胆总管等部位发生结石的疾病。胆囊炎（cholecystitis）是指胆囊壁因化学刺激和细菌感染引起的炎症性疾病，绝大多数由胆囊内结石堵塞或嵌顿于胆囊管或胆囊颈所致。

一、治疗

表 6-21　治疗

要　点	内　容
一般治疗	①对于大多数无症状的胆石症采取等待和观察 ②对于近 1 年来有胆绞痛发作，或胆石直径超过 2cm 的患者，建议外科治疗 ③胆石症排石出现胆绞痛合并胆系感染，应急诊就医。胆绞痛急性发作时，治疗重点是控制疼痛、解痉，通常可以采用 NSAIDs 如布洛芬、酮咯酸氨丁三醇、双氯芬酸、替诺昔康、氟比洛芬及酮洛芬。仅对禁用 NSAIDs 或 NSAIDs 镇痛效果不佳的患者使用阿片类药物，如吗啡、氢吗啡酮和哌替啶。哌替啶是胆绞痛或胆石性胰腺炎患者首选的镇痛药 ④对于胆石症合并急性胆囊炎的患者应卧床休息、禁食，必要时做胃肠减压，解除梗阻，降低胆囊张力；并应用抗菌药物进行治疗 ⑤应用复方阿嗪米特或其他胰酶制剂等有助于改善胆源性消化不良症状的药物，可提高消化道内胰酶浓度，增强消化功能，改善腹胀症状及营养水平
药物治疗	①匹维溴铵该药为一种对胃肠道平滑肌有高度选择性解痉作用的钙通道阻滞剂，阻断 Ca^{2+} 进入肠壁平滑肌细胞而达到解痉作用，并增加肠道蠕动能力和胆道口括约肌松弛性，但不影响食管下括约肌的压力，也不引起十二指肠反流。与心血管平滑肌细胞的亲和力很低，不会引起血压变化。进餐时需整片吞服，不可咀嚼或掰嚼，不宜卧位或睡前服用 ②熊去氧胆酸适用于不宜手术治疗、胆囊有收缩功能、直径较小的胆固醇结石患者 ③消炎利胆片适用于急性胆囊炎恢复期 ④抗感染治疗可首选第三代头孢菌素（如头孢他啶、头孢曲松）与甲硝唑联用，也可选用头孢哌酮 - 舒巴坦、哌拉西林 - 他唑巴坦。对于严重感染而危及生命的患者也可选用亚胺培南 - 西司他丁钠、美罗培南等

二、用药注意事项与患者教育

（1）熊去氧胆酸禁用于胆道完全梗阻和严重肝功能减退患者。考来烯胺、氢氧化铝、蒙脱石等药物可在肠中与熊去氧胆酸结合，阻碍其吸收，因此合用时需间隔至少 2 小时。熊去氧胆酸可使环孢素的吸收增加，所以合用时应根据血药浓度及时调整环孢素的用量。

（2）低胆固醇饮食，增加膳食纤维的摄入。

（3）除非有明确的感染指征（如发热、中性粒细胞计数增高等），否则不要随意使用抗菌药物。

第十三节　便　秘

一、病因

便秘是症状诊断，按病因主要分为器质性疾病、功能性疾病及药物引起三大类；按病程分为急性和慢性便秘。

二、临床表现

主要表现为每周排便 <3 次，排便困难，每次排便时间长，排出粪便干结如羊粪状且数量少，排便后仍有粪便未排尽感，可有下腹胀痛或绞痛、食欲减退、疲乏无力、头晕、烦躁、焦虑、失眠等症状。

三、药物治疗与就医建议

（一）药物治疗

表 6-22 便秘的常用治疗药物分类、特点及注意事项

通便药分类	特点及注意事项	常用代表性药物
容积性泻药	滞留粪便中的水分，增加含水量和粪便体积，主要用于轻度便秘，服药时应补充足够的液体	欧车前、聚卡波非钙、麦麸（膳食纤维）
渗透性泻药	肠内形成高渗状态，吸收水分，增加体积，刺激蠕动，可用于轻、中度便秘患者。聚乙二醇不被肠道吸收代谢，不良反应少；乳果糖可促进生理性细菌的生长；过量应用盐类可引起电解质紊乱，老年人及肾功能减退者应慎用	聚乙二醇、乳果糖、盐类
刺激性泻药	作用于肠神经系统，增强肠道动力和刺激肠道分泌。短期按需服用比沙可啶安全有效；动物实验中发现酚酞可能有致癌作用，该药已被撤出市场；长期使用刺激性泻药可能导致不可逆的肠神经损害，长期服用蒽醌类药物致结肠黑变病（与肿瘤关系存争议），建议短期间断使用刺激性泻药	比沙可啶、蒽醌类、蓖麻油
促动力药	作用于肠神经末梢，释放运动性神经递质、拮抗抑制性神经递质或直接作用于平滑肌，增加肠道动力，对慢传输型便秘有较好的疗效	普芦卡必利
促分泌药	刺激肠液分泌，促进排便	利那洛肽、鲁比前列酮
益生菌 / 益生元	通过调节肠道菌群失衡，促进肠道蠕动和胃肠动力恢复，从而改善便秘症状。推荐作为慢性便秘的长期辅助用药	双歧杆菌、乳杆菌、枯草杆菌等
灌肠药和栓剂	润滑并刺激肠壁，软化粪便，适用于粪便干结、嵌塞患者临时使用	甘油、复方角菜酸酯制剂

表 6-23 常用治疗药物

要 点	内 容
聚乙二醇 4000 散	①适用于成人及≥ 8 岁儿童便秘的症状治疗。口服：10g/ 次，1~2 次 / 日或 20g/ 次，顿服；将此药溶于一杯水中后服用。可用于糖尿病或需要无糖饮食的患者 ②注意事项：大剂量用药可能会出现腹泻，少数有腹胀、腹痛、恶心等不良反应，停药 24~48 小时即可消失，随后可减少剂量继续治疗 ③禁用于小肠或结肠器质性疾病患者、未诊断明确的腹痛症状、对药物过敏者以及果糖不耐受患儿

续表

要　点	内　容
乳果糖口服溶液	①主要用于慢性或习惯性便秘。乳果糖除了具有渗透性泻药的作用，同时还具有益生元的作用，通过调节肠道菌群的平衡起到治疗作用。同时在肝性脑病中也用于治疗和预防肝昏迷或昏迷前状态 ②注意事项：治疗的起始几天可能会出现腹胀，通常继续治疗可消失；当使用剂量高于推荐剂量时，可出现腹痛、腹泻，此时应减量。长期大剂量服用导致腹泻，患者可能出现电解质紊乱，需注意减量应用 ③禁用于半乳糖血症、肠梗阻、急腹症等，与其他导泻剂同时使用需谨慎
比沙可啶肠溶片	①用于急性、慢性便秘和习惯性便秘。口服，整片吞服。6 岁以上儿童 1 片 / 次，成人 1~2 片 / 次，1 次 / 日 ②注意事项：必须整片吞服，不得碾碎或溶解后服用，服药前后 2 小时不服牛奶或抗酸剂。偶可引起明显的腹部绞痛，停药后即消失。长期服用可导致结肠黑变病，因此建议短期、间断服用 ③禁用于 <6 岁儿童及妊娠期女性，急腹症、炎症性肠病患者
利那洛肽	①是 14 个氨基酸组成的多肽，可激活肠上皮细胞的鸟苷酸环化酶 C 受体。主要用于便秘型肠易激综合征的治疗。由于本药在胃肠道中代谢，极少吸收入血，安全性较好。成人口服剂量 290μg/ 次，1 次 / 日，至少于餐前 30 分钟服用 ②不建议 18 岁以下儿童应用
琥珀酸普芦卡必利片	①用于治疗成年女性患者中通过轻泻剂难以充分缓解的慢性便秘症状。口服，可在一天中任何时间服用，餐前、餐后均可。成人 2mg/ 次，1 次 / 日。老年患者（>65 岁）起始剂量为 1mg/ 次，1 次 / 日；如有需要，可增加至 2mg/ 次，1 次 / 日 ②注意事项：一般每日剂量不超过 2mg，超过剂量可能不会增加疗效。治疗 4 周后无效者，应该重新进行评估 ③禁用于对本药过敏者、透析患者、有严重肠道疾病者或近期接受肠道手术者。在使用之前，应排除继发性原因导致的便秘，并确定患者在至少 6 个月时间内使用缓泻剂（包括容积性、渗透性、刺激性泻药）而无法达到充分缓解
益生菌及益生元	①慢性便秘患者存在肠道微生态失衡，补充含双歧杆菌、乳杆菌、枯草杆菌等益生菌制剂，尤其是双歧杆菌四联活菌、枯草杆菌二联活菌等复合制剂，可通过调节肠道菌群失衡，促进肠道蠕动和胃肠动力恢复而改善便秘症状；目前推荐其作为慢性便秘的长期辅助用药 ②益生元是一类不被吸收，但可促进肠道优势菌生长的寡糖类物质，以乳果糖为代表，其一方面可作为渗透性泻药治疗便秘，同时又作为益生元促进肠道优势菌的生长，通过双重机制治疗便秘
开塞露	用于小儿、老年体弱便秘者的治疗

（二）就医建议

如果属于以下情况之一，应建议患者就医。

（1）新发或明显异常的便秘。

第6章

（2）连续数日未排便。

（3）便秘时有时无，但持续超过 3 周。

（4）伴有严重疼痛。

（5）伴有出血、乏力、体重减轻或发热等其他症状。

（6）有结直肠癌或炎症性肠病家族史。

四、用药指导与患者教育

特殊人群的便秘治疗如下。

（1）老年人：老年人便秘主要与缺乏运动、因病服用相关药物有关，治疗主要为改变生活方式、尽量停用致便秘的药物。容积性、渗透性泻药为首选，严重者可短期适量应用刺激性泻药。

（2）妊娠期女性：以适当运动、多饮水、增加膳食纤维摄入为主要治疗措施，可选用安全性好的乳果糖、聚乙二醇、容积性泻药。比沙可啶少见致畸的报道，但会引起肠痉挛。应避免使用蒽醌类泻药和蓖麻油。

（3）儿童：基础治疗包括家庭教育、合理饮食和排便习惯训练，对于粪便嵌塞者，可选用开塞露或温生理盐水灌肠。乳果糖、聚乙二醇、容积性泻药证实有效，安全性好。

（4）糖尿病患者：便秘是糖尿病患者最常见的消化道症状，可尝试使用容积性泻药、渗透性泻药和刺激性泻药。

（5）终末期患者：终末期患者发生便秘与运动和进食减少、使用阿片类药物等有关。预防性使用泻药极为重要，推荐刺激性泻药，酌情联合渗透性泻药或灌肠药。

第十四节　腹　泻

一般来说，急性腹泻病程在 2~3 周内，而慢性腹泻指病程 >4 周，间歇期在 2~4 周内的为复发性腹泻。

一、病因

急性腹泻多为感染性腹泻，病原菌导致的腹泻是感染性腹泻中最常见的一类。慢性腹泻的基本病理生理学变化是肠道对水分的吸收能力减小或分泌能力增加，导致大便粪质含水量增多，进而导致腹泻。

二、临床表现

1. 儿童急性感染性腹泻

（1）消化道症状。大便性状改变，大便次数增多；可有恶心、呕吐、腹痛、腹胀、食欲不振等。临床上常伴或不伴呕吐、恶心、发热、腹痛等症状。

（2）全身症状。如发热、烦躁、精神萎靡、嗜睡，甚至惊厥、昏迷、休克，可伴有心、脑、肝、肾等其他器官系统受累表现。

（3）水、电解质及酸碱平衡紊乱。

2. 成人急性感染性腹泻

不仅临床表现多样、病情轻重不一，而且致病病原体种类繁多。不同病原体感染或不同个体感染后的预后差异甚大，轻者为自限性过程，重者可因严重脱水、中毒和休克等致死。

3. 全身性疾病或器质性疾病造成的慢性腹泻

（1）糖尿病：糖尿病性腹泻呈顽固性、间歇性，约 5% 的腹泻患者同时有脂肪泻。

（2）甲状腺功能亢进症：大便一般呈糊状。

（3）肝癌：以腹泻为首发症状的肝癌并不少见。

（4）结直肠癌：伴有排便习惯改变。当肿瘤有糜烂、溃疡、坏死时，可表现为腹泻、血便和里急后重；尤其是肿瘤位于直肠者，主要表现为血便、排便次数增多、排便不畅和里急后重。

（5）炎症性肠病：包括克罗恩病和溃疡性结肠炎，起病缓慢，以腹痛、腹泻开始，逐渐加重，溃疡性结肠炎可有脓血便；多为间歇性发作，病程后期呈持续性。炎症性肠病可伴发全身表现及肠外表现。

4. 功能性胃肠病引起的慢性腹泻

功能性腹泻与腹泻型肠易激综合征（IBS）的主要区别是前者不存在伴发的腹痛或腹部不适。

三、药物治疗与就医建议

表 6-24　药物治疗与就医建议

要　点	内　容
补液治疗	口服补液盐（ORS）Ⅲ比 ORS Ⅱ渗透压低，是腹泻治疗的补液首选，可同时用于预防和纠正脱水。儿童和成人开始时 50ml/kg，4 小时内服完；4 小时后再次评估脱水情况。以下情况提示口服补液可能失败，需调整补液方案：①频繁、大量腹泻［超过 10~20ml/（kg·h）］；②频繁、严重呕吐；③口服补液服用量不足，脱水未纠正；④严重腹胀。重度脱水、严重呕吐和腹泻者应以静脉补液为主。静脉补液原则为“先浓后淡，先盐后糖，先快后慢，见尿补钾”
饮食治疗	饮食治疗绝大多数未发生脱水的腹泻病患者可通过多饮含钾、钠等电解质且有一定含糖量的运动饮料，以及进食苏打饼干、稀粥等补充丢失的水分、电解质和能量
药物治疗	（1）感染性腹泻 轻至中度腹泻患者一般不用抗感染药物。以下情况考虑使用抗感染药物： ①发热伴有黏液脓血便的急性腹泻 ②持续的志贺菌属、沙门菌属、弯曲菌属感染或原虫感染 ③感染发生在老年人、免疫功能低下者、脓毒症患者 ④中至重度旅行者腹泻患者。喹诺酮类药物诺氟沙星、左氧氟沙星为首选，复方磺胺甲噁唑为次选 （2）器质性腹泻 ①炎症性肠病：局部和全身抗炎药物，如美沙拉秦、糖皮质激素、免疫调节剂（硫唑嘌呤、6-巯基嘌呤、甲氨蝶呤）、生物制剂等 ②感染性腹泻：抗微生物治疗 ③乳糜泻：无麸质饮食（避免大麦、小麦、黑麦等为原料的食品）；维生素和矿物质替代；评估骨矿物质密度 ④乳糖不耐受：避免含乳糖的食物（例如奶制品、冰淇淋）和使用乳糖酶补充剂 ⑤胰腺功能不全：改良脂肪饮食，补充胰酶和抑制胃酸

续表

要点	内容
药物治疗	（3）功能性腹泻及腹泻型 IBS ①解痉剂：选择性肠道平滑肌钙离子拮抗剂和离子通道调节剂可以缓解平滑肌痉挛。主要包括动力调节药曲美布汀、胃肠道解痉药匹维溴铵、复方枸橼酸阿尔维林等 ②止泻药物：止泻药物不应长期使用。a. 阿片及其衍生物制剂：如盐酸洛哌丁胺、地芬诺酯、复方樟脑酊等。洛哌丁胺可通过作用于肠道平滑肌阿片受体延缓肠道传输，从而显著降低 IBS 患者排便频率并增加粪便硬度，推荐用于进餐后腹泻和（或）排便失禁患者，目前无长期应用的报道。b. 蒙脱石散：双八面体蒙脱石不被胃肠道所吸收，不进入血液循环，可覆盖消化道，与黏膜蛋白结合后增强黏液屏障，防止胃酸、病毒、细菌、毒素对消化道黏膜的侵害，其连同所固定的攻击因子随着消化道自身的蠕动而排出体外。它是目前应用较广泛的止泻药，首剂可加倍。c. 吸附剂：如药用炭，通过药物表面吸附作用，吸附肠道中水、气、致病微生物及毒物，阻止它们被肠黏膜吸收或损害肠黏膜而止泻。d 其他：常用盐酸小檗碱等。阿洛司琼等可用于常规治疗无效的女性腹泻型 IBS 患者 ③益生菌：可以调节肠道的正常菌群，减少致病性菌群的过度生长，目前常用的活菌制剂有多种乳杆菌和双歧杆菌、非致病性大肠埃希菌、地衣芽孢杆菌以及枯草杆菌二联活菌、双歧杆菌四联活菌等复合制剂。尽可能避免与抗生素、蒙脱石、小檗碱和鞣酸蛋白同时应用，以避免效价的降低；如需合用，至少应间隔 2~3 小时 ④抗菌药物：短期使用利福昔明可改善非便秘型 IBS 总体症状及腹胀、腹泻症状 ⑤抗焦虑抑郁治疗。治疗药物包括小剂量三环类抗抑郁药物（TCA）和选择性 5-羟色胺再摄取抑制剂（SSRI）
就医建议	如果属于以下情况之一，应建议患者就医： ① 1 岁以下婴儿腹泻超过 1 天；1~3 岁幼儿和 65 岁以上老年人腹泻超过 2 天；3 岁以上儿童和成人腹泻超过 3 天 ②使用抗生素治疗后发生的腹泻 ③伴有严重的恶心、呕吐 ④怀疑食物中毒或有近期国外旅行史 ⑤怀疑药物引发的腹泻，如秋水仙碱、镁盐、细胞毒性药物甲氨蝶呤或其他化疗药、地高辛、呋塞米、铁剂、H_2 受体拮抗剂、质子泵抑制剂、非甾体抗炎药、选择性 5-羟色胺再摄取抑制剂等 ⑥排便习惯改变 ⑦黏液便或脓血便 ⑧妊娠期女性

四、用药指导与患者教育

（1）在锌缺乏高发地区和营养不良患儿中，补锌治疗可缩短 6 个月至 5 岁患儿的腹泻持续时间。大于 6 个月的患儿每天补充元素锌 20mg，不超过 6 个月的患儿每天补充元素锌 10mg，共 10~14 日（元素锌 20mg 相当于硫酸锌 100mg，葡萄糖酸锌 140mg）。

（2）肠道动力抑制剂洛哌丁胺直接作用于肠壁平滑肌，抑制肠蠕动和延长食物通过时间，还能降低粪便量，减少水、电解质丢失，多用于无侵袭性腹泻症状的轻至中度旅行者腹泻，可以缩短1天的腹泻病程；但对于伴发热或明显腹痛等疑似炎性腹泻以及血性腹泻的患者应避免使用。适用于6岁以上儿童和成人。成人起始剂量为4mg（2粒）；以后每次排不成形便后服用2mg（1粒），每日最大剂量16mg。慢性腹泻维持剂量2~12mg/d，分次给药。

（3）由于胃肠液中钾离子浓度较高，腹泻常可致钾离子的过量丢失，低血钾可影响心脏功能，因此有心血管基础疾病的患者需特别注意补充钾盐。

第十五节 痔　疮

一、病因

痔的诱发因素很多，其中便秘、长期饮酒、进食大量刺激性食物、久坐久立是主要诱因，另外妊娠期、分娩过程也易诱发或加重痔疮。

二、临床表现

根据发病部位的不同，可将痔分为内痔、外痔和混合痔。

内痔的主要临床表现是出血、脱出、肛周潮湿、瘙痒，可并发血栓、嵌顿、绞窄及排粪困难。目前国内外最为常用的种内痔分类方法是Goligher分类法，分为4度：①Ⅰ度：排粪时带血；滴血或喷射状出血，排粪后出血可自行停止；无痔脱出。②Ⅱ度：常有便血；排粪时有痔脱出，排粪后可自行还纳。③Ⅲ度：偶有便血；排粪或久站、咳嗽、劳累、负重时有痔脱出常需用手还纳。④Ⅳ度：偶有便血；痔持续脱出或还纳后易脱出，偶伴有感染、水肿、坏死和剧烈疼痛。根据组织的病理特点，外痔可分为结缔组织性外痔、血栓性外痔、静脉曲张性外痔和炎性外痔4类。

三、药物治疗与就医建议

表6-25　药物治疗与就医建议

要　点	内　容
治疗	（1）缓泻剂 ①口服纤维类缓泻剂：高纤维素饮食或膨化剂，如小麦纤维素颗粒、卵叶车前子、车前草 ②刺激性缓泻剂：番泻叶和比沙可啶 ③粪便软化剂：如液体石蜡、种籽油 ④渗透剂：如乳果糖、氢氧化镁、山梨醇和乳酸 （2）静脉活性药物 ①黄酮类药物：地奥司明，主要是促进淋巴回流，在降低毛细血管的韧性、白细胞-血管内皮细胞的相互作用过程中，改善痔所导致的一系列临床症状 ②草木犀流浸液片（消脱止-M）：有效成分是香豆素类物质，具有改善动、静脉血流和末梢循环、降低毛细血管壁通透性等作用

续表

要　点	内　容
治　疗	③以七叶皂苷为有效成分的马栗树籽提取物：迈之灵片 （3）局部外用药物：包括栓剂、软膏和洗剂。软膏常用于齿状线以下的病灶，而栓剂则用于齿状线以上的病灶。痔局部外用药物常含有麻醉镇痛成分，如丁卡因及利多卡因；或含激素类成分，如可的松。此类含麻醉镇痛成分或激素的局部外用药物虽然可暂时缓解痔患者的疼痛、肿胀和出血，但缺乏高级别循证医学证据支持，且长期使用效果不明显，并可能引起局部反应或致敏 （4）中药治疗：凉血地黄汤（含地榆、地黄、槐角、当归、黄芩、侧柏叶等）可用于治疗出血性痔病，改善脱垂症状，且副作用较小。中药局部外用制剂如肛泰膏（栓）、马应龙麝香痔疮膏、复方片仔癀软膏、麝香痔疮栓、九华膏、太宁（复方角菜酸酯）膏（栓）、云南白药痔疮膏、普济痔疮栓等，也是最常用的保守治疗药物
就医建议	如果属于以下情况之一，可能提示有其他严重疾病，应建议患者就医：①症状持续3周以上。②大便带血。③重度疼痛。④排便习惯改变。⑤怀疑药物引起的便秘。⑥伴有腹痛、恶心。⑦乏力、发热或体重减轻

四、用药指导与患者教育

（1）运动防治痔病。

（2）养成定时排便的习惯。

（3）注意孕产期保健。

（4）卫生保健。

（5）注意饮食。

（6）痔疮的治疗原则：以非手术治疗、缓解症状为主，无症状的痔不需治疗，有症状的痔无需根治；若保守治疗无效，痔脱出严重，较大纤维化内痔，局部注射等治疗效果不佳，以及合并肛裂、肛瘘等情况方考虑手术治疗。

第四单元　泌尿生殖系统问题

第十六节　阴道炎

一、临床表现与诊断

表 6-26　临床表现与诊断

要　点	内　容
细菌性阴道病（BV）	带有鱼腥臭味的稀薄阴道分泌物增多是 BV 的临床特点，是由于厌氧菌产生的胺类物质所致。可伴有轻度外阴瘙痒或烧灼感，性交后症状加重。分泌物呈灰白色、均质、稀薄，常黏附于阴道壁，容易将分泌物从阴道壁拭去 临床诊断：4 项临床特征中至少 3 项可诊断 BV ①线索细胞阳性 ②胺试验阳性 ③阴道分泌物 pH ＞ 4.5 ④阴道均质、稀薄的分泌物
滴虫性阴道炎（TV）	临床表现：主要表现为阴道分泌物增多及外阴瘙痒，间或出现灼热、疼痛、性交痛等。分泌物的典型特点为稀薄脓性、泡沫状并有异味，可为黄绿色、灰黄色或黄白色。若合并尿道感染，可有尿频、尿痛甚至血尿 临床诊断：阴道分泌物中找到阴道毛滴虫即可确诊
外阴阴道假丝酵母菌病（VVC）	临床表现：主要症状为外阴阴道瘙痒，可有外阴部烧灼痛、性交痛及尿痛，分泌物增多，小阴唇内侧及阴道黏膜附着白色膜状物，阴道内可见较多的白色豆渣样分泌物，可呈凝乳状 临床诊断：直接做阴道分泌物涂片找到假丝酵母菌的芽生孢子或假菌丝即可诊断
萎缩性阴道炎	临床表现：主要症状包括外阴阴道干涩、烧灼、刺激以及阴道缺乏黏液所致的性生活障碍 临床诊断：根据绝经、卵巢手术史、盆腔放射治疗史、药物性闭经及临床表现，排除其他疾病，可以诊断

二、治疗

表 6-27　治疗

要　点	内　容	
细菌性阴道病	治疗原则	以缓解或消除患者的症状和体征为主，对于有症状的单纯性 BV 患者以及即将行妇产科手术的 BV 患者，需给予相应的治疗。常选用抗厌氧菌药物，主要有硝基咪唑类药物（甲硝唑和替硝唑）、克林霉素

续表

要点	内容	
细菌性阴道病	治疗方法	①全身用药：首选甲硝唑（400mg，口服，2 次 / 日，共 7 日），其次为替硝唑或克林霉素。“甲硝唑 2g 顿服”对 BV 的治愈率低，此方案不推荐用于治疗 BV ②局部用药：甲硝唑凝胶、甲硝唑阴道栓（片）、克林霉素乳膏、克林霉素阴道栓。哺乳期选择局部用药为宜 ③其他治疗方法：微生态制剂如阴道局部乳杆菌制剂、中医药对于辅助 BV 患者恢复阴道微生态平衡、巩固疗效及预防复发具有一定的作用
滴虫性阴道炎	治疗原则	对于所有诊断为阴道毛滴虫病的患者，无论有无症状，均需治疗
	治疗方法	①全身用药：甲硝唑，2g 单次顿服；或替硝唑，2g，单次顿服。替代方案为甲硝唑，400mg，口服，2 次 / 日，共 7 日 ②性伴侣的治疗：由性行为传播，性伴侣应同时进行治疗，并告知患者及其性伴侣治愈前应避免无保护性行为。性伴侣推荐选择替硝唑或甲硝唑单剂量 2g 顿服 ③持续性滴虫性阴道炎：如果考虑再次感染，予再次单剂量甲硝唑 2g 或替硝唑 2g 顿服治疗。如治疗失败，除外再次感染后，可选择替硝唑 2g 口服，1 次 / 日，共 7 日。如再次失败，除外再次感染或治疗依从性差者，有条件者进行甲硝唑和替硝唑药敏试验，考虑应用高剂量或超高剂量替硝唑方案。高剂量替硝唑方案：替硝唑 1g，口服，每 8 小时 1 次，共 14 日，替硝唑总剂量 42g。超高剂量替硝唑方案：替硝唑 2g，口服，每 12 小时 1 次，共 14 日，替硝唑总剂量 56g ④妊娠期和哺乳期滴虫性阴道炎：尽量避免在妊娠早期应用硝基咪唑类药物。妊娠期推荐方案为甲硝唑，400mg，口服，2 次 / 日，共 7 日；或甲硝唑，2g，单次口服。哺乳期阴道毛滴虫病治疗方案同妊娠期。由于哺乳期应用甲硝唑治疗时，在乳汁中可检出少量甲硝唑，故如选择“甲硝唑 2g 单次口服”者，服药后 12~24 小时内避免哺乳；替硝唑的妊娠期临床数据极为有限，哺乳期确需使用时，口服替硝唑 2g 单剂量者，服药后 3 日（72 小时）内避免哺乳
外阴阴道假丝酵母菌病	治疗原则	积极去除 VVC 发病诱因。首次发作或就诊是规范化治疗的关键时期，应规范化应用抗真菌药物治疗
	治疗方法	（1）单纯性 VVC ①阴道用药： 克霉唑 0.5g，单次 克霉唑 0.15g 或 0.2g，每晚 1 次，共 7 日 咪康唑 1.2g，单次 咪康唑 0.4g，每晚 1 次，共 3 日 咪康唑 0.2g，每晚 1 次，共 7 日 制霉菌素 10 万 U，每晚 1 次，共 14 日 ②口服用药：对于无性生活女性及不宜采用局部用药者，可选用口服药物。氟康唑 0.15g，单次 （2）复杂性 VVC：根据不同的情况，其治疗方案也有区别，详见表 6-28。除非有潜在生命威胁，妊娠期 VVC 禁用口服抗真菌药

续表

要 点	内 容	
萎缩性阴道炎	治疗原则	治疗目的主要为减轻或消除外阴阴道不适症状，恢复乳杆菌占优势的阴道微生态平衡，减少复发，提高生活质量。治疗原则应根据患者的症状、总体健康情况和目标来选择补充雌激素，增加阴道抵抗力，使用抗菌药物抑制阴道细菌生长 （1）无绝经激素治疗（MHT）禁忌证 ①仅有 GSM 症状的绝经过渡期或绝经后期患者：建议使用阴道雌激素制剂联合阴道保湿剂或润滑剂 ②合并全身症状者：应进行系统 MHT 治疗 ③外阴阴道干涩、烧灼、性交痛为主者：首选阴道保湿剂或润滑剂治疗 ④以泌尿系统症状为主且不伴有尿失禁的患者：可考虑阴道雌激素制剂，同时结合生活方式的改变及盆底肌训练 （2）有 MHT 禁忌证 ①且外阴阴道萎缩、干裂症状为主者：首选非激素类阴道保湿剂或润滑剂治疗 ②效果不明显且症状严重者：选择严格局部作用的不经阴道黏膜吸收的阴道雌激素制剂 ③伴有明显泌尿系统症状的患者：应明确原因，合理选择有针对性的治疗方法
	治疗方法	（1）阴道保湿剂和润滑剂 ①非激素类阴道保湿剂和润滑剂属于 CSM 的一线治疗，在缓解 GSM 症状方面与阴道雌激素治疗相当，但不能逆转阴道萎缩性改变，因此，症状持续者仍需激素类药物或其他治疗 ②常用包括人源Ⅲ型胶原蛋白、透明质酸凝胶、Replens 阴道凝胶和甘油类制剂等 ③对其过敏、阴道化脓性感染及阴道流血的患者禁用 （2）阴道雌激素制剂 ①充分的雌激素治疗可恢复正常阴道酸性 pH 及微生物菌群，有效改善外阴阴道干涩或不适症状如烧灼、瘙痒、刺激感以及性交后阴道出血或性交痛；也能够缓解一些泌尿道症状 ②临床常用有普罗雌烯阴道胶丸、雌三醇乳膏、结合雌激素乳膏、氯喹那多 - 普罗雌烯阴道片等 ③某些雌激素（如结合雌激素乳膏、雌三醇乳膏）局部应用仍有增加血雌激素水平的潜在风险。乳腺癌生存者如需用药，必须咨询乳腺科专家。阴道低剂量雌激素补充治疗长期用药（超过 1 年）应监测子宫内膜安全性 （3）选择性雌激素受体调节剂：奥培米芬及脱氢表雄酮阴道制剂等，对于缓解以性交痛为主的 GSM 患者疗效确切 （4）CO_2 点阵激光：能有效缓解 GSM 所致泌尿系统症状，亦可联合阴道保湿剂或润滑剂治疗，或作为阴道保湿剂或润滑剂治疗无效后的补充治疗 （5）乳杆菌制剂有助于恢复阴道微生态平衡，对预防需氧菌、厌氧菌阴道感染复发具有一定的作用

表 6-28 复杂性 VVC 的抗真菌治疗方案

<table>
<tr><td>重度 VVC</td><td>阴道用药：克霉唑 0.5g，第 1、4 天；咪康唑 1.2g，第 1、4 天
口服用药：氟康唑 0.15g，第 1、4 天；伊曲康唑 0.2g，2 次 / 日，共 5~7 日</td></tr>
<tr><td rowspan="2">复发性 VVC</td><td>强化治疗
口服用药：氟康唑 0.15g，第 1、4、7 天
阴道用药：克霉唑 0.5g，第 1、4、7 天；咪康唑 1.2g，第 1、4、7 天；制霉菌素 10 万 U，每晚 1 次，共 14 日</td></tr>
<tr><td>巩固治疗
口服用药：氟康唑 0.15g，每周 1 次
阴道用药：克霉唑 0.5g，每周 1 次；咪康唑 1.2g，每周 1 次；制霉菌素 10 万 U，月经前后各 7 日；咪康唑 0.4g，每晚 1 次，月经前后各 3~6 日</td></tr>
<tr><td>非白假丝酵母菌引起的 VVC</td><td>阴道用药：硼酸 0.6g，每晚 1 次，共 14 日；制霉菌素 10 万 U，每晚 1 次，共 14 日；两性霉素 B 0.05g，每晚 1 次，共 14 日
口服用药：伊曲康唑 0.2g，2 次 / 日，共 7 日（常与非唑类阴道栓剂联合应用）</td></tr>
<tr><td>妊娠期 VVC</td><td>阴道用药：克霉唑 0.5g，第 1、4 天；或 0.2g，每晚 1 次，共 7 日</td></tr>
<tr><td>耐药假丝酵母菌引起的 VVC</td><td>阴道用药：硼酸 0.6g，每晚 1 次，共 14 日；制霉菌素 10 万 U，每晚 1 次，共 14 日；两性霉素 B 0.05g，每晚 1 次，共 14 日</td></tr>
</table>

三、用药注意事项与患者教育

（1）硝基咪唑类药物甲硝唑无论是口服还是阴道给药，由于“双硫仑样反应”，治疗期间及停药后 3 天内禁止饮用含乙醇的饮料及含有乙醇或丙二醇的制剂。甲硝唑的代谢产物可使尿液呈深红色。

（2）局部制剂虽然可引起局部烧灼感或刺激症状，但通常无全身性不良反应。口服唑类药物偶尔会引起恶心、腹痛和头痛。当同时口服其他药物时，应关注药物相互作用。

（3）阴道局部用药者需将药物放入阴道深处，保持外阴清洁，月经期避免用药。无性生活史的女性应在医师指导下使用。

（4）尽量避免在妊娠早期应用硝基咪唑类药物，在妊娠中晚期应用甲硝唑通常是安全的；但替硝唑在妊娠期应用的安全性尚未确定，须避免应用。除非发生有潜在生命威胁的感染，妊娠期女性应避免使用高剂量氟康唑（400~800mg/d），尤其是在妊娠早期用药。

（5）BV 和 VVC 患者的性伴侣一般不必进行治疗。复发性 VVC 患者的性伴侣必要时给予治疗；VVC 急性发作期间避免性生活或性交时使用安全套。但对于滴虫性阴道炎患者，无论是否有症状，一经确诊，其性伴侣应同行治疗。

（6）长期激素治疗的 GSM 患者应定期进行受益与风险的评估，制定个体化治疗方案。长期用药应监测肝功能，出现肝功能异常应停药。

第十七节 乳腺炎

乳腺炎（mastitis）是指可能伴有感染的乳腺组织炎症，可分为哺乳期乳腺炎（lactational mastitis，LM）和非哺乳期乳腺炎（non -puerperal mastitis，NPM）。临床上以急性乳腺炎（acute mastitis）较为常见，是乳腺的急性化脓性感染，多发生于产后哺乳的女性，可见于哺乳期的任何阶段。

哺乳期乳腺炎

哺乳期乳腺炎是一种常见于哺乳期女性的乳腺炎性疾病，整个哺乳期都可能发生，以刚开始哺乳的 4~6 周最为常见。

一、病因及发病机制

哺乳期乳腺炎的发生可能与乳汁淤积、感染性致病菌入侵等因素密切相关。哺乳期女性因各种原因发生排乳不畅进而导致乳汁淤积，并成为致病菌良好的培养基。目前已从乳汁中分离出感染性致病菌，如金黄色葡萄球菌、大肠埃希菌和链球菌等；此外，人体皮肤和表面黏膜最常见的正常菌群如表皮葡萄球菌也可能是哺乳期乳腺炎的致病菌。

二、临床表现及辅助检查

乳房血管丰富，早期就可出现寒战、高热及脉搏快速等脓毒症表现。临床表现为乳房疼痛，排乳不畅，乳腺局部出现肿块，形状为楔形或不规则状，可发生于乳房的任何部位，乳房皮肤可出现红、肿、热、痛，病变区域皮温升高，局部有压痛；全身症状包括发热，体温可达 39~40℃，伴有寒战、全身出汗、头晕、乏力等症状。

血常规及 C 反应蛋白可用于判断是否伴有细菌感染。

三、诊断

表 6-29　诊断

要　点	内　容
乳汁淤积型	乳房局部肿胀、疼痛，可触及有压痛的肿块或增厚区，形状为楔形或不规则状，皮肤无明显红肿，皮温可升高，一般无发热、畏寒等全身症状。白细胞 / 中性粒细胞、C 反应蛋白均不高
急性炎症型	乳房局部肿痛，存在硬结，在排除全身其他系统感染的前提下，出现以下任何一种情况即可诊断： ①乳房局部红斑形成，伴或不伴皮温升高 ②全身炎性反应表现，如寒战、头痛等流感样症状以及全身不适感 ③体温≥ 37.3℃，伴有白细胞或中性粒细胞升高，或 C 反应蛋白升高
乳腺脓肿	3%~11% 的哺乳期乳腺炎患者由于未及时治疗或治疗不当而进展为乳腺脓肿。病变部位皮肤红肿，可扪及肿块，可触及波动感，局部明显压痛。可考虑行超声检查诊断脓肿部位

四、治疗

表 6-30　治疗

要　点		内　容
治疗原则		保证充分休息，不中断母乳喂养，有效排空乳汁，合理使用抗生素、止痛药物，必要时适当补液。对于形成脓肿者，提倡微创治疗
非药物治疗		有效的乳房按摩，以及正确的热敷和冷敷交替，可以促进乳汁排出，刺激泌乳反射，保持乳管通畅，减轻乳房肿胀和疼痛。另外，应合理使用吸乳器和超声脉冲电导等物理疗法。对于乳头皲裂及疼痛的患者，建议每次排乳后以母乳或羊脂膏外涂
药物治疗	非抗生素治疗	①局部皮肤红肿且无皮损的患者，可使用25%硫酸镁或3%高渗盐水湿敷，每次20分钟，每日3次；或中药外敷。但禁用于皮肤破损或局部已有皮疹者。对于疼痛及发热的患者，可使用对乙酰氨基酚或布洛芬对症治疗 ②脓肿切开引流后脓液污染乳头、乳晕区域或发生乳汁漏，以及存在精神心理障碍和传染性疾病等而导致无法或不宜继续母乳喂养的患者，应给予回乳处理。可以口服或肌内注射雌激素类药物，如口服己烯雌酚，每次5mg，每日3次，连服3~5日；或肌内注射苯甲酸雌二醇，每次2mg，每日2次，连续注射3~5日。另外，也可以口服中药，如炒麦芽120g，加水煎汤，分3次温服
	抗生素治疗	（1）抗生素使用指征：①发病时症状较重，包括全身症状及局部症状。如局部明显红肿、压痛，体温高于38.5℃，血常规白细胞计数 >12 × 10^9/L；②乳头皲裂伴感染；③症状轻微的乳腺炎，经保守疗法（有效排出乳汁与物理治疗）24~48小时之内没有改善，或是病情进展；④乳汁培养明确存在致病菌，均应使用抗生素 （2）药物选择及安全性：在取得药物敏感试验结果前，推荐经验性使用耐酶青霉素类（如苯唑西林钠）、第一代头孢菌素（如头孢拉定）/第二代头孢菌素或头霉素类（如头孢美唑）；若青霉素或头孢菌素过敏时，建议使用大环内酯类（如红霉素、阿奇霉素）或林可酰胺类抗生素（如克林霉素，但克林霉素用于分娩1个月内的产妇时可能引起婴儿伪膜性肠炎，应引起重视）。随后应根据致病菌检测及药物敏感试验，调整抗生素方案 （3）使用时间及停药指征：抗生素应足量、足疗程使用，推荐抗生素使用疗程为10~14日。停药指征包括局部体征消失、体温正常超过3日、白细胞计数恢复正常 （4）耐甲氧西林金黄色葡萄球菌（MRSA）处理：MRSA已成为哺乳期乳腺炎感染的重要病原菌。经验性用药后患者症状、体征明显缓解，可继续足疗程使用原抗生素至细菌培养阴性；若患者症状、体征无明显改善或加重，应根据药物敏感试验选用抗生素，推荐使用万古霉素、利奈唑胺或利福平抗感染治疗

五、用药指导与患者教育

（1）哺乳期乳腺炎患者无需停止哺乳，事实上频繁哺乳是消除肿胀、防止乳汁淤积的最好方式；但MRSA感染者不宜对早产儿继续哺乳，应挤出乳汁扔弃。

（2）热敷适用于哺乳前，并在热敷过程中按摩乳房，可以刺激泌乳，但应避免局部明显红肿时热敷；冷敷适用于哺乳、乳房按摩或吸乳器使用后，可以减轻乳房肿胀和疼痛。

（3）目前卡麦角林、溴隐亭等麦角类药物已被国家药品监督管理局禁用于哺乳期乳腺炎回乳，仅限于医疗原因而不能哺乳的情况，如死产、新生儿死亡、母亲感染人类免疫缺陷病毒（human immunodeficiency virus，HIV）等情况。

非哺乳期乳腺炎

非哺乳期乳腺炎（non - puerperal mastitis，NPM）是发生在非哺乳期女性的一组良性乳腺疾病，包括导管周围乳腺炎（periductal mastitis，PDM）和肉芽肿性小叶乳腺炎（granulomatous lobular mastitis，GLM）。

一、病因及发病机制

非哺乳期乳腺炎的发病机制尚不明确，其危险因素主要包括乳管阻塞、细菌感染、吸烟史（包括二手烟）、乳头内陷等。

二、临床表现及辅助检查

1. 临床表现

（1）PDM主要表现为乳晕周围炎症，继发性感染导致导管损伤和破裂伴脓肿形成，并在乳晕边缘自发破裂流脓，也可出现反复脓肿和流脓瘘管，经久不愈。

（2）GLM表现为乳腺外周组织出现有压痛的孤立性炎性肿块，或外周多个部位同时出现肿块，伴有脓肿和（或）表面皮肤炎症及溃疡。

2. 辅助检查

对所有疑诊为NPM的患者，乳腺超声是首选的影像学检查方法。对于乳腺肿块、乳头溢液、乳腺皮肤异常、局部疼痛或肿胀的患者还可选择乳腺X线摄影。

三、诊断

NPM缺乏诊断的金标准，主要结合临床表现、组织病理学（NPM分类诊断和确诊的主要依据）和辅助检查进行综合分析，在排除乳腺结核和特异性肉芽肿性病变的基础上做出诊断。

四、治疗

表6-31　治疗

要　点	内　容
治疗原则	①首先应控制急性炎症反应，在未知感染菌种和药敏结果之前，采用大剂量联合广谱抗生素治疗；②获得药敏结果后，依据药敏结果选用敏感的抗生素；③其次应重视个体化诊疗，预防NPM复发；④应最大程度地改善患者的生活质量

第6章

续表

要　点	内　容
治疗方法	① PDM 的治疗仍以外科手术为主，在病变急性期应使用广谱抗生素控制炎症反应，如经验性使用阿莫西林 - 克拉维酸，怀疑厌氧菌感染时加用口服甲硝唑。由于考虑存在非结核分枝杆菌（NTM）感染，对反复发作形成窦道、病理学检查确诊为 PDM 的病人可采用抗分枝杆菌治疗，但仍处于探索阶段。治疗方案可选择异烟肼（300mg，1 次 / 日）、利福平（450mg，1 次 / 日）、乙胺丁醇或吡嗪酰胺（750mg，1 次 / 日），并根据细菌亚群和药敏试验调整用药，平均疗程为 9~12 个月。因此，对于难治性 PDM 患者，也可以先尝试给予三联抗分枝杆菌药物，待病变局限或者瘘管闭合后视情况行肿物切除或瘘管切除术以减少复发 ② GLM 的治疗以类固醇激素为主。激素的给药剂量按泼尼松 0.75mg/（kg · d）计算，一般甲泼尼龙片起始剂量 20mg/d，症状缓解可逐渐减量，通常每 1~2 周依次减量至每日 16mg → 12mg → 8mg → 4mg，直至症状完全缓解或稳定。另外多数专家认为也可以先用激素缩小病灶，再行手术切除病灶、减少复发。对病理学类型明确的难治性 GLM 患者，推荐使用甲氨蝶呤（MTX），同时每日补充叶酸，但 MTX 剂量及使用疗程尚未统一 ③对于多部位取材重复病理学检查，仍不能明确类型者可试行抗分枝杆菌联合类固醇激素治疗

五、用药注意事项与患者教育

抗非结核分枝杆菌治疗期间应注意监测药物性肝损害、听力下降、视力下降、高尿酸血症等不良反应。类固醇激素治疗过程中应注意肾上腺皮质功能亢进综合征、感染加重、诱发或加剧胃十二指肠溃疡等不良反应。另外，停药时须注意逐渐减停药物。

第十八节　尿路感染

尿路感染（urinary tract infection，UTI）是指各种病原微生物在尿路中生长、繁殖而引起的炎症性疾病，多见于育龄期和绝经后女性、老年男性、免疫力低下及尿路畸形者。

一、病因及发病机制

（一）病因

以细菌感染为主，极少数为真菌、原虫及病毒感染。在细菌感染中，革兰阴性杆菌为尿路感染最常见致病菌，其中以大肠埃希菌最为常见，约占全部尿路感染的 85%。

（二）发病机制

（1）感染途径：病原菌经由尿道上行至膀胱，甚至输尿管、肾盂引起的感染称为上行感染，约占尿路感染的 95%。

（2）与机体防御功能有关。

（3）易感因素：①女性因尿道短、开口毗邻阴道口，容易发生感染。②不洁性活动。③尿路梗阻，妊娠压迫，前列腺增生，过度憋尿。④疾病：机体免疫力低下，神经源性膀胱。⑤医源性因素：如导尿或留置导尿管、膀胱镜检查、逆行性尿路造影等可致尿路黏膜损伤，引发尿路感染。

（4）与细菌的致病力有关。

二、治疗

（一）一般治疗

急性期注意休息，多饮水，勤排尿。膀胱刺激征和血尿明显者，可口服碳酸氢钠片 1g tid，对应用磺胺类抗菌药物者还可增强药物的抗菌活性并避免尿路结晶形成。

（二）抗尿路感染药物治疗

表 6-32　抗尿路感染药物治疗

要　点	内　容	
总体原则	①给予抗菌药物前留取清洁中段尿，做病原菌培养及药敏试验。根据经验治疗效果及药敏试验结果酌情调整抗菌药物 ②急性单纯性下尿路感染初发患者，首选口服用药，疗程通常为 3~5 天 ③急性肾盂肾炎伴发热等明显全身症状的患者应注射给药，热退后可改为口服给药，疗程一般为 2 周 ④对抗菌药物治疗无效的患者应进行全面尿路系统检查，若发现存在尿路结石、尿路解剖畸形或功能异常等复杂因素者，应予以矫正或相应处理 ⑤导管相关性尿路感染，宜尽早拔除或更换导尿管 ⑥绝经后妇女反复尿路感染，应注意是否与妇科疾患相关	
膀胱炎	膀胱炎的经验治疗宜选磺胺甲噁唑 - 甲氧苄啶或呋喃妥因或磷霉素氨丁三醇或阿莫西林 - 克拉维酸，可选头孢氨苄或头孢拉定	
	对于妊娠期女性的膀胱炎宜选呋喃妥因（呋喃妥因禁用于妊娠 38 周以上的足月妊娠期女性，避免新生儿发生溶血性贫血）或头孢克肟，可选磷霉素氨丁三醇或阿莫西林 - 克拉维酸	
	大肠埃希菌（ESBL 阴性）	宜选呋喃妥因或磷霉素氨丁三醇或磺胺甲噁唑 - 甲氧苄啶
	大肠埃希菌（ESBL 阳性）	宜选阿莫西林 - 克拉维酸或氨苄西林 - 舒巴坦，可选呋喃妥因或磷霉素氨丁三醇
	腐生葡萄球菌	宜选苯唑西林或氯唑西林或磺胺甲噁唑 - 甲氧苄啶，可选第一、二代头孢菌素类或磷霉素氨丁三醇
	肠球菌属	宜选氨苄西林或阿莫西林（- 克拉维酸），可选呋喃妥因、糖肽类或磷霉素氨丁三醇

续表

要点	内容	
膀胱炎	通常一种药物连用3天，约90%的患者可治愈。停服抗菌药物7天后，需进行尿细菌定量培养，如结果阴性，表示急性细菌性膀胱炎已治愈；如仍有菌尿，应继续给予2周抗菌药物治疗	
肾盂肾炎	经验治疗宜选氨苄西林或阿莫西林或第一、二、三代头孢菌素类，可选哌拉西林-他唑巴坦或氨苄西林-舒巴坦或阿莫西林-克拉维酸或氟喹诺酮类或碳青霉烯类	
	大肠埃希菌、克雷伯菌属等肠杆菌科细菌（ESBL阴性）	宜选第二代或第三代头孢菌素类，可选氟喹诺酮类或氨苄西林-舒巴坦或阿莫西林-克拉维酸
	大肠埃希菌、克雷伯菌属等肠杆菌科细菌（ESBL阳性）	宜选哌拉西林-他唑巴坦或氨苄西林-舒巴坦或阿莫西林-克拉维酸，可选法罗培南等碳青霉烯类
	腐生葡萄球菌（非MRS）	宜选苯唑西林、氯唑西林，可选第一、二代头孢菌素类或氟喹诺酮类
	腐生葡萄球菌（MRS）	宜选糖肽类
	肠球菌属	宜选氨苄西林、阿莫西林（-克拉维酸），可选糖肽类，重症者可联合氨基糖苷类
	铜绿假单胞菌	宜选头孢他啶或头孢吡肟±氨基糖苷类，可选环丙沙星或哌拉西林-他唑巴坦±氨基糖苷类或亚胺培南/美罗培南
	念珠菌属	宜选氟康唑，可选两性霉素B
	病情较轻者，可在门诊口服药物治疗10~14天，通常90%可治愈。严重感染全身中毒症状明显者，需住院静脉给药治疗，可于热退后继续用药3日再改为口服抗菌药物，完成2周疗程；治疗72小时无好转，应按药敏试验结果更换抗菌药物，疗程不少于2周	
复发性尿路感染	再感染	指患者由不同种类的微生物引起的再次感染。治疗方法与首次发作相同。对半年内发生2次以上再感染者，可用长程低剂量抑菌治疗，即每晚临睡前排尿后服用小剂量抗菌药物1次，如复方磺胺甲噁唑1~2片或呋喃妥因50~100mg或左氧氟沙星500mg，每7~10日更换药物1次，连用半年
	复发	是由同一种病原菌引起，并且在较短的时期内尿路感染再次发作。患者在使用敏感性抗菌药物治疗2周后，尿中仍可培养出同种细菌即可诊断，提示病原菌的持续存在。应按药敏试验结果选择强有力的杀菌性抗菌药物，疗程不少于6周。反复发作者，给予长程低剂量抑菌疗法

续表

要　点	内　容
无症状菌尿（ASB）	①推荐筛查和治疗的人群：妊娠期女性以及接受尿路侵入性器械操作的患者 ②患有无症状菌尿或有症状尿路感染的妊娠期女性均应接受口服抗菌药物治疗并定期复查，抗菌药物的选择可为阿莫西林（-克拉维酸）、头孢氨苄或磷霉素氨丁三醇 ③需要施行泌尿道手术操作的患者在术前予以适当的抗菌药物治疗可以大幅减少菌血症等并发症的发生风险，具体抗菌药物的应用需参照药敏试验结果 ④不需要筛查和治疗的情况：绝经前及未妊娠女性、糖尿病女性、老年人、脊髓损伤的患者、留置导尿管的患者和儿童的无症状菌尿
妊娠期尿路感染	①妊娠期女性，尤其是在妊娠前3个月须加强尿常规检查等筛查内容 ②妊娠期无症状菌尿应给予抗菌药物彻底根治（同前述“无症状菌尿”的相关用药） ③妊娠期急性膀胱炎应给予充分治疗，可选用头孢曲松钠、哌拉西林-他唑巴坦、头孢吡肟、亚胺培南-西司他丁或氨苄西林
导管相关性尿路感染	对有发热或尿路感染症状的留置导尿管患者留取尿培养，同时评估患者留置导尿管的必要性，非必要者尽早拔除导尿管，移除导尿管作为治疗的一部分

三、用药注意事项与患者教育

（1）尿培养须在应用抗生素之前或停用抗菌药物7天以后留取，留取时建议留晨尿或尿液在膀胱中保留时间大于6小时。

（2）选择抗菌药物时，根据尿培养结果选择对致病菌敏感、在泌尿道浓度高、不良反应小的抗菌药物。

（3）无症状菌尿仅推荐筛查和治疗孕妇以及接受可能导致尿道黏膜出血侵入性器械操作的患者。

（4）有尿路刺激症状但尿培养及尿液常规监测呈阴性时，需考虑有无其他因素导致的下尿路症状，如焦虑、抑郁等。

（5）使用抗菌药物前需询问过敏史；18岁以下儿童禁用喹诺酮类药物，要注意肝功能，可使QT间期延长而致心律失常，可能诱发老年患者出现谵妄。治疗中监测血常规、尿常规的变化；服用磺胺类药物时应多喝水；服用磺胺类、呋喃妥因药物时应根据肾功能调整剂量。

第十九节　男性性功能障碍

勃起功能障碍

男性性功能障碍包括性欲减退、勃起功能障碍（ED）和射精障碍。

一、病因及发病机制

ED 根据病因可以分为：器质性、心理性和混合性。

某些药物也会引起 ED 的发生：①大多数抗抑郁药与 ED 相关，特别是选择性 5- 羟色胺再摄取抑制剂，具体药物有西酞普兰、艾司西酞普兰、氟西汀、氟伏沙明、帕罗西汀、舍曲林；②其他抗抑郁药也可能有性功能方面的副作用，包括 5- 羟色胺和去甲肾上腺素再摄取抑制剂、三环类抗抑郁药和单胺氧化酶抑制剂；③降压药如噻嗪类利尿剂氯噻酮；④抗雄激素药物如促性腺激素释放激素（GnRH）激动剂（包括亮丙瑞林、戈舍瑞林、曲普瑞林和布舍瑞林），或 GnRH 拮抗剂［包括地加瑞克和瑞卢戈利（Relugolix）（口服 GnRH 拮抗剂）］；⑤其他药物，如可卡因、海洛因，螺内酯、交感神经阻滞剂（可乐定、胍乙啶和甲基多巴）、酮康唑和西咪替丁（但不包括其他 H_2 受体拮抗剂）。

ED 与 CVD（心血管疾病）具有共同的危险因素，包括年龄增长、吸烟、酗酒、糖尿病、高血压、血脂异常、下尿路症状、抑郁症和肥胖等，它们的病理生理学机制均由内皮功能障碍介导。

二、临床表现及辅助检查

ED 通常以患者自述性生活史为主，如在非性交 / 性交时的阴茎勃起状况：有无夜间勃起和晨间勃起，勃起的频率如何，勃起的硬度情况如何，性刺激下阴茎是否能够勃起，勃起硬度是否足够插入阴道等。

三、诊断

临床上常用国际勃起功能指数（IIEF）问卷表、勃起硬度评分（EHS）评价勃起功能状态。

第6章

四、治疗

表 6-33　勃起功能障碍治疗

<table>
<tr><th>要　点</th><th colspan="3">内　容</th></tr>
<tr><td>治疗原则</td><td colspan="3">ED 的病因与发病机制复杂，其治疗在侧重控制病因、降低危险因素以及对症治疗的同时，还应遵循整体健康管理的原则</td></tr>
<tr><td rowspan="3">治疗方法</td><td rowspan="2">基础治疗</td><td>生活方式调整和心理疏导</td><td>戒烟酒、适量运动、合理膳食、良好睡眠、控制体重等</td></tr>
<tr><td>基础疾病的治疗</td><td>如 CVD、糖尿病、高脂血症、抑郁症等</td></tr>
<tr><td>药物治疗</td><td>5 型磷酸二酯酶抑制剂（PDE5i）</td><td>（1）我国目前已经批准了 4 种选择性 PDE5i 治疗 ED，分别是西地那非、他达拉非、伐地那非和阿伐那非
（2）作用机制：抑制 5 型磷酸二酯酶，减少海绵体组织中第二信使环磷酸鸟苷（cGMP）的水解，使其浓度增加，促进阴茎海绵体平滑肌松弛，进而增加阴茎动脉血流，促使阴茎海绵窦充血、膨胀，促进阴茎勃起</td></tr>
</table>

续表

要点	内容		
治疗方法	药物治疗	5 型磷酸二酯酶抑制剂（PDE5i）	（3）他达拉非具有半衰期长（17.5 小时）及有效浓度可维持 36 小时的特点，小剂量每天服用已广泛应用于临床 （4）所有 PDE5i 的禁忌证：①在过去 6 个月内患有心肌梗死、脑卒中或危及生命的心律失常的患者；②低血压（血压 <90/50mmHg）或高血压（血压 >170/100mmHg）的患者；③不稳定型心绞痛、充血性心力衰竭的患者，伐地那非可引起轻度 QT 间期延长，禁忌与Ⅰa 类（奎尼丁、普鲁卡因胺）或Ⅲ类（胺碘酮）抗心律失常药合用；④ PDE5i 与硝酸酯类合用是绝对禁忌 （5）患者教育及其他治疗方式有助于挽回 PDE5i 治疗无效者，具体包括：指导患者正确使用 PDE5i；针对原发器质性病因的治疗；更换其他 PDE5i 或连续应用 PDE5i；联合治疗，如改善雄激素水平、抗氧化应激、改善微循环等；性心理治疗或性伴侣配合治疗；联合或改用其他治疗，如海绵体内血管活性药物注射（ICI）、真空勃起装置、手术等
		雄激素	①对睾酮水平较低的 ED 患者，雄激素补充治疗能改善初次对 PDE5i 无反应者的勃起功能障碍，且与 PDE5i 合用可能有增强效应 ②目前常用雄激素主要有十一酸睾酮胶囊，每次 80mg，每天 2 次，餐后口服；十一酸睾酮注射剂或贴剂也可使用 ③睾酮治疗禁忌用于红细胞增多症、未治疗的严重睡眠呼吸暂停综合征患者，以及严重的肝功能、心功能衰竭患者
		其他药物	①抗氧化剂和改善微循环的药物：对于可能同时患有某些代谢性疾病如糖尿病，且体内处于氧化应激状态的患者在单用 PDE5i 效果欠佳时，可考虑联合应用抗氧化剂和改善微循环的药物。主要药物有维生素 E、左卡尼汀、硫辛酸和胰激肽原酶等 ②阿扑吗啡：是一种多巴胺 D_2 受体激动剂，常用于勃起功能试验，部分研究证明其对 ED 的治疗是安全和有效的 ③育亨宾：能选择性拮抗突触前的 α_2 受体，但因其安全性评估不充分，目前临床应用较少 ④曲唑酮：亦可拮抗 α_2 受体，但目前应用尚有争议
	其他治疗方法	物理治疗	负压吸引与微能量等作为 ED 治疗的辅助手段

续表

要　点	内　容		
治疗方法	其他治疗方法	阴茎海绵体注射治疗	作为 ED 治疗的二线方案，在患者口服药物无效时可考虑使用。目前有罂粟碱、前列腺素 E、酚妥拉明 3 种。药物联合应用的有效率最高，可达 92%
		经尿道给药	前列地尔（前列腺素 E_1）
		中医治疗	在增强勃起功能的同时，改善全身症状
		手术治疗	三线治疗方法，用于一线、二线治疗无效的中至重度 ED 患者

五、用药注意事项与患者教育

（1）服用 α 受体拮抗剂（特别是多沙唑嗪）的患者应谨慎使用西地那非。使用 α 受体拮抗剂治疗后 4 小时内如服用西地那非，发生低血压的风险极高。

（2）西地那非、伐地那非可致视觉异常，主要表现为眩光、蓝视。这些不良反应通常是轻微、短暂的。

（3）服用他达拉非后，少数患者可能出现肌痛、背痛。

（4）对于正在备育的 ED 患者，若需要长期使用 PDE5i，要充分告知药物生殖安全风险。

早　泄

早泄（premature ejaculation，PE）又称快速或过早射精，被认为是最常见的射精障碍。

一、治疗

表 6-34　早泄治疗

要　点	内　容		
治疗原则	治疗目标是延长射精时间、提高控制力和改善性生活满意度		
治疗方法	药物治疗	选择性 5-HT 再摄取抑制剂（SSRI）	代表药物达泊西汀，是国内第一个也是至今唯一获批早泄适应证的口服药物。达泊西汀能结合阻断突触前膜上的 5-HT 再摄取受体，增加突触内 5-HT 浓度，达到延长 IELT 的作用。适合按需治疗早泄 其他 SSRI：包括西酞普兰、氟西汀、氟伏沙明、帕罗西汀和舍曲林，所有这些药物具有共同的药理作用，但没有获批治疗早泄 射精延迟可能出现在用药几天后，但通常须给药 1~2 周才能起效，因为受体脱敏需要时间
		局部麻醉剂	外用局部麻醉剂可降低阴茎头敏感性，延迟 IELT，从而延长性高潮到达时间来治疗早泄 常用的有复方甘菊利多卡因乳膏 / 凝胶，利多卡因 / 丙胺卡因喷雾剂等

续表

要 点	内 容		
治疗方法	药物治疗	PDE5i	对于伴有 ED 的原发性早泄或者 ED 继发早泄患者应当使用 PDE5i 联合早泄治疗药物
		α_1 受体拮抗剂	赛洛多辛、多沙唑嗪、特拉唑嗪、阿夫唑嗪，主观延迟射精
		曲马多	具有阿片受体激活以及 5-HT 和去甲肾上腺素再摄取抑制双重作用，推荐在其他疗法失败后可以考虑使用曲马多
	其他治疗方法	行为治疗、性心理干预、中医治疗、手术治疗及综合治疗	

二、用药注意事项与患者教育

（1）SSRI 常见的不良反应包括疲乏、困倦、恶心、呕吐、口干、腹泻和出汗，这些症状通常轻微，并在用药 2~3 周后逐渐改善。同时应避免突然停药或快速减量，以免发生 SSRI 停药综合征。因其可能对精子产生不利影响，尝试备育者应避免使用 SSRI。

（2）局部麻醉剂常见的不良反应包括阴茎麻木、ED、过敏反应等，及伴侣阴道不适感等。有生育需求者应避免使用外用局部麻醉剂。

（3）治疗 PE 时，曲马多不能与 SSRI 联合使用，以避免致命性的 5-HT 综合征。

第二十节 尿失禁

一、分型及临床表现

表 6-35 尿失禁分型及临床表现

要 点	内 容
暂时性尿失禁	由于精神、运动障碍或药物作用，不能及时排尿引起的暂时性 / 可逆性尿失禁
压力性尿失（SUI）	喷嚏或咳嗽等腹压骤然增高时出现不自主的尿液自尿道外口溢出
急迫性尿失禁	不能控制的尿频、尿急、夜尿增多
充盈性尿失禁	与逼尿肌收缩功能减退和（或）膀胱出口梗阻有关
混合性尿失禁	常同时合并多种类型特点的尿失禁，老年人常见

二、处理原则及药物治疗

原则上，首先要祛除诱因和针对原发病进行治疗；所有尿失禁患者均应该进行生活方式调整；治疗便秘，适当活动；进行盆底肌训练（又称 Kegel 运动）；盆底电刺激治疗；必要时给予药物治疗和手术治疗。

表 6-36　处理原则及药物治疗

要　点	内　容
压力性尿失（SUI）	①轻至中度的压力性尿失禁以非手术治疗为主，如盆底肌训练可增强盆底支撑尿道的肌肉力量，是无创性治疗的基础 ②药物治疗主要是针对中至重度尿失禁患者应用，可减少患者的漏尿次数，改善生活质量 ③选择性 α_1 肾上腺素受体激动剂，如盐酸米多君 2.5mg tid，激活尿道平滑肌 α_1 受体和躯体运动神经元，增加尿道阻力。不良反应：包括卧位和坐位时的高血压 ④阴道局部雌激素类治疗：当患者合并有绝经生殖泌尿综合征时可在阴道局部使用雌激素以缓解阴道干涩和下尿路症状，并可增厚尿道黏膜，从而间接改善尿失禁症状 ⑤度洛西汀可短期改善男性前列腺切除术后压力性尿失禁患者的症状，改善生活质量，但目前该适应证属于超说明书用药
急迫性尿失禁	①药物治疗主要为抗胆碱药物，其通过竞争性抑制乙酰胆碱，从而抑制膀胱逼尿肌的不自主收缩。代表药物有奥昔布宁、托特罗定、索利那新等，对 M 受体具有高度的亲和性和专一性。此类药物的不良反应包括口干、便秘、视物模糊、心动过速、尿潴留及认知损害。故痴呆患者应慎用，闭角型青光眼和胃潴留患者禁用。此外，由于此类药物有致尿潴留的风险，应避免在老年人和排尿残余量 >200ml 的男性人群中使用 ②对不适于用抗胆碱药物者可选用 β_3 肾上腺素受体激动剂，代表药物为米拉贝隆。不良反应是高血压、鼻咽炎和尿路感染。因与某些药物（如美托洛尔）的代谢方式相同，同时服用这些药物的患者需调整剂量
充盈性尿失禁	根据引起尿潴留的病因给予针对性治疗。如常见的良性前列腺增生症可选用 α 肾上腺素受体拮抗剂，松弛膀胱颈和前列腺肌肉，减轻尿流阻力，还可选用 5α 还原酶抑制剂，降低双氢睾酮水平，缩小前列腺体积，进而缓解症状

三、用药注意事项与患者教育

（1）尿失禁的治疗，首先要祛除诱因和针对原发病进行治疗。

（2）所有尿失禁的患者首先应进行非药物治疗，包括生活方式改变及行为治疗。

（3）使用抗胆碱药治疗尿失禁时，注意警惕尿潴留或便秘症状的加重，注意观察老年患者的神志状态，警惕诱发谵妄。

第二十一节 绝经综合征

绝经综合征是指妇女绝经前后由于出现性激素波动或减少所致的一系列躯体及精神心理症状。绝经可分为自然绝经和人工绝经两种。自然绝经是指月经周期永久停止，没有任何其他明显病理或生理原因而闭经12个月后，可回顾性诊断为自然绝经。人工绝经是指手术切除双侧卵巢或放射照射等所致的绝经。

目前公认的生殖衰老周期"金标准"为STRAW分期系统：依据月经周期变化，并结合生殖内分泌和超声指标将女性生殖衰老过程分为生育期、绝经过渡期和绝经后期3个阶段。

一、病因及发病机制

1. 绝经过渡期早期

月经开始不规则。随着卵巢功能的衰退，卵泡数目下降导致抑制素B和抗苗勒管激素（AMH）浓度的下降，随后卵泡刺激素（FSH）水平开始升高，雌二醇（E_2）的分泌水平仍相对正常（E_2浓度正常或偏高），但黄体期的孕激素浓度降低。

2. 绝经过渡期晚期

月经周期紊乱加重。FSH和雌二醇血清浓度的波动可能非常明显，高FSH浓度和低E_2浓度可能预示着绝经，但此后FSH和E_2可能很快恢复到正常的绝经前水平。绝经后雄激素来源于卵巢间质细胞及肾上腺，总体雄激素水平下降。

第6章

二、临床表现

表6-37 绝经综合征临床表现

要点	内容
月经周期和内分泌改变	在绝经过渡期，月经间期可能延长至40~50日或缩短，月经出血通常逐渐减少，直至闭经间歇性发生以及无排卵周期发生率增加，最终出现月经永久停止或临床绝经
	绝经过渡期内分泌变化包括：血清FSH、E_2的波动，血清抑制素B进行性下降，AMH下降
血管舒缩症状（VMS）	主要表现为潮热、多汗，由血管舒缩功能不稳定所致，是雌激素降低的特征性症状
神经精神症状	围绝经期妇女常表现为注意力不易集中，并且情绪波动大，如激动易怒、焦虑不安或情绪低落、抑郁、不能自我控制等神经精神症状。部分女性出现认知改变，常自述为健忘、找词困难和脑雾症状等
绝经生殖泌尿综合征（GSM）	见本单元第十六节"阴道炎"
雌激素缺乏的长期后果	①骨质疏松 ②痴呆 ③心血管病变 ④其他：女性骨关节炎的发生、体内脂肪分布的改变，皮肤和骨的胶原蛋白减少，以及平衡功能受损等情况

三、治疗

一些绝经症状可以通过治疗有效缓解，包括绝经激素治疗（MHT）和非激素治疗，提高和改善其生命质量。

（一）绝经健康管理策略

包括每年健康体检、推荐健康生活方式、合理饮食、增加社交及脑力活动、管理情绪、加强身体锻炼等。饮食要定时定量、均衡并控制体重，建议多吃蔬果、奶类、全谷物、大豆，适量吃鱼、禽、蛋、瘦肉，控糖≤ 50g/d（最好≤ 25g/d）、少油（25~30g/d）、少盐（≤ 5g/d）、限酒（乙醇量≤ 15g/d）、戒烟、足量饮水（1500~1700ml/d）。坚持日常身体活动，每周至少进行 5 天中等强度身体活动，累计 150 分钟以上；并鼓励每周 2~3 次高强度有氧运动。

（二）绝经激素治疗

表 6-38　绝经激素治疗

<table>
<tr><th>要　点</th><th colspan="2">内　容</th></tr>
<tr><td>MHT 指导原则</td><td colspan="2">①属医疗措施，启动 MHT 应在有适应证、无禁忌证、绝经女性本人有通过 MHT 提高生命质量的主观意愿之前提下尽早开始
②对于年龄 <60 岁或绝经 10 年内、无禁忌证的女性，MHT 用于缓解 VMS、减缓骨量丢失和预防骨折的获益 / 风险比最高
③有子宫的女性在补充雌激素时，应加用足量、足疗程孕激素以保护子宫内膜；已切除子宫的女性，通常不必加用孕激素
④ MHT 需个体化给药
⑤使用 MHT 的女性每年应至少接受 1 次全面的专业获益 / 风险评估，根据评估结果个体化调整 MHT 方案
⑥不推荐乳腺癌生存者全身应用 MHT
⑦当全身应用 MHT 不能完全改善 GSM 症状时，可同时加用局部雌激素治疗；仅为改善 GSM 时建议首选阴道局部雌激素治疗
⑧ MHT 可减少绝经相关腹部脂肪堆积，减少总体脂肪量，改善胰岛素敏感性，降低 2 型糖尿病的发生风险</td></tr>
<tr><td>MHT 适应证、禁忌证和慎用情况</td><td>适应证</td><td>①绝经相关症状：月经周期改变、VMS（潮热、出汗）、睡眠障碍、疲乏无力、神经精神症状等绝经相关症状
② GSM 相关症状：包括尿急、尿频、尿痛和反复泌尿系统感染，以及生殖道干燥、烧灼、刺激以及阴道缺乏润滑导致的性问题和疼痛
③存在低骨量、绝经后骨质疏松症、骨折风险及相关高危因素：早绝经，早发性卵巢功能不全，脆性骨折家族史，维生素 D 及钙等营养摄入不足，低体重（BMI<18.5kg/m^2），缺乏运动、吸烟、过度饮酒等不良的生活习惯，影响骨代谢的慢性疾病及长期服用糖皮质激素等药物</td></tr>
</table>

续表

要点	内容			
MHT适应证、禁忌证和慎用情况	禁忌证	①已知或可疑妊娠 ②原因不明的阴道流血 ③已知或可疑患有乳腺癌 ④已知或可疑患有性激素依赖性恶性肿瘤 ⑤最近6个月内患有活动性静脉或动脉血栓栓塞性疾病 ⑥严重肝肾功能不全		
	慎用情况	子宫肌瘤、子宫内膜异位症及子宫腺肌病、子宫内膜增生病史、血栓形成倾向、胆石症、免疫系统疾病（对于病情稳定或处于静止期的系统性红斑狼疮患者，可严密观察下行MHT，推荐首选经皮雌激素）、其他（癫痫、偏头痛、哮喘、耳硬化症）、现患脑膜瘤患者禁用孕激素		
MHT常用药物及治疗方案	常用口服药物	雌激素制剂	①天然雌激素：17β-雌二醇、戊酸雌二醇、结合雌激素 ②合成长效雌激素：尼尔雌醇	
		孕激素制剂	（1）天然孕激素：微粒化孕酮 （2）合成孕激素：地屈孕酮、17α-羟孕酮衍生物如醋酸甲羟孕酮、19-去甲睾酮衍生物如炔诺酮、17α-螺内酯衍生物如屈螺酮 ①地屈孕酮是最接近天然的孕激素，对乳腺刺激较小 ②屈螺酮具有较强的抗盐皮质激素作用和一定的抗雄激素作用	
		雌、孕激素复方制剂	序贯制剂	①连续序贯复方制剂：雌二醇片/雌二醇-地屈孕酮片 ②周期序贯复方制剂：戊酸雌二醇片/戊酸雌二醇-醋酸环丙孕酮片
			雌、孕激素连续联合制剂：雌二醇-屈螺酮片	
	常用非口服药物	经皮雌激素	雌二醇凝胶、半水合雌二醇皮贴、苯甲酸雌二醇乳膏	
		经阴道激素	①普罗雌烯胶丸、普罗雌烯乳膏、氯喹那多-普罗雌烯阴道片、雌三醇乳膏、结合雌激素乳膏、普拉睾酮阴道栓 ②普罗雌烯属于严格局部作用的雌激素，不刺激子宫内膜增生 ③雌三醇对子宫内膜刺激小，对血浆雌二醇水平基本无影响 ④结合雌激素轻微升高血浆雌二醇水平，可轻度影响子宫内膜	

第6章

续表

要　点	内　容		
MHT 常用药物及治疗方案	常用非口服药物	注射用雌激素	苯甲酸雌二醇注射液，肌内注射
		左炔诺孕酮宫内缓释系统（LNG-IUS）	维持 5~7 年，可预防和治疗子宫内膜增生，亦可用于 MHT 的子宫内膜保护
	常用治疗方案及注意事项	①常用 MHT 具体方案及注意事项见表 6-39 ②尼尔雌醇口服 2mg，每 15 天 1 次，每 3 个月加用孕激素 10 天，以避免尼尔雌醇对子宫内膜的刺激； ③巴多昔芬 20mg/ 结合雌激素 0.45mg，可用于有完整子宫的女性预防骨质丢失和缓解绝经相关症状，不用额外添加孕激素 ④普拉睾酮（活性成分为 DHEA），FDA 已批准作为 GSM 用药	

表 6-39　MHT 具体方案及注意事项

治疗方案	适用人群	给药模式	药物用法、用量	注意事项
单孕激素方案	适用于绝经过渡期早期尚未出现低雌激素症状，但有排卵障碍性异常子宫出血的女性	口服，也称为后半周期孕激素治疗	地屈孕酮：10~20mg/d；或微粒化孕酮 200~300mg/d；或醋酸甲羟孕酮 4~6mg/d 于月经或撤退性出血的第 14 天起，使用 10~14 天	有些女性在接受孕激素治疗时，会出现心境低落和腹胀感
		宫腔内放置，可维持 5~7 年	左炔诺孕酮宫内缓释系统（LNG- IUS）	尤其适合有子宫内膜增生病史或月经量多的患者
单雌激素方案	适用于子宫已切除的女性	口服，通常连续应用	戊酸雌二醇：0.5~2mg/d；或 17β- 雌二醇：1~2mg/d；或结合雌激素：0.3~0.625mg/d	—
		经皮	雌二醇凝胶：0.5~1 计量尺 / 日；或半水合雌二醇皮贴：每 7 天 0.5~1 贴	凝胶涂抹于手臂、大腿、臀部等处的皮肤，避开乳房和会阴
雌、孕激素序贯方案	适用于有完整子宫，仍希望有月经样出血的女性	口服或经皮，周期序贯方案：每周期有 3~7 天停药期	戊酸雌二醇片 / 戊酸雌二醇 - 醋酸环丙孕酮片，1 片 / 天，共 21 天，停药 7 天后再开始下一周期；或连续口服或经皮使用雌激素 21~25 天，后 10~14 天加用孕激素，停药 3~7 天后再开始下一周期	模拟月经生理周期，在用雌激素的基础上，每月加用孕激素 10~14 天，每周期停用雌激素 3~7 天

续表

治疗方案	适用人群	给药模式	药物用法、用量	注意事项
雌、孕激素序贯方案	适用于有完整子宫，仍希望有月经样出血的女性	口服或经皮，连续序贯方案：雌激素每天用药，孕激素周期用药	17β-雌二醇片/17β-雌二醇-地屈孕酮片，1片/天，每周期28天，连续应用；或连续口服或经皮使用雌激素，每28天后半程加用孕激素10~14天	足量、足疗程孕激素可调整月经周期及保护子宫内膜
雌、孕激素连续联合方案	建议绝经1年以上，有子宫，但不希望有月经样出血的女性	口服或经皮或宫内放置	可连续口服雌激素或经皮雌激素，同时口服地屈孕酮或微粒化孕酮；或复方制剂如雌二醇-屈螺酮片连续给药；对于已经放置LNG-IUS的女性，只需每天口服或经皮使用雌激素	孕激素用量应该与雌激素用量相匹配，从而充分保护子宫内膜
替勃龙方案	适用于绝经1年以上，且服药期间不希望有月经样出血的女性	口服，连续应用	替勃龙：1.25~2.5mg/d	替勃龙可能增加乳腺癌病史女性的复发风险，也可能增加60岁以上女性脑卒中风险
阴道局部雌激素方案	GSM的首选方案	阴道用药	普罗雌烯胶丸（乳膏）；或雌三醇乳膏；或结合雌激素乳膏。阴道用胶丸1粒/日、乳膏0.5~1g/日，连续2~3周；症状缓解后改为2~3次/周，或根据疗效逐渐递减每周使用次数	短期局部应用雌激素，无需加用孕激素；长期使用（6个月以上）者应监测子宫内膜

（三）非激素治疗

（1）缓解血管舒缩症状（VMS），可予中成药如坤泰胶囊和香芍颗粒，或植物药如黑升麻。亦可应用选择性5-羟色胺再摄取抑制剂（SSIR）、5-羟色胺和去甲肾上腺素双重再摄取抑制剂（SNRI）以及可乐定，但SSIR与SNRI不宜长期使用。加巴喷丁对VMS也有效，但不良反应较多。

（2）植物雌激素如大豆异黄酮可能有助于减轻潮热，但不推荐长期使用。

（3）为缓解泌尿生殖系统症状，阴道也可使用润滑剂和保湿剂改善阴道干燥的症状。

四、用药注意事项与患者教育

（一）个体化方案及规范随访

所有绝经过渡期和绝经后期女性均应经充分的知情选择，愿意接受 MHT 者，有适应证、无禁忌证、慎用情况控制良好者可予以个体化的 MHT，使用过程中应规范随访以评估利弊。

（二）MHT 的长期风险

表 6-40　MHT 的长期风险

要　点	内　容
心脑血管疾病	对于年龄≥ 60 岁、绝经超过 10 年的女性，启动 MHT 增加冠心病风险
	不建议单纯为预防冠心病启动 MHT
静脉血栓栓塞（VTE）	① MHT 相关 VTE 风险随着年龄增长而增加，且与肥胖程度呈正相关 ②有 VTE 个人史的女性禁用口服雌激素治疗 ③天然孕激素比合成孕激素的 VTE 风险小
中枢神经系统	①≥ 60 岁或绝经超过 10 年才启动 MHT 会对认知功能产生不利影响，增加痴呆风险 ② MHT 可能会增加癫痫患者的发作频率
乳腺癌	①单独应用雌激素基本不额外增加乳腺癌风险 ②已知或怀疑乳腺癌，通常不建议全身应用 MHT
子宫内膜增生和子宫内膜癌	①绝经后有子宫的女性，单用雌激素 1~3 年导致子宫内膜增生和子宫内膜癌风险显著增加 ②为避免雌激素对子宫内膜的过度刺激，应加用足量足疗程的孕激素保护子宫内膜
子宫颈癌和卵巢恶性肿瘤	① MHT 不增加子宫颈鳞癌的发生风险，亦不增加其复发风险及死亡率。卵巢癌生存者使用 MHT 不增加卵巢癌的复发风险，但低级别浆液性和子宫内膜样卵巢癌不推荐 MHT ②卵巢癌生存者使用 MHT 不增加卵巢癌的复发风险，但低级别浆液性和子宫内膜样卵巢癌不推荐 MHT
其他恶性肿瘤	单雌激素或雌、孕激素治疗均不增加肺癌的发病率

第二十二节　多囊卵巢综合征

多囊卵巢综合征（polycystic ovary syndrome，PCOS）是一种育龄期女性常见的妇科内分泌及代谢性疾病，临床主要以高雄激素表型、排卵功能障碍和多囊卵巢为特征。

一、临床表现

（1）月经异常：为主要症状。

（2）不孕：由于稀发排卵或不排卵，PCOS 女性多合并不孕症，发生率可达 70% 左右。

（3）多毛症、痤疮及脱发：是高雄激素的最常见表现，发生率可达 70%~80%。

（4）肥胖：50% 以上 PCOS 女性合并肥胖，且常呈腹型肥胖。

（5）黑棘皮病：阴唇、颈背部、腋下、乳房下和腹股沟等处皮肤皱褶部位出现灰褐色色素沉着，呈对称性，皮肤增厚，质地柔软。

（6）葡萄糖耐量受损和糖尿病。

（7）心血管疾病。

（8）睡眠呼吸暂停。

（9）抑郁和焦虑。

（10）子宫内膜癌。

二、辅助检查

1. 盆腔超声检查

2. 内分泌测定

（1）高雄激素血症：PCOS 患者血清总睾酮水平正常或轻度升高，通常不超过正常范围上限的 2 倍；但 PCOS 患者高雄激素临床表现的严重程度与血清总睾酮水平不成正比。

（2）抗苗勒管激素：PCOS 女性的血清抗苗勒管激素水平明显增高。

（3）促性腺激素：血清卵泡刺激素（FSH）正常或偏低。

（4）血清催乳素：20%~35% 的 PCOS 女性可伴有血清催乳素（PRL）水平轻度增高。

（5）血清雌激素：雌酮（E_1）升高，雌二醇（E_2）正常或轻度升高。

（6）血清孕酮：月经周期规律 PCOS 女性仍可能存在排卵功能障碍，如果高度怀疑，可以测定血清孕酮水平以确认是否排卵。

（7）其他：空腹血糖、口服葡萄糖耐量试验、胰岛素水平及胰岛素释放试验、血脂指标、肝肾功能等用于筛查代谢相关疾病。

三、诊断

（1）PCOS 的诊断是排除性诊断，国际上先后制定了 NIH、鹿特丹、AES 等多个诊断标准。

（2）不建议将卵巢多囊样形态改变，即 PCOM 作为青春期 PCOS 的诊断依据。诊断青春期 PCOS 的必要条件是高雄激素血症和（或）高雄激素血症相关临床表现、月经不规律以及排卵障碍，并排除其他导致排卵障碍及雄激素过多的疾病。此外，对于不符合诊断标准但存在 PCOS 特征的青春期高风险人群也要引起重视，建议在初潮后 8 年或之前对这类人群进行再次评估，尽早予以干预治疗。

四、治疗

（一）无生育需求患者的治疗

表 6-41　无生育需求患者的治疗

要　点	内　容
生活方式干预	是 PCOS 女性首选的一线治疗策略，可有效改善 PCOS 女性健康相关的生命质量。体重减轻 5%~10% 后，患者排卵规律、月经周期、胰岛素抵抗均可得到改善

续表

要　点	内　容		
代谢紊乱调整	改善胰岛素抵抗药物	二甲双胍	①适用于伴胰岛素抵抗的 PCOS 女性，以及伴有不孕、氯米芬抵抗的 PCOS 女性给予促性腺激素促排卵前的预治疗 ②是临床应用最广泛的胰岛素增敏剂 ③青春期患者推荐剂量不超过 1500mg/d，至少使用 3 个月 ④非肥胖者推荐剂量 1000~1500mg/d ⑤肥胖者推荐剂量 2000~2500mg/d，使用疗程 3~6 个月及以上 ⑥餐中服用
		噻唑烷二酮类胰岛素增敏剂	常用于二甲双胍禁忌或疗效不佳时的无生育要求 PCOS 女性，联合二甲双胍具有协同治疗效果
		阿卡波糖	在肠道内竞争性抑制 α- 葡萄糖苷酶。一般单用，亦可与其他口服降糖药或胰岛素合用。配合餐饮用药，治疗胰岛素依赖型或非依赖型糖尿病
	减重药物	奥利司他	肥胖型 PCOS 患者经生活方式干预疗效欠佳时，可以选择奥利司他口服治疗以减少脂肪吸收
		GLP-1 受体激动剂	利拉鲁肽、度拉糖肽和司美格鲁肽等药物来减轻 BMI 较高的成年 PCOS 患者体重
	他汀类药物		①对于血脂代谢异常且经生活方式干预无效的 PCOS 患者，他汀类药物可作为此类患者首选 ②减肥手术可能是严重肥胖 PCOS 女性的选择之一
	其他		
高雄激素表型症状的治疗	短效复方口服避孕药（COC）		①建议短效 COC 作为青春期和育龄期 PCOS 女性高雄激素血症及多毛症、痤疮的首选治疗药物 ②临床上常使用含醋酸环丙孕酮或屈螺酮的短效 COC
	孕酮类衍生物		①有抗雄激素和轻度抑制促性腺激素分泌的作用，降低睾酮和 17- 酮类固醇的水平，以醋酸甲羟孕酮（安宫黄体酮）较常用 ②醋酸环丙孕酮属高效孕酮，有较强抗雄激素作用
	螺内酯		①适用于短效 COC 治疗效果不佳、存在禁忌或不能耐受 COC 的高雄激素 PCOS 女性 ②使用剂量为 50~200mg/d，推荐 100mg/d，见效需使用至少 6 个月 ③育龄期 PCOS 女性在服药期间建议采取避孕措施
	糖皮质激素		适用于 PCOS 的高雄激素分泌为肾上腺来源或肾上腺和卵巢混合来源者

续表

要　点	内　容	
高雄激素表型症状的治疗	其他	有中至重度痤疮或多毛症的 PCOS 女性也可到皮肤科就诊，配合相关的局部药物治疗或物理治疗
调整月经周期	定期合理使用激素类药物，对控制月经周期非常有效。适用于青春期、育龄期无生育要求、因排卵障碍引起月经紊乱的 PCOS 女性	
	周期性使用孕激素	①青春期、围绝经期 PCOS 女性的首选，也可用于育龄期有妊娠计划的 PCOS 女性 ②推荐使用天然孕激素或地屈孕酮 ③周期性孕激素方案包括口服地屈孕酮 10~20mg/d、微粒化孕酮 100~200mg/d、醋酸甲羟孕酮 10mg/d，每个周期用药 10~14 天，或肌内注射黄体酮（孕酮）20mg/d（每个月 3~5 天）。建议首选口服制剂
	短效 COC	育龄期无生育要求的 PCOS 女性的首选
	雌、孕激素序贯治疗	①对伴有低雌激素症状的青春期、围绝经期 PCOS 女性可作为首选 ②常用治疗方案为口服雌二醇 1~2mg/d，每周期 21~28 天，在后半周期的 10~14 天加用孕激素
心理因素调整	增强与患者沟通，关注患者身心健康，保护患者隐私，给予积极引导	

（二）有生育计划患者的治疗

表 6-42　有生育计划患者的治疗

要　点	内　容	
药物诱导排卵	来曲唑（LE）	①单纯无排卵性不孕的 PCOS 患者，首选 LE 诱导排卵 ② LE 不增加药物致畸性，且与枸橼酸氯米芬相比，LE 的多胎妊娠风险较低 ③常用方案：月经第 2~5 天开始连续用药 5 天，2.5mg/d 持续 5 天。监测无排卵则每周期剂量增加 2.5mg，最高可增加至 5.0~7.5mg/d。疗程尚无国内外统一推荐 ④常见的不良反应主要为由雌激素水平降低引起的潮红、疲劳以及恶心等。肝肾功能异常患者慎用
	枸橼酸氯米芬（CC）	①单纯无排卵性不孕的 PCOS 患者，可单独使用 CC 诱导排卵、改善妊娠结局，属于药品说明书许可用药 ②常用方案：月经第 2~5 天开始连续用药 5 天，50mg/d，最高 150mg/d。剂量不足时可能出现卵泡期长或黄体期短，建议视情况增加剂量；剂量过高时可能出现卵巢刺激过大，建议剂量减至 25mg/d。当 B 超监测到至少 3 个直径≥ 14mm 的优势卵泡时建议取消该周期

续表

要　点	内　容	
药物诱导排卵	二甲双胍	推荐在 PCOS 女性辅助生殖治疗过程中使用二甲双胍，与 CC、促性腺激素等联用，可用于 CC 抵抗或失败的 PCOS 女性的治疗
	促性腺激素	适用于 CC 抵抗或失败的无排卵性不孕 PCOS 女性。可辅助 CC 或 LE 治疗，也可作为二线治疗
腹腔镜卵巢打孔术	其促排卵机制为破坏产生雄激素的卵巢间质，使血清 LH 及睾酮水平下降，增加妊娠机会，并尽可能降低流产的风险	
体外受精 - 胚胎移植（IVF-ET）	是不孕 PCOS 女性的三线治疗方案，适用于经上述治疗均无效时或合并其他不孕因素（如高龄、输卵管因素或男性因素等）的 PCOS 女性	

五、用药注意事项与患者教育

（1）PCOS 女性的治疗不能局限于当前的体型、生育或月经等问题，还需重视远期并发症的预防。

（2）对 PCOS 女性应建立一套长期的健康管理策略。

（3）接受促排卵药物的患者中，约 20% 发生不同程度卵巢过度刺激综合征。治疗原则以增加胶体渗透压的扩容措施为主，防治血栓形成，改善症状和加强对症支持治疗。

（4）促排卵药物与卵巢癌、乳腺癌等肿瘤发生的关系目前尚无定论，但需警惕可能风险，对有肿瘤发病高危因素及家族史者，应追踪观察并加强监测。

第二十三节　避　孕

避孕是育龄期女性生殖健康和生育保健的重要内容，是指采用科学手段使女性控制怀孕时机并避免非意愿妊娠；同时在避孕时可获得额外的收益，如避孕套提供防止性传播感染的保护、复方口服避孕药用于治疗原发性痛经等。

一、女性避孕常用方法

（一）激素避孕

激素避孕是指女性使用甾体激素药物避孕，其成分是孕激素和（或）雌激素，适用于无禁忌证的育龄女性，是一种高效避孕方法。

1. 避孕原理

雌、孕激素通过多种途径达到避孕目的。不同避孕药物的配伍、剂量和剂型不同，其主要作用环节各异。

（1）抑制排卵：雌、孕激素作用于下丘脑，负反馈抑制下丘脑释放 GnRH，从而抑制垂体合成与分泌 FSH 和 LH，同时直接影响垂体对 GnRH 的反应而不出现排卵前 LH 峰，使排卵受到抑制。

（2）直接作用：改变宫颈黏液的理化特性，孕激素减少宫颈黏液量、增加黏稠度、降低拉丝度，成为精子穿透的生物屏障；改变子宫内膜形态与功能，使子宫内膜与受精卵发育不同步，不利于受精卵着床和发育；影响输卵管的功能，改变受精卵在输卵管内的运动，干扰受精卵着床。

2. 常用避孕药物种类

避孕药物多为雌激素和孕激素组成的复方制剂。目前常用的雌激素为炔雌醇、炔雌醚、雌二醇；常用的孕激素为炔诺酮、甲地孕酮，左炔诺孕酮（第二代），孕二烯酮及去氧孕烯（第三代）。按药物剂型一般可分为口服避孕药、注射避孕针和缓释系统避孕药。常见避孕药物种类见表 6-43。

表 6-43　常见避孕药物种类

分类	名称	成分	规格	给药时间	备注
口服避孕药	复方左炔诺孕酮片	左炔诺孕酮 0.15mg+炔雌醇 0.03mg	22 片	月经第 5 天开始服用第 1 片，连服 22 天，停药 7 天后服第二周期	一般停药后 1-2 天有撤退性出血。若有漏服应及早补服，且警惕有妊娠可能
		左炔诺孕酮 0.15mg+炔雌醇 0.03mg	28 片（21 片 / 活性片 +7 片 / 空白片）	月经来潮的第一天，服用标有相同日期的淡黄色药片，并按箭头方向每天服用一片。服完21片淡黄色药片后，再服用淡粉色药片	
	左炔诺孕酮 - 炔雌醇（三相）片	黄色 6 片（第 1~6 天）：左炔诺孕酮 0.05mg+炔雌醇 0.03mg；白色 5 片（第 7~11 天）：左炔诺孕酮 0.075mg+炔雌醇 0.04mg；棕色 10 片（第 12~21 天）：左炔诺孕酮 0.125mg+炔雌醇 0.03mg	21 片	首次服药从月经来潮第 3 天开始，每晚一片，连续 21 天。先服黄色片 6 天，继服白色片 5 天，最后服棕色片 10 天。以后各周期均于停药第 8 天（无论是否月经来潮）按顺序服药	
	复方孕二烯酮片	孕二烯酮 0.075mg+炔雌醇 0.03mg	28 片（21 片 / 活性片 +7 片 / 空白片）	自月经周期的第 1 日起，每日在相同的时间服用 1 片，连服 21 天。停药 7 日后（或服完空白片）。在第 8 日起开始服用新的一盒	
	去氧孕烯 - 炔雌醇片（妈富隆）	去氧孕烯 0.15mg+炔雌醇 0.03mg	21 片	于月经第 1 日服药，连服 21 日，停药 7 日后服用第 2 周期的药物	

续表

分　类	名　称	成　分	规　格	给药时间	备　注
口服避孕药	去氧孕烯炔雌醇片（欣妈富隆）	去氧孕烯 0.15mg+ 炔雌醇 0.02mg	21 片	于月经第 1 日服药，连服 21 日，停药 7 日后服用第 2 周期的药物	一般停药后 1~2 天有撤退性出血。若有漏服应及早补服，且警惕有妊娠可能
	屈螺酮 - 炔雌醇片（优思明）	屈螺酮 3mg+ 炔雌醇 0.03mg	21 片	于月经第 1 日服药，连服 21 日，停药 7 日后服用第 2 周期的药物	
	屈螺酮 - 炔雌醇（Ⅱ）（优思悦）	屈螺酮 3mg+ 炔雌醇 0.02mg	28 片（24 片 / 活性片 +4 片 / 空白片）	于月经第 1 日开始服药，先服活性片，服完 24 片后服空白片。服完 28 日无需停药，接着服下一周期	
	炔雌醇 - 环丙孕酮片	醋酸环丙孕酮 2mg+ 炔雌醇 0.035mg	21 片	于月经第 1 日服药，连服 21 日，停药 7 日后服用第 2 周期的药物	
探亲避孕片	炔雌酮探亲避孕片	炔诺酮 5.0mg	片	—	激素剂量大，现已很少使用
	甲地孕酮探亲避孕片	甲地孕酮 2.0mg	片	—	
长效避孕针	醋酸甲羟孕酮避孕针	醋酸甲羟孕酮 150mg	针	在月经周期的前 7 日内开始使用，每 3 个月 1 次	—
	炔诺酮庚酸酯避孕针	炔诺酮庚酸酯 200mg	针	每 2 个月 1 次	
	复方庚酸炔诺酮避孕针	庚酸炔诺酮 50mg+ 戊酸雌二醇 5mg	针	每个月 1 次	
	复方甲地孕酮避孕针	甲地孕酮 25mg17+β- 雌二醇 3.5mg	针	每个月 1 次	
皮下埋植剂	左炔诺孕酮埋植剂	左炔诺孕酮 216mg	6 根	FDA 批准 5 年	
	左炔诺孕酮埋植剂	左炔诺孕酮 150mg	2 根	FDA 批准 3 年，11 个国家批准 5 年	
	依托孕烯植入剂	依托孕烯 68mg	1 根	FDA/NMPA 批准 3 年	
	左炔诺孕酮硅胶棒Ⅰ型	左炔诺孕酮 216mg	6 根	药品说明书规定 5 年	

续表

分　类	名　称	成　分	规　格	给药时间	备　注
皮下埋植剂	左炔诺孕酮硅胶棒Ⅱ型	左炔诺孕酮 150mg	2 根	药品说明书规定 4 年	—
阴道避孕环	甲地孕酮硅胶环	甲地孕酮，每日释放 150μg	只	可持续 1 年	—
	依托孕烯-炔雌醇阴道环	炔雌醇 2.7mg+ 依托孕烯 11.7mg	只	月经第 5 日放入，放置 3 周，取出 1 周；再重新放置 1 只新环	
避孕贴剂	炔雌醇-诺孕曲明透皮贴	炔雌醇 0.75mg+ 诺孕曲明 6mg	片	连续使用 3 周，每周更换 1 次，之后暂停 1 周	—
	炔雌醇-左炔诺孕酮透皮贴	每日释放约 30μg 炔雌醇和 125μg 左炔诺孕酮	片	连续使用 3 周，每周更换 1 次，之后暂停 1 周	
宫内节育系统	左炔诺孕酮宫内节育系统（LNG-IUD）	左炔诺孕酮 52mg，每日释放 20μg	—	月经周期第 3~7 日放入，有效期 5 年	—

3. 复方避孕药适应人群及禁忌

要求避孕的健康育龄女性，且无使用甾体激素避孕药禁忌，均可选用。

4. 复方避孕药常见不良反应及处理

表 6-44　复方避孕药常见不良反应及处理

要　点	内　容
类早孕反应	症状较轻者，无需处理，随服药时间延长可自行改善。症状严重者需考虑更换制剂或停药并改用其他避孕措施
阴道流血	一般不用特别处理，流血偏多者可在医师指导下处理
月经量减少或停经	出现月经量减少一般不需要处理，停药后可自行恢复正常。若使用者确实不能接受月经量减少或停经，根据具体情况可停药更换其他避孕方法
乳房胀痛	一般不需处理，随服药时间延长，症状可自行消失
体重增加	一般不影响健康，若体重增加明显可以停药观察。或选用减轻水钠潴留的含屈螺酮的避孕药
皮肤褐斑	停药后多能自行缓解
血栓栓塞性疾病	目前国内使用的避孕药中含雌激素 20~35μg，属于低剂量甾体激素避孕药，并不显著增加血栓栓塞性疾病的发病率
对肿瘤影响	避孕药中孕激素成分对子宫内膜有保护作用，可减少子宫内膜癌的发病率

续表

要 点	内 容
血压的影响	无论雌激素剂量如何，复方避孕药都会导致血压轻微升高（即6~8mmHg幅度）。血压通常会在停药3~6个月内恢复到原来水平
对机体代谢的影响	新型孕激素被认为对碳水化合物代谢几乎没有影响。大多数低剂量复方避孕药对HDL-C、LDL-C、三酰甘油或总胆固醇没有显著影响
其他	极少数使用者可出现精神抑郁、头晕、乏力、性欲减退、皮疹、皮肤瘙痒等情况，可在医生指导下处理

5. 用药注意事项与患者教育

（1）一般建议：首先应该排除妊娠。

（2）服药时间：建议每日固定时间服用，不可随意更改服药时间，以保障避孕效果，只有规律服药才能防止妊娠。

（3）漏用补救措施

①阴道避孕环、透皮贴脱落或皮下埋植剂移动等情况，需要咨询医务人员进行后续处理。

②复方口服避孕药漏服及补救：服用过程中如出现漏服现象，需立即补救以免出现避孕失败。**a. 漏服1片且未超过12小时，除须按常规服药1片外，应立即再补服1片，以后继续每天按时服用，无需采用其他避孕措施。b. 如漏服超过12小时或漏服2片及以上时，原则为立即补服1片。若剩余药片为7片及以上时，继续常规服药，同时需要加用避孕套等屏障避孕法最少7天，或采用紧急避孕方法，以防止非意愿妊娠；若剩余药片不足7片，可在常规服用完本周期药片后立即服用下个周期的药片。如在月经来潮第5天后开始服药。服药最初7天内最好加用其他避孕措施。若漏服无激素活性药片，无论几片，可丢弃未服用的无活性药片，并在停药期无撤退性出血，则应考虑妊娠的可能性。**

（4）停药情况：出现下肢肿胀和（或）疼痛、腹痛、胸痛、头痛、眼睛问题（视力障碍、复视、视神经乳头水肿、视网膜血管病变等），或因手术或其他原因使得下肢需制动1周以上，应停药。

（5）药物相互作用：影响药物吸收和肝-肠循环的药物，如导泻药、止泻药可以干扰COC的吸收，减弱避孕效果。抗生素类药物可干扰肠道内正常菌群的生长，使雌激素的水解不充分，影响COC的肝-肠循环和初始吸收，从而影响避孕效果。肝药酶诱导剂如卡马西平、利福平、巴比妥类、扑米酮等可降低COC的作用，引起突破性出血和避孕失败。

（6）健康筛查：使用COC之前及服药期间，应进行常规健康筛查。

（7）体重对避孕的影响：在体重超过90kg的女性中，不应将透皮避孕贴片用作一线选择。

（8）停用避孕时机：围绝经期避孕依然很重要，因为女性直到绝经（即停经12个月）才能确定不孕。

复方甾体激素避孕方法含有人工合成的雌激素和孕激素，具有较好的月经周期调控作用，可以保护子宫内膜，降低子宫内膜癌和盆腔炎性疾病的发生，改善子宫内膜异位症引起的痛经等，但同时也会增加与雌激素相关的不良反应发生风险。单纯孕激素避孕方法不含雌激素，最显著的优势是保护子宫内膜，减少子宫内膜癌及盆腔炎性疾病的发生，有效缓解子宫内膜异位症引起的痛经；虽然与复方甾体激素避孕方法相比相对安全，但仍需严格进行禁忌证的筛查。

常见不同甾体激素类避孕方式的对比见表6-45。

表6-45 不同避孕方式的对比

避孕方式	不良反应	恢复生育能力时间	优 势	劣 势
LNG-IUD	点滴出血或闭经	取出后即可怀孕	效果与输卵管绝育术相当，且可治疗妇科疾病	存在一定异物刺激和继发感染风险，放置不当易脱落
皮下埋植剂	月经出血模式改变，如无月经、月经稀发、点滴出血或闭经	80%以上女性在取出后2个月内恢复排卵	不影响母乳喂养，血栓风险低。适用于产褥感染、子宫畸形、宫腔变形、IUD频繁脱落及对绝育手术有顾虑的女性	有创操作，存在继发感染的风险
长效避孕针	月经模式改变，点滴出血或闭经。可能导致食欲增强或体重增加	可能延迟4~10个月排卵	长效，不需每日服药，可避免肝脏首过效应，消化道反应轻	停药后生育力恢复延迟，不适用于短期内有生育计划的女性
口服避孕药	短暂的头痛、恶心、乳房压痛、情绪改变、点滴出血等	停药后即可怀孕	可逆，无创伤；调节月经周期；改善痤疮，降低卵巢囊肿、盆腔炎、子宫内膜癌等妇科疾病的发生风险	需规律服用；40岁以上女性会增加血栓风险；与其他药物服用可能存在相互作用
避孕贴片	不定期出血，乳房触痛，粘贴部位过敏反应	停药后即可怀孕	使用方便，可随时启动或终止。血药浓度平稳，无肝脏首过效应	隐蔽性差，易脱落
阴道避孕环	不规则出血，阴道分泌物增加	停药后1个月内	使用方便，无肝脏首过效应	异物感，易脱落

（二）宫内节育器

宫内节育器（IUD）是一种放置在子宫腔内，能达到避孕目的的器具，具有安全、有效、简便、经济、长效和可逆等特点，曾为我国育龄期女性的主要避孕措施。

二、男性避孕常用方法

表 6-46　男性避孕常用方法

要　点	内　容
男用避孕套	是最常见的屏障避孕法，男用避孕套正确使用者的有效避孕率高，理论上接近98%
体外排精	是指男性在射精前将阴茎抽出阴道，阻止精子进入女性阴道。这种避孕措施不可靠，意外妊娠率高，因为在男性射精之前，少量精液已经进入阴道
输精管结扎术	通过手术切断或结扎输精管，使男性虽然可以射出精液，但无精子排出，从而达到避孕目的。该手术安全、高效，早期是不可逆的永久性避孕手术，但现代医学已能实施输精管复通术并恢复生育力
其他方法	避孕疫苗、男性激素避孕法、输精管注射剂

三、避孕方式选择

目前按照避孕理论和实际有效性将避孕方法分为 3 类。

（1）最有效：长效可逆避孕措施（LARC）是目前最有效的避孕措施，如宫内节育系统、皮下埋植剂和可逆绝育术等。这些措施受女性依从性的影响最小，意外妊娠率最低。

（2）有效：注射用避孕药是这一级选择中最有效的方法。如果坚持并正确使用，口服避孕药，避孕贴片和阴道避孕环也具有较低的妊娠率；但由于无法坚持或不正确的使用，实际妊娠率大幅提高。

（3）效果较差：这类避孕措施包括阴道隔膜、宫颈帽、避孕套、外用杀精剂、体外排精和周期性禁欲等，由于未能正确使用或使用中断，这些避孕措施的实际妊娠率远高于理想使用的妊娠率。

四、避孕失败的补救措施

（一）手术流产

手术流产是采用手术方式终止妊娠，包括负压吸引术和钳刮术。

（二）药物流产

药物流产是常用终止妊娠方法之一，是用药物终止早孕的一种避孕失败补救措施。我国目前用于药物流产的药物主要是米非司酮配伍米索前列醇。

1. 适用人群

（1）本人自愿，年龄 18~40 岁的健康、无禁忌证女性；年龄＜ 18 岁或＞ 40 岁需住院行药物流产。

（2）一般停经≤ 49 日。对于停经时间的要求，目前尚未统一。我国有指南提出，妊娠 8~10 周可用药物终止。通常停经时间越早，完全流产率越高。

（3）血或尿的人绒毛膜促性腺激素（HCG）阳性，B 超确诊为宫内妊娠。

（4）对手术流产有恐惧和顾虑心理者或由于其他原因不适宜做手术流产者。

2. 禁忌证

表 6-47　禁忌证

要　点	内　容
米非司酮禁忌证	肾上腺及其他内分泌系统疾病、妊娠期皮肤瘙痒史、血液病、血栓栓塞性疾病等病史、甾体激素依赖性肿瘤。哺乳期使用米非司酮，建议用药终止后继续停止哺乳 3 天
前列腺素类药物禁忌证	心血管疾病、青光眼、癫痫、结肠炎、哮喘等，以及对前列腺素类药物过敏者
其他	带器妊娠、可疑异位妊娠、过敏体质、肝肾功能异常、严重贫血、妊娠剧吐、不能及时随访者。近期服用利福平、异烟肼、抗癫痫药、抗抑郁药、西咪替丁、阿司匹林与吲哚美辛等非甾体抗炎药

3. 用药方法

（1）顿服法：第一日空腹顿服米非司酮 150~200mg，服药后第三日上午服用米索前列醇 600μg，服药前、后空腹 1 小时，留院观察 6 小时。

（2）分次服药法：服药第一日晨空腹或禁食 2 小时后服米非司酮 50mg，12 小时后再服 25mg，以后每隔 12 小时服 25mg（即第二日早、晚各服米非司酮 25mg），第三日晨再服米非司酮 25mg（米非司酮总量 150mg），服药 1 小时后在医院口服米索前列醇 600μg，留院观察 6 小时，注意用药后出血情况以及有无妊娠物排出和药物不良反应。

4. 评定标准

表 6-48　评定标准

要　点	内　容
完全流产	用药后自行排出完整胚胎，或未见胚囊完整排出但 B 超未见妊娠图像，未经清宫术但出血自然停止，尿 HCG 转为阴性，子宫恢复正常大小，月经自然复潮
不完全流产	用药后胚囊自然排出，但出血过多或出血持续时间长，必须施行清宫术者。刮出物经病理检查证实为绒毛组织或妊娠蜕膜组织
失败	用药后 8 天胚囊仍未排出，B 超探及胚囊长大，胎心存在或胚胎停育，均需用清宫术终止妊娠

5. 用药注意事项与患者教育

（1）药物流产治疗方案必须在具有急诊抢救、清宫手术和输液、输血条件的医疗单位方可实施。

（2）服药前必须向服药者详细告知治疗效果以及可能出现的不良反应。药物流产终止早孕失败者，须进行人工流产，

（3）服用米非司酮后记录阴道出血时间、出血量、排出胚胎组织样物应带到医疗机构送病理检查。米索前列醇应在医疗单位服用，通常服用米索前列醇后 4~6 小时内排出胚囊较多。

（4）如出现长期大量出血（每 4 小时或在连续 2 小时内湿透 2 条加厚卫生巾）是不完全流产或其他并发症的征兆，应立即就医。重度腹痛，或流产后数天盆腔触痛，应警惕继发感染可能，应及时来医院就诊。

（5）治疗过程中，如出现下腹剧烈疼痛可以口服非甾体抗炎药，呕吐明显可以使用止吐

药物。

（6）药物流产期间，避免合用利福平、圣约翰草、苯妥英钠、苯巴比妥及卡马西平等药物。这些药物可能诱导米非司酮代谢而降低其发挥疗效的血药浓度水平。

第五单元 皮肤及黏膜系统问题

第二十四节 带状疱疹

带状疱疹是由水痘 - 带状疱疹病毒感染引起沿神经单侧分布的以簇集性水疱为主要表现的皮肤病，大部分患者伴有或轻或重的神经痛，中医称之为“缠腰火丹”。

一、病因及临床表现

表 6-49 病因及临床表现

要 点	内 容
病因	带状疱疹的发病主要是因为在各种诱发刺激诸如劳累、恶性肿瘤、病后虚弱或情绪激动、生气的作用下，导致潜伏于脊髓后神经节内的病毒再次被激活，生长繁殖，使受侵犯的神经节发炎及坏死，导致神经敏化，产生神经痛
临床表现	根据侵犯部位及严重程度不同，一些特殊类型的带状疱疹包括三叉神经带状疱疹、耳带状疱疹、带状疱疹性脑膜脑炎、运动性麻痹、内脏带状疱疹等，带状疱疹相关性疼痛为带状疱疹最常见及最严重的伴发症状，分为急性、亚急性和慢性疼痛

二、治疗原则

对于一般患者，以休息、止痛、缩短病程、防止继发感染和后遗神经痛为原则。主要包括**抗病毒治疗**，有效的抗病毒治疗是治疗带状疱疹的关键，可缩短带状疱疹相关性疼痛的持续时间，治疗越早，疗效越好。同时**联合止痛、营养神经治疗**有助于病情恢复，缩短病程，降低带状疱疹后神经痛的发生率。

三、药物治疗与合理用药

表 6-50 药物治疗与合理用药

要 点	内 容
抗病毒治疗	①建议发病 24~72 小时内用药，可快速有效达到并维持血药浓度 ②目前临床使用抗病毒药物多选择**伐昔洛韦、泛昔洛韦、膦甲酸钠氯化钠注射液、溴夫啶**等，治疗疗程 **7~10 天**；选用传统**阿昔洛韦**治疗疗程为 **10~14 天**。应足量足疗程抗病毒治疗，对于特殊人群诸如老年人、儿童、肾功能不全患者应酌情减量，必要时监测肾功能

续表

要　点	内　容
止痛治疗	①轻度至中度疼痛可选用非甾体抗炎药诸如对乙酰氨基酚、布洛芬缓释胶囊，但不建议长期服用，因其对胃黏膜有刺激作用，故建议患者饭后服用 ②中度至重度疼痛临床多选用治疗神经病理性疼痛类药物如加巴喷丁、普瑞巴林胶囊 ③三环类抗抑郁药如阿米替林、多塞平等可以治疗不同时期的疼痛
抗炎治疗	糖皮质激素具有强效的抗炎作用，但对于带状疱疹患者的应用目前比较有争议，尚不一致。有报道称如患者无禁忌证，联合使用抗病毒药可以减轻炎症、水肿，阻止对神经节和神经纤维的毒性和破坏作用
营养神经治疗	对于带状疱疹患者常给予营养神经治疗，可有效辅助减轻神经痛症状，常给予口服甲钴胺片、维生素 B_1 片，或可给予肌内注射维生素 B_1 注射液、腺苷钴胺注射液，治疗疗程可根据患者疼痛症状进行调整
中医中药治疗	中医治则常以清热利湿、疏肝理气、活血止痛为主，诸如龙胆泻肝汤、除湿胃苓汤、柴胡疏肝饮等成方加减，可联合针刺、放血治疗等
物理治疗	包括氦氖激光、红外线、微波等，具有消炎止痛作用
局部治疗	局部治疗以消炎、干燥、收敛、防止继发感染为原则，临床常用炉甘石洗剂收敛拔干、外用喷昔洛韦软膏抗病毒、外用夫西地酸乳膏抗细菌感染治疗

四、用药指导与患者教育

（1）建议患者发病后应及时就医，部分患者临床上先有单侧神经痛后出红斑、水疱，极易出现误诊，必要时完善相关检查。

（2）明确诊断后宣教患者尽早足量抗病毒治疗，可以有效缩短病程，减轻带状疱疹后神经痛症状。抗病毒足疗程治疗后没有必要继续延长，长期口服抗病毒药物应监测肾功能。对于有基础疾病的如肾功能不全患者就诊时应及时告知医生病史资料，监测肾功能同时酌情减少抗病毒药物用量。

（3）普瑞巴林胶囊在临床部分人群口服后会出现头晕、头痛不适，故建议从小剂量（75mg 2次/日）逐渐建立耐受后增加剂量（最大可增加至300mg 2次/日，建议从晚睡前逐渐加量开始），逐步增强止痛效果，口服时间可根据疼痛症状适当延长，对于肾功能不全患者一定注意监测肾功能，酌情减量，对长期口服普瑞巴林胶囊患者建议逐渐减停，避免出现戒断症状。

（4）带状疱疹好发于免疫力低下人群，尤其是肿瘤患者、老年人及睡眠不佳患者。嘱患者一定注意休息，保证每日睡眠须在8小时以上，避免高强度运动；同时嘱患者清淡饮食，加强营养，多饮水；宣教患者保持情绪稳定，心情愉快。

（5）嘱患者保持创面清洁干燥，可简单冲洗，及时擦干。

（6）因患者疱液中含有病毒，建议避免接触妊娠期女性、婴幼儿等免疫力低下人群，避免传染。

（7）对于仅有神经痛症状，无皮损或皮损消退患者可外贴利多卡因贴剂，局部麻醉作用起效较快，以达到止痛效果。

（8）50岁以上中老年人可以提前注射带状疱疹疫苗，可有效降低带状疱疹发病率及减轻发病症状。

第二十五节　单纯疱疹

单纯疱疹是一种由单纯疱疹病毒（HSV）引起的易复发的自限性皮肤病。临床感染宜分为初发型及复发型，前者皮损面积相对广泛，病程较长，自觉症状明显。发生于外阴的皮损称为生殖器疱疹，属性传播疾病。

一、病因及临床表现

目前研究认为，本病由 HSV 引起。HSV 为球形双链 DNA 病毒，外周包裹蛋白质衣壳和类脂质囊膜，根据其抗原性质的不同，可分为Ⅰ型（HSV-Ⅰ）和Ⅱ型（HSV-Ⅱ）。HSV 可通过对感染者的疱液、口鼻和生殖器分泌物的直接接触传染，亦可通过间接接触传染。

人类是单纯疱疹病毒唯一的自然宿主。原发性 HSV-Ⅰ型感染主要发生于 5 岁以下的儿童，主要引起脑部及除生殖器外的皮肤黏膜感染；HSV-Ⅱ型初发感染大多发生在青春期后，主要通过性接触传播，引起成人生殖器部位感染和新生儿宫内或产道内感染。

二、治疗原则

一般以缩短病程、防止继发感染、减少复发为治疗原则。

药师在推荐治疗药物之前，应询问清楚下列关键信息：①患者的基本信息，如性别、年龄。②症状持续时间和表现、所在部位、严重程度，有无皮肤破损或疼痛。③有无继发感染。④既往病史和现用药物。

表 6-51　治疗原则

要　点	内　容
局部治疗	以收敛、干燥和防止继发感染为主 ①水疱未破时可外用炉甘石洗剂、5% 阿昔洛韦乳膏或 1% 喷昔洛韦乳膏 ②有继发感染可外用 0.5% 新霉素乳膏、2% 莫匹罗星软膏或 2% 夫西地酸乳膏 ③疱疹性齿龈口腔炎宜保持口腔清洁，用 1 ∶ 1000 新洁尔灭溶液含漱 ④疱疹性角膜结膜炎可用 0.1%~0.5% 阿昔洛韦滴眼液滴眼
系统治疗	主要为抗病毒治疗，目前认为核苷类药物是抗 HSV 最有效的药物。无并发症的轻度单纯疱疹无需特殊治疗，局部应用抗生素可减少继发性细菌感染。严重的原发性单纯疱疹和反复发作的复发性单纯疱疹可考虑抗病毒治疗。目前对治疗 HSV 唯一肯定有效的药物是阿昔洛韦及其衍生物，包括伐昔洛韦、泛昔洛韦和喷昔洛韦等

三、药物治疗与合理用药

（一）系统药物治疗

表 6–52　系统药物治疗

要　点	内　容
原发性单纯疱疹	对首次发作的患者，可用阿昔洛韦，0.2g，每日 5 次口服或 0.4g，每日 3 次口服，疗程 7~10 天；也可选择伐昔洛韦 1g，每日 2 次口服或 0.25g，每日 3 次口服，疗程 7~10 天。重症患者、单纯疱疹病毒性脑炎及新生儿疱疹感染者，使用阿昔洛韦静脉滴注，每 8 小时一次，5~10mg/kg，tid，疗程 10 天或直到临床症状改善
复发性单纯疱疹	复发性口唇疱疹如果发作不严重或发作不频繁，可不予治疗。如果治疗，应在临床症状出现时尽快开始治疗，阿昔洛韦治疗可缩短病程、减轻发作的严重程度。如果复发性单纯疱疹频繁发作，需进行长疗程预防性阿昔洛韦治疗，口服治疗剂量每次 200~400mg，每天 2 次，维持 4~6 个月，可延长发作间歇。伐昔洛韦 250mg，每天 2 次，或 1g，每天 1 次；或泛昔洛韦 250mg，每天 2 次，或 125mg，每天 3 次，均可有效抑制单纯疱疹复发
内服中成药	①黄连上清丸：适用于外感风热证（口角、唇缘、鼻周或颜面的其他部位出现簇集性小水疱，基底潮红，灼热刺痒；伴轻度周身不适，心烦郁闷，大便干，小便黄；舌质红，苔薄黄，脉浮数）。用法：1~2 丸 / 次，口服，每日 2 次 ②龙胆泻肝胶囊：适用于湿热蕴结证（成簇水疱，易破溃糜烂，少量渗出，痛痒兼具，多见于外阴；伴发热，大便干结，小便黄赤；舌质红，苔黄腻，脉滑数）。用法：4 粒 / 次，口服，每日 3 次 ③知柏地黄丸：适用于阴虚内热证（皮疹反复发作，迁延难愈；伴口燥咽干，午后潮热，大便干结，小便短少；舌质红，苔薄黄，脉细数）。用法：8 丸 / 次，口服，每日 3 次
其他治疗	严重的单纯疱疹且对阿昔洛韦耐药的患者，可考虑系统应用膦甲酸钠治疗，本药通过阻断 DNA 复制而达到抗病毒作用。除系统应用外，膦甲酸钠外用也有效

（二）外用药物治疗

表 6–53　外用药物治疗

要　点	内　容
外用药物治疗	①局部治疗忌用糖皮质激素软膏，应以收敛、干燥和预防感染的药物为主，可外用 2% 硫酸锌溶液或 1% 醋酸铝溶液湿敷，氧化锌软膏、5% 阿昔洛韦乳膏、3% 酞丁胺乳膏外涂，继发感染时可用 0.5% 新霉素乳膏、莫匹罗星软膏等 ②对原发性齿龈口腔炎应保持口腔清洁，可用中药金银花、连翘煎水含漱，以减少继发感染的发生 ③对疱疹性角膜结膜炎可用 0.1%~0.5% 疱疹净溶液滴眼 ④对生殖器疱疹可用 2%~3% 过氧化氢溶液清洗患部，然后涂以甲紫溶液，或用 1 ∶ 5000 高锰酸钾溶液泡洗 ⑤咪喹莫特和雷西莫特外用，可诱导局部细胞因子的释放、增强抗病毒作用，对治疗生殖器复发性单纯疱疹有一定疗效 ⑥锌离子可抑制 HSV 特异性 DNA 聚合酶的活力，局部外用可防止单纯疱疹复发，但也有报道无效；具体方法：0.025%~0.05% 硫酸锌溶液局部湿敷或局部硫酸锌凝胶外涂，每次 10 分钟，每天 2~4 次 ⑦局部防晒霜应用可防治口唇单纯疱疹的复发或减轻复发的严重程度

四、用药指导与患者教育

（1）应消除对 HSV 感染导致癌症的误解。

（2）新生儿及免疫功能低下者应尽可能避免接触 HSV 感染者。

（3）对患有生殖器疱疹的产妇，宜行剖宫产，以避免胎儿分娩时在母亲产道内感染。

（4）使用阴茎套是降低生殖器 HSV-Ⅱ传播风险的有效手段。

（5）可选用 HSV 疫苗进行预防接种。

（6）保持口腔、面部等皮肤黏膜清洁。

（7）勤洗手，注意公共卫生。

（8）清淡饮食，多饮水，忌食辛辣刺激性食物。

（9）注意休息，防止过度疲劳；彻底治疗原发疾病。

（10）忌用糖皮质激素类软膏，以防病情加重；有继发感染时可用抗生素，但不宜久用。

第二十六节　白癜风

白癜风是一种常见的原发性、后天性、局限性或者泛发性皮肤、黏膜色素减退或脱失性疾病，好发于肤色深人群，诸如亚洲、非洲人。

一、病因及临床表现

表 6-54　病因及临床表现

要　点	内　容
病因	白癜风为多因性疾病，具体病因尚不明确
临床表现	白癜风的发病可以**发生于全身的任何部位，无性别差异，任何年龄均可发病，好发于青壮年。**好发部位主要是暴露及摩擦部位，如颜面、颈部、手背部、手腕部、前臂及腰骶等部位，口唇、阴唇、龟头、包皮内侧黏膜等亦可累及，部分患者皮损沿神经节段分布。按照白癜风的可能病因、有关实验室检查指标并结合白斑的形态、部位、分布范围和治疗反应，可以将白癜风分为两型、两类、两期，分别是寻常型、节段型，完全性白斑、不完全性白斑，进展期和稳定期

二、治疗原则

白癜风治疗目的在于给予局部异常的黑素细胞再生黑素的能力，或刺激黑素细胞的形成，促进其发育及再生以产生较多黑素；抑制疾病继续发展；使皮损周围色素区变淡，边缘模糊不易分辨。常用药物如下。

（1）糖皮质激素包括甲泼尼龙片、泼尼松片、复方倍他米松注射液、卤米松乳膏、糠酸莫米松乳膏、地奈德乳膏、丁酸氢化可的松乳膏等。

（2）**免疫调节剂**包括复方甘草酸苷片、白芍总苷胶囊、他克莫司软膏、吡美莫司乳膏等。

（3）**中医中药**治疗包括白灵片、驱白巴布期片。

（4）光敏剂诸如复方卡力孜然酊、祛白酊、补骨脂注射液、茜草增色液等。

（5）微量元素补充药物诸如硒酵母胶囊、甘草锌颗粒、甲钴胺片等。

（6）小分子抑制剂（临床较少应用）包括托法替布片、巴瑞替尼片、乌帕替尼片等。

三、药物治疗与合理用药

表 6-55　药物治疗与合理用药

要　点	内　容
系统用药	①糖皮质激素有可能增强对黑素细胞的保护或是局部抑制其免疫反应、阻抑病情、赋活黑素细胞再生色素。系统选用糖皮质激素可给予肌内注射复方倍他米松 1ml；口服药物可选用泼尼松片 15mg，分 1~3 次口服，连续服用 1.5~2 个月，见效后每 2~4 周递减 1 片，直至隔天口服 1 片，维持 3~6 个月 ②免疫调节剂诸如复方甘草酸苷片，中老年患者使用时注意监测血压、电解质，如出现血压升高、血钾降低、双下肢水肿；白芍总苷胶囊服用期间注意关注消化道症状，如出现腹泻应减量或停用；亦可选择贞芪扶正颗粒、螺旋藻胶囊 ③微量元素补充药物治疗包括口服甘草锌颗粒、甲钴胺片、硒酵母胶囊等，对于有贫血症状的白癜风患者应给予补充铁剂治疗，具有抗氧化作用 ④疏肝解郁、活血祛风是治疗白癜风的主要法则，结合使用增加黑素细胞合成黑素的药物，处方中加入富含呋喃香豆素类物质的中药诸如白芷、独活、苍术、虎杖、沙参、补骨脂等。中成药可选择白灵片、驱白巴布期片、白驳丸、白蚀丸，六味地黄丸、当归丸、归脾丸亦有治疗作用
局部用药	①糖皮质激素局部外用常有不同剂型，临床上主要以乳膏、软膏制剂为主，应根据皮损发病不同部位选择不同级别的糖皮质激素，注意观察激素局部使用引起的不良反应；临床常用药物包括卤米松乳膏、糠酸莫米松乳膏、地奈德乳膏、丁酸氢化可的松乳膏等 ②外用光敏剂，主要包括补骨脂注射液、甲氧沙林溶液、复方卡力孜然酊、祛白酊，使用光敏剂时应注意局部刺激或过敏反应，出现时应减少使用频率或停用；光敏剂使用后配合光疗或日光照射时应注意以皮损出现微微发红为主，出现疼痛、水疱时应暂停 ③其他具有局部免疫调节作用的外用药物包括：他克莫司软膏、吡美莫司乳膏、卡泊三醇软膏、他卡西醇软膏等
其他治疗	光疗、表皮移植术治疗、遮盖治疗、脱色疗法等

四、用药指导与患者教育

（1）在规范化治疗的同时，须重视患者教育、人文关怀、心理疏导及全程随访。

（2）白癜风治疗周期长，用药时间可延长至 1 年以上，故口服药物期间应 2~3 个月检测一次肝肾功能。对于高龄、患有基础疾病患者建议以外用药物、光疗为主，必要时给予系统治疗，用量应遵医嘱酌情减量。

（3）白癜风稳定期应避免系统使用糖皮质激素治疗，可口服中成药、免疫调节剂及光疗治疗，避免长期局部外用激素。

（4）特殊部位白癜风，如面部、腋下、外阴等外用药物选择时应避免使用强效糖皮质激素软膏；使用光敏剂注意避免出现刺激反应及光毒性反应，避免暴晒。

（5）白癜风治疗有效率及治愈率均偏低，应完善检查排除相关自身免疫性疾病，建议患者制定切合实际的个性化治疗目标，规律作息，适当锻炼，保持情绪稳定，调整免疫状态。

（6）白癜风患者饮食上应少食维生素C含量偏高的食物，诸如橙子、猕猴桃、柚子、草莓、番茄、柠檬、冬枣、百香果、沙棘汁等。多进食黑色食物诸如黑米、黑豆、黑芝麻、黑木耳、黑枸杞、黑枣，多进食含铜高的食物诸如动物内脏（鹅肝、鸡胗）、肉类、谷类（青稞、麸皮）、坚果类（榛子、松子、腰果、核桃）、贝类（牡蛎、扇贝、鲍鱼）、菌菇类（松茸、口蘑）、蔬菜（油菜）。食糖过多会影响人体对铜的吸收，所以应少吃糖。叮嘱患者适当增加户外锻炼及接受日光浴。

（7）前沿治疗药物：小分子JAK抑制剂诸如口服托法替布、巴瑞替尼，外用芦可替尼软膏。

第二十七节 银屑病

银屑病是一种遗传与环境共同作用诱发的免疫介导的慢性、复发性、炎症性、系统性疾病。典型临床表现为鳞屑性红斑或斑块，局限或广泛分布。

一、病因及临床表现

表6-56 病因及临床表现

要点	内容
病因	确切病尚未完全阐明，但遗传、免疫与环境因素在银屑病的发生中发挥重要作用。遗传是银屑病发病的主要风险因素，白细胞介素23（IL-23）和辅助性T细胞17（Th17）细胞相关的免疫通路是银屑病发病的核心机制
临床表现	（1）寻常型银屑病：为临床最多见类型，根据皮损特点又可分为点滴状银屑病和斑块状银屑病 ①点滴状银屑病：点滴状银屑病可能是银屑病首发表现，也可能是斑块状银屑病的急性加重表现 ②斑块状银屑病：约占所有银屑病病例的80%~90%。急性加重时常出现蜡滴现象、薄膜现象和点状出血现象（Auspitz征） （2）脓疱型银屑病：脓疱型银屑病可分为泛发型和局限型 ①泛发型脓疱型银屑病（GPP）：临床少见。可分为5种临床类型，包括急性GPP、妊娠期GPP、婴幼儿脓疱型银屑病、环状脓疱型银屑病以及GPP的局限型。 ②局限型脓疱型银屑病：掌跖脓疱病和连续性肢端皮炎是局限型脓疱型银屑病的两种类型 （3）红皮病型银屑病：是一种少见的重症银屑病，多见于中老年人，多由银屑病在急性期受某些因素刺激或治疗不当诱发，少数由银屑病急性加重演变而来 （4）关节型银屑病（PsA）：又称银屑病关节炎。多数病例的关节症状继发于皮损后，也有少数病例的关节症状先于皮损或与皮损同时发生

二、治疗原则

（1）治疗原则为规范、安全、个体化。

（2）外用药物适用于绝大多数患者，并且是首选治疗。轻、中度患者大多数可单独外用药物治疗。中、重度银屑病，外用药物可联合系统药物和物理疗法。

（3）采取外用药物联合治疗，将不同作用机制药物联合使用，获得协同疗效，减少药物不良反应，如糖皮质激素和维A酸类药物联合、糖皮质激素和维生素 D_3 衍生物联合、糖皮质激素和钙调磷酸酶抑制剂联合、糖皮质激素和水杨酸联合、钙调磷酸酶抑制剂和水杨酸联合、糖皮质激素与小分子靶向外用药物联合等。

表 6-57　治疗原则

要　点		内　容
系统治疗药物	抗肿瘤药物	（1）适应证 ①慢性斑块状银屑病（>10%~15% 全身体表面积或影响到患者的就业及社交） ②脓疱型银屑病（泛发性或局限性） ③红皮病型银屑病 ④银屑病关节炎（中度至重度） ⑤严重的甲银屑病 ⑥局部外用药物、光（化学）疗法和（或）维A酸类药物治疗无效的银屑病 （2）药物选择：甲氨蝶呤（MTX）一般为单剂量口服，多采用每周1次给药，起始剂量 5~10mg/w，平均剂量 10~15mg/w。开始剂量宜小，根据病情每周逐渐增加 2.5~5mg，每周总量通常不超过 30mg
	糖皮质激素	目前一般不主张内用糖皮质激素，因有效剂量往往较大，足以引起严重的不良反应；而在减量或停药后，尚可发生“反跳”现象或诱发严重脓疱型及红皮病型银屑病。一般仅用于红皮病型、关节型或泛发型脓疱型银屑病且使用其他药物无效者，并需采用联合治疗
	维A酸类药	此类药治疗银屑病的机制主要是调节表皮增殖和分化以及免疫功能等 （1）适应证 ①重度银屑病，外用疗法或光（化学）疗法无效 ②单一治疗红皮病型或脓疱型银屑病 ③联合治疗慢性斑块状银屑病 （2）药物选择：阿维A酯、阿维A（方希，依曲替酸）、芳香维A酸乙酯。阿维A在体内半衰期比阿维A酯缩短，体内累积量减少，从而不良反应降低，是治疗银屑病尤其是中、重度银屑病较好的药物。寻常型银屑病常用剂量为每天口服 20~30mg；阿维A治疗泛发型脓疱型银屑病为首选药，开始剂量要大，每天 25~50mg，一般用药后1周起效，脓疱消退，逐渐减量；红皮病型银屑病开始剂量要低，可从每天 0.3~0.5mg/kg 小剂量开始，于 3~5 周后逐渐增加剂量至常用量 25~50mg，控制病情后逐渐减量至维持量
	免疫疗法	（1）适应证 ①重度银屑病 ②常规疗法外用药物、光（化学）疗法和（或）阿维A、甲氨蝶呤疗效不佳或方法不适用 （2）药物选择：环孢素A（CyA，新山地明）；是一种主要作用于T细胞的选择性强效免疫抑制剂。建议的初始剂量为 3mg/（kg·d），分成2次服用；每隔2周，可增加一次剂量，但最大剂量不可超过 5mg/（kg·d）。一般于服药7天内见效，经 4~8 周大部分病例可临床治愈，然后逐渐减量维持，不宜超过1年

续表

<table>
<tr><th>要　点</th><th colspan="2">内　容</th></tr>
<tr><td>系统治疗药物</td><td>生物制剂疗法</td><td>生物制剂包括 TNF-α 抑制剂、IL-12/23 抑制剂、IL-17A 抑制剂。药物选择如下：
（1）阿达木单抗
①适应证：我国批准的适应证是需要系统治疗的成人中、重度斑块状银屑病以及对局部治疗和光疗反应不佳或不适于该类治疗的 4 岁及以上儿童与青少年重度斑块状银屑病
②使用方法：成人首次剂量 80mg，自首次给药后 1 周开始每 2 周皮下注射 40mg，治疗 16 周未出现满意疗效时应慎重考虑是否继续治疗
（2）司库奇尤单抗
①适应证：我国批准司库奇尤单抗用于治疗符合系统治疗或光疗指征的中、重度斑块状银屑病成人及体重≥ 50kg、年龄≥ 6 岁的儿童患者
②使用方法：成人每次 300mg，分别在第 0、1、2、3、4 周皮下注射，随后维持该剂量，每 4 周给药 1 次
（3）依奇珠单抗
①适应证：我国批准的适应证为适合系统治疗或光疗的中、重度斑块状银屑病成人患者
②使用方法：成人推荐剂量为在第 0 周皮下注射 160mg，之后分别在第 2、4、6、8、10 和 12 周各注射 80mg，然后维持剂量为 80mg（每 4 周给药 1 次）
进行生物制剂治疗之前要对患者的健康状况进行充分评估，重点关注有无感染、恶性肿瘤等疾病，拟应用 TNF-α 抑制剂者还应注意有无心功能不全，拟应用 IL-17A 抑制剂者还应注意有无炎症性肠病</td></tr>
<tr><td>外用药物治疗</td><td colspan="2">（1）焦油制剂：焦油有抗表皮增生的药理效应，其低浓度起到角质促成而高浓度有角质溶解作用，还有止痒、免疫抑制、抗炎、抗菌及对皮肤产生光敏作用，是治疗银屑病的良好药物。常用的有煤焦油、松馏油、糠馏油、黑豆馏油等，浓度一般为 5%
（2）糖皮质激素类：具有使真皮血管收缩、抗细胞有丝分裂、抑制细胞因子、抗炎症、免疫抑制及抗表皮增生等作用，是银屑病治疗中最常用的外用药物之一。根据糖皮质激素抗炎强度分超强效类（丙酸氯倍他索、卤米松和倍他米松二丙酸酯）、强效类［氯氟舒松、糠酸莫米松（即艾洛松）］、中效类［曲安奈德、丁酸氢化可的松（即尤卓尔）］和弱效类（氢化可的松）。一般红皮病型和脓疱型银屑病选用弱效或中效的糖皮质激素，寻常型银屑病可选用中效或强效的糖皮质激素。根据不同的部位选择不同效能的糖皮质激素及其剂型，穿透力高的部位如腋窝、阴囊和面部可选用中效的非氟化糖皮质激素，如尤卓尔或短期艾洛松应用；掌跖的银屑病可用超强效或强效类糖皮质激素
（3）维 A 酸类药：维 A 酸类药与皮肤中的维 A 酸受体结合，调节细胞过度增殖与分化，并能抑制局部炎症。适用于外用治疗寻常型斑块状银屑病。常用制剂有 0.05%~0.1% 他扎罗汀凝胶（或乳膏）以及 0.025%~0.1% 维 A 酸乳膏（或凝胶），每天晚上 1 次。治疗期间，避免在阳光下多晒</td></tr>
</table>

续表

要　点	内　容
外用药物治疗	（4）维生素 D_3 类似物：具有很强的诱导表皮细胞分化、抑制角质形成细胞增殖及中性粒细胞积聚和免疫调节等作用。适应证：轻度至中度银屑病，单一治疗和联合治疗；重度银屑病，联合治疗 ①卡泊三醇（达力士，浓度为 50μg/g）软膏、乳膏或溶液；溶液主要用于头部皮损，每天 1~2 次外用，2 周起效，6~8 周效果最佳。每周用量一般不超过 100g，过量可致高血钙，但停用该药后 1 周内血钙恢复正常。因有局部刺激作用，不宜用于面部及腹股沟部 ②他卡西醇（萌尔夫，浓度为 2μg/g 和 4μg/g）软膏：每周最大剂量为 70g，其疗效好且不良反应极小，无皮肤萎缩及停药后“反跳”现象，面部皮损也可使用 ③卡泊三醇倍他米松软膏：是卡泊三醇（50μg/g）和倍他米松（0.5mg/g）的复方制剂，两者均能够干扰控制免疫和炎症反应的细胞因子的基因转录，并有相互协同作用，具有疗效强、起效快、耐受性好的特点 （5）免疫抑制剂：他克莫司和吡美莫司均属于大环内酯类、钙调磷酸酶抑制剂，具有极强的抑制 T 淋巴细胞活化及增殖的作用。一般用 0.03%~0.1% 他克莫司软膏和 1% 吡美莫司乳膏治疗局限型顽固性银屑病，每天 2 次外用，涂敷后采用封包，效果更好。安全性好，对成人或儿童均适用，也不引起系统性不良影响以及皮肤萎缩或毛细血管扩张等不良反应。因此，为面部银屑病的首选用药

第6章

三、药物治疗与合理用药

表 6-58　药物治疗与合理用药

要　点	内　容
点滴状银屑病	病情较轻，可在数周或数月内自行缓解，不主张使用太激进的治疗方法，以外用药物或光疗为主 ①外用药物治疗，包括维生素 D_3 衍生物和糖皮质激素 ②系统治疗，包括抗生素、中医中药、维 A 酸类药物、免疫抑制剂
斑块状银屑病	①轻度：以外用药物治疗为主，大多能有效控制病情。常用外用制剂包括维生素 D_3 衍生物、维 A 酸类药物、中效或强效糖皮质激素及钙调磷酸酶抑制剂等 ②中、重度：系统药物治疗包括维 A 酸类药物、甲氨蝶呤、环孢素、雷公藤多苷、其他免疫抑制剂（如羟基脲、6- 硫鸟嘌呤、硫唑嘌呤和他克莫司等）、生物制剂、PDE4 抑制剂（阿普米司特）
脓疱型银屑病	（1）泛发型脓疱型银屑病 ①系统治疗：包括阿维 A、甲氨蝶呤、环孢素和 TNF-α 抑制剂为成人泛发型脓疱型银屑病的一线治疗药物 ②外用治疗：注意皮损清洁，保护为主，急性期不建议使用外用药物，急性期后可外用糖皮质激素维持治疗 （2）局限型脓疱型银屑病

续表

要　点	内　容
脓疱型银屑病	①连续性肢端皮炎：选择超强效外用糖皮质激素作为初始治疗，也可外用维生素 D_3 衍生物或他克莫司联合治疗。外用治疗效果不佳时采用系统治疗，包括阿维 A、甲氨蝶呤、环孢素、雷公藤多苷、生物制剂等 ②掌跖脓疱病：外用糖皮质激素疗效有限，可选用维生素 D_3 衍生物、维 A 酸类药物或糖皮质激素复方制剂；系统治疗首选环孢素、阿维 A 或阿维 A 联合局部光疗作为一线治疗；对严重顽固性患者应用 TNF-α 抑制剂（阿达木单抗等）显示有效，也可使用 IL-17 抑制剂（司库奇尤单抗等）
红皮病型银屑病	系统治疗一线方案为环孢素、阿维 A 或甲氨蝶呤，二线方案为 TNF-α 抑制剂、IL-12/23 抑制剂、IL-17 抑制剂。环孢素及 TNF-α 抑制剂起效快，阿维 A 和甲氨蝶呤起效较慢。TNF-α 抑制剂是治疗病情重和不稳定患者的首选。有多种合并症的患者避免使用环孢素。不推荐大面积外用糖皮质激素或系统应用糖皮质激素，除非患者出现严重中毒症状并危及生命。此外，需注意合并症的治疗
关节型银屑病	治疗目标是控制疼痛和疾病活动，防止进一步关节损伤，改善关节功能，提高生活质量。治疗包括护理和药物干预。治疗药物包括传统非甾体抗炎药（NSAID）、抗风湿药、生物制剂以及小分子靶向药物。雷公藤多苷（10~20mg，每天 2~3 次口服，具有抗炎、止痛及免疫抑制双重效应）、白芍总苷（多年来临床用于治疗类风湿关节炎，能减轻关节炎症状）对关节型银屑病有一定疗效
内服中成药	（1）消银颗粒（胶囊或片） ①功效：清热凉血，养血润燥，祛风止痒 ②适应证：用于血热风燥型和血虚风燥型白疕（皮疹多呈点滴状，发展迅速，颜色鲜红，层层鳞屑，瘙痒剧烈，抓之有点状出血。新的皮疹不断增多或者迅速扩大。伴口干舌燥，咽喉疼痛，可见乳蛾。心烦易怒，大便干燥，小便黄赤。舌质红，苔薄黄，脉弦滑或细数） ③用法用量：开水冲服（或口服），3.5g/ 次（5~7 粒或片），3 次 / 日，1 个月为 1 个疗程 （2）复方青黛胶囊（丸或片） ①功效：清热解毒，消斑化瘀，祛风止痒 ②适应证：进行期银屑病 ③用法用量：口服，4 粒 / 次（6g 或 4 片），3 次 / 日 ④不良反应：胃部不适、腹痛、稀便等消化道症状 （3）克银丸 ①功效：清热解毒，祛风止痒 ②适应证：用于皮损基底红伴便秘、尿黄的血热风燥型银屑病 ③用法用量：口服，100 粒 / 次（1 袋），2 次 / 日 ④不良反应：肝损害和剥脱性皮炎 （4）其他复方中成药：银屑胶囊、疗癣卡西甫丸、紫丹银屑胶囊、苦丹丸等

第6章

四、用药指导与患者教育

（1）甲氨蝶呤片治疗银屑病的疗效虽好，但停药后易复发，所以不能滥用。服用过程中如产生肾损害，应减量或停药。大量乙醇摄入易导致肝损伤，故服药期间应禁酒。甲氨蝶呤片过量时给予患者亚叶酸钙解毒治疗，并大量饮水，碱化尿液，阻止 MTX 的肾损害。此外，在 MTX 治疗的同时，给予叶酸 5mg，每天 1 次口服，可控制恶心和贫血等副作用。

（2）阿维 A 用药期间须监测血清胆固醇 / 甘油三酯 / 高密度脂蛋白和肝酶（最初 2 个月每个月 1 次，然后每 2~3 个月 1 次）；血清肌酐（老年人或有轻度至中度肾功能不全的患者）；通过病史（每年至少评估 2 次）和脊柱 X 线检查来监测掌握骨质增生的情况（接受长期治疗的患者，则每年至少评估 1 次）；妊娠试验（育龄妇女在整个治疗期间）。育龄妇女在停药后的 2 年之内亦应采取避孕措施。服药期间可有唇、眼、鼻黏膜干燥，皮肤弥漫性脱屑及毛发脱落。

（3）外用药物时，须从温和无刺激药物开始，浓度由低到高，不要长期大面积使用皮质类固醇激素类药膏，避免不良反应的发生。

（4）心理辅导：银屑病属于典型的心身疾病，对患者进行心理辅导是必要且有效的。

（5）生活规律：保持充足的睡眠，起居有常，不熬夜，不过劳。

（6）饮食有节：不饮酒，不吸烟。多食新鲜蔬菜、水果，忌食辛辣、腥发、油腻食品。

（7）加强锻炼：适量运动，适量出汗能够辅助病情减轻。

（8）杜绝诱因：在秋冬、冬春季节交替之时，要特别注意预防感冒、咽炎和扁桃体炎。

第二十八节　痤　疮

一、病因及临床表现

1. 病因

遗传因素在痤疮（尤其是重度痤疮）发生中发挥着重要作用。

2. 临床表现

痤疮最早的损害通常表现在颜面部，但是胸部、背部、上臂也可受累。痤疮的损害可以是非炎症性的，也可以是炎症性的，表现多样。

依据皮损性质，将痤疮分为 3 度（4 级）。轻度（Ⅰ级）：仅有粉刺；中度（Ⅱ级）：粉刺加炎性丘疹；中度（Ⅲ级）：出现脓疱；重度（Ⅳ级）：出现结节、囊肿。

二、治疗原则

参考《中国痤疮治疗指南》，可根据患者的实际情况灵活掌握，分级治疗、联合治疗、维持治疗，体现个体化的治疗原则。

表 6-59　治疗原则

要　点	内　容	
分级治疗	Ⅰ级	一般采用局部治疗。外用维 A 酸类制剂是首选。可辅以一些具有角质剥脱、溶解粉刺、抑制皮脂腺分泌作用的制剂或护肤品

续表

要　点	内　容	
分级治疗	Ⅱ级	外用维 A 酸类制剂，但对炎性丘疹和脓疱较多、局部治疗效果不佳者可联合口服抗生素治疗，或联合应用红蓝光、光动力疗法及果酸疗法等物理疗法
分级治疗	Ⅲ级	系统使用足疗程的抗生素，可联合外用维A酸类制剂或过氧化苯甲酰、红蓝光与光动力疗法等，但要注意四环素类和维 A 酸间的药物相互作用和配伍禁忌，以及光敏感的产生。效果不佳者可单独口服异维 A 酸治疗，也可同时外用过氧化苯甲酰
	Ⅳ级	口服异维 A 酸是这类患者最有效的治疗方法。对炎性丘疹和脓疱较多者，也可先系统应用抗生素联合过氧化苯甲酰联合治疗，待皮损明显改善后再改用口服异维 A 酸治疗囊肿和结节等皮损。联合红蓝光、光动力疗法等治疗方法
联合治疗	联合治疗目前是轻、中度痤疮的标准疗法，联合治疗的优势：①抗生素联合外用维 A 酸临床疗效显著优于抗生素单独使用；②过氧化苯甲酰或局部用维 A 酸与口服抗生素联合使用，可降低耐药的发生率；③外用维 A 酸与过氧化苯甲酰联合应用可以隔日交替或早、晚交替使用	
维持治疗	系统治疗完成后，局部使用维 A 酸是维持治疗的主要方法。当伴有炎症性损害时，可考虑联合应用过氧化苯甲酰，尚可选择壬二酸和水杨酸等	

三、药物治疗和合理用药

治疗痤疮药物的作用机制：①使毛囊的角化正常（如过氧化苯甲酰、维 A 酸）。②减少皮脂的产生（如异维 A 酸、雌激素）。③抑制细菌菌群（痤疮丙酸杆菌）（如抗生素、过氧化苯甲酰、异维 A 酸）。④预防炎症反应（如抗生素、维 A 酸）。

表 6-60　药物治疗和合理用药

要　点	内　容	
外用药物治疗	外用维 A 酸类药物	可作为轻度痤疮的单独一线用药，中度痤疮的联合用药以及痤疮维持治疗的首选。常用药物包括第一代的全反式维 A 酸和异维 A 酸及第三代维 A 酸类药物阿达帕林与他扎罗汀。阿达帕林具有更好的耐受性，目前通常作为一线选择
	抗氧化剂	过氧化苯甲酰： ①可作为炎症性痤疮的首选外用抗菌药物，可以单独使用，也可联合外用维 A 酸类药物或外用抗生素使用 ②药物有 2.5%~10% 不同浓度及洗剂、乳剂或凝胶剂等不同剂型可供选择 ③使用过程中可能会出现轻度刺激反应，建议从低浓度开始及小范围试用 ④药物对衣物或毛发具有氧化漂白作用，应尽量避免接触 ⑤过氧化苯甲酰释放的氧自由基可以导致全反式维 A 酸失活，二者联合使用时建议分时段外用

第6章

续表

要点	内容	
外用药物治疗	外用抗生素	具有抗痤疮丙酸杆菌和抗炎作用的抗生素可用于痤疮的治疗。常用外用抗生素包括四环素类、红霉素、林可霉素及其衍生物克林霉素、氯霉素及夫西地酸等。外用抗生素由于较少出现刺激反应，理论上适用于丘疹、脓疱等浅表性炎症性痤疮皮损；但由于外用抗生素易诱导痤疮丙酸杆菌耐药，故不推荐作为抗菌药物的首选，不推荐单独或长期使用，建议和过氧化苯甲酰、外用维 A 酸类或其他药物联合应用
	其他药物	不同浓度与剂型的二硫化硒、硫黄和水杨酸等药物具有抑制痤疮丙酸杆菌、抗炎或者轻微剥脱皮损的作用，临床上也可作为痤疮外用药物治疗的备选
系统药物治疗	抗菌药物	针对痤疮丙酸杆菌及炎症反应选择具有抗菌和抗炎作用的抗菌药物是治疗中至重度痤疮常用的系统治疗方法 （1）适应证 ①中至重度痤疮患者首选及中度痤疮外用药物治疗效果不佳的备选治疗方法 ②炎症反应严重的重度痤疮患者早期可先使用抗菌药物，再序贯使用口服维 A 酸类药物，或维 A 酸类药物疗效不明显时可改用抗菌药物治疗 ③变异型痤疮如暴发性痤疮和聚合性痤疮的早期治疗 （2）药物选择：首选四环素类药物如多西环素、米诺环素等。四环素类药物不能耐受或有禁忌证时，可考虑用大环内酯类如红霉素、罗红霉素、阿奇霉素等代替。复方磺胺甲噁唑（复方新诺明）也可酌情使用。避免选择 β- 内酰胺类、喹诺酮类等抗菌药物。四环素口服吸收差、耐药率高，应优先选择多西环素和米诺环素；米诺环素在组织中药物浓度高，耐药性发生率低。痤疮复发时，应选择既往治疗有效的抗菌药物，避免随意更换。使用抗菌药物治疗痤疮应规范用药的剂量和疗程。多西环素 100~200mg/d（通常 100mg/d），米诺环素 50~100mg/d，红霉素 1.0g/d。疗程建议不超过 8 周
	口服维 A 酸类药物	目前针对并能够覆盖痤疮发病 4 个关键病理生理环节唯一的口服药物 （1）适应证 ①结节性囊肿型重度痤疮的一线治疗药物 ②其他治疗方法效果不好的中至重度痤疮替代治疗 ③有瘢痕或瘢痕形成倾向的痤疮患者需尽早使用 ④频繁复发的痤疮并经其他治疗无效 ⑤痤疮伴严重皮脂溢出 ⑥轻至中度痤疮患者但有快速疗效需求 ⑦变异型痤疮如暴发性痤疮和聚合性痤疮，可在使用抗菌药物和糖皮质激素控制炎症反应后应用 （2）药物选择：目前系统用维 A 酸类药物包括口服异维 A 酸和维胺酯。异维 A 酸是国内外常规使用的口服维 A 酸类药物，可作为首选，通常 0.25~0.5mg/（kg·d）作为起始剂量，之后可根据患者耐受性和疗效逐渐调整剂量，重度结节性囊肿型痤疮可逐渐增加

续表

要　点		内　容
系统药物治疗	口服维A酸类药物	至0.5~1.0mg/（kg·d）。**维胺酯是我国自行研制生产的第一代维A酸类药物，每次50mg，每日3次。**两种药物均需**与脂餐同服，**以增加其口服吸收的生物利用度。疗程视皮损消退的情况及服用剂量而定，通常应不少于16周。一般3~4周起效，在皮损控制后可以适当减少剂量，继续巩固治疗2~3个月或更长时间
	抗雄激素药物	常用抗雄激素药物主要包括**雌激素、孕激素、螺内酯**等 （1）适应证：女性痤疮患者且属于下列情况之一者 ①伴有高雄激素表现的痤疮，如皮损分布于面中部下1/3，可伴月经不规律、肥胖、多毛、显著皮脂溢出、雄激素性脱发等 ②女性青春期后痤疮 ③月经前期明显加重的痤疮 ④常规治疗如系统用抗菌药物甚至系统用维A酸类药物治疗反应较差，或停药后迅速复发者 （2）药物选择 ①**雌激素与孕激素：**雌激素和部分孕激素具有拮抗雄激素的作用，但通常使用二者混合的复方制剂（短效避孕药），口服避孕药的起效时间需要2~3个月，疗程建议在6个月以上 ②**螺内酯：**推荐剂量60~200mg/d，疗程为3~6个月 ③**二甲双胍：**其具有改善胰岛素抵抗、减少IGF-1及其诱导的雄激素生成，对于伴多囊卵巢综合征、肥胖、胰岛素抵抗或高胰岛素血症的痤疮患者可以用作辅助治疗
	糖皮质激素	（1）推荐使用方法：①针对暴发性痤疮、聚合性痤疮及较重炎症反应的重度痤疮，选择泼尼松20~30mg/d或等效剂量地塞米松治疗，疗程不超过4周，并联合口服异维A酸治疗；②严重的月经前期加重型痤疮，泼尼松5~10mg/d或等效剂量地塞米松于行经前7~10天开始每晚服用一次至月经来潮为止，疗程不超过6个月 （2）应避免长期大剂量使用糖皮质激素，以免发生相关不良反应
	内服中成药	目前用于治疗痤疮的中成药均性味苦寒或兼有活血化瘀之效，应注意中病即止；**女性月经期应避免使用；**对表现为四肢不温、大便稀溏、脾胃虚弱的患者应避免使用；妊娠期女性均应慎用，**活血化瘀类药如西黄胶囊（丸）和大黄䗪虫丸等禁用于妊娠期女性** （1）西黄胶囊（丸） ①功效：解毒散结、消肿止痛 ②适应证：痰瘀结聚证及热毒壅盛证痤疮，尤其适用于皮疹以结节、囊肿为主伴疼痛者 ③用法用量：口服，胶囊4~8粒/次；丸剂3g/次，2次/日 （2）防风通圣颗粒（丸） ①功效：解表通里，宣肺清热 ②适应证：肺经风热证及湿热蕴结证痤疮

续表

要点		内容
系统药物治疗	内服中成药	③用法用量：口服，3g/次，2次/日 ④不良反应：大便稀溏。运动员慎用，儿童、哺乳期妇女、年老体弱者应在医师指导下服用 （3）丹参酮胶囊 ①功效：抗菌消炎 ②适应证：冲任不调证痤疮 ③用法用量：口服，4粒/次，3~4次/日 （4）大黄䗪虫丸 ①功效：活血破瘀，通经消癥 ②适应证：血瘀证痤疮 ③用法用量：口服，3g/次，1~2次/日

四、用药指导与患者教育

（1）限制高糖和油腻饮食及奶制品（尤其是脱脂牛奶）的摄入，适当控制体重、规律作息、避免熬夜及过度日晒。此外，痤疮（尤其是重度痤疮）患者易出现焦虑和抑郁，需配合心理疏导。

（2）科学护肤：痤疮患者皮肤常伴有皮脂溢出，皮肤清洁可选用控油、保湿类清洁剂洁面，但不能过度清洗，忌挤压和搔抓。此外，应谨慎使用化妆品，尽量避免化妆品性痤疮发生。

（3）外用维A酸类药物建议**睡前应用**；使用部位常会出现轻度皮肤刺激反应如局部红斑、脱屑，紧绷和烧灼感，但随着使用时间延长可逐渐耐受，反应严重者建议停药；日间适度防晒。

（4）口服抗菌药物注意事项：①避免单独使用。②治疗2~3周后无效者要及时停用或换用其他治疗。③要保证足够的疗程，并避免间断使用，不可无原则地加大剂量或延长疗程，更不可以作为维持治疗甚至预防复发的措施。④治疗中要注意药物不良反应，较常见的有胃肠道反应、药疹、肝损害、光敏反应、色素沉着和菌群失调等，特别是四环素类药物；少数患者在口服米诺环素时可出现前庭神经紊乱（如头晕、眩晕），罕见狼疮样综合征和良性颅内压增高症（如头痛等），发生后应及时停药；四环素类药物不宜与口服维A酸类药物联用，以免诱发或加重良性颅内压增高症；四环素类药物不宜用于妊娠期女性、哺乳期妇女和8岁以下的儿童，此时可考虑应用大环内酯类抗生素代替。

（5）口服维A酸类药物注意事项：①异维A酸不良反应常见，但停药后绝大多数可恢复。最常见的不良反应是皮肤黏膜干燥，建议配合皮肤屏障修复剂使用。较少见不良反应包括肌肉-骨骼疼痛、血脂升高、肝酶异常及眼睛干燥等，通常发生在治疗最初2个月，肥胖、血脂异常和肝病患者应慎用，必要时定期监测肝功能和血脂水平。**②青春期前长期使用可能引起骨骺过早闭合、骨质增生、骨质疏松等，故12岁以下儿童尽量不用。异维A酸有明确的致畸作用，育龄期女性患者及其配偶应在治疗前1个月、治疗期间及治疗结束后3个月内严格避孕。哺乳期女性严禁使用异维A酸制剂。**③异维A酸与抑郁或自杀倾向之间的关联性尚不明确，但已经存在明显抑郁症状或有抑郁症的患者慎用。④部分患者在使用2~4周时会出现皮疹短期加重现象，通常为一过性，反应严重者需要减量甚至停药。维胺酯不良反应类似于“异维A酸”，但相对较轻。

（6）口服避孕药在服药期间要注意防晒，以减少黄褐斑的发生。绝对禁忌证：家族血栓栓塞性疾病史，肝脏疾病，吸烟者。相对禁忌证：哺乳期，高血压，偏头痛，恶性肿瘤；糖尿病、凝血障碍和有乳腺癌风险的患者也应尽量避免使用。

第二十九节　荨麻疹

一、病因及临床表现

表 6-61　病因及临床表现

要　点	内　容
病因	①外源性原因：多为一过性，如物理因素、食物等 ②内源性原因：多为持续性，包括慢性隐匿性感染等。通常急性荨麻疹常可找到原因；而慢性荨麻疹的病因多难以明确，且很少由变应原介导的Ⅰ型变态反应所致
临床表现	荨麻疹的临床表现为风团疹和（或）血管性水肿，发作形式多样，风团疹的大小和形态不一，多伴有瘙痒。病情严重的急性荨麻疹还可伴有发热、恶心、呕吐、腹痛、腹泻、胸闷及喉梗阻等全身症状。不同类型荨麻疹的临床表现有一定差异。可以有 2 种或 2 种以上类型荨麻疹在同一患者中存在，如慢性自发性荨麻疹合并人工荨麻疹（皮肤划痕症）

二、治疗原则

本病的根本治疗是祛除病因，如不能祛除则应减少各种促进发病的因素，特别是在诱导性荨麻疹时。同时应避免加重皮肤血管扩张的种种因素。

表 6-62　治疗原则

要　点	内　容
抗组胺药	第一代及第二代抗组胺药治疗荨麻疹均有效。由于第一代抗组胺药有不同程度的**嗜睡及认知 / 心理功能方面**的不良反应，因此多主张**第二代抗组胺药为一线用药**。在第二代抗组胺药疗效不佳时，加用第一代抗组胺药作为辅助治疗，为减轻不良反应的影响，后者可晚间一次性用药 （1）慢性荨麻疹用常规剂量的第二代抗组胺药未获效果者，根据对西替利嗪、左西替利嗪、地氯雷他定的治疗研究报告，增加 2~4 倍剂量，可获得疗效而不增加不良反应的发生风险 （2）单独应用第二代抗组胺药治疗慢性荨麻疹无效者，可合并以下药物：①**H_2 受体拮抗剂**，如雷尼替丁、法莫替丁、西咪替丁；②稳定肥大细胞膜、抑制肥大细胞释放介质药，如**曲尼司特、酮替芬**；③白三烯受体拮抗剂，如**孟鲁司特钠**，有报告对阿司匹林诱导性荨麻疹或食物添加剂不耐受、ASST（自体血清皮肤试验）阳性的慢性自发性荨麻疹有效 （3）为防止抗组胺药长期应用发生耐药性，在应用某种药物无效时，可更换不同种类的药物。对已控制的慢性荨麻疹患者采取逐步减量以至停药的服法，以维持缓解 （4）急性发作、皮疹广泛或有喉头水肿时，可临时性应用肌内注射肾上腺素或抗组胺药注射剂如异丙嗪等 （5）某些慢性荨麻疹应用一线抗组胺药失败的病例，可合用柳氮磺吡啶以延迟压力性荨麻疹，亦可用秋水仙碱、羟氯喹、氨苯砜

续表

要　点	内　容
糖皮质激素	为荨麻疹治疗的二线药物，一般用于严重急性荨麻疹、荨麻疹性血管炎、压力性荨麻疹抗组胺药治疗无效时，或慢性荨麻疹严重激发时应用，静脉滴注或口服，但应避免长期应用
免疫抑制剂的使用	由于免疫抑制剂的不良反应发生率高，一般不推荐用于荨麻疹的治疗。环孢素A用于治疗自身免疫性慢性荨麻疹，每天2.5mg/kg或5mg/kg。静脉注射免疫球蛋白可针对严重自身免疫性荨麻疹的治疗，可用0.4g/（kg·d），连续5天。其他的免疫抑制剂如硫唑嘌呤、甲氨蝶呤或吗替麦考酚酯亦可用于自身免疫性荨麻疹
降低血管壁通透性的药物	如维生素C、维生素P（芦丁）、钙剂，常与抗组胺类同用
抗生素	由感染因素引起者可选用适当的抗生素

三、药物治疗和合理用药

常用的抗过敏药有异丙嗪、氯苯那敏、苯海拉明、去氯羟嗪、赛庚啶；过敏活性物质阻释剂有色甘酸钠、酮替芬。

表6-63　药物治疗和合理用药

要　点	内　容
急性荨麻疹的治疗	①首先应祛除病因，治疗上首选第二代非镇静抗组胺药，包括西替利嗪、左西替利嗪、氯雷他定、地氯雷他定、非索非那定、阿伐斯汀、依巴斯汀、依匹斯汀、咪唑斯汀、苯磺贝他斯汀、奥洛他定等 ②明确并祛除病因以及口服抗组胺药不能有效控制症状时，可选择糖皮质激素，泼尼松30~40mg/d，口服4~5日后停药，或相当疗效剂量的地塞米松静脉或肌内注射，特别适用于重症或伴有喉头水肿的荨麻疹患者 ③1：1000肾上腺素注射液0.2~0.4ml皮下或肌内注射，可用于急性荨麻疹伴休克或严重的荨麻疹伴血管性水肿患者 ④儿童患者应用糖皮质激素时可根据体重酌情减量
慢性荨麻疹的治疗	（1）一线治疗：首选第二代非镇静抗组胺药 （2）二线治疗：经第二代抗组胺药常规剂量使用1~2周后不能有效控制症状时，可更换抗组胺药品种，或联合其他第二代抗组胺药以提高抗炎作用，或联合第一代抗组胺药睡前服用以延长患者睡眠时间，或在获得患者知情同意情况下将原抗组胺药增加2~4倍剂量 （3）三线治疗：上述治疗无效的患者，可考虑选择以下治疗。①雷公藤多苷片：每日1~1.5mg/kg，分3次口服。②环孢素：每日3.5mg/kg，分2~3次口服。③生物制剂，如奥马珠单抗。④糖皮质激素
妊娠期和哺乳期女性及儿童等特殊人群的治疗	在权衡利弊情况下可选择相对安全可靠的第二代抗组胺药，如氯雷他定、西替利嗪和左西替利嗪。所有抗组胺药都可能经乳汁分泌。无镇静作用的第二代抗组胺药也是治疗儿童荨麻疹的一线选择。老年人应优先选用第二代抗组胺药

续表

要　点	内　容
内服中成药	①防参止痒颗粒：适用于急性荨麻疹属风热证，症见风团色红、灼热、瘙痒且遇热加重，或皮肤划痕阳性，舌红，苔薄白或白腻、黄腻等。成人用法：一次 10g，每日 3 次，温水冲服。疗程 1 周 ②玉屏风颗粒：适用于表虚不固证，自汗恶风，或体虚易感风邪者。成人用法：一次 5g，每日 3 次，开水冲服

四、用药指导与患者教育

（1）依巴斯汀、氯雷他定等主要通过肝脏代谢，西替利嗪等则经由肾脏代谢，在出现肝、肾功能不全时，这些药物应酌情减量或换用其他种类抗组胺药物。

（2）鉴于抗过敏药可透过血 - 脑屏障，对中枢神经系统组胺受体产生抑制作用，引起镇静、困倦、嗜睡反应，多数人都能在数日内耐受。但对驾车、高空作业、精密机械操作者，在工作前不得服用或在服用后间隔 6 小时以上再从事上述活动。

（3）多数抗过敏药具有轻重不同的抗胆碱作用，尤其是第一代抗组胺药，表现为口干、视物模糊、便秘，对闭角型青光眼者可引起眼压增高，对患有良性前列腺增生症的老年男性可能引起尿潴留，给药时应予注意。

第三十节　湿　疹

一、病因及临床表现

表 6-64　病因及临床表现

要　点	内　容
病因	湿疹的发病原因复杂，包括内在因素和外在因素，部分内外因素相互作用引起机体出现迟发型变态反应
临床表现	湿疹根据病程和临床特点可以分为急性湿疹、亚急性湿疹和慢性湿疹三期，不同时期湿疹皮损的主要表现不同，但相互可交叉出现

二、治疗原则

湿疹治疗的主要目的是改善症状、减少复发频率、提高患者的生活质量，所以应从整体出发，兼顾近期和远期的治疗效果，同时关注药物治疗的安全性。湿疹的治疗原则如下。

（1）尽可能找到发病原因：对患者的工作环境、生活习惯、饮食、嗜好及思想情绪进行全面了解，查找患者有无慢性病灶及内脏器官疾病，避免外界环境刺激。

（2）及早给予抗过敏、止痒药物治疗，主要为抗组胺药物，即 H_1 受体拮抗剂，临床常用第二代抗组胺药物诸如氯雷他定、地氯雷他定、西替利嗪、左西替利嗪、依巴斯汀、依美斯汀、咪唑斯汀、依匹斯汀、非索非那定等；第一代抗组胺药物包括氯苯那敏、异丙嗪、苯海拉明、赛庚啶等。

（3）及早给予调节免疫治疗的免疫调节剂，诸如复方甘草酸苷、雷公藤多苷、白芍总苷等。

（4）根据中医辨证联合口服中成药治疗，原则以清热利湿、健脾除湿、养血润肤止痒为主，常用药物如皮敏消胶囊、当归拈痛丸、四妙丸、润燥止痒胶囊等。

三、药物治疗及合理用药

表 6-65　药物治疗及合理用药

要　点	内　容	
系统药物治疗	抗组胺药物	抗组胺药物多为口服药物，具有抗过敏、止痒作用，目前有第一、二、三代抗组胺药，可根据患者过敏症状选择性组合使用，必要时可选用 2~4 种抗组胺药联合使用
	维生素 C、葡萄糖酸钙	静脉滴注、静脉推注或口服均可以，具有一定抗过敏作用，多用于急性过敏及瘙痒剧烈者
	抗生素	对于全身泛发性湿疹伴发感染者，建议给予抗生素治疗 7~10 天
	糖皮质激素	原则上非必要不系统使用，但对于有明确接触因素或药物引起的过敏可短期应用糖皮质激素，可有效控制症状、缩短病程。对于慢性病程急性发作患者，系统使用糖皮质激素治疗后大多数患者弊大于利，可能会对患者血压、血糖、胃黏膜、电解质（如血钾）、股骨头等造成影响，停药后皮疹加重甚至出现红皮等不良反应；如患者必须使用，一定注意监测各项指标及给予保驾治疗
	免疫调节剂	临床常用药物有复方甘草酸苷片、雷公藤多苷片、白芍总苷胶囊、沙利度胺等，对于紫外线引起过敏者可加用羟氯喹片，这些药物相对安全，用药时亦需要关注相关不良反应及禁忌证
	中医中药	中成药治疗或中药汤剂治疗在急性湿疹主要以清热利湿、亚急性湿疹以健脾除湿、慢性湿疹以养血祛风为主
	免疫抑制剂	临床常用药物有甲氨蝶呤、环孢素等；建议慎用，应严格掌握适应证；仅建议用于传统治疗无效或有系统使用糖皮质激素禁忌证患者；或对于短期使用糖皮质激素患者治疗后症状仍明显患者，需要减停激素时使用
	生物制剂治疗	非一线治疗药物，对于传统药物治疗疗效欠佳者，且不愿意系统使用糖皮质激素或免疫抑制剂患者可考虑使用生物制剂。目前指南推荐药物为度普利尤单抗注射液，300mg 皮下注射，每 2 周一次，4 个月为一个疗程

续表

要　点	内　容
局部外用药物治疗	（1）外用药物治疗原则上根据皮损情况选择适当的剂型和药物 ①急性湿疹选择局部溶液湿敷（可选用硼酸洗液、皮肤康洗液、复方黄柏洗液、中药散剂等）后外用糖皮质激素软膏 ②亚急性湿疹选择糊剂配合糖皮质激素软膏治疗 ③慢性湿疹可选用糖皮质激素酊剂或溶液、强效糖皮质激素软膏制剂联合维A酸软膏制剂、尿素霜等 ④特殊部位诸如面部及间擦部位或介意使用激素等特殊需求患者可选用局部外用免疫调节剂或中草药药膏，如他克莫司软膏、吡美莫司乳膏、克立硼罗软膏、青鹏软膏、肤痔清软膏、蛇脂参黄软膏、龙珠软膏等 （2）糖皮质激素软膏目前仍是治疗湿疹的主力外用药物，应根据皮损的不同性质选择不同强度的糖皮质激素 ①轻度湿疹建议选择外用弱效激素，如氢化可的松乳膏、地奈德乳膏等 ②中度湿疹建议选择外用中效糖皮质激素，如曲安奈德乳膏等 ③重度湿疹患者建议选择强效糖皮质激素，如哈西奈德、卤米松、丙酸氯倍他索等。强效糖皮质激素使用时如果皮损好转、变薄，建议使用时间不超过2周，降低激素引起的不良反应。细菌定植或感染往往会诱发或加重湿疹，建议配合外用抗生素制剂，如夫西地酸乳膏、复方多黏菌素B乳膏等，或使用激素-抗生素复合制剂如卤米松/三氯生乳膏

四、用药指导与患者教育

（1）避免各种诱发因素，诸如热水烫洗、过度搔抓、接触皮毛制品。避免易致敏和有刺激性的食物，如浓茶、咖啡、酒、辛辣刺激性调味料、海鱼、羊肉等。完善过敏原检测。必要时减少接触树木、花草等，避免接触粉尘螨、屋尘螨，减少接触化学制品，合理选择护肤品。调整情绪稳定，避免焦虑，加强体育运动。作息规律，避免熬夜，保证每日睡眠时间在8小时以上，优化睡眠质量，勤换床单、被罩。

（2）发病后及时就医，在医生指导下用药，切忌自行乱用口服或外用药物。根据病情严重程度选择外用药物，必要时联合口服药物，对于病程大于3个月患者建议口服联合外用药物治疗，好转后巩固治疗。必要时长期间断口服及外用药物。

（3）口服药物临床一线治疗多选用第二代抗组胺药物。抗组胺药多易通过血-脑屏障，导致出现困倦、嗜睡症状，有个体差异性，部分患者使用数日后可逐渐耐受。对于特殊工种诸如飞行员、司机、高空作业者使用时应叮嘱药物可能引起的上述副作用，保证患者安全。对于肝肾功能不全患者用药时建议仔细阅读说明书后选择减量使用抗组胺药物，对于肝功能异常患者建议选用西替利嗪、左西替利嗪、地氯雷他定等主要经肾脏代谢药物。对于中至重度湿疹患者的抗组胺药物选用可以加倍或联合治疗，可以选择不同种类之间联合，亦可选择第二代联合第一代抗组胺药物。第一代抗组胺药物的使用更需要关注其嗜睡副作用，建议睡前服用；对于老年男性患者如患有前列腺肥大、增生等基础疾病应慎用，可能会出现排尿困难或尿潴留等不良反应。抗组胺药物在慢性湿疹患者使用时建议长期间断口服，以改善瘙痒症状为主要目标，必要时监测肝肾功能。

（4）慢性难治性泛发性湿疹治疗在选用系统糖皮质激素、免疫抑制剂、免疫调节剂时应监测血常规、肝肾功能、电解质等。使用环孢素时需监测药物的谷浓度、血药峰浓度；使用羟氯喹时应关注眼底视网膜；使用沙利度胺应关注嗜睡、头晕、头痛、神经麻木等不良反应；使用复方甘草酸苷片时应监测血压、电解质，尤其针对中老年女性须关注下肢是否出现水肿等；使用白芍总苷应关注患者是否出现腹泻症状等。

（5）外用药物尤其外用糖皮质激素时，以皮损性质及发病部位选择合适药物及治疗疗程，面颈部、间擦部位选择弱效激素软膏，短期用药；肥厚苔藓样改变皮损选择强效且渗透性好的激素药膏，确保治疗安全的同时保证疗效。提前告知患者关注擦药以“不疼”为原则，避免出现刺激现象。

（6）提倡慢性湿疹患者学会自治，必要时复诊，经医生专业指导；对患者进行心理疏导及患者教育是治疗的重要组成部分之一。

第三十一节 甲沟炎

甲沟炎即甲周组织出现感染后以局部红肿、脓性分泌物为表现的一种皮肤病。

一、病因及临床表现

表 6-66　病因及临床表现

要　点	内　容
病因	急性甲沟炎是继发于局部外伤、撕裂、咬伤之后甲周围皮肤皱襞被葡萄球菌感染所致；慢性甲沟炎常常是由于长期处于潮湿环境导致甲皱襞变软，与甲床分离，继而被化脓性球菌、铜绿假单胞菌及普通变形杆菌、白色念珠菌感染，好发于厨师、鱼贩等。甲沟炎的发病存在一些促发因素，包括甲周循环障碍、糖尿病等
临床表现	①急性甲沟炎：起初甲沟出现轻度红肿，部分可自行消退；部分逐渐加重，出现化脓，进展至甲周围炎或甲下脓肿，疼痛感明显，甲下可见脓液聚积，导致甲与甲床分离 ②慢性甲沟炎：甲沟可见轻度红肿、甲小皮剥脱、疼痛，可见少量脓液自甲沟流出，甲边缘和甲沟处可变黑；慢性病程，导致逐渐产生结节状、蕈状突起的炎性肉芽组织，甲缩小变形，甲板可见横沟和纵嵴，严重时可导致甲松动、脱落，甲下可见脓液

二、治疗原则

甲沟炎的治疗原则是防止甲外伤，保持甲环境干燥。一经发现甲周感染，及时抗感染治疗，可给予外用碘伏后外用抗生素药膏诸如夫西地酸乳膏、莫匹罗星乳膏、复方多黏菌素 B 乳膏，必要时手术排脓，严重时可拔甲后局部或系统抗感染治疗。对于慢性甲沟炎甲周肉芽组织增生患者可给予手术切除后抗感染治疗，注意手术时避免损伤甲床。

三、药物治疗及合理用药

表 6-67　药物治疗及合理用药

要　点	内　容
局部治疗	甲沟炎局部外用治疗选择使用碘伏、双氧水（过氧化氢）、生理盐水冲洗创面后局部外用抗生素药膏，如夫西地酸乳膏、莫匹罗星乳膏、复方多黏菌素 B 乳膏等
手术治疗	症状严重或慢性反复性甲沟炎可考虑手术切开排脓、拔甲、切除多余增生性肉芽组织
系统治疗	对于感染较为严重、外用药膏或换药治疗疗效欠佳患者以及局部切开手术治疗后患者可酌情选择系统口服广谱抗生素诸如头孢呋辛酯、米诺环素胶囊治疗

四、用药指导与患者教育

（1）甲沟炎发病多与局部挤压、指（趾）甲修剪过短导致嵌甲后细菌感染引起，发病早期建议及早就医给予局部抗感染治疗，防止病情进一步加重。

（2）甲沟炎患者可根据病情严重程度选择局部外用治疗或联合口服药物，建议患者避免将指（趾）甲处于潮湿环境中，保持干燥。

（3）慢性复发性甲沟炎治疗，对于疗效欠佳的外用药物可给予更换，预防细菌耐药现象，必要时手术治疗。

（4）宣教患者避免外伤如撕拉甲皱襞皮肤、倒刺，修剪指甲避免过短，避免口咬指甲等不良嗜好。出现感染、疼痛时及时外用抗生素，必要时及早就医。

（5）对于血糖异常患者叮嘱其将血糖控制于正常范围内，尤其避免外伤。

第三十二节　特应性皮炎

特应性皮炎（atopic dermatitis，AD）是一种常见的慢性炎症性皮肤病，目前认为其是一种复杂的遗传性疾病。

一、病因及临床表现

（一）病因与发病机制

其确切发病机制尚不清楚，**Th2 型炎症是 AD 的基本特征，Th1/Th2 不平衡是特应性皮炎的主要免疫学机制。**

（1）遗传易感性：特应性皮炎与遗传相关。

（2）食物因素：常引起过敏的食物有花生、蛋类、牛奶、小麦及大豆。

（3）空气传播（气传）过敏原：诸如屋尘螨、动物皮屑、霉菌孢子等，可导致发生瘙痒及湿疹样皮损。气传过敏原特异性 IgE 水平直接与特应性皮炎的严重性相关。

（4）自身抗原。

（5）感染：包括**金黄色葡萄球菌感染、马拉色菌感染。**

（6）皮肤屏障功能障碍：特应性皮炎患者皮肤神经酰胺含量降低，皮肤屏障功能减弱，干性皮肤是特应性皮炎的主要症候。

（二）临床表现与诊断

临床表现特应性皮炎在不同的年龄段具有不同的临床表现，常分为三个阶段，分别是婴儿期、儿童期、青年及成人期。

（1）婴儿期：皮疹特点主要是渗出型及干燥型。

（2）儿童期：皮损表现主要是湿疹型和痒疹型。

（3）青年及成人期：多为局限性干燥皮损表现。

临床目前常用的张氏诊断标准是：①病程超过 6 个月的对称性湿疹；②特应性个人史和（或）家族史（包括湿疹、过敏性鼻炎、哮喘、过敏性结膜炎等）；③血清总 IgE 升高和（或）外周血嗜酸性粒细胞升高和（或）过敏原特异性 IgE 阳性（过敏原特异性 IgE 检测 2 级或 2 级以上阳性）。满足第①条 + 第②或第③条中的一条，同时需要排除接触性皮炎、Wiskott-Aldrich 综合征、高 IgE 综合征、淋巴瘤等疾病。

二、治疗原则

本病的治疗目的主要是缓解或消除临床症状，消除诱发和（或）加重因素，减少和预防复发，减少或减轻合并症，提高患者的生活质量。目前提倡阶梯治疗，规律使用润肤剂，抗炎、抗过敏治疗以控制亚临床炎症和明显的急性发作，靶向免疫调节治疗可用于更严重的 AD 病例。

三、药物治疗及合理用药

（一）系统药物治疗

表 6-68　系统药物治疗

要　点	内　容
口服抗组胺药	瘙痒是特应性皮炎的主要症状，推荐使用第二代抗组胺药物治疗，常用药物有氯雷他定、卢帕他定、西替利嗪、左西替利嗪、依巴斯汀、咪唑斯汀、依美斯汀、地氯雷他定、枸地氯雷他定等，严格按照说明书给药，必要时可 2 种抗组胺药联合使用。对于部分患者瘙痒明显伴有睡眠障碍者可尝试选用第一代抗组胺药，如氯苯那敏、酮替芬、赛庚啶、苯海拉明、异丙嗪等，对于青少年及儿童不建议长期使用。对于伴有焦虑状态的患者可给予联合使用多塞平
免疫抑制剂	对于重度特应性皮炎且常规治疗控制不佳的患者，可选用免疫抑制剂，如环孢素、甲氨蝶呤、硫唑嘌呤等，应密切随访患者，定期复查血尿常规、肝肾功能等
糖皮质激素	原则上尽量不用或少用糖皮质激素系统用药。对于病情严重，常规治疗不能控制病情急性发作期的患者可短期使用，推荐剂量为 0.5mg/（kg·d），待病情好转后及时减量停用，应避免长期系统使用糖皮质激素，以防出现感染、肥胖、骨质疏松等不良反应

续表

要　点	内　容
生物制剂	度普利尤单抗注射液为针对 IL-4 受体的全人源单抗，可阻断特应性皮炎发病的两种主要炎症介质，即 IL-4 和 IL-13 的生物学作用，对于**成人及儿童中至重度特应性皮炎**具有良好疗效。成人首次 600mg 皮下注射，之后每 2 周一次，一次 300mg 皮下注射，4 个月为一个疗程，注意其最常见的不良反应主要为结膜炎
小分子抑制剂	目前临床用于特应性皮炎的小分子抑制剂有**巴瑞替尼、乌帕替尼、阿布昔替尼等**，需要关注说明书提及的黑框警告，完善血常规、肝肾功能、抗核抗体谱（ANA+ENA）、肿瘤标志物、肺 CT、结核菌素、乙肝血清免疫学全项等检查，排除自身免疫性疾病及肿瘤、结核、乙肝等方可使用，同时嘱患者定期复查各项检查指标
抗微生物治疗	伴有明显细菌、真菌感染的患者需联合使用抗生素、抗真菌药物，如**夫西地酸乳膏、酮康唑乳膏等**
中医中药治疗	应根据患者的临床症状和体征，辨证施治。**中药提取物复方甘草酸苷片剂和针剂、雷公藤多苷片等，可用于特应性皮炎急性发作控制。**治疗中应注意药物的不良反应，如雷公藤的胃肠刺激反应、骨髓抑制及肝肾损伤等；长期使用复方甘草酸苷应定期监测电解质，关注水、电解质代谢和对钾离子的影响

（二）外用药物治疗

表 6-69　外用药物治疗

要　点	内　容
糖皮质激素	目前仍是**我国治疗特应性皮炎的一线药物**，常根据患者的年龄以及皮损性质、皮损部位选择不同剂型和强度的糖皮质激素制剂 ①**超强效激素**适用于肥厚性斑块，**如丙酸氯倍他索软膏、卤米松乳膏**，连续使用不建议超过 1 周，避免皱褶部位使用，儿童尽量避免使用 ②**强效激素**包括**哈西奈德溶液 / 乳膏、氟轻松乳膏**，主要用于慢性肥厚性皮损，避免皱褶部位使用 ③**中效激素**包括 **0.1% 丁酸氢化可的松乳膏、0.05% 丙酸氟替卡松乳膏**，用于亚急性皮损短期使用，避免大面积长时间涂抹 ④**弱效激素**包括 **0.05% 地奈德乳膏**，针对急性、亚急性皮损，面部、生殖器等特殊部位可短期使用
	外用激素治疗原则：初始治疗应选用强度足够的外用糖皮质激素制剂，以求在数天内迅速控制炎症；待炎症控制后逐渐过渡到中效 / 弱效糖皮质激素或钙调磷酸酶抑制剂巩固序贯治疗。皮纹增厚、鳞屑较多的慢性皮损可选用封包疗法
钙调磷酸酶抑制剂	此类药物为治疗特应性皮炎的非激素类抗炎药物，更适合用于诸如面部、乳房、生殖器等娇嫩 / 皱褶的特殊部位，可控制轻度的炎症与瘙痒症状或主动用于维持治疗，减少复发。如 **1% 吡美莫司乳膏**多用于轻至中度患者；**0.03% 他克莫司**多用于儿童中至重度患者，**0.1% 他克莫司软膏**用于成人中至重度患者

续表

要　点	内　容
其他	①氧化锌糊剂、黑豆馏油等对有渗出的特应性皮炎治疗有效，急性渗出期亦可选择外用生理盐水、硼酸洗液湿敷 ②中成药膏诸如青鹏软膏、蛇脂参黄乳膏、肤痔清乳膏、龙珠软膏等，具有清热、解毒、燥湿、凉血、止痒作用 ③新型小分子外用药物如外用磷酸二酯酶-4（PDE-4）抑制剂克立硼罗，可以治疗2岁及以上轻至中度患者

四、用药指导与患者教育

（1）口服药物临床一线治疗多选用第二代抗组胺药物。

（2）病情严重需联合使用糖皮质激素、免疫抑制剂的患者，应密切关注皮损变化，监测血常规、肝肾功能、电解质等。使用环孢素时需监测谷浓度、峰浓度；使用复方甘草酸苷片时应监测血压、电解质，尤其针对中老年女性须关注下肢是否出现水肿等。

（3）糖皮质激素局部应用次数一般为每日2次，每日超过2次不一定能增加疗效，而且会增加不良反应的发生机会。某些制剂只需每日1次用药，如丙酸氟替卡松。

（4）对于反复发作的患者，应详细分析以寻找发病原因和诱发加重因素，尽量规避各种诱因，需要按照疾病的严重程度分阶梯治疗。

（5）疾病预防方面应加强皮肤屏障修复，每天使用足量的润肤剂可有效降低特应性皮炎的皮疹发生。对于1~18岁患者口服益生菌有助于调节肠道微生物稳态和肠道上皮的完整性，诱导免疫耐受，可预防特应性皮炎的发生；维生素D参与人体天然免疫和适应性免疫的调节，补充维生素D有助于皮肤屏障修复、增加皮肤抗微生物肽和诱导免疫耐受。

（6）情绪管理也是维持患者病情稳定的重要方面，应给予病情较重和长病程患者定期心理疏导，科学认识本病，配合医生积极参与疾病的管理。

第三十三节　真菌感染性皮肤病

真菌感染性皮肤病包括足癣、甲癣、股癣、花斑癣等。

一、病因及临床表现

表6-70　病因及临床表现

要　点		内　容
病因	足癣	是由于密切接触传染源后致病性皮肤癣菌（主要是红色毛癣菌、须癣毛癣菌、絮状表皮癣菌、玫瑰色毛癣菌、白色念珠菌、酵母样菌等）感染足部皮肤

续表

要 点		内 容
病因	甲癣	常是由于须癣毛癣菌、絮状表皮癣菌、红色毛癣菌、丝状真菌、酵母样菌及酵母菌等感染指（趾）甲甲板，导致指（趾）甲变黄、变白、增厚及甲肉分离
	股癣	主要是因须癣毛癣菌、红色毛癣菌、絮状表皮癣菌、白色念珠菌等感染腹股沟区潮湿部位后局部皮肤出现红斑、脱屑、瘙痒等不适症状，多发生于温热潮湿的季节，人群多为久坐多汗者
	花斑癣	又称汗斑、花斑糠疹，因马拉色菌感染皮肤浅表角质层的慢性皮肤病，多好发于温热潮湿季节，多汗及真菌易感体质人群多发

二、治疗原则

（1）真菌感染性疾病治疗原则是在尽早抗真菌治疗同时，注意个人、家庭及集体卫生，如果是家庭多成员发病，建议家人同治，同时对真菌感染者的衣物、鞋袜单独清洁后进行开水烫洗、阳光暴晒。

（2）药物治疗早期选择有效抗真菌药，口服抗真菌药主要有伊曲康唑胶囊、特比萘芬片、氟康唑胶囊，外用抗真菌药主要有克霉唑乳膏、特比萘芬乳膏、酮康唑乳膏、舍他康唑乳膏、萘替芬酮康唑乳膏、联苯苄唑乳膏、环吡酮胺乳膏、复方土荆皮凝胶、冰醋酸涂剂、阿莫罗芬搽剂等，需注意**特比萘芬片及特比萘芬乳膏对花斑癣治疗无效。**

（3）根据皮损表现及病情严重程度，伴有疼痛或瘙痒症状时可联合抗细菌及抗过敏药物治疗，足疗程治疗，足癣、股癣、花斑癣治疗周期建议2~4周或更久；甲癣根据甲板损害面积及感染真菌甲的数目适当调整治疗周期，常需3~6个月，甚至超过1年。口服抗真菌药物期间注意监测肝肾功能，必要时调整剂量或停用。

三、药物治疗及合理用药

真菌感染性疾病治疗首选抗真菌药物，以外用药物为主，病情严重者可联合口服抗真菌药，对于合并感染而出现疼痛时给予联合抗感染治疗，对于有合并湿疹样改变而出现瘙痒症状时给予联合抗过敏治疗。

表6-71 药物治疗及合理用药

要 点	内 容
局部用药	（1）足癣 ①趾间糜烂型建议首先外用枯矾粉或脚气粉收敛拔干后外用抗真菌药膏如特比萘芬乳膏、酮康唑乳膏、联苯苄唑乳膏、舍他康唑乳膏、萘替芬酮康唑乳膏、环吡酮胺乳膏等 ②水疱型足癣先选用复方水杨酸酊剂、复方间苯二酚溶液、冰醋酸涂剂等后外用抗真菌药膏 ③丘疹鳞屑型及角化过度型足癣建议外用复方土荆皮凝胶、特比萘芬乳膏、酮康唑乳膏、联苯苄唑乳膏、舍他康唑乳膏、萘替芬酮康唑乳膏、环吡酮胺乳膏、阿莫罗芬搽剂等

续表

要　点	内　容
局部用药	④对于合并细菌感染者建议联合抗细菌药物治疗，诸如夫西地酸乳膏、莫匹罗星乳膏、复方多黏菌素 B 乳膏等 ⑤伴发癣菌疹的患者瘙痒剧烈，联合抗过敏/止痒药物诸如氯雷他定片、西替利嗪片、依巴斯汀片等，外用抗真菌药物同时短时间联合弱效糖皮质激素药膏诸如氢化可的松乳膏等抗炎治疗疗效更佳（股癣局部外用治疗选择用药同足癣） （2）甲癣：建议将病甲适当修薄后外用阿莫罗芬搽剂、30% 冰醋酸涂剂，每日 1 次，注意保护甲周皮肤，出现疼痛时立即停用；对于增厚的病甲可选用尿素霜封包软化后外用抗真菌药水或外用药膏（同足癣），可以增强抗真菌疗效，缩短疗程 （3）花斑癣：一般建议先外用酮康唑洗剂或二硫化硒洗剂外洗患处，停留约 5 分钟后冲洗干净后外用抗真菌药膏，如酮康唑乳膏、舍他康唑乳膏、联苯苄唑乳膏等，每日 2 次，连续使用 3~4 周；但须注意特比萘芬乳膏治疗无效
系统用药	①足癣、股癣、花斑癣如皮损面积大，病程长，经外用治疗后反复发作，迁延难愈，建议配合口服抗真菌药物，特比萘芬片 250mg 1 次 / 日，连用 2 周；或伊曲康唑胶囊 200mg 2 次 / 日，口服 1 周。注意花斑癣患者口服特比萘芬片治疗无效，肝功能异常患者不建议口服抗真菌药物，必要使用时应监测肝功能 ②甲癣口服药物治疗，可选择特比萘芬片 250mg1 次 / 日，连用 6~12 周；伊曲康唑胶囊 200mg 2 次 / 日，口服 1 周后停药 3 周为一个疗程，连用 3~4 个疗程或以上；或口服氟康唑胶囊 150mg 1 次 / 周，连用 4 个月以上，可治愈 80% 的甲癣，因甲癣治疗周期长，叮嘱患者每间隔 2~3 个月须复查一次肝功能，对于肝功能异常患者不建议选择口服药物，必要使用时应每个月监测肝功能 ③足癣、股癣伴发癣菌疹的患者瘙痒剧烈，联合抗过敏 / 止痒口服药物诸如氯雷他定片、西替利嗪片、依巴斯汀片等。足癣、股癣伴发局部感染症状者必要时配合口服抗生素，如头孢呋辛酯片、米诺环素胶囊、红霉素肠溶胶囊等

四、用药指导与患者教育

（1）真菌感染性疾病发病初期症状较轻，容易忽视而延误治疗。当患者足部、腹股沟部、臀部出现红斑、脱屑、水疱、瘙痒不适，趾甲出现变黄、变白、分离、甲板增厚等症状，胸背部出现白色、褐色圆形斑时应及时就医，完善真菌镜检或培养，明确诊断后及时给予抗真菌药物治疗。

（2）对于顽固反复感染者给予更换抗真菌药物种类。

（3）真菌易感体质人群应避免久居于潮湿、闷热地区，出汗多时可增加洗澡频次，保证个人卫生，保证睡眠，适当锻炼，提高自身免疫状态。

（4）选择外用药物治疗时以不刺激、不疼痛为原则，反复用同一种抗真菌药物疗效降低时建议更换抗真菌药物种类。

（5）对于口服抗真菌药物时间超过 3 个月的患者建议定期复查肝功能，患有基础肝脏疾病或肝功能异常患者首选外用药物治疗，疗效不佳时可选择口服抗真菌药物，需每个月监测肝功能。

第三十四节　雄激素性脱发

雄激素性脱发（AGA）是一种最常见的脱发类型，是起始于青春期或青春后期的一种进行性毛囊微小化的脱发疾病。

一、病因及临床表现

表 6-72　病因及临床表现

要　点	内　容
病因	①雄激素性脱发是一种具有遗传倾向的多基因隐性遗传疾病。父系明显高于母系 ②目前的研究表明，**雄激素在雄激素性脱发的发病中占有决定性因素；**其他因素包括毛囊周围炎症、生活压力增大、情绪紧张和焦虑、不良的生活和饮食习惯等均可加重雄激素性脱发的症状。对于 AGA 而言，易感毛囊中真皮成分细胞内含有特定的Ⅱ型 5α 还原酶，可以将血液中循环至该区域的雄激素睾酮转化为二氢睾酮，通过与细胞内的雄激素受体结合而引起一系列反应，进而使毛囊出现进展性的微小化和脱发直至秃发
临床表现	①男性雄激素性脱发早期表现为前额、双侧额角和（或）双侧鬓角发际线后移，或顶部进行性脱发，最终使头皮显露，通常伴有头皮油脂分泌增多的症状。女性雄激素性脱发主要表现为头顶部与发际缘之间的头发弥漫性稀疏、纤细，但前额发际线位置不改变，通常也伴有头皮油脂分泌增多的症状 ②根据脱发的严重程度，**BASP 分型法**是当前一种男女均适用的新型通用分级法，该分型法根据发际线形态、额部与顶部头发密度进行分级，包括 4 种基本型和 2 种特殊型，再结合基本型和特殊型得出最终分型。4 种基本型 L、M、C 和 U，代表前发际线的形状，每种类型再根据脱发的严重程度进行分级；而 2 种特殊型 F 和 V，则代表特定区域（额部 F 和顶部 V）头发的密度，每种类型再根据脱发的严重程度进行分级

二、治疗原则

雄激素性脱发**目前无法彻底治愈**，如果不治疗，AGA 患者头发量将以平均每年 7% 的速度递减。因此，要牢记 AGA 治疗的目的是**防止微小化毛囊继续发展，如果可能，将微小化的毛囊逆转。**

治疗方案选择如下：男性可选择米诺地尔、非那雄胺、毛发移植或使用假发；女性可选择米诺地尔、螺内酯、醋酸环丙孕酮、毛发移植或使用假发。治疗的重点是防止脱发进一步发展。只有当头皮毛囊还存在，药物治疗才有可能使微小化的毛囊向正常毛囊的方向逆转。对于严重的 AGA 患者，手术治疗或戴假发可能是唯一的选择。

第6章

三、药物治疗及合理用药

表 6-73 药物治疗及合理用药

要 点	内 容	
局部用药	米诺地尔	米诺地尔是能够促进毛发生长的有效外用药物，具体机制不明。临床上有 2% 和 5% 两种浓度剂量，一般男性推荐使用 5% 浓度，女性推荐 2% 浓度。用法为 2 次 / 日，每次 1ml，涂抹于脱发区域头皮。在使用最初 1~2 个月会出现休止期毛发脱落增加的现象，之后再使用则脱发不明显，坚持使用 6 个月后观察治疗效果。若治疗效果好，应继续使用以维持疗效；如疗效不佳，建议停药。平均见效时间为 6~9 个月，有效率可达 50%~85%。该药耐受较好，不良反应发生率低且症状较轻
	维甲酸	维甲酸（全反式维 A 酸）是一种生物反应调节剂。它是有效的促细胞有丝分裂剂，调节表皮细胞的生长和分化。它可以促进血管生成，并通过影响细胞膜的脂质组成和流动性而影响经皮吸收。对于雄激素性脱发，维甲酸通过刺激中间发的生长而发挥治疗作用。它可以与米诺地尔联合应用以获得更好的毛发再生，其作用比二者单独应用要强
	非那雄胺（外用）	非那雄胺是 II 型 5α 还原酶的抑制剂，它可以特异性抑制毛囊中 II 型 5α 还原酶，从而减少毛囊中二氢睾酮的生成
	酮康唑	酮康唑是唑类抗真菌药，它可以有效治疗脂溢性皮炎和头皮屑。由于发现它对于脱发治疗有帮助，尽管目前对其促进毛发再生的基本机制还不清楚，但它可以有效减少皮肤马拉色菌的定植，从而有抵抗炎症的作用。对于 AGA 患者同时存在脂溢性皮炎和脂溢型银屑病可应用含有酮康唑的洗发水
系统用药	（1）5α 还原酶抑制剂 ①非那雄胺：仅适用于男性患者，该药通过特异性抑制 II 型 5α 还原酶，进而减少双氢睾酮的生成和对毛囊的破坏。推荐剂量为 1mg/d，1 次 / 日。一般在服药 3 个月后头发脱落减少，使用 6 个月后观察治疗效果。若治疗效果好，应继续使用以维持疗效；如使用 12 个月后治疗效果不佳，建议停药。通常而言，非那雄胺用药 1 年后的有效率可达 65%~90%。该药耐受较好，不良反应发生率低且症状较轻。个别服药患者可出现前列腺特异性抗原减少、男性乳房发育、睾丸疼痛、过敏反应、性功能受损（勃起功能障碍、射精功能障碍、射精量减少或性欲减退等） ②度他雄胺：另一个重要的 5α 还原酶抑制剂是度他雄胺。其特点是同时阻断 5α 还原酶的两个同工酶（I 型和 II 型）。度他雄胺抑制 II 型 5α 还原酶的强度是非那雄胺的 3 倍，而它抑制 I 型 5α 还原酶的强度是非那雄胺的 100 倍，用药后度他雄胺可使血清二氢睾酮降低 90%，而非那雄胺仅为 70%。度他雄胺最有效的治疗剂量是每天 2.5mg。男性 AGA 如果对非那雄胺治疗反应不好，可以间歇性加用小剂量度他雄胺（0.5mg/d）治疗以获得疗效。和非那雄胺一样，度他雄胺是妊娠毒性 X 级药物	

续表

要　点	内　容
系统用药	（2）雄激素受体拮抗剂 ①螺内酯：仅适用于部分女性雄激素性脱发患者，是一种醛固酮受体拮抗剂，其抗雄激素的作用较弱。它干扰雄激素与雄激素受体复合物进入细胞核。在肾上腺，螺内酯还可以消耗环磷酰胺酶复合物，从而有微弱抑制雄激素的生物合成作用。用法为 40~200mg/d。主要不良反应为月经紊乱、性欲降低、乳房胀痛 ②醋酸环丙孕酮：醋酸环丙孕酮是强效孕酮和雄激素受体拮抗剂。醋酸环丙孕酮可以有效治疗多毛症和痤疮。该药还没有治疗雄激素性脱发的大规模临床研究。虽然临床用药中很少能使毛发再生，但对防止脱发进展有一定的作用。醋酸环丙孕酮每天 50~100mg，月经周期的第 5~14 天服用；可以与口服避孕药联合应用，以调节月经周期和避孕。醋酸环丙孕酮的不良反应包括抑郁、恶心、月经不规律、体重增加、乳房触痛及性欲减退。育龄女性用药时必须同时做好避孕措施，并告知在服药期间怀孕可能有导致男性胎儿女性化等致畸的危险 （3）维生素及辅助治疗：AGA 辅助治疗的代表性药物是氨基酸、维生素类、抗氧化剂和植物药制剂，如锯棕榈（锯叶棕，Serenoarepens），该植物的活性成分可以非选择性竞争性抑制 5α 还原酶（Ⅰ型和Ⅱ型） （4）内服中成药 ①四妙丸：可用于脾胃湿热证（平素喜食肥甘厚味，头发稀疏油湿，头皮光亮潮红，较多鳞屑或瘙痒，或伴口干口苦、烦躁易怒、消化不良；舌红，苔黄腻，脉滑）。每日 2 次，每次 1 袋 ②除脂生发胶囊：可用于头发出油多，头皮瘙痒，落屑。每日 3 次，每次 6~8 粒 ③九味肝泰胶囊：可用于肝郁脾虚证（头发稀少油腻，心烦易怒，腹胀，便溏，女性伴有痛经、白带增多；舌质暗，舌体胖，有齿痕，脉弦滑）。每日 2 次，每次 4 粒 ④精乌胶囊：可用于肝肾不足证（多有家族史，患者体弱或脑力劳动过度，头发脱落日久，头皮光亮或遗留少量细软毛发，伴失眠眩晕、记忆力差、腰膝酸软、夜尿频多；舌淡，苔少，脉沉细）。每日 2 次，每次 6 粒

四、用药指导与患者教育

（1）生活规律，避免熬夜、用脑过度，保持大便通畅。

（2）戒烟少酒，避免高糖、高脂及辛辣刺激性食物。

（3）保持头发清洁，可常用指腹按摩患处，勿长期戴帽，避免用力搔抓或机械刺激。

（4）使用螺内酯治疗需注意检查血钾浓度。育龄女性必须同时采用适当的避孕措施，并告知如果服药期间怀孕有导致男性胎儿女性化的可能。

（5）使用米诺地尔时，个别用药患者可能出现多毛症、刺激性和过敏性皮炎等，停药后即可消退。如果出现局部反复瘙痒和皮肤发红的过敏症状时，可以尝试更换使用不含丙二醇的米诺地尔，即国际上推荐的泡沫制剂，以减少或杜绝过敏不良反应。

（6）雄激素性脱发患者口服酮康唑可以导致严重的肝脏损伤和肾上腺皮质激素生物合成抑制，故不建议口服应用治疗 AGA。

第三十五节　疖　痈

疖是发生在皮肤浅表的形小而根浅的急性化脓性疾病。是以毛囊为中心的结块，中央变软，顶部或出现或不出现黄白色点状脓栓，“出脓即愈”为临床特征。男女老少皆可患病。本病好发于头面部、颈部、臀部。

痈是指多个相邻毛囊及毛囊周围炎症相互融合而形成的皮肤深部感染。境界不清的弥漫性炎性硬块迅速扩大化脓，表面出现多个脓头，脓头脱落后呈蜂窝状为临床特征。

一、病因及临床表现

表 6-74　病因及临床表现

要　点	内　容
病因	**金黄色葡萄球菌**是最常见的致病菌，其次为链球菌，肛门生殖器部位复发性疖偶可培养出厌氧菌；易感因素包括长期携带金黄色葡萄球菌（尤其是鼻腔）、与感染者密切接触、糖尿病、肥胖、表皮损伤、表皮微生物菌群失调等
临床表现	①疖皮损初起多为毛囊性炎性丘疹，基底浸润明显，随后炎症向周围扩展，形成质硬结节，有疼痛和压痛 ②痈皮损初起为弥漫性炎性硬块，表面紧张发亮，界限不清，伴有痒痛不适，迅速向四周及皮肤深部蔓延，继而化脓，病灶中心软化、坏死，表面出现多个脓头即脓栓，脓栓脱落后留下多个带有脓性基底的深在性溃疡，外观如蜂窝状。可伴局部淋巴结肿大和全身中毒症状，亦可并发脓毒症

二、治疗原则

增强机体抵抗力，多给予维生素制剂，积极寻找并祛除各种降低机体抵抗力的潜在疾病，局部避免挤压。如发现有糖尿病及其他可导致疖痈易感的疾病，应及时治疗。全身可根据药敏试验结果指导使用有效的抗生素。局部可用 50% 硫酸镁溶液或 75% 乙醇湿敷。对病变范围大而炎症不断扩展者，应做切开引流。

三、药物治疗及合理用药

表 6-75　药物治疗及合理用药

要　点	内　容
局部用药	**轻症患者**以局部治疗为主。早期红肿未破溃的炎性结节可局部热敷及红外线、紫外线、超短波照射等治疗，促进皮损成熟、恢复循环；外用 **2% 莫匹罗星软膏或 2% 夫西地酸乳膏、2.5% 碘酊、10% 鱼石脂软膏 2~3 次 / 日，7~10 日，**但已经化脓时不宜使用。出现脓头时，可用碘伏点涂脓点，也可用针尖或小刀将脓栓剔除，但禁忌挤压；出脓后可外敷碘伏湿纱条
切开引流	病变范围大且深部有波动感的皮损应及时在局部麻醉下切开引流

续表

要　点	内　容
系统应用抗菌药物	以下情况推荐：局部治疗无效；疖位于鼻周、外耳道或其他引流困难的部位；严重多发的皮损；合并免疫抑制等 ①选择对金黄色葡萄球菌敏感的抗菌药物，宜选耐 β- 内酰胺酶的抗菌药物如耐酶青霉素，口服**氯唑西林 0.5g/ 次，4 次 / 日**；或**苯唑西林 0.5~1.0g/ 次，4 次 / 日**；或使用第一代头孢菌素，如**注射头孢唑林 1.0g/ 次，静脉注射，每 8 小时 1 次** ②由耐甲氧西林葡萄球菌引起的患者则应选用相应敏感的抗菌药物，轻症患者可用**多西环素、米诺环素、磺胺甲噁唑**等，重症首选**万古霉素或去甲万古霉素**
内服中成药	（1）清解片 ①适应证：热毒蕴结证（主症：好发于项后发际、背部、臀部。轻者疖肿只有 1~2 个，多则可散发全身，或簇集一处，或此愈彼起；伴发热、口渴、溲赤、便秘；舌苔黄，脉数） ②用法：成人每次 5 片，每日 2~3 次吞服；儿童减半量；婴儿服 1/3 量 （2）六神丸 ①适应证：暑热浸淫证（主症：好发于夏秋季节，以小儿及产妇多见。局部皮肤红肿结块，灼热疼痛，疖肿根部较浅，范围局限；可伴发热、口渴、便秘、溲赤等；舌苔薄腻，脉滑数） ②用法：成人每次 10 粒，每日 3 次；儿童减半量；婴儿服 1/3 量
外治中医药	①初起小者用千捶膏盖贴或三黄洗剂外搽；大者用金黄膏或玉露膏，以金银花露或菊花露调成糊状敷于患处，或紫金锭水调外敷；也可用鲜野菊花叶、蒲公英、芙蓉叶、龙葵、败酱草、丝瓜叶取其一种，洗净捣烂敷于患处，每日 1~2 次，或水煎后每日外洗 2 次 ②脓成宜切开排脓，九一丹、太乙膏盖贴，可用 2%~10% 黄柏溶液或生理盐水洗涤，以免脓水浸淫；深者可用药线引流。脓尽用生肌膏、白玉膏收口

四、用药指导与患者教育

（1）保持皮肤清洁，适当洗澡、洗头、勤剪指甲等，避免过度潮湿、受热出汗，避免拔毛、与感染者密切接触、表皮损伤等。

（2）对于复发性毛囊炎、疖、痈患者及其亲密接触者，**鼻腔应用莫匹罗星软膏 2 次 / 日，5~10 日；可在好发部位局部应用氯己定或莫匹罗星以减少细菌定植；**可应用乙醇或次氯酸钠等消毒剂对细菌污染物如玩具、键盘等消毒。

（3）切忌挤压，患在项部可用四头带包扎；若患在背部者，睡时宜侧卧；患在上肢时宜用三角巾悬吊；患在下肢者宜抬高患肢，减少活动。

（4）治疗基础疾病，如糖尿病、肥胖、营养不良、免疫缺陷等。

（5）需要抗菌药物治疗的患者，要遵医嘱使用抗菌药物，不要自行随意选择。

第六单元　眼睛问题

第三十六节　视疲劳

一、病因

视疲劳的病因主要归纳为以下 4 个方面。

（1）眼部因素。

（2）年龄因素。

（3）精神、心理和全身因素。

（4）环境因素。

二、临床表现

视疲劳的症状多样化，主要为视物后出现以下改变：①视觉障碍。②眼部不适。③全身症状。一般认为，症状局限在眼部为轻度视疲劳，而兼有全身症状则为重度视疲劳。

三、治疗与就医建议

视疲劳的治疗原则是首先对因治疗以消除病因，然后进行对症治疗。

表 6-76　视疲劳的治疗

要　点	内　容
对因治疗	①屈光不正或老视未得到科学矫正：通常经过准确验光配镜可缓解。对于难以适应眼镜矫正的高度屈光不正、屈光参差者，可依据患者适应情况分阶段矫正，或更换适宜的屈光矫正方式 ②双眼视功能异常：给予相应的调节和聚散功能训练，提高调节与聚散功能，消除调节 - 聚散冲突，提升双眼视觉系统的应用能力，可缓解双眼视功能异常引起的视疲劳。在视觉训练的基础上，适当移远阅读材料以及针对性增加近附加屈光度数或使用棱镜进行补偿，可减轻部分双眼视功能异常 ③干眼：根据干眼的类型以及程度针对性进行长期和个性化治疗，主要代表性药物有：具有保水作用并补充泪液电解质、滋润和润滑以缓解眼表刺激症状的人工泪液；促进泪液分泌、稳定泪膜的药物；调节免疫系统功能并缓解眼部炎性反应的药物；促进角膜上皮细胞代谢和修复的药物 ④可能导致视疲劳的眼部手术：术前应合理化手术设计，完善双眼视功能异常、干眼等筛查工作，做好术前宣传教育工作和视疲劳应对方案 ⑤视频终端综合征：需根据临床表现进行具体分析，设计个性化处理方案 ⑥环境：对于长时间处于干燥环境或强紫外线辐射环境者，可通过使用加湿器、湿房镜、防护镜、改良环境等方式，降低不良环境对泪膜的影响。同时，应保持环境照明的亮度均匀，减少眩光

续表

要　点	内　容
对因治疗	⑦儿童与青少年视疲劳：首先应区分病因。对于因使用角膜塑形镜、周边离焦框架眼镜、药物等近视防控方式所导致的眼部表现，不能耐受者可根据相应表现给予缓解症状的处理，严重者可更换近视防控方式。屈光不正未矫正、双眼视功能异常、干眼、视频终端综合征等引起的视疲劳，可进行相应处理。此外，减少使用反光阅读材料、增强阅读环境照明、增加环境光亮对比度等，也可一定程度缓解儿童青少年视疲劳 ⑧其他：对于具有全身因素者，须及时转诊；对于有精神、心理因素者，须进行相关精神和心理治疗和疏导
对症治疗	（1）药物治疗：用药前应注意药物禁忌证和不良反应，定期进行检查，必要时监测全身相关功能指标 ①改善血流药物：通过增强睫状肌功能和增加睫状肌血流量，改善眼调节功能，达到治疗视疲劳的目的。主要代表性药物包括七叶洋地黄双苷滴眼液 ②睫状肌麻痹药物：利用外周抗胆碱作用，使平滑肌松弛，并解除血管尤其微血管痉挛，改善微循环，达到治疗视疲劳的目的。主要代表性药物包括山莨菪碱滴眼液、托吡卡胺滴眼液等 ③中药：使用具有养肝明目、补肾益精或补血安神等功效的中药进行内治调理，以及采用中药熏蒸等中医外治疗法，可缓解视疲劳的症状 ④其他药物：含维生素类的滴眼液，如维生素 B_{12}，对缓解视疲劳的症状有一定效果。研究结果显示，ω-3 脂肪酸、浆果提取物补充剂可缓解视疲劳和干眼的症状，含有花青素、类胡萝卜素成分的药物也对缓解视疲劳有一定效果 ⑤低浓度阿托品滴眼液：到目前为止，阿托品滴眼液仍是唯一经循证医学验证能有效延缓近视进展的药物。阿托品滴眼液的近视控制效果呈现浓度依赖效应，高浓度阿托品滴眼液对近视的控制效果可高达 60%~96%，但高浓度阿托品滴眼液存在严重畏光、近视力下降等不良反应以及停药后反跳效应。0.01% 阿托品滴眼液具有良好的延缓近视进展效果，且和高浓度阿托品滴眼液相比具有最小不良反应以及停药后最小反跳效应，同时对近视控制具有累积效应 （2）非药物治疗：主要指物理治疗，如热敷、湿房镜、激光治疗等对干眼导致的视疲劳有缓解作用。雾视法、远眺法和眼保健操等，可使眼部得到充分休息，改善眼周循环，起到缓解视疲劳的作用。此外，需要长时间近距离视物者用眼期间应间断休息，同时合理规律作息，平衡工作量，加强锻炼，合理饮食，端正坐姿，使用符合人体工程学的桌椅以及具有优化亮度和对比度的显示设备。针灸、按摩等中医外治疗法对缓解视疲劳亦有一定效果

四、用药指导与患者教育

（1）视疲劳可累及各行各业不同年龄段人群，医师应对患者和社会公众进行与视疲劳防范相关的科普宣传。

（2）某些疾病如类风湿关节炎、糖尿病、甲状腺疾病容易引起干眼症，进而表现出视疲劳症状，应该积极治疗原发疾病。

（3）某些药物如抗组胺药、β受体拮抗剂、化疗药、利尿剂、激素替代治疗药物、选择性5-羟色胺再摄取抑制剂、三环类抗抑郁药可能会减少泪液的生成而引起干眼症，进而表现出视疲劳症状。

（4）低浓度阿托品滴眼液的注意事项

①推荐使用年龄为4岁至青春期（青春期一般是指14~17岁和18~25岁2个阶段）的近视人群，伴或不伴散光；目前文献报道建议适宜使用人群的年龄为4~16岁，对于小于6岁的儿童，用药需要更加严格的监控和随访。18岁以后的青年如近视仍较快进展或用眼负荷仍较大，可考虑适当延长用药时间。

②对莨菪碱成分过敏、患青光眼或有青光眼倾向（浅前房、房角狭窄等），颅脑外伤、心脏病（特别是心律失常、充血性心力衰竭、冠心病、二尖瓣狭窄）等人群禁用。调节力低下、低色素者（如白化病）慎用，部分伴有畏光症状的眼病者（如角膜炎）可待痊愈后使用。

③使用前需进行专业的眼科临床检查：包括裸眼视力与最佳矫正视力、客观/主观睫状肌麻痹验光、调节幅度、调节灵活度、调节反应、瞳孔对光反射、瞳孔直径、眼压、眼轴长度、角膜地形图（可选）、眼前节健康状态（尤其关注泪膜破裂时间、泪液分泌试验以及有无眼部炎症）和眼底检查。

④对于具备用药适应证、经过健康宣教同意使用的儿童和青少年，才可启用，推荐使用方法为每晚睡前1次，一次1滴；对推荐使用方法应答一般或应答不佳的儿童，可遵医嘱适当调整应用频率或浓度，但需严密随访，监控用药后不良反应及安全性。建议第一次随访时间为用药后1~2周，以后每3个月随访一次，首次随访主要评估眼压、眼前节健康状态以及用药后主观反应。每3个月随访内容包括最佳矫正视力（包括远、近视力）、调节功能、眼压、屈光度、瞳孔检查、眼前节检查、眼轴长度检查；每6个月随访增加眼底检查；每1年随访增加相关全身症状评估，如面色潮红、头痛、心脏病及泌尿系统症状的问诊等。如出现需要处理的不良反应如视近物困难、畏光、过敏反应等，应及时、按需给予相应解释和处理。

⑤随访过程中需要和家长保持沟通，了解近视防控效果。应答良好：近视年增长量不超过0.25D（屈光度），或近视年增长量下降至少50%；应答一般：近视年增长量超过0.250D但低于0.75D；应答不佳。近视年增长量达到或超过0.75D。对于应答不佳或应答一般的儿童和青少年，应询问其用药是否规范，有无不良用眼习惯以及其他增加近视危险的因素；在良好用眼习惯条件下，可酌情考虑增加用药频率（如早晚各1次）、提高阿托品浓度（如改为0.02%）、联合或更改其他近视防控手段。

⑥停药时机选择：不同浓度阿托品滴眼液的长期用药安全性尚无高级别循证证据，不同研究均提示连续用药2~3年是有效且安全的。对于0.01%阿托品滴眼液应答良好（例如第2年几乎没有近视进展或进展不超过0.25D），尤其是在13岁及以上的青少年，可考虑停药并密切观察反跳效应；对于年龄小、近视进展快、应答一般的儿童，可继续用药来维持更好的近视防控效果，直至应答良好或青春中后期停药。对用眼习惯良好、规范用药者，如应用0.01%阿托品滴眼液应答不佳，且拒绝提高用药浓度、拒绝联合其他防控方式者，建议停用。出现严重不良反应或轻症不良反应但不能耐受者，建议停用。

第三十七节　干眼症

一、病因

干眼症分为两大类：泪液生成减少导致的水液缺乏型干眼症和睑板腺生理异常导致的蒸发过强型干眼症。

二、临床表现

大多数患者会出现慢性眼部刺激症状，伴有轻至中度不适。

三、治疗与就医建议

干眼的治疗目标是缓解症状，保护视功能，尽可能祛除病因。

表 6-77　治疗与就医建议

要　点	内　容
针对病因治疗	引起干眼的病因十分复杂，如不健康的生活习惯和（或）工作方式、年龄相关的内分泌因素、精神心理因素、环境污染、全身性疾病、眼局部病变、使用药物的影响等。每例患者的病因可能单一也可能多样，甚至是综合因素而很难理清。治疗时应本着从易到难的原则，首先针对已知的相关因素进行治疗，如积极改善工作、生活环境，矫正屈光不正，增加有效瞬目，纠正不良的用眼习惯，减少电子产品的使用时间等；对于睑缘及眼表相关因素应标本兼治；对于因全身免疫性疾病或其他疾病引起的干眼，应协同相关专科共同治疗原发病；对于需要长期应用眼用制剂者，应分析用药的必要性，给予合理和个性化的治疗方案
药物治疗	（1）润滑眼表和促进修复 ①人工泪液：主要功能是润滑眼表，为**治疗干眼的一线用药**，其作为对症治疗方法适用于各种类型干眼。补充水液层人工泪液的主要成分包括玻璃酸钠、羧甲基纤维素、羟丙基甲基纤维素、聚乙烯醇、聚乙烯吡咯烷酮、聚乙二醇及聚丙烯酸等，其主要作用为补充水分和润滑眼表。轻度干眼宜选择黏稠度较低的人工泪液，如 0.1% 玻璃酸钠、聚乙二醇、0.5% 羧甲基纤维素等，**使用频率为每天 4 次**。对于中、重度干眼，宜选择黏稠度较高的人工泪液，如 0.3% 玻璃酸钠、1% 羧甲基纤维素、聚丙烯酸等，使用频率根据病情和症状适当增加或按需使用；同时可以选择不同种类人工泪液组合使用，如高黏稠度和低黏稠度人工泪液混合使用。对于睑板腺功能障碍等脂质层异常的干眼，应优先选用含脂质成分的人工泪液。对于需长期及高频率（如每天 6 次以上）使用人工泪液者，应优先选择不含防腐剂的人工泪液。眼用凝胶、眼膏剂在眼表面保持时间较长，主要用于重度干眼，但因会造成视物模糊及眼部不适，可选择在睡前应用 ②促进泪液分泌的滴眼液：目前国内临床促进泪液分泌的主要药物是**促进黏蛋白分泌的 P2Y2 受体激动剂地夸磷索钠**，其作用机制是刺激眼表上皮细胞分泌黏蛋白，对水液和脂质分泌也具有一定促进作用。国外目前还有**瑞巴派特、半乳糖凝集素 -3 等促进黏蛋白分泌剂**，这类药物适用于黏蛋白异常型及混合型干眼

续表

要　点	内　容
药物治疗	③促进眼表修复的滴眼液：以**成纤维细胞生长因子、表皮生长因子、维生素 A** 等为主要有效成分的滴眼液，具有促进上皮增生、维护眼表微环境的作用。中、重度干眼伴有明显角膜上皮损伤者应根据干眼的类型选择适合的人工泪液，并配合应用促进眼表修复的滴眼液（每天 2~4 次） ④眼用血清制剂：自体血清和小牛血去蛋白提取物眼部制剂含有各种生物活性成分，其作用为促进眼表上皮修复、改善眼表微环境，适用于伴有眼表上皮损伤及角膜神经痛等多因素**中、重度干眼** （2）抗炎治疗 ①糖皮质激素：用于**伴眼部炎性反应的中、重度干眼。**使用原则为低浓度、短疗程，炎性反应控制后缓慢停药。对于眼表炎性反应重或原发病为免疫相关性干眼者，可应用高浓度糖皮质激素短期冲击治疗后逐步替换为低浓度糖皮质激素。使用频率及用药时间视眼表炎性反应的严重程度而定，**每天 1~4 次，维持 2~4 周；**炎性反应减轻后应逐渐减少使用频率及用药时间，不作为长期维持用药。睑缘炎性反应较重者可考虑应用含糖皮质激素的眼膏涂抹睑缘，**每天 1~2 次，一般应用 1~2 周；**待炎性反应消退后减量和停药，避免长期使用。用药期间必须警惕糖皮质激素引起的不良反应，如**高眼压、晶状体后囊膜浑浊等，**一旦出现应停止用药 ②免疫抑制剂：主要适用于**伴眼部炎性反应的中、重度干眼，**尤其适用于免疫相关性干眼。临床常用的药物包括**他克莫司和环孢素 A。**环孢素 A 治疗干眼的**药物浓度为 0.05%~1.00%，使用频率多为每天 2 次，**中长期维持用药可考虑 0.05% 环孢素。他克莫司为强效免疫抑制剂，适用于**治疗重症免疫相关性干眼（急性期）和较严重的炎性反应，使用频率多为每天 2 次；**他克莫司滴眼液抗炎效能明显高于环孢素 A，起效更快，可作为重症患者的冲击治疗。免疫抑制剂的起效速度低于糖皮质激素，因此重症患者可以考虑**联合应用糖皮质激素和免疫抑制剂，**待炎性反应控制后逐渐将糖皮质激素减量或停药。需要长期应用免疫抑制剂者适宜选择低浓度药物。免疫抑制剂滴眼液具有一定的刺激性，如烧灼感，在使用前应告知患者 ③非甾体抗炎药：是非类固醇激素类抗炎药物，具有外周镇痛及抗炎作用。其抗炎作用低于糖皮质激素。适用于**轻、中度干眼的抗炎治疗，也可用于中、重度干眼维持期的治疗。**具有糖皮质激素不良反应的高危干眼患者可选用非甾体抗炎药。**使用频率一般为每天 2~4 次，**用药时间视病情控制情况而定 ④其他部分抗菌药如四环素、阿奇霉素及夫西地酸等，具有抗菌效果的同时兼具一定抗炎作用，睑板腺功能障碍等睑缘异常者可优先选择此类药物。也可在停用糖皮质激素后用于维持治疗 （3）抗菌药治疗 1）局部用抗菌药 ①**甲硝唑：**主要用于与蠕形螨或厌氧菌感染相关的睑缘炎及干眼，可在睑缘局部应用 2% 甲硝唑凝胶，每天早、晚各 1 次，用药时间一般为 2~3 个月，以减少睑缘感染蠕形螨的数量。但是，使用期间须注意药物损伤眼表等不良反应 ②**红霉素、金霉素眼膏：**主要用于睑缘炎和伴炎性反应的睑板腺功能障碍，可局部涂抹在睑缘，每天早、晚各 1 次，用药时间一般为 2~4 周

续表

要　点	内　容
药物治疗	2）全身用抗菌药 ①**四环素类药物：** 适用于脂质异常型干眼，可口服米诺环素、多西环素，剂量尚无最优方案，可考虑间断使用或长期维持治疗。推荐米诺环素的成人剂量为每天100mg，用药时间为3个月。多西环素的成人剂量为每次200mg，每天2次；1个月后减量为每次200mg，每天1次；2周后改为100mg，每天1次，维持2个半月；或每天20mg，长期维持用药。但是，须注意胃肠道反应、光敏反应等。但四环素类治疗干眼症的安全性和疗效有待进一步研究 ②**大环内酯类药物：** 具有刺激人睑板腺上皮细胞分化、促进脂质聚集及抗菌的作用，适用于重度或难治性脂质异常型干眼，尤其对全身应用其他抗菌药不耐受者可能有效。文献推荐每天口服阿奇霉素500mg，连续服用3日，停药4日，7日为1个疗程，共3个疗程，但其安全性和疗效有待进一步研究
非药物治疗	非药物治疗为干眼的基础治疗，尤其对于脂质异常型干眼及蠕形螨睑缘部病变者更为重要。主要包括物理治疗（如睑缘清洁、热敷熏蒸、睑板腺按摩），强脉冲光治疗，热脉动治疗，泪道栓塞或泪点封闭，湿房镜，治疗性角膜接触镜，手术治疗等
就医建议	干眼症的诊断要排除睑缘炎、睑板腺功能障碍、过敏性结膜炎、病毒性结膜炎以及其他微生物感染；某些眼部感染刚开始呈惰性病程，出现类似于干眼症的症状。对于任何有眼部感染高危风险的患者，都应考虑转诊至眼科（如角膜接触镜配戴者、有糖尿病病史者），尤其是体格检查发现有感染性病变体征的患者（如单侧结膜充血、脓性分泌物）。若患者干眼症状经人工泪液补充或环境因素调整后未得到充分缓解，或存在剧烈眼痛或伴视力丧失，亦应转诊至眼科

四、用药指导与患者教育

1. 轻度干眼

进行健康宣传教育并改善环境、饮食，提高睡眠质量，减轻心理负担，增加运动锻炼；减少或停用产生不良反应的全身或局部药物；人工泪液按需使用；局部使用促进泪液分泌剂；必要时进行眼睑物理治疗。

2. 中度干眼

在轻度干眼治疗的基础上加用湿房镜；对合并眼表炎性反应者局部联合抗炎治疗；对水液缺乏型干眼，在控制眼表炎性反应后行泪道栓塞。

3. 重度干眼

在中度干眼治疗的基础上，增加全身抗炎治疗、自体血清滴眼、配戴治疗性角膜接触镜，根据患者病情选择手术治疗。注意寻找可能合并的全身疾病，尤其是自身免疫性疾病，给予多学科综合治疗。注意寻找可能导致干眼加重的因素，如眼睑闭合不全、瞬目异常、严重睑板腺功能障碍等，给予相应治疗。

第三十八节 沙 眼

沙眼是全世界首要的感染性致盲疾病，是由**沙眼衣原体（一种小型革兰阴性专性细胞内微生物）**反复感染造成的慢性角膜结膜炎，人类是该病原体的唯一宿主。沙眼几乎只由沙眼衣原体A、B、Ba和C血清型引起，生殖器感染则由D~K血清型引起。沙眼患者是主要传染源，主要通过“眼→手→眼”途径传播，可通过共用毛巾、洗澡用品或游泳池水污染等接触传播，节肢昆虫也是传播媒介。

一、临床表现

沙眼的临床表现包括2期：活动期（结膜炎）和瘢痕期（结膜瘢痕形成）。活动期沙眼主要见于年幼儿童，而瘢痕期病变和失明则见于成人。

表6-78 临床表现

要 点	内 容
活动期沙眼(结膜炎)	初始孤立性沙眼衣原体感染会引起轻度、自限性的滤泡性结膜炎，翻转的上眼睑的睑下结膜最明显。大多数活动期沙眼患者即使有显著的炎症体征，但亦可无症状，因此，大多经由筛查项目检出。如存在症状，则为慢性结膜炎的典型症状，包括眼部发红、不适、光敏感和黏液脓性分泌物。活动期沙眼的主要体征是上睑结膜出现特征性的滤泡。滤泡为较大的白色或浅黄色病灶，充满炎性物质，直径为0.5~2.0mm
瘢痕期病变（结膜瘢痕形成）	活动期沙眼反复感染发作可引起明显的结膜炎症，导致眼睑瘢痕。眼睑瘢痕组织最终会收缩，使睑缘扭曲形成睑内翻（眼睑内卷）和倒睫（内翻睫毛摩擦眼球）。睫毛擦伤角膜可导致角膜水肿、溃疡和瘢痕。如果不治疗，最终会形成角膜血管翳（炎性血管组织） （1）WHO简化沙眼分期系统（2020年修订） ①沙眼炎症，滤泡：上睑结膜中央有5个或以上直径≥0.5mm的滤泡 ②沙眼炎症，重度：上睑结膜乳头增生及炎性增厚，一半以上的睑板深部血管变得模糊 ③沙眼结膜瘢痕：上睑结膜瘢痕清晰可见 ④沙眼性倒睫：至少1根上眼睑睫毛接触眼球，或有近期拔除上眼睑内翻睫毛的表现 ⑤角膜浑浊：很容易观察到角膜浑浊，密度很大，透过浑浊观察时，至少部分瞳孔边缘模糊 （2）活动期沙眼需与以下疾病进行鉴别诊断 ①病毒性结膜炎：导致眼红、眼刺激和砂砾感。睑结膜可能有滤泡样表现，还可能存在耳前淋巴结压痛、肿大。**区分病毒性结膜炎和沙眼的特征包括：上呼吸道感染病史、数日内疾病快速进展，以及存在黏液脓性分泌物** ②细菌性结膜炎：表现为单眼或双眼发红和脓性分泌物。分泌物出现于睑缘和眼角，擦拭眼睑后数分钟内会产生更多的分泌物。一般不形成滤泡 ③过敏性结膜炎：是眼红、刺激感和眼痒的最常见原因。患者常有相关的特应症，可能存在湿疹、枯草热或哮喘。常见眼部白色丝状黏性分泌物。症状可呈季节性。临床上根据提示性的临床病史以及相符的症状和体征来诊断 ④超敏性结膜炎：接触药物、眼部化妆品、肥皂或其他化学品可导致超敏反应，可出现滤泡。详细的病史对识别和祛除致病因素非常重要。瘢痕期病变（结膜瘢痕形成）的鉴别诊断包括细菌性结膜炎、创伤和睑板腺囊肿的并发症

二、治疗

沙眼治疗包括对整个地区进行集体抗生素治疗，目的是治疗感染、阻断传播，并减少眼部重复感染沙眼衣原体的风险。沙眼性倒睫患者需要根据个人体格检查结果进行手术。

表 6-79 治疗

要 点	内 容
抗生素选择	在消灭沙眼的集体药物治疗措施中，对整个评估单位中所有符合条件的成员给予**阿奇霉素（单剂 20mg/kg，口服，最大剂量 1g）**。还可**局部用四环素（1% 眼膏，一日 2 次，疗程 6 周）**，但其依从率可能极低。随机试验显示，对于沙眼的治疗，单剂口服阿奇霉素与长疗程的局部用四环素一样有效
集体治疗方法	沙眼的抗生素治疗最好是在整个评估单位内（按常住人口界定）进行，而不是以个体为基础进行。因为沙眼衣原体具有高度传染性，在卫生条件较差的地区可快速传播。社区集体抗生素治疗可减少沙眼衣原体感染的来源。推荐使用**口服阿奇霉素进行集体治疗，而非局部用四环素**

三、用药指导与患者教育

（1）发生沙眼时，应根据炎症的性质和发展阶段及时选择适当的局部或口服抗菌药物；并注意卫生，个人用的毛巾、浴巾、手绢和脸盆应与他人分开，以免传染。

（2）滴眼液或眼膏使用 5 天后症状未见缓解，应及时就医。严重的沙眼需要口服抗生素或手术治疗。

（3）沙眼及眼部有感染者切勿配戴隐形眼镜，否则会导致严重后果。

（4）**滴眼液或眼膏开瓶后保质期一般为 28 天，**教导患者应在药瓶上标识开瓶日期和失效日期。切勿使用过期的药品。

第三十九节 麦粒肿

麦粒肿又称“睑腺炎”，是眼睑的红色疼痛性肿块，发生于眼睑边缘上的小腺体出现感染或炎症时。上下眼睑均可发生，大多数在数日至 1 周后自行好转。

一、临床表现和分型

麦粒肿也可造成其他症状，比如流泪、眼睑疼痛和肿胀。睑腺炎可分为**外睑腺炎和内睑腺炎，**外睑腺炎起源于睫毛毛囊或睑缘的腺体；内睑腺炎的原因是睑板腺炎症，导致眼睑结膜侧下方肿胀。大部分病例的病原体是**金黄色葡萄球菌，**但睑腺炎也可为无菌性。如果患者有累及眼睑的皮肤疾病，如玫瑰痤疮和脂溢性皮炎，那就容易频繁发生睑腺炎。眼部化妆品，尤其是被细菌污染的眼部化妆品，可因阻塞睑板腺孔及致其发炎而导致睑腺炎。

二、治疗与就医建议

表 6-80 治疗与就医建议

要点	内容
治疗	①大多数睑腺炎会在1~2周内自发缓解。可频繁热湿敷患处（一次5~10分钟，一日4次），以促进引流。热敷后按摩及轻轻擦拭患侧眼睑也有助于分泌物排出。患者应停用眼部化妆品，以促进愈合。几乎没有证据表明局部或全身性抗生素和（或）糖皮质激素能促进愈合，但对于玫瑰痤疮相关睑缘炎情况下患者经常发生睑腺炎的患者，如果热敷和机械性去除睑缘碎屑后未能充分缓解，局部用抗生素/皮质类固醇复方软膏可能有效。此类患者应由眼科医生治疗，因为局部用糖皮质激素可能引起眼部并发症。如果病变未在热敷的2周内缩小，应将患者转至眼科，评估是否需要切开引流。眶隔前蜂窝织炎是睑腺炎的一个罕见并发症，通常表现为单侧眼疼痛、眼睑肿胀和发红；局部使用抗生素无效，需口服或输注针对金黄色葡萄球菌和链球菌的抗生素 ②人们有时会混淆麦粒肿与睑板腺囊肿。睑板腺囊肿也可造成眼睑肿块，但麦粒肿多由感染引起且会造成疼痛。睑板腺囊肿无压痛或疼痛，但持续时间通常长于麦粒肿。睑板腺囊肿通常表现为局限性无痛性眼睑肿胀，检查内侧眼睑可发现无触痛的橡胶样结节，它和睑腺炎可以有相似的表现，但睑板腺囊肿往往无痛，且发红和炎症表现较轻。此外，睑板腺囊肿在数天至数周内缓慢生长，而睑腺炎一天左右就可出现。睑板腺囊肿是由睑缘腺或睑板腺堵塞所致。有时，睑腺炎在炎症消退后转变为睑板腺囊肿。不治疗的话，睑板腺囊肿可在数周至数月内缓解。热敷眼睑可促进较大的睑板腺囊肿引流，一次5~10分钟，一日4次。睑板腺囊肿是一种肉芽肿性疾病，故无需使用局部或全身性抗生素。若病变在1~2个月内没有缓解，应转诊眼科考虑切开刮除或局部注射糖皮质激素
就医建议	如果属于以下情况之一，应建议患者就医： ①热敷1~2周麦粒肿仍未消退 ②麦粒肿长得很大，并发出血或影响视力 ③整个眼睛都发红，或整个眼睑都发红或肿胀 ④发红或肿胀扩散至面颊或面部其他区域

三、患者教育

（1）进行温热的湿敷，即用温水浸湿干净的毛巾，覆于麦粒肿处；毛巾变凉后，再次用温水浸湿并放回麦粒肿处。重复上述步骤，每次热敷15分钟，一日4次。

（2）轻柔按摩眼睑。不要挤压或弄破麦粒肿，以防加重病损。

（3）完全好转前也不要用眼部化妆品或配戴角膜接触镜。

（4）睑腺炎可以预防，预防措施如下：勤洗手，触摸眼睛前洗手尤其重要。保持角膜接触镜清洁以及戴镜前洗手也很重要。谨慎用眼部化妆品，因眼妆有时也造成麦粒肿；每晚及时卸眼妆，不与他人共用眼妆产品。

第四十节　急性结膜炎

急性结膜炎可分为感染性结膜炎（细菌性或病毒性）或非感染性结膜炎（过敏性、中毒性或非特异性）。各类结膜炎在儿童和成人中的患病率不同。细菌性结膜炎在儿童中更常见，而病毒性结膜炎在成人中更常见。

一、临床表现

表 6-81　临床表现

要　点	内　容
细菌性结膜炎	患者通常诉单眼发红伴异常分泌物，也可累及双眼。细菌性结膜炎通常由金黄色葡萄球菌、肺炎链球菌、流感嗜血杆菌和卡他莫拉菌感染引起。金黄色葡萄球菌感染更常见于成人，其他病原体更常见于儿童。细菌性结膜炎传染性强，通过与患者及其分泌物或受污染的物体和表面直接接触传播 超急性细菌性结膜炎：奈瑟菌，特别是淋病奈瑟菌，可致严重的、危及视力的超急性细菌性结膜炎，需立即转诊眼科。病原体通常是由生殖器经手传播至眼部。通常合并尿道炎。眼部感染的特征是接触病原体 12 小时内出现大量脓性分泌物，分泌物的量多得惊人
病毒性结膜炎	通常由腺病毒引起，涉及多种血清型。结膜炎可能是病毒性感染前驱症状的一部分，继之出现淋巴结肿大、发热、咽炎和上呼吸道感染，或者眼部感染可能是疾病的唯一表现。病毒性结膜炎传染性强，通过与患者及其分泌物或受污染的物体和表面直接接触传播 流行性角膜结膜炎（epidemic keratoconjunctivitis，EKC）是一种病毒性结膜炎，特别具有暴发性，患者通常先出现结膜炎，在几日后又出现角膜炎（角膜的炎症）。该病通常由腺病毒 8、19 和 37 型引起。角膜炎可能影响视力，这类患者应转诊至眼科以确诊，并决定是否需要眼用皮质类固醇治疗
过敏性结膜炎	是由于空气中的过敏原接触眼部后诱发了特异性 IgE 介导的经典型 I 型超敏反应，使局部肥大细胞脱颗粒并释放组胺、嗜酸性粒细胞趋化因子和血小板活化因子等化学介质。其通常表现为双侧红眼、水样分泌物和眼痒。眼痒是过敏性结膜炎的主要症状，可据此与病毒性结膜炎区分，后者更常描述为砂砾感、烧灼感或刺激感。揉眼可加重症状
中毒性结膜炎	也称为中毒性角膜结膜炎，是由致病物质（通常是防腐剂或药物）引起的慢性眼表炎症
非感染性、非炎症性结膜炎	患者可以出现与感染或炎症过程无关的红眼和异常分泌物。分泌物更可能为黏液性，而非脓性。通常，病因是一过性机械性或化学性损伤，如眼内异物侵入或刺激性液体溅入。这些症状通常都在 24 小时内自发改善

第 6 章

二、药物治疗与就医建议

表 6-82　药物治疗与就医建议

要　点	内　容
治疗	（1）原则而言，只有诊断为细菌性结膜炎的患者才应接受抗生素。如果决定不经检查就使用抗生素进行自我药疗，宜选用价廉且无毒性的抗生素，如**红霉素眼膏、妥布霉素滴眼液或多黏菌素 B/ 甲氧苄啶滴眼液（角膜接触镜配戴者除外）** （2）治疗急性结膜炎时，避免选择眼用皮质类固醇（包括单用或皮质类固醇 / 抗生素复方滴眼液）。如果使用不当，皮质类固醇引起的并发症会影响视力，如角膜瘢痕形成、融解和穿孔。**长期使用眼用皮质类固醇还可导致白内障和青光眼。**眼科医师可能对部分眼过敏、病毒性角膜炎和慢性睑缘炎病例使用**局部用皮质类固醇，**应在眼科医生的监督下使用 （3）急性细菌性结膜炎非角膜接触镜配戴者**首选红霉素眼膏、妥布霉素滴眼液、妥布霉素地塞米松眼膏。**首选的原因是它们价廉、普及、无毒性、致超敏反应率低。对于儿童、依从性差的患者和使用眼药困难的患者，眼膏优于滴眼液。氟喹诺酮类药物不作为细菌性结膜炎常规病例的一线治疗。但角膜接触镜配戴者发生的结膜炎例外，治疗角膜接触镜配戴者的细菌性结膜炎时**首选氟喹诺酮类药物如左氧氟沙星滴眼液、氧氟沙星眼膏，**因为假单胞菌感染的发生率高；患者应停止配戴角膜接触镜。奈瑟菌引起的超急性细菌性结膜炎通常需要全身性药物治疗 （4）目前尚无治疗病毒性结膜炎的局部用或全身用特异性抗病毒药物。全身性抗生素和抗病毒治疗没有作用。以下措施可能缓解症状： ①局部用抗组胺药 / 减充血剂，有非处方药物（非尼拉敏 / 萘甲唑啉、酮替芬、奥洛他定等）。一些患者发现更换药物可缓解症状，不过几乎没有证据显示有哪种药物缓解症状的效果更好 ②热敷或冷敷 ③非抗生素类润滑剂，如用于非感染性结膜炎的药物。市场上有不同剂型的多种药物，但没有证据显示哪种药物缓解症状的效果更好。必须告知患者眼部刺激感和异常分泌物会先加重 3~5 日，然后才好转；症状可能持续 2~3 周；并且在此期间任何局部用药（抗生素或抗组胺药 / 减充血剂）都可能产生刺激性和毒性效应，从而可能引起眼睛发红和异常分泌物。对于治疗数日后症状改善但未完全缓解的患者，加强患者教育往往比单纯延长或增加治疗更有效 （5）过敏性结膜炎有多种治疗方案，包括**非尼拉敏 / 萘甲唑啉、酮替芬、奥洛他定等** （6）中毒性结膜炎的主要处理方法是识别并移除致病物质 （7）非感染性、非炎症性损伤诱发非感染性结膜炎后，结膜表面能够迅速更新，使症状自发消退。使用**局部用润滑剂**可能缓解症状 （8）急性细菌性结膜炎患者通常在治疗 **1~2 日**内产生反应，表现为分泌物减少、眼睛发红和刺激感减轻。治疗无效的患者应转诊眼科。其他类型急性结膜炎（如病毒性或过敏性）患者通常在 2 周内改善，无改善者也应转诊眼科

续表

要 点	内 容
就医建议	如果属于以下情况之一，应建议患者立即就医： ①视力下降（提示感染性角膜炎、虹膜炎和闭角型青光眼） ②睫状充血，是充血的一种形式，眼睛发红在角膜缘（角膜和巩膜移行区，整个1周均明显），提示感染性角膜炎、虹膜炎和闭角型青光眼 ③畏光（提示感染性角膜炎、虹膜炎） ④严重异物感，使患者无法保持睁眼（提示感染性角膜炎） ⑤角膜浑浊（提示感染性角膜炎） ⑥瞳孔固定（提示闭角型青光眼） ⑦剧烈头痛伴恶心（提示闭角型青光眼） ⑧怀疑超急性细菌性结膜炎或流行性角膜结膜炎

三、用药指导与患者教育

（1）建议过敏性结膜炎患者避免或减少接触过敏原、改善生活环境，有助于缓解和控制过敏性结膜炎病情。尘螨过敏患者应做好室内清洁和除螨工作，花粉过敏症患者则需要在花粉季节尽量采取保护措施。空气污染严重时患者应适当减少户外活动时间。

（2）糖皮质激素滴眼液虽具有**抗炎、抗过敏**的优点，但有**诱发真菌或病毒感染、延缓创伤愈合、升高眼压和导致晶状体浑浊**等风险，因此不应随意使用，除非患者是在眼病专科医师的密切监护下。特别是不能给尚未确诊的“红眼”患者开具这类药物。

（3）早期结膜炎，可采用**热敷**的方法，以热毛巾或茶壶的热气熏蒸，一次10分钟，一日3次；对过敏性结膜炎宜用冷毛巾湿敷。

（4）患者应注意眼部卫生，不能与他人共用毛巾、浴巾、脸盆、枕巾，以防传染。**在症状消失至少24小时后，才可配戴隐形眼镜。**

第七单元 其他病症

第四十一节 贫 血

贫血是人体血液红细胞不能满足生理功能需求而产生的一类疾病。贫血可以分为多种类型，包括**营养性贫血、再生障碍性贫血、地中海贫血（珠蛋白生成障碍性贫血）等**，其中营养性贫血较为普遍。营养性贫血是指由于营养不良，导致参与血红蛋白和血红细胞形成的营养素包括**铁、叶酸、维生素B_{12}、维生素B_6、维生素A、维生素C、蛋白质及铜**等营养素不足而产生的贫血，其中又以铁缺乏引起的缺铁性贫血（iron deficiency anemia，IDA）最为常见。铁缺乏造成体内储存铁耗竭，血红蛋白合成减少，进而抑制红细胞生成引起贫血。

缺铁性贫血（IDA）是指各种原因的缺铁导致红细胞生成减少所引起的低色素性贫血，是临床上最常见的贫血。妊娠期和育龄期女性、婴幼儿和儿童是缺铁性贫血的高危人群。

一、病因

IDA 包括生理性及病理性两方面：生理性原因多是由于铁需要增加及摄入不足；病理性原因包括吸收不良、慢性失血等，部分慢性炎症通过上调铁调素导致铁吸收减少，从而引起 IDA。

二、临床表现与诊断

表 6-83 临床表现

要 点	内 容
临床表现	（1）原发病表现：妇女月经过多、消化性溃疡、肠道寄生虫感染、肿瘤等，可具有相应的原发病表现 （2）贫血表现：与血红蛋白下降的速度、患者的活动量有关 （3）组织细胞缺铁表现 ① IDA 的黏膜损害较常见，表现为口角炎、舌炎、舌乳头萎缩、慢性萎缩性胃炎等，吞咽时有梗阻感（Plummer - Vinson 综合征）是铁缺乏的特殊表现之一 ②外胚叶组织营养障碍，表现为毛发干燥、脱落，指甲扁平、反甲或脆裂 ③缺铁可影响小儿生长发育，导致心理 - 行为障碍，如易激惹、注意力不集中等 ④一些患者可出现异食癖
诊断与贫血的鉴别分类	（1）**贫血诊断：男性 Hb<120g/L，女性 Hb<110g/L**，妊娠期女性 Hb<100g/L （2）**贫血程度：Hb 在 90~120g/L 为轻度贫血，60~90g/L 为中度贫血，30~60g/L 为重度贫血，小于 30g/L 为极重度贫血** （3）缺铁性贫血：符合第①条和第②～⑥条中的任何 2 条以上即可以诊断为 IDA： ①血常规提示血红蛋白（Hb）降低，男性 Hb<120g/L，女性 Hb<110g/L，红细胞呈小细胞、低色素性 ②有明确的缺铁病因和临床表现（如乏力、头晕、心悸等） ③血清铁蛋白（SF）<15μg/L，感染或合并慢性炎症患者（除外慢性肾功能不全、心力衰竭）SF<70μg/L；转铁蛋白饱和度（TSAT）<15%；血清铁（SI）<8.95μmol/L，血清总铁结合力（TIBC）>64.44μmol/L（360μg/dl） ④骨髓铁染色显示骨髓小粒可染铁消失，铁粒幼细胞 <15% ⑤红细胞游离原卟啉（FEP）>0.9μmol/L（全血），或血液锌原卟啉（ZPP）>0.96μmol/L（全血） ⑥铁剂治疗有效 （4）地中海贫血：指一组遗传性异常血红蛋白病，患者的 α 或 β 珠蛋白链生成减少。这会造成 α 和 β 珠蛋白链的比例失衡，从而导致未配对的链发生沉积，进而破坏骨髓发育中的红细胞前体，可导致无效红细胞生成、贫血和铁过载

续表

要　点	内　容
诊断与贫血的鉴别分类	（5）巨幼细胞贫血（megaloblastic anemia，MA）：是 DNA 合成障碍所导致的一种贫血。其特征为大细胞贫血，骨髓内出现巨幼细胞，这种细胞在骨髓内未发育成熟就被破坏，出现无效造血，严重时呈现全血细胞减少。约 95% 系体内叶酸和（或）维生素 B_{12} 缺乏所致，称为营养性巨幼细胞贫血。6 个月至 2 岁以内婴幼儿、老年人和妊娠期女性为高发人群。极少数病例为恶性贫血，与遗传性或自身免疫异常（A 型萎缩性胃炎）所致的胃壁细胞萎缩或破坏而引发内因子缺乏有关。叶酸和（或）维生素 B_{12} 缺乏的临床症状不仅局限于造血系统，还可以影响消化道黏膜等更新活跃的组织；维生素 B_{12} 缺乏可引起神经系统症状 （6）其他贫血：贫血的其他原因包括肾衰竭、甲状腺功能减退或亢进、过量饮酒，以及骨髓增生异常综合征（myelodysplastic syndrome，MDS）等骨髓疾病。与铁缺乏一样，这些疾病逐渐发展并有非特异性贫血症状。而不同的是，这些贫血患者有其他实验室异常，不一定有铁储备减少的证据；许多情况下，贫血呈正细胞或大细胞，MDS 可能引起小细胞或大细胞贫血，酗酒常造成大细胞贫血

三、药物治疗方案和合理使用

查明病因，对因治疗是缺铁性贫血最基本和重要的治疗原则。对于中至重度贫血同时需要补铁治疗。急性重度贫血需要输血治疗，1 袋红细胞悬液（2 个单位）能补充 500mg 铁，使 Hb 上升 10g/L。

表 6-84　药物治疗方案和合理使用

要　点	内　容
口服铁剂治疗	①口服铁剂是治疗缺铁性贫血的首选方法。治疗的目的不仅要纠正缺铁性贫血，还应补足机体内已经耗竭的储存铁。建议妊娠期女性补充元素铁 100~200mg/d，5 岁以下儿童补充元素铁 3~6mg/（kg·d）。治疗 2~4 周后复查血红蛋白以评估疗效，如血红蛋白浓度增加 10g/L 或以上，则铁剂治疗有效，继续治疗至血红蛋白浓度恢复正常后，维持口服治疗 1~2 个月。口服铁剂同时口服维生素 C，可有效促进铁吸收，提升治疗效果 ②口服铁剂剂型较多（表 6-85），宜选用二价铁剂，三价铁剂只有转化为二价铁剂后才能被吸收。三价铁剂在体内的吸收仅相当于二价铁剂的 1/3，且刺激性较大。硫酸亚铁是口服铁剂中的标准制剂，是一种无机铁剂，最大缺点是胃肠道不良反应明显，主要表现为腹痛、恶心、呕吐或便秘。右旋糖酐铁、琥珀酸亚铁和多糖铁复合物是有机铁剂，其含铁量高，口服不良反应较硫酸亚铁轻，而疗效相当 ③口服补铁不适用于活动性炎症性肠病（IBD）、口服铁剂不耐受 / 依从性差 / 既往口服补铁效果差、正在应用促红细胞生成素（EPO）、胃肠道反应重的患者

续表

要　点	内　容
注射铁剂治疗	静脉铁剂相较于口服补铁，其优点是能快速补充铁、不良反应少，从而大大缩短治疗时间，且患者依从性更好。对于口服铁剂不耐受、口服补铁效果差、临床需要快速补铁及患者自身要求静脉补铁且无静脉补铁禁忌证的患者，可进行静脉铁剂治疗。常用的静脉铁剂包括**第二代铁剂，如低分子量右旋糖酐铁、蔗糖铁等；以及第三代铁剂，如羧基麦芽糖铁、异麦芽糖酐铁等。**静脉注射铁剂的主要不良反应为注射部位疼痛，还可有头痛、头晕等症状，偶有致命性过敏反应。目前认为**蔗糖铁最安全，右旋糖酐铁可能出现严重不良反应。**注射铁剂的禁忌证包括注射铁过敏史、妊娠早期、急慢性感染和慢性肝病。注意首次用药前应先给予试验剂量缓慢给药，并且应具备治疗过敏反应的应急措施

表 6-85　各种铁制剂的含铁量与作用特点

药品名称	含铁量(％)	剂　量	作用特点
硫酸亚铁	20	预防量 0.3g，qd 治疗量 0.3g，tid 儿童 50~100mg，tid	胃肠道不良反应多见：腹痛、恶心、呕吐、便秘
乳酸亚铁	19	10~20ml，tid	吸收率高
葡萄糖酸亚铁	12	成人 0.4~0.6g，tid 儿童 0.1g，tid	起效快，胃肠反应较轻 作用温和，铁利用度高
富马酸亚铁	32.9	成人 0.2~0.4g，tid 儿童 0.05~0.2g，tid（连续 2~3 周）	含铁量高，起效快
右旋糖酐铁	27~30	口服 50-300mg/d 注射剂每次 0.1~0.2g，每周 2~3 次	用于其他铁剂疗效不佳者
琥珀酸亚铁	35	预防量：成人 0.1g/d，妊娠期女性 0.2g/d，儿童 30~60mg/d 治疗量：成人 0.2~0.4g/d，儿童 0.1~0.2g/d	吸收平稳，在蛋白膜保护下，避免与胃酸和胃蛋白酶作用，不良反应少见，对胃黏膜刺激性小
多糖铁复合物	46	胶囊剂（每粒胶囊含元素铁 150mg） 成人 1~2 粒，qd 儿童剂量酌减	可迅速提高血清铁和血红蛋白水平，以分子形式被吸收，吸收率不受胃酸减少、食物成分的影响，对胃肠道黏膜无刺激和腐蚀作用，极大程度避免了口服铁剂的胃肠道不良反应

四、药学监护要点

表 6-86　药学监护要点

要　点	内　容
疗效监测	铁剂治疗后，监测 Hb 上升至少 15g/L 为治疗有效的标准，上升 20g/L 以上更为可靠。治愈标准需完全符合下述 4 项： ①临床症状完全消失 ② Hb 恢复正常，即男性 Hb ≥ 120g/L，女性 Hb ≥ 110g/L，妊娠期女性 Hb ≥ 100g/L ③血清铁蛋白、红细胞游离原卟啉、血清可溶性转铁蛋白受体等反映储存铁和红细胞内铁的指标恢复正常 ④缺铁的病因消除。铁剂治疗有效者，在 Hb 恢复正常后仍需再补充铁剂 4~6 个月以补足储存铁，或在血清铁蛋白升至 30~50μg/L 后再停药。如果治疗 4 周后 Hb 较治疗前无改变甚或下降，需要进一步追查原因
安全性监测	静脉铁剂需注意滴注速度要求：100mg 铁至少滴注 15 分钟；200mg 铁至少滴注 30 分钟；300mg 铁至少滴注 1.5 小时；400mg 铁至少滴注 2.5 小时；500mg 铁至少滴注 3.5 小时。每次给药先缓慢滴注至少 15 分钟，密切观察，如无不良反应发生，可将剩余药量按上述滴速要求滴注完毕。口服铁剂尽管空腹服用吸收较好，但其胃肠反应（胃灼热感、恶心、上腹不适和腹泻等）常使患者不能耐受，因此建议在餐后服用，可有较好的耐受性与依从性

五、患者教育

（1）服药前需要解释：①铁剂可引起肠道蠕动减慢而致便秘；②部分患者胃肠反应较重，可在餐后服用；③铁剂使大便颜色变黑，可掩盖消化道出血而延误病情或引起误认为出血的担心。

（2）注意铁剂与其他药物之间的相互作用：抑酸药物（质子泵抑制剂、H_2 受体拮抗剂）影响三价铁转化为二价铁，避免长期服用；四环素、考来烯胺等阴离子药可在肠道与铁络合，碳酸氢钠可与二价铁生成难溶性碳酸铁，均影响铁剂的吸收。

（3）注意铁剂与食物之间的相互作用：肉类、果糖、氨基酸、维生素 C 可促进铁剂吸收；牛奶、钙剂、磷酸盐、草酸盐等可抑制铁剂吸收，茶和咖啡中的鞣质与铁形成不可吸收的盐。

（4）在血色素病或含铁血黄素沉着症及不伴缺铁的其他贫血患者（如地中海贫血）、肝肾功能严重损害患者，尤其是伴有未经治疗的尿路感染者不宜应用铁剂治疗。

（5）酒精中毒、肝炎、急性感染、溃疡性结肠炎、胰腺炎、消化性溃疡患者慎用铁剂治疗。硫酸亚铁的胃肠道不良反应最明显，如不能耐受，可选择其缓释制剂或其他铁剂。

（6）除补铁外，合理膳食同样重要，宜多食含铁丰富的食物如猪肝、黄豆、蔬菜、水果、大枣、蜂乳、芝麻、黑木耳等。提倡使用铁锅烹饪或煮粥，会有助于铁元素的补充。同时注意要有足够的蛋白质摄入。

第四十二节 超重和肥胖

中国成年人正常 BMI（kg/m^2）为 18.5~23.9，24.0~27.9 为超重，≥ 28.0 为肥胖；腰围≥ 90/85cm（男 / 女）可判定为腹型肥胖。

一、病因

（1）遗传因素。

（2）环境因素。

二、超重和肥胖的危害

肥胖可以导致一系列并发症或相关疾病，进而影响预期寿命或导致生活质量下降。

三、药物治疗与就医建议

表 6-87 药物治疗与就医建议

要 点	内 容
药物治疗	（1）应用药物减重的具体适应证包括：①食欲旺盛，餐前饥饿难忍，每餐进食量较多。②合并高血糖、高血压、血脂异常和脂肪肝。③合并负重关节疼痛。④肥胖引起呼吸困难或有阻塞性睡眠呼吸暂停综合征。⑤ BMI ≥ 24.0kg/m^2 且有上述合并症情况，或 BMI ≥ 28.0kg/m^2 而无论是否有合并症。上述适应证人群经过 3~6 个月单纯控制饮食和增加活动量处理仍不能减重 5%，甚至体重仍有上升趋势者，可考虑用药物辅助治疗 （2）药物减重的目标：比原体重减轻 5%~10%，最好能逐步接近理想体重；减重后维持低体重不再反弹和增加；使与肥胖相关疾病（或症状）有所缓解，使降压、降糖、降脂药物能更好地发挥作用 （3）不适宜用药物减重的情况：儿童、妊娠期女性和乳母；既往对该类药物有不良反应者；仅用于美容的目的 （4）减重药物：根据作用机制可分为中枢性减重药和非中枢性减重药。①中枢性减重药包括芬特明、安非拉酮等，目前这些药物未在我国上市。②非中枢性减重药奥利司他为脂肪酯酶抑制剂，通过与脂肪形成无活性中间体脂基 - 酶络合物，对胃肠道的脂肪酶如胃脂肪酶、胰脂肪酶等的活性产生可逆性抑制。③ GLP-1 受体激动剂：GLP-1 受体激动剂属肠促胰素类药物，主要通过增加葡萄糖依赖性胰岛素分泌、降低胰高血糖素分泌，减缓胃排空，增加饱腹感，从而降低血糖。2021 年 6 月，司美格鲁肽 2.4mg 注射剂是全球首个用于肥胖症体重管理的每周注射 1 次的 GLP-1 受体激动剂。利拉鲁肽 3.0mg 作为 GLP-1 受体激动剂已成为美国 FDA 批准的减重药物。此类药物显示安全性和耐受性良好，最常见不良事件为胃肠道事件（恶心、呕吐、腹泻） （5）药物治疗效果的评价：建议采用药物治疗 3 个月后对疗效进行评价，如果体重下降在非糖尿病患者＞ 5%、在糖尿病患者＞ 3%，可以被视为有效，能够继续实施药物治疗；对于无效患者则宜停药，并对整体治疗方案重新评估与调整

续表

要 点	内 容
药物治疗	（6）减重与代谢手术：通过外科手术或者内镜介入方式改变胃肠道的解剖和（或）连接关系，以调整营养摄入、吸收和代谢转化，从而减轻体重，逆转肥胖相关的代谢紊乱，降低心脑血管事件发生率，最终改善生活质量、延长预期寿命。目前具有较多临床证据且获得多个国家级学会正式认可的减重手术治疗方式包括胃袖状切除术（sleeve gastrectomy，SG）、Roux-en-Y 胃旁路术（Roux-en-Y gastric bypass，RYGB）等或联合术式
就医建议	对已有超重和肥胖合并肥胖相关疾病（或症状）的高危患者，可通过就诊临床营养科或减重门诊制定适宜的减重目标，采用个体化的饮食、运动、行为干预以及药物治疗等方案，减轻和维持体重，预防体重增加；同时就诊相关临床专科管理肥胖相关疾病（或症状），以及治疗相关精神 - 心理障碍

四、用药指导与患者教育

（一）用药指导

只有在采取了充分的饮食、运动和行为干预治疗的前提下才考虑药物治疗。

（1）奥利司他：①应进餐时服用。②可干扰脂溶性维生素 A、维生素 D、维生素 E 和维生素 K 的吸收，服药期间应补充这些维生素（在服用奥利司他前或后至少 2 小时服用）。③可能与肝损害有关，患者在治疗过程中应密切关注相关症状和体征，一旦发生须及时中止用药。

（2）司美格鲁肽注射液：适用于在控制饮食和增加体力活动的基础上对成年患者的长期体重管理；初始 BMI 符合以下条件：≥ 30kg/m^2，或≥ 27kg/m^2 至 <30kg/m^2 且存在至少一种肥胖相关合并症（如高血糖、高血压、血脂异常、阻塞性睡眠呼吸暂停综合征或其他心血管疾病等）。皮下注射，每周 1 次给药，可在一天中任意时间注射，遵循低剂量作为初始剂量，每 4 周递增剂量；如果在递增期间对某一剂量不耐受，则延迟 4 周再递增。

（二）患者教育

（1）医学营养治疗的总体原则：降低食品和饮料中能量的摄入；减少总摄食量；避免餐间零食；避免睡前进餐；避免暴饮暴食；能量限制应该考虑到个体化原则，兼顾营养需求、体力活动强度、伴发疾病以及原有饮食习惯。

（2）认知行为治疗。

（3）体力活动的目标。

（4）治疗相关精神心理障碍。

第四十三节 晕动病

晕动病（motion sickness，MS），又称运动病，与视觉诱发晕动病→晕动病障碍→视觉诱发晕动病障碍共同构成运动性疾病。

一、病因

晕动病的诱因：主要是身体运动，如乘坐各种交通工具；其次是视觉运动，如观影、看计算机动画；以及行为背景异常，通常涉及感官输入之间的冲突，典型的实例如试图在运动的交通工具内阅读。

目前晕动病产生的机制还没有达成一致，先后提出的有感觉冲突学说、神经不匹配学说、前庭过度刺激学说、中枢神经递质系统失衡理论。

二、临床表现

常见症状有：①中枢神经系统症状，如头晕、头痛；②胃肠道症状，如恶心、呕吐；③自主神经症状，如心慌、出汗、四肢冰凉；④其他症状，如乏力、倦怠。一般为先感觉上腹部不适，继发恶心、面色苍白、出冷汗，后有眩晕、心慌、唾液分泌增多、呕吐。

三、治疗与就医建议

表 6-88 治疗与就医建议

要 点	内 容
药物治疗	晕动病目前治疗方法有：呼吸训练 + 行为措施、药物治疗、心理疗法，这些方法各有优缺点，可根据实际情况选择使用 常见的治疗药物： ①抗胆碱药物：东莨菪碱、盐酸苯环壬酯。东莨菪碱的中枢神经抑制作用最强，但该药物口服不易吸收，透皮贴剂可在保持血药浓度水平较低的情况下，提供长达 72 小时的保护，同时减少不良反应如疲劳、口干、视物模糊，需在出行前 6~8 小时应用。 ②抗组胺药物：茶苯海明、苯海拉明、氯苯那敏。这类药物也具有较强的中枢抑制作用，是目前最常用的“晕车药”，可有效预防晕动症状，其常见不良反应有口干、嗜睡。 ③钙通道阻滞剂与镇吐药：氟桂利嗪、多潘立酮、甲氧氯普胺、地芬尼多。氟桂利嗪不会对中枢产生抑制作用，所以嗜睡不良反应发生率 <5%。多潘立酮可改善晕动所致胃肠道不适
就医建议	晕动病的不适症状通常在脱离晕动环境后消退，如不消退，需就医以排除其他疾病。对于呕吐严重的患者，必要时予以补充电解质

四、用药指导与患者教育

晕动病患者应注意保持头部放松，坐位时尽量仰卧，闭眼，头靠在固定的靠背或物体上。乘坐交通工具前避免过饱饮食或饥饿，也可在暴露于运动环境前使用预防药物。发病后一经脱离致病环境，症状一般即刻消失。使视觉固定于稳定不动的环境或某一目标上，也可预防疾病发生。抗胆碱及抗组胺类药物使用后嗜睡副作用常见，用药期间应避免驾驶或操作仪器设备。

第七章 慢性病管理

微信扫扫，本章做题

知识导图

慢性病管理
- 慢性病管理意义和管理目标
- 药师在慢性病管理中的重要作用

表 7-1 慢性病管理

要点	内容	
概述	慢性病又称为慢性非传染性疾病，是指病情持续时间长、发展缓慢的疾病，容易引发多种并发症，严重影响患者的生活质量；慢性病需要长期管理，药物治疗及检查费用较高，给患者和社会带来较大的经济负担。慢性疾病有很多种，如心脑血管疾病、糖尿病、慢性呼吸系统疾病、肿瘤、慢性肝病、慢性肾病、慢性神经系统疾病、精神心理疾病以及骨骼肌肉疾病等。**心脑血管疾病、肿瘤、慢性呼吸系统疾病和糖尿病**为我国 4 个主要慢性病类型	
慢性病管理意义和管理目标	通过对慢性病高危人群的早期筛查、干预，可降低慢性病的发病率。通过规范化的药物治疗和非药物治疗与管理，控制病情发展，减少并发症，提高患者的生活质量。通过有效的管理，减少不必要的医疗资源消耗，降低医疗成本。慢性病防治工作有助于促进全民健康，助力健康中国建设，对于患者、家庭、社会和国家均具有重要意义	
药师在慢性病管理中的重要作用	疾病相关知识教育	提高患者对慢性病的认识，使其了解慢性病的病因、症状、并发症、预防措施和治疗方法
	生活方式干预宣教	生活方式干预是慢性病管理的基础，主要包括**饮食干预**：根据患者病情制定合理的饮食计划，控制热量摄入，保证营养均衡；**运动干预**：鼓励患者进行适量运动，提高心肺功能，减轻体重，改善代谢紊乱；**戒烟限酒**：帮助患者戒烟限酒，降低心脑血管疾病风险；**心理干预**：关注患者心理健康，缓解焦虑、抑郁等负面情绪

续表

<table>
<tr><th>要 点</th><th colspan="2">内 容</th></tr>
<tr><td rowspan="2">药师在慢性病管理中的重要作用</td><td>药物治疗管理</td><td>药物治疗是慢性病管理的重要手段，应根据患者病情、并发症、药物耐受性等因素，制订个体化的药物治疗方案
①个性化用药方案审核：根据患者的具体情况，审核药物种类和剂量
②用药依从性指导：教育患者按时、按量服药
③监测药物不良反应和参与风险管理：关注药物 - 药物相互作用，监测药物可能的不良反应
④病情监测与疗效评估：对患者的病情进行定期监测，定期评估药物治疗效果
⑤与医生或其他医疗人员协作：进行用药调整、药物咨询、药物经济学评估等</td></tr>
<tr><td colspan="2">总之，药师在慢性病管理中的重要作用体现在药物治疗的专业管理、患者教育的深入推广、药物不良反应的监测与预防、药物相互作用的评估与处理、慢性病自我管理的支持以及跨医药专业合作等多个方面。药师的专业服务不仅提高了慢性病患者的治疗效果和生活质量，也为公共卫生系统的有效运行和医疗资源的合理利用做出了贡献</td></tr>
</table>

第八章 呼吸系统常见疾病

微信扫扫，本章做题

知识导图

呼吸系统常见疾病
- 哮喘
- 慢性阻塞性肺疾病

第一节 哮 喘

一、临床表现与分型

哮喘是由多种细胞以及细胞组分参与的气道慢性炎症性疾病，临床表现为反复发作的喘息、气急，伴或不伴胸闷或咳嗽等症状，同时伴有气道高反应性和可变的气流受限；随着病程延长可导致气道结构改变，即气道重塑。哮喘是一种异质性疾病，具有不同的临床表型。世界卫生组织将每年5月的第一个周二定为“世界哮喘日”，其目的是让人们加强对哮喘现状的了解，增强患者及公众对该疾病的防治。

表8-1 哮喘临床表现与分型

要 点	内 容
临床表现	典型哮喘的临床症状和体征： ①反复发作性喘息、气促，伴或不伴胸闷或咳嗽，夜间及晨间多发，常与接触变应原、冷空气、物理性与化学性刺激以及上呼吸道感染、运动等有关 ②发作时及部分未控制的慢性持续性哮喘，双肺可闻及散在或弥漫性哮鸣音，呼气相延长 ③上述症状和体征可经治疗缓解或自行缓解 诊断基于临床症状、体征和可变气流受限的客观证据。肺活量测定是诊断哮喘的主要方法
分期	根据临床表现，哮喘可分为急性发作期、慢性持续期和临床控制期。哮喘急性发作是指喘息、气促、咳嗽、胸闷等症状突然发生，或原有症状加重，并以呼气流量降低为其特征，常因接触变应原、刺激物或呼吸道感染诱发。慢性持续期是指每周均不同频度和（或）不同程度地出现喘息、气促、胸闷、咳嗽等症状。临床控制期是指患者无喘息、气促、胸闷、咳嗽等症状在4周以上，1年内无急性发作，肺功能正常

续表

要　点	内　容
分级	（1）严重程度的分级 ①初始治疗时即对哮喘严重程度进行判断，在临床研究中更有应用价值。可根据白天、夜间哮喘症状出现的频率和肺功能检查结果，将慢性持续期哮喘病情严重程度分为间歇状态、轻度持续、中度持续和重度持续 4 级（表 8-2）。 ②根据达到哮喘控制所采用的治疗级别来进行分级，在临床实践中更实用。轻度哮喘：经过第 1 级、第 2 级治疗能达到完全控制者；中度哮喘：经过第 3 级治疗能达到完全控制者；重度哮喘：需要第 4 级或第 5 级治疗才能达到完全控制，或者即使经过第 4 级或第 5 级治疗仍不能达到控制者 （2）急性发作时的分级：哮喘急性发作时严重程度不一，可在数小时或数天内出现，偶尔可在数分钟内即危及生命，故应对病情做出正确评估，以便及时给予有效的紧急治疗

表 8-2　哮喘病情严重程度的分级

分　级	临床特点
间歇状态（第 1 级）	①症状 < 每周 1 次 ②短暂出现 ③夜间哮喘症状≤每月 2 次 ④ FEV_1 占预计值 % ≥ 80% 或 PEF ≥ 80% 个人最佳值，PEF 变异率 <20%
轻度持续（第 2 级）	①症状≥每周 1 次，但 < 每日 1 次 ②可能影响活动和睡眠 ③夜间哮喘症状 > 每月 2 次，但 < 每周 1 次 ④ FEV_1 占预计值 % ≥ 80% 或 PEF ≥ 80% 个人最佳值，PEF 变异率为 20%~30%
中度持续（第 3 级）	①每日有症状 ②影响活动和睡眠 ③夜间哮喘症状≥每周 1 次 ④ FEV_1 占预计值 % 为 60%~80% 或 PEF 为 60%~80% 个人最佳值，PEF 变异率 >30%
重度持续（第 4 级）	①每日有症状 ②频繁出现 ③经常出现夜间哮喘症状 ④体力活动受限 ⑤ FEV_1 占预计值 %<60% 或 PEF<60% 个人最佳值，PEF 变异率 >30%

二、哮喘的评估

（一）评估内容

表 8-3　哮喘评估内容

要　点	内　容
患者是否有合并症	如变应性鼻炎、鼻窦炎、胃食管反流病、肥胖、阻塞性睡眠呼吸暂停低通气综合征、抑郁和焦虑等
哮喘的触发因素	如职业、环境、气候变化、药物和运动等
患者的药物使用情况	哮喘患者往往需要使用支气管舒张剂来缓解喘息、气急、胸闷或咳嗽症状，支气管舒张剂的用量可以作为反映哮喘严重程度的指标之一，过量使用这类药物不仅提示哮喘未控制，也和哮喘频繁急性发作以及死亡高风险有关。此外，还要评估患者药物吸入技术、长期用药的依从性以及药物不良反应
患者的临床控制水平	正确评估哮喘控制水平是制订治疗方案和调整治疗药物以维持哮喘控制水平的基础，根据患者的症状、用药情况、肺功能检查结果等综合指标可以将患者分为哮喘症状良好控制（或临床完全控制）、部分控制和未控制（表 8-4）

表 8-4　哮喘控制水平分级

哮喘症状评估	哮喘症状控制水平		
	良好控制	部分控制	未控制
过去 4 周，患者存在： 日间哮喘症状 >2 次 / 周　是□否□ 夜间因哮喘憋醒　是□否□ 使用缓解药次数 >2 次 / 周　是□否□ 哮喘引起的活动受限　是□否□	无	存在 1~2 项	存在 3~4 项

（二）评估的主要方法

表 8-5 哮喘评估主要方法

要　点	内　容
症状	哮喘患者的喘息、气急、胸闷或咳嗽等症状昼夜均可以出现。当患者因上述症状出现夜间憋醒往往提示哮喘加重
肺功能	临床上用于哮喘诊断和评估的通气功能指标主要为 FEV_1 和呼气流量峰值（peak expiratory flow，PEF）。FEV_1 和 PEF 能反映气道阻塞的严重程度，是客观判断哮喘病情最常用的评估指标。峰流速仪携带方便，操作简单，患者可以在家自我监测 PEF，根据监测结果及时调整药物
哮喘控制测试（asthma control test，ACT）问卷	ACT 是一种评估哮喘患者控制水平的问卷。ACT 得分与专家评估的患者哮喘控制水平具有较好的相关性。ACT 不要求测试患者的肺功能，简便、易操作，适合在缺乏肺功能检测设备的基层医院推广应用

续表

要　点	内　容
呼出气一氧化氮（fractional concentration of exhaled nitric oxide，FeNO）	哮喘未控制时 FeNO 升高，糖皮质激素治疗后降低。FeNO 测定可以作为评估气道炎症类型和哮喘控制水平的指标，可以用于预判和评估吸入激素治疗的反应
痰嗜酸性粒细胞计数	大多数哮喘患者诱导痰液中嗜酸性粒细胞计数增高（百分比 >2.5%），且与哮喘症状相关。抗炎治疗后可使痰嗜酸性粒细胞计数降低。痰嗜酸性粒细胞计数可作为评价哮喘诱导气道炎性指标之一，也是评估糖皮质激素治疗反应性的敏感指标
外周血嗜酸性粒细胞计数	多数研究界定的参考值为≥ 300/μl 为增高，也有研究界定≥ 150/μl 为增高。外周血嗜酸性粒细胞增高可作为判定以嗜酸性粒细胞增多为主的哮喘临床表型，并作为评估抗炎治疗是否有效的指标之一

三、慢性持续期的治疗

（一）脱离过敏原

如果能够明确引起哮喘发作的过敏原或其他非特异刺激因素，从而采取环境控制措施，尽可能减少暴露，是防治哮喘最有效的方法。

（二）治疗目标与一般原则

哮喘治疗目标：达到哮喘症状的良好控制，维持正常的活动水平，同时尽可能减少急性发作、肺功能不可逆损害和药物相关不良反应的风险。经过适当的治疗和管理，绝大多数哮喘患者能够达到这一目标。

哮喘慢性持续期的治疗原则是以患者病情严重程度和控制水平为基础，选择相应的治疗方案。基于哮喘控制水平的治疗策略已经得到大量循证医学证据的支持。应为每例初诊患者制定书面的哮喘防治计划，定期随访、监测，并根据患者控制水平及时调整治疗，以达到并维持哮喘控制。一旦确立了哮喘的诊断，尽早开始规律的控制治疗对于取得最佳的疗效至关重要。对于成人哮喘患者的初始治疗，应根据患者具体情况选择合适的级别，或经评估后处于两相邻级别之间者建议选择较高的级别，以保证初始治疗的成功率。

（三）药物治疗

表 8-6　药物治疗

要　点	内　容
概述	治疗哮喘的药物可以分为控制药物和缓解药物，以及重度哮喘的附加治疗药物 ①控制药物：需要每天使用并长时间维持的药物，这些药物主要通过抗炎作用使哮喘维持临床控制，其中包括吸入性糖皮质激素（inhaled corticosteroids，ICS）、全身性激素、白三烯调节剂、长效 β_2 受体激动剂（long-acting beta 2-agonists，LABA）、缓释茶碱、色甘酸钠等 ②缓解药物：又称急救药物，这些药物在有症状时按需使用，通过迅速解除支气管痉挛而缓解哮喘症状，包括速效吸入性和短效口服 β_2 受体激动剂、全身性激素（OCS：口服糖皮质激素）、吸入性抗胆碱药物、短效茶碱等
糖皮质激素	糖皮质激素是最有效的控制哮喘气道炎症的药物。哮喘慢性持续期主要通过吸入和口服途径给药，吸入为首选途径 ①吸入给药：ICS 局部抗炎作用强，药物直接作用于呼吸道，所需剂量较小，全身性不良反应较少。ICS 在口咽局部的不良反应包括声音嘶哑、咽部不适和念珠菌感染。吸药后应及时用清水含漱口咽部，选用干粉吸入剂或加用储雾器可减少上述不良反应 ②口服给药：对于大剂量 ICS +LABA 仍不能控制的慢性重度持续性哮喘，可以附加小剂量 OCS 维持治疗。一般使用半衰期较短的激素（如泼尼松等），推荐采用每天或隔天清晨顿服给药的方式，以减少外源性激素对下丘脑 - 垂体 - 肾上腺皮质轴的抑制作用。泼尼松的每日维持剂量最好≤ 10mg 长期使用 OCS 可以引起骨质疏松症、高血压、糖尿病、肾上腺皮质功能抑制、肥胖症、白内障、青光眼、皮肤变薄、肌无力等。对于伴有结核病、糖尿病、真菌感染、骨质疏松、青光眼、严重抑郁或消化性溃疡的哮喘患者，应慎重给予全身性激素，需要密切随访
β_2 受体激动剂	可分为短效（维持时间 4~6 小时）、长效（维持时间 10~12 小时）以及超长效（维持时间 24 小时）β_2 受体激动剂。长效制剂又可分为快速起效的 LABA（如福莫特罗、茚达特罗、维兰特罗及奥达特罗等）和缓慢起效的 LABA（如沙美特罗） （1）短效 β_2 受体激动剂（short-acting beta 2-agonists，SABA）：常用药物有沙丁胺醇和特布他林等 ①吸入给药：可供吸入的 SABA 剂型包括气雾剂、溶液等。这类药物能够迅速缓解支气管痉挛，通常在数分钟内起效，疗效可维持数小时，是缓解轻至中度哮喘急性症状的首选药物，也可用于预防运动性哮喘 ②口服给药：如沙丁胺醇、特布他林、丙卡特罗等，通常在服药后 15~30 分钟起效，疗效维持 4~8 小时。使用虽较方便，但心悸、骨骼肌震颤等不良反应比吸入给药时明显 ③注射给药：虽然平喘作用较为迅速，但因全身性不良反应的发生率较高，不推荐使用

续表

要 点	内 容
$β_2$受体激动剂	（2）长效 $β_2$受体激动剂（LABA）：LABA 舒张支气管平滑肌的作用可维持 12 小时以上。目前在我国临床使用的吸入性 LABA 主要有沙美特罗和福莫特罗，以及超长效的茚达特罗、维兰特罗及奥达特罗等，可通过气雾剂、干粉剂装置给药
ICS+LABA 复合制剂	ICS 和 LABA 具有协同的抗炎和平喘作用，尤其适用于中至重度持续哮喘患者的长期治疗。低剂量 ICS+ 福莫特罗干粉剂也可作为按需使用药物
白三烯受体拮抗剂	包括白三烯受体拮抗剂（LTRA）和 5- 脂氧合酶抑制剂，是 ICS 之外可单独应用的长期控制性药物之一，可作为轻度哮喘的替代治疗药物和中至重度哮喘的联合用药。在我国主要使用 LTRA。LTRA 可减轻哮喘症状、改善肺功能、延缓哮喘的恶化，但其抗炎作用不如 ICS。LTRA 服用方便，尤其适用于伴有过敏性鼻炎、阿司匹林性哮喘、运动性哮喘患者的治疗
茶碱	具有舒张支气管平滑肌及强心、利尿、兴奋呼吸中枢和呼吸肌等作用，低浓度茶碱具有一定的抗炎作用
抗胆碱药物	吸入性抗胆碱药物，如短效抗胆碱药物（SAMA）异丙托溴铵和长效抗胆碱药物（LAMA）噻托溴铵，具有一定的支气管舒张作用，但较 $β_2$受体激动剂弱，起效也较慢。抗胆碱药物可通过气雾剂、干粉剂和雾化溶液给药。本品与 $β_2$受体激动剂联合应用具有互补作用。雾化吸入 SAMA 异丙托溴铵与 SABA 沙丁胺醇复合制剂是治疗哮喘急性发作的常用药物。哮喘治疗方案中的第 4 级和第 5 级患者在 ICS+LABA 治疗基础上可以联合使用吸入 LAMA。妊娠早期女性以及青光眼、前列腺增生患者应慎用此类药物 ICS+LABA +LAMA 三联复合制剂糠酸氟替卡松 - 维兰特罗 - 乌美溴铵干粉剂、布地奈德 - 福莫特罗 - 格隆溴铵气雾剂，都是在 ICS +LABA 复合制剂基础上再联合 LAMA，重度哮喘患者使用吸入性三联复合制剂更为方便
甲磺司特	是一种选择性 Th2 细胞因子抑制剂，可抑制 IL-4、IL-5 的产生和 IgE 的合成，减少嗜酸性粒细胞浸润，减轻气道高反应性。该药为口服制剂，安全性好，适用于过敏性哮喘患者的治疗
生物靶向药物	已经上市的治疗哮喘的生物靶向药物包括抗 IgE 单克隆抗体、抗 IL-5 单克隆抗体、抗 IL-5 受体单克隆抗体和抗 IL-4 受体单克隆抗体，这些药物主要用于重度哮喘患者的治疗
变应原特异性免疫疗法（allergen specific immunotherapy，ASIT）	通过皮下注射常见吸入变应原（如尘螨、豚草等）提取液，可减轻哮喘症状和降低气道高反应性，适用于变应原明确且在严格的环境控制和药物治疗后仍控制不良的哮喘患者

（四）制定治疗方案

哮喘的长期治疗方案（阶梯式治疗方案）分为 5 级（表 8-7）。

表 8-7 哮喘患者长期（阶梯式）治疗方案

药 物	第 1 级	第 2 级	第 3 级	第 4 级	第 5 级
推荐选择控制药物	按需 ICS+福莫特罗	低剂量 ICS 或按需 ICS+ 福莫特罗	低剂量 ICS+LABA	中剂量 ICS+LABA	参考临床表型加抗 IgE 单克隆抗体，或加抗 IL-5 / 抗 IL-5R / 抗 IL-4R 单克隆抗体
其他选择控制药物	按需使用 SABA 时即联合低剂量 ICS	LTRA 或低剂量茶碱	中剂量 ICS 或低剂量 ICS 加 LTRA 或茶碱	高剂量 ICS 加 LAMA 或 LTRA 或茶碱	高剂量 ICS+LABA 加其他治疗，如加 LAMA 或茶碱或低剂量口服激素（注意不良反应）
首选缓解药物	按需使用低剂量 ICS+ 福莫特罗，处方维持和缓解治疗的患者按需使用低剂量 ICS+ 福莫特罗				
其他可选缓解药物	按需使用 SABA				

（五）调整治疗方案

表 8-8 调整治疗方案

要 点	内 容
升级治疗	当目前级别的治疗方案不能控制哮喘［症状持续和（或）临床出现急性发作］，应给予升级治疗，选择更高级别的治疗方案直至达到哮喘控制为止。哮喘的升级治疗分为以下 3 种方式： ①持久升级治疗：适用于在当前治疗级别不能取得控制，且排除了上述影响哮喘控制因素的哮喘患者，应考虑更高一级治疗方案中的推荐控制药物，2~3 个月后进行评估，如疗效不佳，可考虑其他推荐方案 ②短程加强治疗：适用于部分哮喘患者出现短期症状加重，如发生病毒性上呼吸道感染或季节性变应原暴露时，可选择增加维持用药剂量 1~2 周的方法 ③日常调整治疗：适用于使用布地奈德 - 福莫特罗或倍氯米松 - 福莫特罗同时作为维持治疗和缓解治疗的哮喘患者，可在布地奈德 - 福莫特罗或倍氯米松 - 福莫特罗每日维持用药的基础上，根据患者哮喘症状情况按需增加上述药物用量作为缓解用药治疗
降级治疗	当哮喘症状得到控制并维持至少 3 个月，且肺功能恢复并维持平稳状态，可考虑降级治疗。推荐的药物减量方案的选择通常是**首先减少糖皮质激素用量（口服或吸入），再减少使用次数（如由每日 2 次减至每日 1 次），然后再减去与激素合用的控制药物，以最低剂量 ICS 维持，直到最终停止治疗**

第 8 章

四、急性发作期的处理

（一）轻至中度急性发作的处理

SABA 是缓解哮喘症状最有效的药物。

1. 口服激素的使用

若初始治疗和增加控制治疗 2~3 天后患者反应仍不完全；或者症状迅速加重，FEV_1 占预计值 % < 60%；或者患者既往有突发重度哮喘急性发作史，应口服激素治疗，建议给予泼尼松龙 0.5~1.0mg/kg 或等效剂量的其他口服激素治疗 5~7 天。

2. 后续处理

初始治疗 1~2 日后如自我评估治疗反应不佳，如哮喘症状使日常活动受限或 PEF 下降 >20% 达 2 日以上，应及时到医院就诊，在医师指导下调整治疗。经过自我处理后，即使症状缓解的患者也建议到医院就诊，评估哮喘控制状况和探寻发作原因，调整控制药物的使用，预防以后的哮喘发作。

（二）中至重度急性发作的处理

中重度急性发作的患者应该按照以上阐述的方法进行自我处理，同时尽快到医院就诊。

五、管理、教育和预防

正确使用吸入装置技巧的培训：各种吸入装置的使用详见图 8-1 至图 8-5。

【准纳器的正确使用】

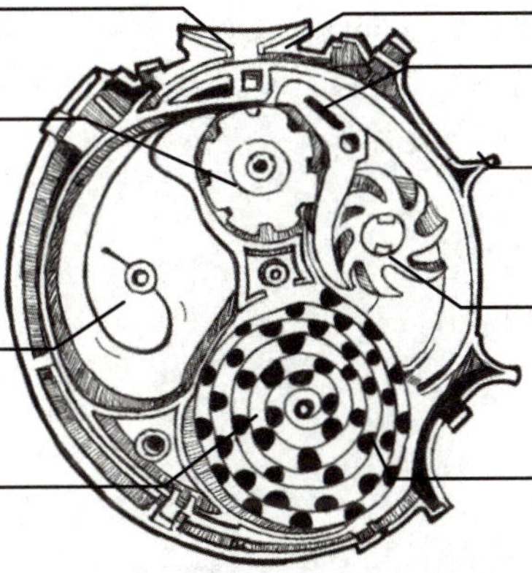

图 8-1　准纳器内部结构图

【吸入步骤】

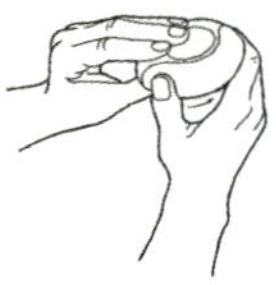

第一步：打开装置

用一手握住外壳，另一手的大拇指放在拇指柄上，向外推动拇指柄直至盖子完全打开

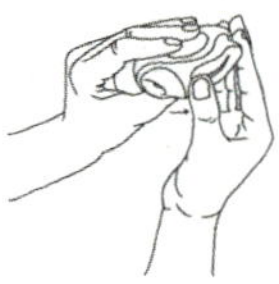

第二步：推开滑动杆

握住吸入器，向外推开滑动杆直至发出“咔嗒”声。表明一次标准剂量的药物已备好以供吸入

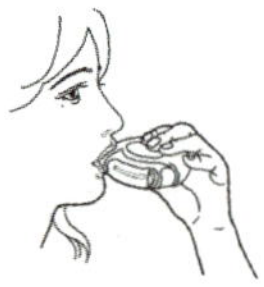

第三步：吸入药物

首先将肺内气体尽量呼出（切记不要对着吸嘴进行呼气，以免将药粉从吸入器内吹出），然后含住吸嘴，口唇缓慢地深吸，将吸入器移开，继续屏气约 10 秒（在没有不适的情况下尽量屏住呼吸），最后缓慢恢复呼气

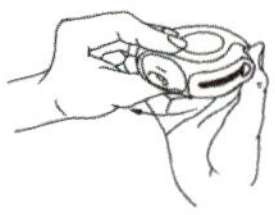

第四步：关闭吸入器

使用干净纸巾擦拭吸嘴，将拇指放在拇指柄上，向内推回原位，发出“咔嗒”声表示吸入器已关闭

第五步：漱口

吸入药物后必须用清水漱口 5 遍，漱口水吐出，去除上咽部残留的药物

图 8-2　准纳器的使用

提示：①推动滑动杆打开药物以后，保持吸入器基本水平，不要随意晃动吸入器，以免药品漏出，导致吸入量不足。②深吸气的目的：是要让药粉可以深入肺部达到良好的治疗效果。完成一次吸入动作后须马上将吸入器移开嘴部，防止口含吸嘴时间过长而使药物受潮。③剂量指示窗口的数字表示剩余药量，推动一次滑动杆，药物的使用次数将会减少一次，所以不要随意推动滑动杆，以免造成药物浪费。红色出现即表示仅剩余 5 次剂量，提示应及时另配一个吸入器以备使用。④保持吸入器干燥，不用时保持关闭状态。⑤请勿自行拆卸装置。

【都保装置的正确使用】

（1）首次使用需要对都保装置初始化

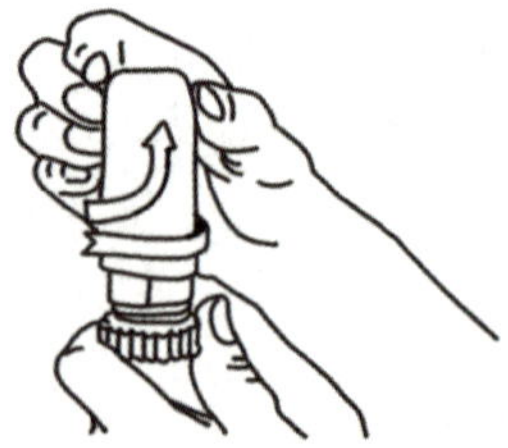

步骤①　旋松并拔出瓶盖，确保红色旋柄在下方

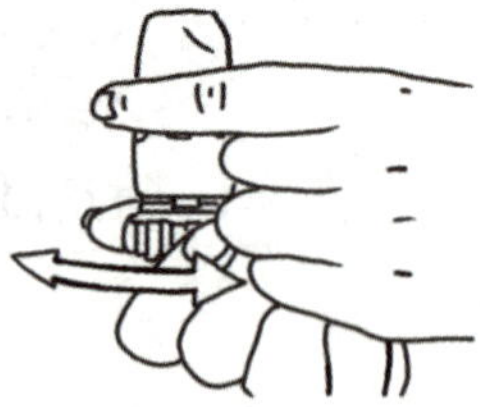

步骤②　拿直都保，握住红色旋柄部分和都保中间部分，向某一方向旋转到底，再向反方向旋转到底。在此过程中会听到一次“咔嗒”声

步骤③　重复步骤②一次在完成“②③”两个步 骤后，初始化即完成

（2）完成初始化后都保 3 步吸入法

①装药　　②吸入　　③漱口

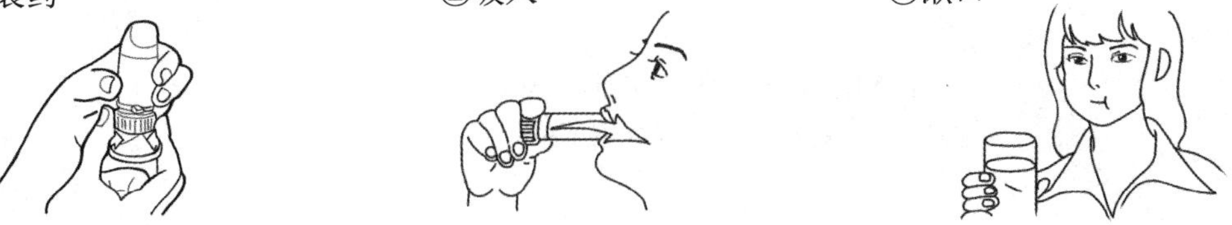

①装药

* 旋松并拔出瓶盖，确保红色旋柄在下方
* 拿直都保
* 握住红色旋柄部分和都保中间部分，向某一方向旋转到底，再向反方向旋转到底，即完成一次装药
* 在此过程中会听到一次“咔嗒”声

②吸入

* 呼气（不可对着吸嘴进行呼气）
* 将吸嘴置于齿间，用双唇包住吸嘴进行用力且深长的吸气
* 然后将吸嘴从嘴部移开，继续屏气约 5 秒后，恢复正常呼吸
* 用干净纸巾擦拭吸嘴，旋紧盖子

③漱口

* 吸入药物后必须用清水漱口 5 遍，含漱液吐出，以降低出现真菌性口咽炎的可能性

注意事项：
* 每次用完旋紧盖子
* 请勿自行拆卸装置任何部分
* 严禁用水或其他液体擦洗吸嘴

图 8-3　都保装置的使用

【干粉吸入剂（吸乐装置）的正确使用】

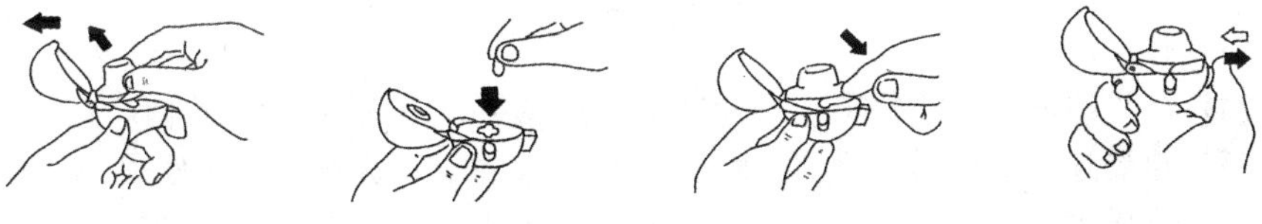

①　②　③　④

第一步：放药　向上拉打开防尘帽，然后打开吸嘴（图①）。从包装中取出 1 粒胶囊，将其放入中央室内（图②）。合上吸嘴直至听到一声“咔嗒”声（图③）。

注意事项：胶囊应在用前即刻取出，不可提前放入。

第二步：刺破胶囊　手持吸入器使吸嘴向上，将刺孔按钮完全按下 1 次，可在胶囊上刺出小孔，当吸气时药物便可释放出来（图④）。

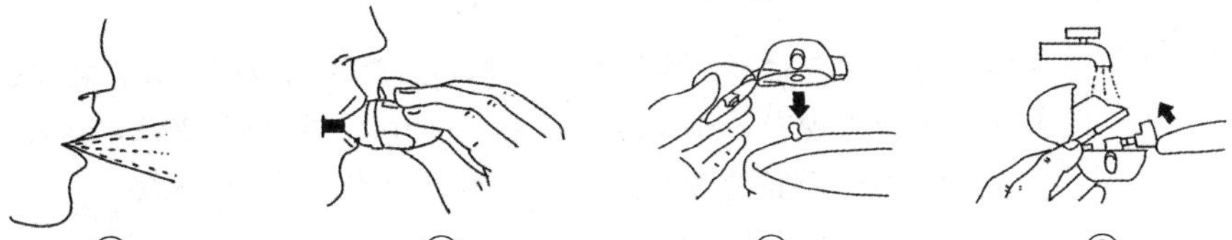

⑤　⑥　⑦　⑧

第三步：吸入药物　将肺内气体尽量呼出（切记不要对着吸嘴进行呼气，以免将药粉从吸入器内吹出）（图⑤），用口唇紧紧含住吸嘴，保持头部垂直，缓慢地深吸气，吸气力度应足以能听到胶囊振动（图⑥）。将吸入器移开，尽可能长时间地屏住呼吸，约 10 秒恢复正常呼吸。

第四步：关闭吸入器　使用干净纸巾擦拭吸嘴。再次打开吸嘴，倒出胶囊壳（图⑦），关闭吸嘴和防尘帽

第五步：漱口　吸入药物后必须用清水漱口 5 遍，去除上咽部残留的药物。

第六步：清洁吸入器装置　每个月清洁一次药粉吸入器装置。打开防尘帽和吸嘴，然后向上推起刺孔按钮打开基托，用温水全面淋洗吸入器以除去药物残留粉末（图⑧），将装置置于纸巾上吸去水分，之后保持防尘帽、吸嘴和基托敞开，置于空气中晾干（至少需 24 小时）。

图 8-4　噻托溴铵干粉吸入剂的使用

【压力定量吸入气雾剂的正确使用】

（1）拔出（拔）

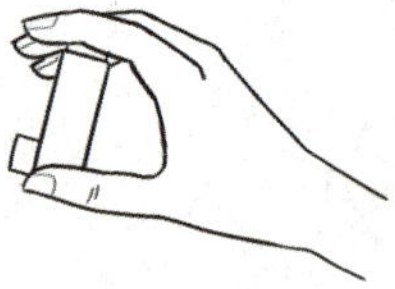

轻轻挤压盖边，将气雾剂的盖帽拔下，罐体朝上、喷口朝下

（2）摇匀（摇）

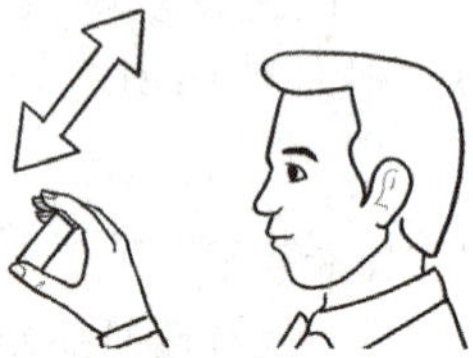

* 用右手示指放在罐体顶端，拇指放在下端处。两指捏紧气雾剂，上下用力摇晃 5~6 次；使药液摇匀

* 注意事项：首次使用或超过 1 周未使用时，向空气中试喷 1 次

（3）吸入（吸）

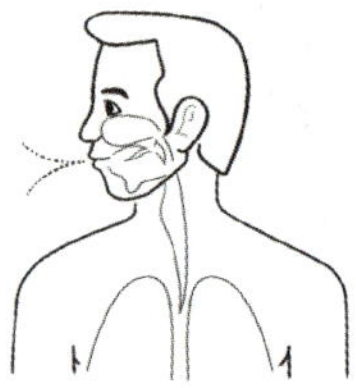

吸入前首先进行呼气，头稍稍往后仰，轻轻地呼气，直到不再有气体从肺内呼出

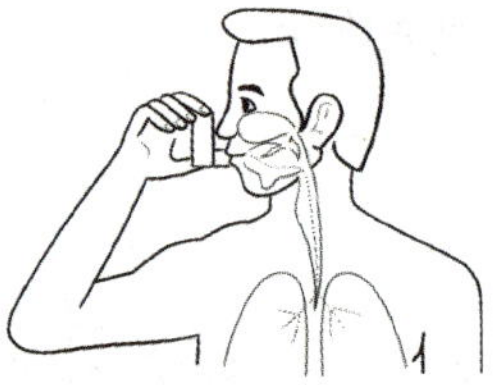

将喷口放进口内；口唇将整个喷口包裹住，保持罐体垂直。示指用力按下罐体将药物释出，同时通过口部缓慢地深吸气，使喷出的药物随着吸气到达下呼吸道

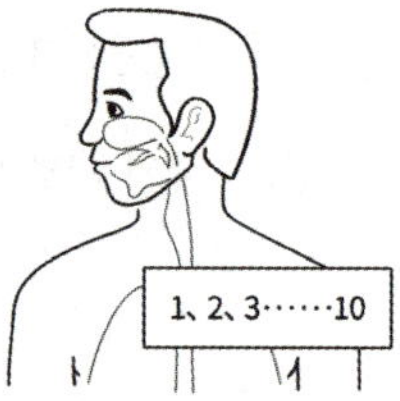

吸气完毕后移开喷口，将口唇紧闭，屏气 10 秒或更长时间

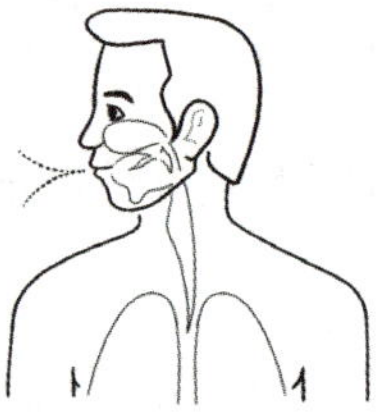

屏气至少 10 秒后恢复正常呼吸

注意事项：吸气时按下罐体与深吸气两个动作必须同时进行。

（4）关闭（合）

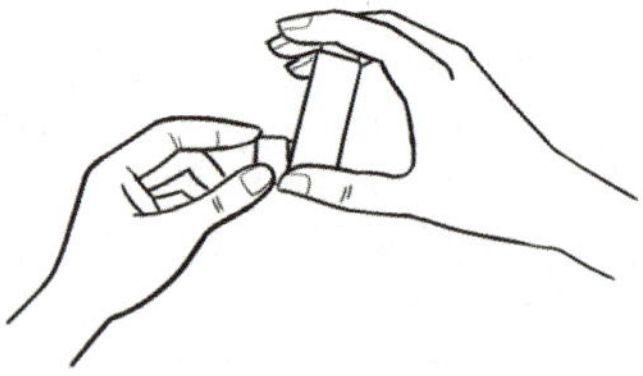

使用后用干净纸巾擦拭喷口，并将盖帽盖回

* 每次用完请及时盖好保护瓶盖，不要随意拧动吸嘴，禁止随意拆装
* 30℃下避光保存，避免冷冻和阳光直射。当罐体受冻后，可能降低药品的疗效。不论是否装药，药罐不得弄破、刺穿或火烤

第 8 章

（5）漱口（漱）：用清水漱口至咽喉部，重复 5 次，以减少口咽部残留药物

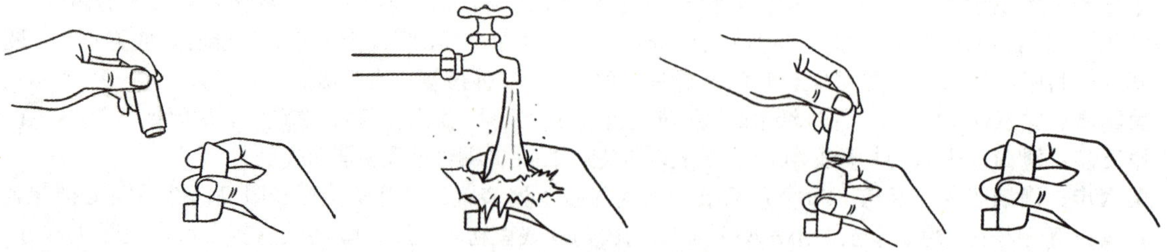

将药罐拔出，用温水彻底清洗吸入器，彻底晾干，然后把药罐放回原位。建议至少每周清洗一次吸入器

图 8-5　压力定量吸入气雾剂（丙酸氟替卡松吸入气雾剂、硫酸沙丁胺醇吸入气雾剂）的使用

第二节　慢性阻塞性肺疾病

一、病因和危险因素

慢性阻塞性肺疾病（chronic obstructive pulmonary/lung disease，COPD）简称慢阻肺，是一种异质性疾病，其特征为由气道异常（支气管炎、细支气管炎）和（或）肺泡异常（肺气肿）所致的慢性呼吸道症状（呼吸困难、咳嗽、咳痰等），引起持续进行性加重的气流受限。

导致慢阻肺的主要环境暴露是**吸烟及吸入室内外空气污染产生的有毒颗粒和气体**，其他环境和宿主因素（包括肺发育异常和肺加速衰老）也发挥作用。

迄今为止，确定与慢阻肺最相关（尽管罕见）的遗传危险因素是 SERPINA1 基因突变，该突变可导致 α_1 抗胰蛋白酶缺乏。

二、诊断和临床表现

慢阻肺需要进行肺功能检查，吸入支气管舒张剂后 FEV_1，（第一秒用力呼气容积）/FVC（用力肺活量）<70% 即明确存在持续的气流受限，除外其他疾病后可确诊为慢阻肺。持续存在的气流受限是诊断慢阻肺的必备条件。肺功能检查是诊断慢阻肺的金标准。

（1）呼吸困难：作为慢阻肺的特征性症状，是导致疾病致残和患者焦虑的主要原因。

（2）慢性咳嗽：通常为首发症状。

（3）咳痰。

（4）喘息和胸闷。

（5）其他症状：在慢阻肺的临床过程中，特别是程度较重的患者可能会发生全身性症状。

三、稳定期慢阻肺的管理

（一）慢阻肺管理

慢阻肺管理的目标是减少症状和未来风险。

（二）稳定期慢阻肺患者的药物治疗

表 8-9　稳定期药物治疗

要　点	内　容
A 组	应对所有 A 组患者给予支气管舒张剂治疗，首选**长效支气管舒张剂**
B 组	应以 **LABA+LAMA** 启动联合治疗
E 组	LABA+LAMA 是 E 组患者**初始治疗**的优选，患者如果**血嗜酸性粒细胞≥ 300/μl**，则考虑使用 LABA+LAMA +ICS
应为所有患者开具急救性短效支气管舒张剂，以迅速缓解症状	

（三）随访期药物治疗管理

表 8-10　随访期药物治疗方案

要　点	内　容
呼吸困难	对于正在接受支气管舒张剂单药治疗的持续性呼吸困难或运动受限的患者，建议使用两种长效支气管舒张剂。如果加入第二种长效支气管舒张剂仍无法改善症状，建议考虑更换吸入装置或药物成分。在所有阶段，应检查并适当治疗其他原因（非慢阻肺）引起的呼吸困难。吸入技术和依从性不佳应被视为导致治疗反应不足的重要原因。还应考虑康复治疗
急性加重	对于正在接受支气管舒张剂单药治疗的持续性急性加重的患者，建议将治疗升级至 LABA+LAMA。对于接受 LABA +LAMA 治疗仍发生急性加重的患者，建议升级至 LABA + LAMA +ICS。当 EOS ≥ 100/μl 时，可观察到联用 ICS 后的获益；嗜酸性粒细胞计数越高，应答获益幅度越大。如果患者接受 LABA +LAMA+ICS 治疗（或 EOS<100/μl 的患者）仍出现急性加重，可考虑以下选择： ①加用罗氟司特。在 FEV_1<50% 预计值或慢性支气管炎患者中可能会考虑使用这一方法，尤其是过去一年内因急性加重至少住院 1 次的患者 ②加用大环内酯类药物。已有支持阿奇霉素使用的最佳证据（尤其是在非当前吸烟者中）。在制定决策时应考虑耐药微生物的产生 ③如果发生肺炎或其他激素相关的不良反应，可考虑撤除 ICS。如果 EOS ≥ 300/μl，降级更可能导致急性加重的发生。评估 ICS 的使用剂量，以减少在较高剂量下频繁出现的潜在 ICS 相关副作用 ④吸入治疗的管理：用于治疗慢阻肺的大多数药物均为吸入制剂。因此，正确使用吸入装置对于优化吸入治疗的获益 - 风险比至关重要。为达成这一目标需选择合适的装置，提供用药宣教，定期检查吸入装置的使用情况，并在必要时再教育和调整装置

（四）稳定期慢阻肺患者的非药物治疗

非药物治疗是对药物治疗的补充，应作为慢阻肺综合管理的一部分。在确诊慢阻肺后，应向患者提供关于该疾病的更多信息；强调无烟环境的重要性，增加患者对处方药物的依从性，确保掌握吸入技术，增加体力活动，给予疫苗接种，并进行肺康复治疗。

四、慢阻肺治疗的常用药物

表 8-11　慢阻肺常用治疗药物

要　点	内　容	
支气管舒张剂	概述	支气管舒张剂是提高 FEV_1 和（或）改善其他肺功能检查指标的主要药物。慢阻肺患者通常需要规范使用支气管舒张剂，以预防或减轻症状。药物毒性也是剂量依赖的。通常不建议长期规律使用短效支气管舒张剂

续表

要　点		内　容
支气管舒张剂	β_2受体激动剂	β_2受体激动剂的主要作用是通过激活β_2肾上腺素能受体来增加环磷腺苷含量，对支气管收缩产生功能性拮抗作用，从而松弛气道平滑肌，包括短效（SABA）和长效（LABA）。沙丁胺醇和特布他林为短效定量雾化吸入剂，数分钟内起效，15~30分钟达到血药浓度峰值，疗效持续4~6小时，每次剂量100~200μg（每喷100μg），24小时内不超过8~12喷。主要用于缓解症状，按需使用。福莫特罗为速效、长效β_2受体激动剂，1~3分钟起效，作用持续12小时以上，常用剂量为4.5~9μg，每日2次。沙美特罗同样每日2次给药，但起效较慢，15~20分钟起效。茚达特罗是一种新型LABA，起效快，支气管舒张作用长达24小时，每日1次吸入150μg或300μg可以明显改善肺功能和呼吸困难症状，减少慢阻肺急性加重；部分患者在吸入茚达特罗时会出现咳嗽。奥达特罗和维兰特罗是另外两种每日1次给药，并可改善肺功能且减轻症状的LABA
	抗胆碱药物	①抗胆碱药物可阻断乙酰胆碱对气道平滑肌中表达的M型胆碱能受体的支气管收缩作用。短效抗胆碱药物（SAMA）（即异丙托溴铵）可阻断M_2受体；长效抗胆碱药物（LAMA），如噻托溴铵、阿地溴铵、格隆溴铵和乌美溴铵与M_3胆碱能受体的结合时间更长，与M_2胆碱能受体的解离速度更快，从而可延长支气管舒张的作用持续时间 ② LAMA治疗可改善症状（包括咳嗽和咳痰）及健康状况，同时还可提高肺康复治疗的有效性，并减少急性加重和相关住院次数。临床试验显示，与LABA治疗相比，LAMA治疗（噻托溴铵）更有助于降低急性加重发生率。在LAMA中，一些药物需要每日1次给药（噻托溴铵和乌美溴铵），另一些药物需要每日2次给药（阿地溴铵）
	甲基黄嘌呤类	茶碱为最常用的甲基黄嘌呤类药物，对稳定期慢阻肺患者具有一定的支气管舒张作用。甲基黄嘌呤是所有磷酸二酯酶的非特异性抑制剂，其主要毒性作用包括房性和室性心律失常（可为致命性）以及与既往是否有癫痫史无关的癫痫大发作；其他不良反应包括头痛、失眠、恶心和烧心，这些不良反应可在茶碱血药浓度处于治疗范围内时发生。茶碱与大环内酯类药物（阿奇霉素除外）、某些喹诺酮类抗菌药物（如环丙沙星，但氧氟沙星、左氧氟沙星除外）、别嘌醇、西咪替丁、选择性5-羟色胺再摄取抑制剂（如氟伏沙明）和5-脂氧合酶抑制剂（齐留通）等常用药物存在明显的相互作用
	抗炎药物	① ICS的使用可改变气道微生物分布，并与较高的口腔念珠菌病、声音嘶哑、皮肤挫伤和肺炎发生率相关。口服糖皮质激素存在大量不良反应，包括类固醇肌病，这可能导致极重度慢阻肺患者出现肌肉无力、功能障碍和呼吸衰竭 ② PDE4抑制剂的主要作用是通过抑制细胞内环磷腺苷的分解来减少炎症。罗氟司特是一种每日口服1次的药物，并无直接的支气管舒张活性。罗氟司特最常见的不良反应是腹泻、恶心、食欲减退、体重下降、腹痛、

续表

要 点	内 容	
支气管舒张剂	抗炎药物	睡眠障碍和头痛。不良反应通常发生在治疗早期且可逆，可伴随持续的治疗而减少。建议在治疗期间监测体重，同时避免对体重过轻的患者给予罗氟司特治疗。抑郁症患者也应慎用罗氟司特 ③有急性加重倾向的患者接受阿奇霉素（250mg/d 或 500mg 每周 3 次）或红霉素（250mg 每日 2 次）治疗 1 年可降低急性加重风险。阿奇霉素的使用与细菌耐药、QT 间期延长和听觉试验受损的发生率增加相关
	其他治疗药物	α_1 抗胰蛋白酶静脉强化治疗可能会减缓肺气肿的进展；可考虑使用低剂量长效口服和肠外阿片类药物来治疗重度慢阻肺患者的呼吸困难

五、慢阻肺急性加重的管理

（一）慢阻肺急性加重的定义、分类及诱因

慢阻肺急性加重是指患者呼吸道症状急性恶化，导致需要额外治疗。

慢阻肺急性加重的严重程度通常分为轻度、中度、重度三种。

（1）轻度：单独使用短效支气管舒张剂治疗。

（2）中度：使用短效支气管舒张剂和抗菌药物，加用或不加用口服糖皮质激素。

（3）重度：需要住院或急诊、重症监护病房（ICU）治疗。

急性加重主要由呼吸道病毒感染引起，细菌感染和环境因素（例如环境空气污染和过热）也会引发。

（二）慢阻肺急性加重的治疗

（1）治疗场所选择和分级治疗原则：根据慢阻肺急性加重和合并症的严重程度，可选择在门诊或住院治疗。多数急性加重患者可在门诊接受支气管舒张剂、糖皮质激素及抗菌药物等治疗；病情较重者，应住院治疗；若病情危及生命需尽快收住 ICU。急诊处理时，应首先治疗低氧血症，并尽快评估本次加重是否危及生命而决定后续治疗场所。

（2）药物治疗：慢阻肺急性加重最常用的 3 类药物为支气管舒张剂、抗感染治疗药物和糖皮质激素。

表 8-12　慢阻肺急性加重药物治疗

要 点	内 容
支气管舒张剂	是慢阻肺急性加重的**一线基础治疗**，用于改善临床症状和肺功能；推荐优先选择单用 SABA 或联合 SAMA 吸入治疗。住院患者首选雾化吸入给药，而门诊和家庭治疗可采用经储雾罐吸入定量气雾剂的方法或家庭雾化治疗。甲基黄嘌呤类药物会增加毒副作用风险，不建议使用

续表

要　点	内　容
抗感染治疗药物	（1）慢阻肺急性加重抗菌治疗的临床指征 ①同时具备呼吸困难加重、痰量增加和脓性痰这 3 个主要症状（Anthonisen Ⅰ型） ②具备脓性痰和另一个主要症状（Anthonisen Ⅱ型） ③需要有创或无创机械通气治疗 （2）病原学检测：PA 感染的危险因素包括： ①既往痰培养 PA 阳性 ② 90 日内住院并有抗菌药物静脉应用史 ③极重度慢阻肺（FEV_1 占预计值 %<30%） ④近 2 周全身性应用糖皮质激素（泼尼松 >10mg/d） （3）抗菌治疗的药物选择：存在 PA 危险因素和预后不良危险因素的患者推荐使用更广谱的抗菌药物方案（表 8-13） （4）抗菌药物治疗后评估及抗菌疗程：抗菌药物治疗 2~3 日后需要评估疗效。若呼吸困难改善和脓性痰减少则提示治疗反应好，推荐抗菌疗程为 5~7 日。若初始治疗反应不佳，在调整抗感染药物治疗前，应评估： ①抗菌方案是否覆盖了潜在致病原 ②是否存在痰液清除障碍等影响感染控制的因素 ③反复进行病原学检查，注意耐药菌或特殊病原体感染，尤其是已经较长时间使用广谱抗菌药物和（或）近期反复全身应用糖皮质激素治疗的患者，应注意真菌感染可能 ④评估是否存在未控制的合并症和（或）并发症 （5）抗病毒治疗：需住院治疗的患者如果有流感的流行病学、临床和实验室依据，推荐使用抗流感病毒药物。对于鼻病毒等其他呼吸道病毒感染，目前缺乏应用抗病毒药物治疗的依据
糖皮质激素	在中至重度慢阻肺急性加重患者中，全身使用糖皮质激素可改善 FEV_1、氧合状态和缩短康复及住院时间，推荐剂量为甲泼尼龙 40mg/d，治疗 5 日，静脉应用与口服疗效相当。长时间使用糖皮质激素可导致患者罹患肺炎及死亡的风险增加。血和痰的白细胞分类对于慢阻肺急性加重的分型有一定意义，糖皮质激素对于血嗜酸性粒细胞较低（百分比 <2%）的急性加重患者治疗效果可能欠佳。与全身糖皮质激素相比，雾化 ICS 不良反应较小，可以替代或部分替代全身糖皮质激素

（3）辅助治疗：根据患者的临床状况，应考虑维持液体平衡以及根据临床需要使用利尿剂、抗凝剂，给予合并症、并发症治疗和营养支持。在疑似因急性加重住院的慢阻肺患者中，高达 5.9% 的患者发现患有肺栓塞；慢阻肺住院患者发生深静脉血栓形成和肺栓塞的风险增加，因此应采取针对静脉血栓栓塞的预防措施。在任何时候，医务人员都应该强烈要求患者戒烟。氧疗是急性加重住院治疗的关键部分；为了改善低氧血症，补充氧气时应调整患者血氧饱和度至 88%~92%。

表 8-13　慢阻肺急性加重的初始经验性抗菌治疗

病情适于门诊治疗			病情适于住院治疗	
无预后不良危险因素	有预后不良危险因素		无 PA 感染风险	有 PA 感染风险
	无 PA 感染风险	有 PA 感染风险		
①无抗 PA 活性的口服 β-内酰胺类（如阿莫西林 / 克拉维酸） ②口服四环素类（如多西环素） ③口服大环内酯类（如克拉霉素、阿奇霉素） ④口服第二代（如头孢呋辛、头孢克洛）或第三代（如头孢地尼、头孢泊肟）头孢菌素	①无抗 PA 活性的口服 β-内酰胺类（如阿莫西林 / 克拉维酸） ②口服喹诺酮类（如莫西沙星、左氧氟沙星、奈诺沙星）	口服喹诺酮类（如环丙沙星、左氧氟沙星）	①无抗 PA 活性的 β 内酰胺类（如阿莫西林 / 克拉维酸、氨苄西林 / 舒巴坦、头孢曲松、头孢噻肟、头孢洛林） ②喹诺酮类（左氧氟沙星、莫西沙星）	① β- 内酰胺类（头孢他啶、头孢吡肟、哌拉西林 / 他唑巴坦、头孢哌酮 / 舒巴坦） ②喹诺酮类（如环丙沙星、左氧氟沙星）

注：预后不良危险因素包括年龄 >65 岁、有合并症（特别是心脏病）、重度慢阻肺、急性加重 ≥ 2 次 / 年或 3 个月内接受过抗菌治疗；PA：铜绿假单胞菌。

六、慢阻肺急性加重的管理

（1）健康教育及自我管理。

（2）识别并减少风险因素暴露：在所有慢阻肺患者中均应积极进行戒烟干预。

（3）疫苗接种

①建议慢阻肺患者接种流感疫苗。

②建议慢阻肺患者接种 SARS-CoV-2（COVID-19）疫苗。

③建议慢阻肺患者接种肺炎链球菌疫苗。

④建议 60 岁以上和（或）慢性心脏病或肺病患者接种呼吸道合胞病毒（RSV）疫苗。

⑤建议≥ 50 岁的慢阻肺患者接种带状疱疹病毒疫苗，以预防带状疱疹。

（4）稳定期慢阻肺患者的药物治疗管理。药物治疗应遵循以下原则：优先选择吸入药物，坚持长期规律治疗，个体化治疗。依据患者临床情况、药物的适应证和禁忌证、药物的可获得性以及卫生经济学评估等选择适宜的治疗药物。

（5）肺康复的管理。肺康复是对患者进行全面评估后为患者量身打造的全面干预，包括运动训练、教育和自我管理干预。

（6）氧疗。

（7）无创通气。已广泛用于极重度慢阻肺稳定期患者。无创通气联合长期氧疗对某些患者，尤其是在日间有明显高碳酸血症的患者或许有一定益处。

第九章 心血管系统常见疾病

微信扫扫，本章做题

知识导图

心血管系统常见疾病
- 高血压
- 血脂异常
- 冠状动脉粥样硬化性心脏病
- 心房颤动

第一节 高血压

高血压（hypertension）是以体循环动脉压升高、周围小动脉阻力增高同时伴有心排血量和血容量增加为主要表现的临床综合征，可导致心、脑、肾及周围血管、眼底等靶器官损害和功能障碍。

一、定义、诊断和分类

1. 高血压定义

在未使用降压药的情况下，非同日 3 次测量诊室血压≥ 140/90mmHg；或连续 5~7 日测量家庭血压≥ 135/85mmHg；或 24 小时动态血压≥ 130/80mmHg，白天血压≥ 135/85mmHg，夜间血压≥ 120/70mmHg。患者既往有高血压病史，目前使用降压药，血压虽然低于上述诊断界值，仍应诊断为高血压。

2. 分级和分类

目前我国采用的血压分类包括正常血压、正常高值和高血压这 3 类，并根据诊室血压水平进一步将高血压分为 1 级、2 级和 3 级（表 9-1）。

表 9-1 基于诊室血压的血压水平分类和高血压分级

分 类	收缩压（mmHg）	条 件	舒张压（mmHg）
正常血压	＜ 120	和	＜ 80
正常高值	120~139	和（或）	80~89
高血压	≥ 140	和（或）	≥ 90
1 级高血压（轻度）	140~159	和（或）	90~99
2 级高血压（中度）	160~179	和（或）	100~109
3 级高血压（重度）	≥ 180	和（或）	≥ 110
单纯收缩期高血压	≥ 140	和	＜ 90

续表

分　类	收缩压（mmHg）	条　件	舒张压（mmHg）
单纯舒张期高血压	＜140	和	≥90

注：当收缩压和舒张压分属于不同级别时，以较高的分级为准。

二、临床表现及并发症

（一）一般症状

常见症状有头痛、头晕、心悸；如发生高血压的严重并发症，即靶器官功能性或器质性损害，则出现相应的临床表现。

（二）主要并发症

（1）心：高血压性心脏病。

（2）肾：慢性肾衰竭。

（3）脑：缺血性脑卒中、颅内出血和短暂性脑缺血发作，痴呆。

（4）眼底：视网膜病变是常见的高血压并发症。

（5）大血管：高血压是导致动脉粥样硬化的重要因素。

三、治疗

（一）治疗目标和原则

表 9-2　治疗目标和策略

要　点	内　容
高血压治疗的根本目标	①高血压治疗的根本目标是降低高血压的心、脑、肾与血管并发症发生和死亡的总体风险 ②一般高血压患者的诊室血压控制目标值为140/90mmHg以下。心血管风险高危/很高危的高血压患者以及有合并症的高血压患者，在可耐受的条件下，推荐诊室血压目标为<130/80mmHg。无合并症的一般高血压患者，推荐降至<140/90mmHg；如能耐受，应进一步降至<130/80mmHg。老年高血压患65~79岁老年人推荐降压目标<140/90mmHg，如能耐受则可降至<130/80mmHg；80岁及以上高龄老年人降压目标<150/90mmHg，如能耐受则可降至<140/90mmHg
降压达标的时间	除高血压急症和亚急症外，大多数高血压患者应根据病情，在4~12周内将血压逐渐降至目标水平
降压药物治疗时机	取决于心血管风险评估水平： ①在改善生活方式的基础上，血压仍超过140/90mmHg和（或）目标水平的患者应给予药物治疗 ②高危和很高危患者，应及时启动降压药物治疗，同时对并存的危险因素和合并的临床疾病进行综合治疗 ③中危患者，可观察数周，评估靶器官损害情况，改善生活方式；如血压仍不达标，则应开始药物治疗 ④低危患者，则可对患者进行1~3个月的观察，密切随诊，尽可能进行诊室外血压监测，评估靶器官损害情况，改善生活方式，如血压仍不达标可开始降压药物治疗

（二）药物治疗与合理用药

1. 降压药物应用基本原则

（1）降低风险：建议选择有证据支持可降低心血管疾病发病和死亡风险的降压药。

（2）长效降压药物：首选每日服药 1 次即可有效控制 24 小时血压的长效药物，具有减少血压波动、维持血压节律的优势，更有利于预防心脑血管并发症。

（3）联合治疗：对血压≥ 160/100mmHg、高于目标血压 20/10mmHg 的心血管高危和很高危患者，或单药治疗未达标的高血压患者应进行联合降压治疗，高血压 1 级患者，也可考虑起始小剂量联合治疗。联合治疗包括自由联合或单片复方制剂（SPC）；SPC 有利于提高依从性，可优先推荐。

（4）起始剂量宜小。

（5）服药时间：一般高血压患者通常应在早上服用降压药。

（6）个体化治疗。

2. 常用降压药物的种类和作用特点

表 9-3　常用降压药物的种类和作用特点

要　点	内　容
概述	常用降压药物包括钙通道阻滞剂（CCB）、血管紧张素转换酶抑制剂（ACEI）、血管紧张素 II 受体拮抗剂（ARB）、利尿剂和 β 受体拮抗剂五类，以及由上述药物组成的固定配比复方制剂。《中国高血压防治指南（2024 年修订版）》补充血管紧张素受体脑啡肽酶抑制剂（ARNI）为新的一类常用降压药。此外，α 受体拮抗剂（如特拉唑嗪、多沙唑嗪）或其他种类降压药（如含有利血平成分的复方制剂）有时亦可应用于某些高血压人群
钙通道阻滞剂（CCB）	（1）包括二氢吡啶类 CCB 和非二氢吡啶类 CCB ①以二氢吡啶类 CCB 为基础的降压治疗方案可显著降低高血压患者脑卒中风险；尤其适用于老年高血压，单纯收缩期高血压，伴稳定型心绞痛、冠状动脉或颈动脉粥样硬化及周围血管疾病患者 ②二氢吡啶类 CCB 没有绝对禁忌证，但心动过速与心力衰竭患者应慎用 ③急性冠状动脉综合征患者一般不推荐使用短效硝苯地平 （2）临床上常用的非二氢吡啶类 CCB 主要包括维拉帕米和地尔硫䓬两种药物，改善心血管预后方面与其他降压药比较无实质性差异。非二氢吡啶类 CCB 适用于高血压合并冠心病、心绞痛、室上性快速型心律失常、慢性肾脏病（CKD）以及原发性醛固酮增多症的筛查，可与二氢吡啶类 CCB 合用治疗难治性高血压。二至三度房室传导阻滞、心力衰竭患者禁用非二氢吡啶类 CCB
血管紧张素转换酶抑制剂（ACEI）	① ACEI 对于高血压患者具有良好的靶器官保护和预防心血管终点事件的作用，是适应证最为广泛的降压药 ② ACEI 尤其适用于伴左心室肥厚、慢性心力衰竭、慢性冠心病、心肌梗死后心功能不全、CKD、蛋白尿患者 ③利尿剂与 ACEI 合用有助于缺血性脑卒中的二级预防 ④禁忌证为双侧肾动脉重度狭窄、高钾血症及妊娠期

续表

要 点	内 容
血管紧张素Ⅱ受体拮抗剂（ARB）	① ARB 能有效减少高血压患者的主要心血管事件和死亡率。ARB 和 ACEI 均可有效预防新发糖尿病和心房颤动，比其他降压药更能减少蛋白尿，并能有效延缓糖尿病肾病的进展 ② ARB 尤其适用于伴左心室肥厚、射血分数保留的心力衰竭（heart failure with preserved ejection fraction，HFpEF）、冠心病、心肌梗死后心功能不全、糖尿病肾病、蛋白尿、代谢综合征以及不能耐受 ACEI 的患者 ③双侧肾动脉重度狭窄者、高钾血症者、妊娠期妇女禁用
利尿剂	（1）用于控制血压的利尿剂主要是噻嗪类利尿剂，如氢氯噻嗪和吲达帕胺等 ①噻嗪类利尿剂的代谢不良反应与剂量密切相关，故通常应采用小剂量；优先推荐小剂量噻嗪类利尿剂与 ACEI 或 ARB 联合 ②尤其适用于老年和盐敏感性高血压、单纯收缩期高血压、高血压伴心力衰竭，也是难治性高血压的基础控压药物之一 ③噻嗪类利尿剂可引起低血钾，长期应用者应定期监测血钾，并适量补钾 ④高尿酸血症者慎用，痛风者禁用；一般认为 eGFR<45ml/（min·1.73m^2）的患者应使用袢利尿剂降压 （2）保钾利尿剂阿米洛利，促进尿钠排泄但抗高血压活性较弱，与噻嗪类合用有协同降压作用（如复方阿米洛利）；也可用于治疗 Liddle 综合征；该药与 ACEI 或 ARB 合用时需注意发生高钾血症的危险。氨苯蝶啶的保钾作用弱于阿米洛利。由于低剂量噻嗪类不易引起低血钾，故现已很少与保钾利尿剂联合使用
β 受体拮抗剂	β_1 受体拮抗剂既可降低血压，也可保护靶器官、降低心血管事件风险 ① β_1 受体拮抗剂尤其适用于合并冠心病、既往心肌梗死病史、慢性心力衰竭、主动脉夹层、快速型心律失常、交感神经活性增高（例如静息心率≥ 80 次 / 分）以及高动力状态的高血压患者。该类药物也是 CKD 治疗与外科围手术期的主要降压药 ②高选择性 β_1 受体拮抗剂（如美托洛尔和比索洛尔）对慢性阻塞性肺疾病是安全的，合并糖脂代谢异常患者，可选用 α_1 受体 /β 受体拮抗剂和高选择性 β_1 受体拮抗剂，不宜联合使用利尿剂 ③二至三度房室传导阻滞、哮喘患者禁用。运动员、周围血管疾病慎用 ④长期应用者突然停药可发生反跳现象的撤药综合征，剂量应在停药前逐渐减少
血管紧张素受体脑啡肽酶抑制剂（ARNI）	①脑啡肽酶抑制剂沙库巴曲可抑制脑啡肽酶（NEP）对利钠肽的降解，发挥利尿、利钠和扩血管、抗交感神经的效应；ARB 可避免 NEP 被抑制后对肾素 - 血管紧张素系统的代偿激活，起到协调降压作用。两者结合构成共晶结构，保障了药效发挥的同步性 ②适用于原发性高血压患者的降压治疗。更适用于老年高血压、盐敏感性高血压、高血压合并心力衰竭、高血压合并左心室肥厚、高血压合并 CKD（1~3 期）、难治性高血压的患者 ③对重度肾功能损害、肾动脉狭窄及中度以上肝功能损害者应慎用。使用肾素 - 血管紧张素 - 醛固酮系统（RAAS）抑制剂出现血管神经性水肿及妊娠者禁用 ④不能与 ACEI、ARB、阿利吉仑联用。如果从 ACEI 转换成 ARNI，必须在停止 ACEI 治疗≥ 36 小时之后才能开始应用

第 9 章

续表

要　点	内　容
α 受体拮抗剂	不作为常用的降压药物使用，适用于高血压合并良性前列腺增生症、原发性震颤、血糖或血脂异常、难治性高血压，也可用于合并周围血管疾病、哮喘的患者；对于高血压急症、原发性醛固酮增多症的筛查、嗜铬细胞瘤术前的血压控制等也具有重要的临床应用价值。少数患者应用 α 受体拮抗剂后可发生体位性低血压，最好使用控释制剂。普通片应在每晚睡前服用。体位性低血压者禁用，心力衰竭者慎用

3. 降压药物的联合应用

（1）联合用药的适应证：2 级以上高血压（≥ 160/100mmHg）、高于目标血压≥ 20/10mmHg 的心血管风险高危 / 很高危的患者，初始治疗即可应用 2 种降压药物。1 级高血压患者，也可考虑初始小剂量联合降压药物治疗。如不能达到目标血压，可在原有小剂量药物基础上加量，也可加用第 3 种甚至第 4 种降压药。

（2）两种药物的联合方案

① ACEI 或 ARB+ 噻嗪类利尿剂：ACEI 和 ARB 可使血钾水平略有上升，能拮抗噻嗪类利尿剂长期应用所致的低血钾等不良反应。ACEI 或 ARB+ 噻嗪类利尿剂合用有协同作用，有利于增强降压效果。

②二氢吡啶类 CCB+ACEI 或 ARB：CCB 具有直接扩张动脉血管的作用，ACEI 或 ARB 既扩张动脉又扩张静脉，故两药合用有协同降压作用。二氢吡啶类 CCB 常见的不良反应为足踝部水肿，可被 ACEI 或 ARB 减轻或抵消。有研究表明，小剂量长效二氢吡啶类 CCB+ARB 用于高血压初始治疗，可明显提高血压控制率。

③二氢吡啶类 CCB+ 噻嗪类利尿剂：可降低高血压患者脑卒中发生的风险。

④二氢吡啶类 CCB+β 受体拮抗剂：二氢吡啶类 CCB 具有扩张血管和轻度增加心率的作用，可抵消 β 受体拮抗剂的收缩血管及减慢心率的作用。两药联用可使不良反应减轻。

（3）多种药物的联合方案

①三药联合的方案：在上述各种两药联合方式中加上另一种降压药物便构成三药联合方案，其中“二氢吡啶类 CCB+ACEI（或 ARB）+ 噻嗪类利尿剂”组成的联合方案最为常用。

②四药联合的方案：主要适用于难治性高血压患者，可以在上述三药联合基础上加用第四种药物如 β 受体拮抗剂、醛固酮受体拮抗剂、氨苯蝶啶、可乐定或 α 受体拮抗剂等。

（4）单片复方制剂（SPC）

（三）相关心血管危险因素的处理

表 9-4　相关心血管危险因素的处理

要　点	内　容
血糖控制	①血糖控制目标：糖化血红蛋白（HbA1c）<7%；空腹血糖 4.4~7.0mmol/L；餐后 2 小时血糖或高峰值血糖 <10.0mmol/L ②大多数 2 型糖尿病患者，首选二甲双胍。无论 HbA1c 是否达标，合并动脉粥样硬化性心血管疾病（atherosclerotic cardiovascular disease，ASCVD）或心血管风险高危的患者，应使用钠 - 葡萄糖协同转运蛋白 -2 抑制剂（SGLT-2i）或胰高血糖素样肽 -1 受体激动剂（GLP-1RA）；合并 CKD 或心力衰竭的患者，应使用 SGLT-2i

第9章

续表

要　点	内　容
调脂治疗	①降 LDL-C 治疗的时机：高血压患者，当血 LDL-C 水平超过其相应 ASCVD 危险级别的靶目标水平时，均需进行调脂治疗 ②降 LDL-C 治疗的药物选择：降 LDL-C 药物治疗**首选他汀类药物。**启动药物治疗 4~6 周后复查血脂，LDL-C 达到目标值后继续维持长期治疗。对中等强度他汀类药物治疗后 LDL-C 不能达标者可加用**胆固醇吸收抑制剂依折麦布**。最大耐受剂量他汀类药物和依折麦布治疗后 LDL-C 仍不达标的急性冠脉综合征患者，可联用 **PCSK9 抑制剂。**高血压患者，伴甘油三酯 ≥ 5.7mmol/L 时，为降低胰腺炎风险，需启用**贝特类或 ω-3 多不饱和脂肪酸**治疗
抗血小板治疗	阿司匹林用于 ASCVD 一级预防应基于临床获益 / 风险比，进行个体化治疗。抗血小板治疗对心脑血管疾病一级预防的获益主要体现在缺血性高危人群，如高血压伴糖尿病、高血压伴慢性肾脏病、心血管事件高风险（10 年心血管事件总体风险 ≥ 10% 或高血压合并 3 项及以上其他危险因素）且无高出血风险的患者。ASCVD 中、低危患者，不推荐采用阿司匹林进行 ASCVD 一级预防 目前，建议**阿司匹林一级预防的剂量为 75~150mg/d，阿司匹林不能耐受者可应用氯吡格雷代替。**高血压患者长期应用阿司匹林应注意： ①需在血压控制稳定（<150/90mmHg）后开始应用。未达良好控制的高血压患者，阿司匹林可能增加脑出血风险 ②肠溶阿司匹林建议空腹服用以减少胃肠道反应 ③服用前有发生消化道出血的高危因素，如消化道疾病（溃疡病及其并发症史），65 岁以上，同时服用皮质类固醇、抗凝药或非甾体抗炎药等，应采取预防措施，包括筛查与治疗幽门螺杆菌感染、预防性应用质子泵抑制剂以及采用合理联合抗栓药物的方案等 ④合并活动性胃溃疡、严重肝病、肾功能衰竭、出血性疾病者需慎用或停用阿司匹林 ⑤服用阿司匹林出现严重胃肠出血者停用阿司匹林，按出血相关路径处理，轻者可加用质子泵抑制剂治疗
房颤的抗凝治疗	具有血栓栓塞危险因素的高血压合并房颤患者，应进行抗凝治疗。非瓣膜病性房颤患者优先选择使用非维生素 K 拮抗类口服抗凝药
心率控制	静息心率增快很可能是独立的心血管危险因素。所有高血压患者在测量血压的同时应测量静息心率。高血压患者心率增快的定义为诊室静息心率 >80 次 / 分。高血压患者心率增快时应排查诱因和原因。高血压伴心率增快患者的药物治疗**首选 β 受体拮抗剂。**优先选择心脏高选择性长效 β_1 受体拮抗剂，如**比索洛尔或美托洛尔缓释片；**对肥胖、血糖增高和血脂异常患者推荐使用 β 受体拮抗剂和 α_1 受体拮抗剂，如**阿罗洛尔或卡维地洛；**对需要使用 2 种及以上降压药的患者，推荐包括一种 β 受体拮抗剂；不能耐受 β 受体拮抗剂的患者可使用**非二氢吡啶类 CCB**

续表

要点	内容
降尿酸治疗	高血压与高尿酸血症（hyperuricemia，HUA）两者常并存，并伴随 ASCVD、心力衰竭及肾功能不全等心肾血管事件风险升高。对高血压伴 HUA 者，首先确定是否使用了升高尿酸的降压药（如噻嗪类利尿剂）及其他可增高尿酸的药物。对于高血压伴无症状 HUA 的患者需多次复查血清尿酸，寻找原因。治疗目标：高血压合并高尿酸血症患者长期控制血尿酸水平 <360μmol/L；合并痛风发作者控制血尿酸水平 <300μmol/L；不建议将血尿酸水平降至 <180μmol/L 以下。生活方式干预是治疗高血压伴 HUA 的重要措施。高血压合并多种心血管危险因素、靶器官损害及心血管风险高危患者，建议积极生活方式干预同时给予降尿酸药物治疗
综合干预多重危险因素	高血压患者经常合并多重危险因素，包括健康教育、生活方式干预与药物治疗相结合的多重方式的综合干预是心血管疾病预防的基础。在降压的同时注重血糖、血脂、体重的多重管理和达标，有助于减少心血管风险。高血压伴高同型半胱氨酸可以导致更多的脑卒中发生，中国脑卒中一级预防研究显示，控制血压的同时补充叶酸，可减少脑卒中发生的风险达 21%

（四）特殊人群的降压治疗

表 9-5 特殊人群的降压治疗

要点	内容
老年高血压	①常用降压药均可用于老年高血压的降压治疗，根据患者合并靶器官损害或并发症及药物适应证优先选择起始降压药的种类和剂量。老年患者大剂量或单独应用噻嗪类利尿剂可能导致低钾血症等电解质紊乱，通常采用小剂量或与肾素-血管紧张素系统（RAS）抑制剂联合。CCB 可能引发足踝部水肿等不良反应，与其增加毛细血管床静水压有关，通常无需特殊处理，减少使用剂量或与 RAS 抑制剂联用可减轻或消除。老年患者应用 β 受体拮抗剂应注意适应证，选择高度 β_1 受体选择性或兼有 α 受体作用的 β 受体拮抗剂。使用 α 受体拮抗剂的老年患者需注意体位性低血压。高龄、存在共病或老年综合征及多药共用患者应密切监测药物相互作用和不良反应 ②优先选择每天 1 次服用的长效制剂，联合治疗时优先选择 SPC，有利于控制 24 小时血压，包括夜间和清晨高血压，也有助于减少血压波动和提高长期治疗的依从性 ③单纯收缩期高血压（ISH）伴低舒张压的治疗原则：舒张压 <60mmHg 的 ISH 患者，如排除重度主动脉瓣反流或冠状动脉疾病，降压治疗的主要目标是收缩压达标。一般以小剂量单药起始治疗，逐步增加药物剂量或联合治疗直至收缩压达标。降压过程宜平缓并以患者可耐受为原则，需密切监测舒张压变化及伴随的临床症状

续表

要　点	内　容
妊娠期高血压疾病	非重度高血压和重度高血压孕妇应采取不同的降压治疗策略 ①非重度高血压：应启动降压治疗，根据妊娠期间血压水平变化及时调整药物治疗方案。原则上如中低剂量的单药治疗不能达标时，应联合另外一种中低剂量药物治疗，而非增加单药剂量。需监测孕妇血压水平及尿蛋白变化情况与胎儿状况 ②重度高血压：需要紧急处理，目标是最大程度降低母婴围产期并发症发生率和死亡率。在严密监测母婴状态的前提下，应明确降压治疗的持续时间、降压目标、药物选择和终止妊娠的指征。若孕妇发展为重度子痫前期或子痫，应静脉使用硫酸镁作为一线药物预防 / 治疗子痫。当收缩压≥ 180mmHg 或舒张压≥ 120mmHg 时，应按照高血压急症采取相应的处理措施 常用的口服降压药有拉贝洛尔、硝苯地平和甲基多巴，必要时可使用小剂量噻嗪类利尿剂。常用的静脉降压药有拉贝洛尔、乌拉地尔、尼卡地平、酚妥拉明、硝酸甘油等
高血压合并肾脏疾病	①常用降压药都可用于 CKD 患者降压治疗。ACEI/ARB 不但具有降压作用，还能降低蛋白尿、延缓肾功能的减退，改善 CKD 患者的预后。对于有蛋白尿的 CKD 合并高血压患者，不论是否合并糖尿病，首选治疗药物应包括一种 ACEI 或 ARB。ACEI 或 ARB 可单独或联合其他降压药应用，但不建议 ACEI 和 ARB 两药联合应用。用药后 2~4 周监测血肌酐，基础值升高 >30% 时，需查找原因（如血容量不足、双侧肾动脉狭窄、合用非甾体抗炎药等），必要时减量或停药。同时注意监测血钾水平，必要时联合降钾治疗（如纠正酸中毒、利尿、使用肠道钾结合剂等），使患者能继续接受 ACEI/ARB 治疗 ②二氢吡啶类和非二氢吡啶类 CCB 主要依赖其降压作用发挥肾脏保护功能。利尿剂通过减少细胞外容量发挥作用，应用时注意避免利尿过度导致血容量不足，出现低血压或肾小球滤过率下降。在 eGFR ≥ 30ml/（min · 1.73m²）时可选择噻嗪类利尿剂；eGFR<30ml/（min · 1.73m²）时应用袢利尿剂。盐皮质激素受体拮抗剂（MRA）有降压、降低尿蛋白的作用，但在少数患者，尤其是肾功能下降的患者可引起高钾血症，用药后应注意监测；新型非甾体类 MRA 在合并糖尿病的 CKD 患者中显示了心肾获益 ③β 受体拮抗剂通过对抗交感神经系统的过度激活而发挥降压作用，对 CKD 患者心脏具有保护作用。研究显示新型降压药 ARNI 在 CKD 患者中也具有良好的降压效果，并可改善尿蛋白。应注意的是，ARNI 中含有 ARB 的成分，用药时也需关注肌酐及血钾的变化。SGLT-2i 在已完成的研究中，对无论是否合并 2 型糖尿病的 CKD 患者均展现出了心肾保护作用，并在研究中对血压有一定改善作用；如果 eGFR ≥ 20ml/（min · 1.73m²），则建议糖尿病和非糖尿病肾病的 CKD 患者使用 SGLT-2i
高血压合并糖尿病	①常用降压药均可用于糖尿病合并高血压的治疗。合并白蛋白尿或 CKD 的糖尿病患者，应首选 ACEI 或 ARB。糖尿病患者通常需要 2 种或 2 种以上的降压药联合治疗。联合用药时，应以 ACEI 或 ARB 为基础，联合 CCB、小剂量利尿剂或选择性 β 受体拮抗剂。联合用药方案优先推荐 SPC，其在疗效、依从性和安全性方面优于上述药物的自由联合。糖尿病患者一般不推荐 ACEI 联合 ARB 以及利尿剂联合选择性 β

第9章

续表

要　点	内　容
高血压合并糖尿病	受体拮抗剂。糖尿病合并高尿酸血症者慎用利尿剂。反复低血糖发作者慎用β受体拮抗剂，以免掩盖低血糖症状。如需应用利尿剂和β受体拮抗剂，宜小剂量使用。有前列腺增生且血压控制不佳的患者可使用α受体拮抗剂。对糖尿病合并难治性高血压的患者，可在3种降压药联用的基础上，加用螺内酯 ②新型降糖药SGLT-2i和GLP-1RA可能有助于改善糖尿病患者的血压控制。一项荟萃分析结果显示，SGLT-2i和GLP-1RA可显著降低2型糖尿病患者的血压，使收缩压/舒张压分别降低4.3/2.3mmHg和2.9/0.9mmHg。此外，多项大型临床研究表明，SGLT-2i可以降低糖尿病发生心血管事件、终末期肾病（end stage renal disease，ESRD）和心血管疾病死亡的风险，应用时须关注体液容量变化；GLP-1RA同样具有一定的心肾保护作用，应用时亦需要关注体液容量变化

四、用药注意事项与患者教育

表9-6　用药注意事项与患者教育

要　点	内　容
用药注意事项	①高血压治疗的疗程：必须坚持长期治疗 ②高血压治疗的根本目标：是降低患者心、脑、肾与血管并发症发生和死亡的总体危险 ③合理选择药物种类：治疗中不宜频繁更换降压药物种类，应该相对固定自己的治疗方案 ④规律监测血压
患者教育	①减少钠盐摄入，增加钾摄入 ②合理膳食 ③控制体重 ④戒烟 ⑤限酒 ⑥适度运动 ⑦减轻精神压力且保持心理平衡 ⑧保持健康睡眠

第二节　血脂异常

一、病因与发病机制

血脂是血清中的胆固醇、三酰甘油（TG）和类脂（如磷脂）等的总称，与临床密切相关的血脂主要是胆固醇和TG。低密度脂蛋白胆固醇（LDL-C）的浓度基本能反映血液低密度脂蛋白（LDL）总量。

（一）血脂合适水平和异常切点

临床血脂检测的基本项目包括总胆固醇（TC）、TG、LDL-C 和 HDL-C。

（二）血脂异常分类

血脂异常分类较繁杂，最简单的是病因分类和临床分类 2 种，其中临床分类（表 9-7）是最实用的。

表 9-7　血脂异常的临床分类

分　类	TC	TG	HDL-C	相当于 WHO 分型
高胆固醇血症	增高	—	—	Ⅱa
高 TG 血症	—	增高	—	Ⅳ、Ⅰ
混合型高脂血症	增高	增高	—	Ⅱb、Ⅰ、Ⅳ、Ⅴ
低 HDL-C 血症	—	—	降低	—

二、心血管危险评估

ASCVD

↓

二级预防

↓

超高危人群：发生过≥ 2 次严重 ASCVD 事件或发生过 1 次严量 ASCVD 事件且合并≥ 2 个高危险因素

严重 ASCVD 事件：

（1）近期 ACS 病史（<1 年）

（2）既往心肌梗死病史（除上述 ACS 以外）

（3）缺血性脑卒中病史

（4）有症状的周围血管病变，既往接受过血运重建或截肢

高危险因素：

（1） LDL-C ≤ 1.8mmol/L，再次发生严重的 ASCVD 事件

（2）早发冠心病（男 <55 岁，女 <65 岁）

（3）家族性高胆固醇血症或基线 LDL-C ≥ 4.9mmol/L

（4）既往有 CABG 或 PCI 史

（5）糖尿病

（6）高血压

（7） CKD 3~4 期

（8）吸烟

极高危人群：不符合超高危标准的其他 ASCVD 患者

图 9-1　ASCVD 危险评估流程

三、药物治疗方案与合理用药

表 9-8　ASCVD 不同危险分层人群降低 LDL-C 的目标值

风险等级	LDL-C 推荐目标值
低危	<3.4mmol/L
中危、高危	<2.6mmol/L
极高危	<1.8mmol/L，且较基线降低幅度 >50%
超高危	<1.4mmol/L，且较基线降低幅度 >50%

表 9-9　药物治疗方案与合理用药

<table>
<tr><th>要　点</th><th colspan="2">内　容</th></tr>
<tr><td>调脂治疗靶点</td><td colspan="2">① **LDL-C 是首要降脂靶点：**大量临床研究反复证实，无论采取何种药物或措施，只要能使血清 LDL-C 水平下降，就可稳定、延缓甚至消退动脉粥样硬化病变，并能显著降低 ASCVD 的发生率、致残率和死亡率。LDL-C 每降低 1mmol/L，ASCVD 风险下降约 20%。因此，绝大多数国家或地区的血脂管理指南均推荐 LDL-C 作为降脂治疗的首要目标。
② **非 HDL-C 可作为 ASCVD 的次要干预靶点：**对于高 TG 血症、糖尿病、代谢综合征、肥胖等患者，仅考虑 LDL-C 存在一定局限性，而非 HDL-C 代表全部致动脉粥样硬化脂蛋白颗粒中的胆固醇，受 TG 波动影响小，检测结果稳定，可作为上述人群 ASCVD 的次要干预靶点</td></tr>
<tr><td>调脂药物治疗</td><td>主要降低胆固醇的药物</td><td>包括他汀类药物、PCSK9 抑制剂、胆固醇吸收抑制剂、普罗布考、胆酸螯合剂及其他降脂药（脂必泰、多廿烷醇）等
（1）他汀类：目前国内临床上有洛伐他汀、辛伐他汀、普伐他汀、氟伐他汀、阿托伐他汀、瑞舒伐他汀和匹伐他汀
①不同种类与剂量的他汀类降低胆固醇幅度有一定差别；但任何一种他汀类剂量倍增时，LDL-C 进一步降低幅度仅约 6%，即所谓**“他汀类药物疗效‘6’效应”**
②胆固醇合成的关键酶——羟甲基戊二酰辅酶 A（HMG-CoA）还原酶的活性在夜间更强，因此**晚上服用**他汀类使 LDL-C 降幅可稍有增多；但是**阿托伐他汀和瑞舒伐他汀等长半衰期药物，可在每天任何固定时间服用**
③他汀类应用取得预期疗效后应继续**长期服用，如能耐受应避免停用，**其目的是减少患者 LDL-C 的终身暴露量
④如果应用某种他汀类后发生肝酶增高等不良反应，可采用换用另外一种代谢途径的他汀类、减少剂量、隔日服用或换用非他汀类药物或小剂量他汀与非他汀类药物联合应用等方法处理
⑤**血脂康胶囊**虽被归入调脂中药，但其调脂机制与他汀类药物类似，是由**特制红曲**加入稻米后经生物发酵精制而成，主要成分为 13 种天然复合他汀，系无晶型结构的洛伐他汀及其同类物</td></tr>
</table>

续表

要 点	内 容	
调脂药物治疗	主要降低胆固醇的药物	（2）胆固醇吸收抑制剂：包括依折麦布和海博麦布，能特异性抑制饮食和胆汁中胆固醇的肠道吸收。不良反应主要表现为头痛和消化道症状。与他汀类联用也可发生氨基转移酶增高和肌痛等不良反应，需要谨慎。禁用于妊娠期和哺乳期 （3）前蛋白转化酶枯草溶菌素 9（PCSK9）抑制剂：PCSK9 是肝脏合成的丝氨酸蛋白酶，可与 LDL 受体结合并促使其降解，减少 LDL 受体对血清 LDL-C 的清除。目前，国内上市的有 PCSK9 单抗（依洛尤单抗、阿利西尤单抗、托莱西单抗）和 PCSK9 小干扰 RNA 药物（英克司兰）。PCSK9 单抗无论单独应用或与他汀类药物联合应用，可使 LDL-C 平均降低 40%~70%，并可减少心血管事件风险。已上市的 PCSK9 小干扰 RNA 制剂英克司兰，其降 LDL-C 的效果与 PCSK9 单抗相当，但作用持久，每注射 1 次，疗效可维持 6 个月 （4）普罗布考：常用剂量为每次 0.5g，bid，早、晚餐时服用。室性心律失常、QT 间期延长、低血钾者禁用 （5）胆酸螯合剂：为吸附胆固醇的树脂，可阻断肠道内胆汁酸中胆固醇的重吸收，绝对禁忌证为异常 β 脂蛋白血症和血清 TG>4.5mmol/L
	主要降低 TG 的药物	包括贝特类、烟酸类和高纯度 ω-3 多不饱和脂肪酸制剂 ①贝特类：常用的贝特类药物：非诺贝特片每次 0.1g，tid；微粒型非诺贝特每次 0.2g，qd；吉非罗齐每次 0.6g，bid；苯扎贝特每次 0.2g，tid。常见不良反应包括肝脏、肌肉和肾毒性等，血清 CK 和丙氨酸氨基转移酶水平升高的发生率均 <1%。 ②高纯度 ω-3 脂肪酸：临床主要用于治疗高三酰甘油（TG）血症。ω-3 脂肪酸羧酸制剂（含 DHA 和 EPA）与 ω-3 脂肪酸乙酯化制剂（含 DHA 和 EPA，及只含 EPA 的 IPE），均被美国食品药品监督管理局（US FDA）批准用于成人患者严重高 TG 血症（≥ 5.6mmol/L）。每天 4g 高纯度 EPA（IPE）可在他汀类药物治疗的基础上进一步降低心血管事件风险，ω-3 多不饱和脂肪酸制剂安全性好 ③烟酸类：大剂量烟酸类具有降低 TC、LDL-C 和 TG，升高 HDL-C 的作用。慢性活动性肝病、活动性消化性溃疡和严重痛风者禁用
	药物联合应用	①他汀类与胆固醇吸收抑制剂联合应用：二者可同时影响胆固醇的合成和吸收，可产生良好协同作用 ②他汀类与 PCSK9 抑制剂联合应用：PCSK9 抑制剂通过减少 LDLR 降解、增加 LDLR 数量而促进血浆 LDL 清除，在降脂机制上与他汀类药物、胆固醇吸收抑制剂互补协同

续表

要　点	内　容	
调脂药物治疗	药物联合应用	③他汀类与高纯度 IPE 联合应用：该联合可用于他汀类药物治疗后 LDL-C<2.6mmol/L 但存在 TG 轻至中度升高的患者，以进一步降低 ASCVD 风险。此联合应用方案总体上不增加各自的药物不良反应。然而，IPE4g/d 存在一定程度的出血和新发心房颤动风险，也增加糖尿病和肥胖患者的热量摄入，选择该方案时应予以个体化权衡考虑 ④他汀类联合贝特类或高纯度 ω-3 脂肪酸：他汀类药物联合贝特类药物或高纯度 ω-3 脂肪酸（含 EPA 和 DHA）的心血管获益存在争议。研究表明，中国人联用他汀类药物与非诺贝特的安全性尚可，但更长期联用的安全性尚有待进一步验证。吉非罗齐与他汀类药物联用发生肌病风险相对较高，建议尽量避免二者联用 ⑤严重高 TG 血症的调脂药物联合应用：TG 严重升高（≥ 5.6mmol/L），生活方式及单一调脂药物不能良好控制 TG 水平时，可采用贝特类药物、大剂量（2~4g/d）高纯度 ω-3 脂肪酸、烟酸类药物之间的两药或以上联合。联合高纯度 ω-3 脂肪酸和烟酸类药物基本不进一步增加贝特类药物单用的肝肾安全性风险，常见不良反应有胃肠道反应、出血、心房颤动（与 ω-3 脂肪酸的应用剂量呈正相关）以及颜面潮红（与烟酸类药物相关）等

四、特定人群的血脂管理

表 9-10　特定人群的血脂管理

要　点	内　容
妊娠女性	对于妊娠的血脂管理重点是筛查，药物选择非常有限，高胆固醇血症患者在妊娠期通常不建议使用他汀类药物，胆固醇吸收抑制剂和 PCSK9 抑制剂也没有证据。对于**妊娠合并 ACS 患者可考虑使用胆酸螯合剂**，家族性高胆固醇血症合并 ASCVD 可考虑使用脂蛋白分离（lipoprotein apheresis，LA）治疗。对于**严重高 TG 血症**（>5.6mmol/L）患者**可考虑使用高纯度 ω-3 脂肪酸**，谨慎使用贝特类药物。对合并胰腺炎患者可考虑脂蛋白分离治疗
儿童及青少年	对于儿童血脂异常，生活方式调整（运动和饮食）是血脂异常治疗的基石。建议每天进行不少于 1 小时中等到高强度的运动并且每天静坐时间不超过 2 小时。膳食治疗作为治疗儿童及青少年血脂异常的基础，轻至中度血脂异常可恢复正常，即使是纯合子型家族性高胆固醇血症，饮食治疗也具有重要作用；注意膳食干预既要改善血脂异常，也要保证足够的营养摄入，不能影响生长发育
家族性高胆固醇血症（FH）	FH 的主要临床特征为血浆 LDL-C 水平显著升高、早发冠心病，且二者均具有家族聚集性。根据 LDL-C 达标需求和个体耐受情况选择单药或联合降 LDL-C 药物，包括他汀类药物、胆固醇吸收抑制剂、PCSK9 抑制剂等。纯合子型家族性高胆固醇血症（HoFH）患者可联合应用 PCSK9 抑制剂、Lomitapide（洛美他派）、Evinacumab（依维苏单抗）（国外均已获批）。最大耐受量药物治疗 LDL-C 不达标的 HoFH 或严重表型的杂合子型家族性高胆固醇血症（HeFH）患者，建议联合脂蛋白分离治疗，至少每 2 周 1 次

五、用药注意事项与患者教育

（一）用药注意事项

（1）洛伐他汀、辛伐他汀、普伐他汀、氟伐他汀等短半衰期的他汀类药物建议在晚间或睡前服用；而长半衰期的阿托伐他汀与瑞舒伐他汀可在每日任何固定时间服用。

（2）避免辛伐他汀、洛伐他汀与大环内酯类抗菌药物（阿奇霉素除外）合用；辛伐他汀、洛伐他汀与苯磺酸氨氯地平合用时，日剂量不能超过 20mg。

（3）药物治疗过程中，应根据医生的要求监测血脂（如 LDL-C、HDL-C 等）、肌酸激酶、肝功能、肾功能等。

（二）患者教育

①控制体重。②身体活动。③戒烟。④限制饮酒。

第三节　冠状动脉粥样硬化性心脏病

一、稳定型心绞痛

稳定型心绞痛（stable angina pectoris）也称劳力性心绞痛，是在冠状动脉固定性严重狭窄基础上，由于心肌负荷的增加引起心肌急剧性、暂时性缺血与缺氧临床综合征。

（一）临床表现

以发作性胸痛为主要临床表现。

（二）药物治疗

1. 缓解症状并改善缺血的药物

表 9-11　缓解症状并改善缺血的药物

要　点	内　容
概述	改善缺血、减轻症状的药物主要包括 β 受体拮抗剂、硝酸酯类药物及钙通道阻滞剂（CCB），这些药物应与预防心肌梗死的药物联合使用。其中 β 受体拮抗剂同时兼具两方面的作用。药物治疗建议： ①使用短效硝酸甘油缓解和预防心绞痛急性发作 ②使用 β 受体拮抗剂并逐步增加至最大耐受剂量，剂型和剂量应能持续 24 小时抗心肌缺血 ③当不能耐受 β 受体拮抗剂或 β 受体拮抗剂作为初始治疗而用药效果不满意时，可使用 CCB、长效硝酸酯类或尼可地尔作为减轻症状的治疗药物 ④当 β 受体拮抗剂作为初始治疗而用药效果不满意时，联用长效二氢吡啶类 CCB 或长效硝酸酯类药物 ⑤合并高血压的冠心病患者可应用长效 CCB 作为初始治疗药物 ⑥当使用长效 CCB 单一治疗或联合 β 受体拮抗剂治疗效果不理想时，将长效 CCB

续表

要 点	内 容
概 述	换用或加用长效硝酸酯类药物或尼可地尔，但使用硝酸酯类应注意避免发生耐药性 ⑦可以使用改善心肌细胞代谢类药物曲美他嗪作为辅助治疗或作为传统治疗药物不能耐受时的替代治疗
硝酸酯类药物	硝酸酯类药物是首选抗心肌缺血的血管扩张剂，可降低前、后负荷，减少心肌耗氧量，改善心肌灌注，缓解心绞痛症状 ①硝酸酯类药物会反射性增加交感神经张力，使心率加快。常联合负性心率药物如β受体拮抗剂或非二氢吡啶类CCB（如地尔硫䓬等）治疗慢性稳定型心绞痛 ②舌下含服硝酸甘油可作为心绞痛发作时缓解症状用药，每次0.25~0.5mg，每5分钟含服1次，直至症状缓解，15分钟内含服最大剂量不超过1.5mg。硝酸异山梨酯每次5~10mg，舌下含化，2~5分钟见效，作用维持2~3小时 ③为减少耐药性的发生，长期使用硝酸酯类药物应该采用偏心给药的方法，保证每天8~12小时的无硝酸酯或低硝酸酯浓度时间 ④严重主动脉瓣狭窄或肥厚型梗阻性心肌病的心绞痛患者不宜使用硝酸酯类药物 ⑤硝酸酯类药物一般禁用于闭角型青光眼患者 ⑥使用西地那非、伐地那非和他达拉非的患者，24小时内不可应用硝酸甘油等硝酸酯类药物，以避免引起严重低血压
β受体拮抗剂	①如无禁忌证，β受体拮抗剂应作为稳定型心绞痛的初始治疗药物。β受体拮抗剂的使用剂量应个体化，其使用方法应由较小剂量开始，逐渐增加，当达到上述静息心率时维持当前剂量 ②伴严重心动过缓和高度房室传导阻滞、窦房结功能紊乱、明显支气管痉挛或支气管哮喘急性发作患者禁用β受体拮抗剂。周围血管闭塞性疾病及严重抑郁均为应用β受体拮抗剂的相对禁忌证。无固定狭窄的冠状动脉痉挛造成的缺血，如变异型心绞痛，不宜使用β受体拮抗剂，CCB是首选药物
钙通道阻滞剂	①二氢吡啶类药物（包括氨氯地平、硝苯地平、非洛地平）对血管平滑肌的钙离子通道选择性更佳，主要药理作用是扩张血管、降低血压。长效硝苯地平适于联合β受体拮抗剂用于伴有高血压的心绞痛患者。氨氯地平半衰期长，可作为“一日一次”使用的抗心绞痛和降压药物 ②非二氢吡啶类药物（包括维拉帕米、地尔硫䓬）可降低心率（负性频率）和心肌收缩力（负性肌力），常用于伴有心房颤动或心房扑动的心绞痛患者 ③在缓解心绞痛症状方面，β受体拮抗剂较CCB更有效；而在改善运动耐量和改善心肌缺血方面，β受体拮抗剂和CCB相当。当心力衰竭患者伴有心绞痛时，首选β受体拮抗剂。若存在β受体拮抗剂禁忌或不耐受，可选氨氯地平、硝苯地平控释片或非洛地平缓释片，或选择长效硝酸酯类药物。但是，对变异型心绞痛或以冠状动脉痉挛为主的心绞痛，CCB是一线治疗药物

续表

要　点	内　容
其他治疗药物	①曲美他嗪：可与β受体拮抗剂等抗心肌缺血药物联用。曲美他嗪可引起或加重帕金森症状（震颤、运动不能、肌张力亢进）、不宁腿综合征、步态不稳，发生上述运动障碍时应停用曲美他嗪；帕金森病、帕金森综合征、其他类型震颤、不宁腿综合征以及其他相关的运动障碍者禁用曲美他嗪 ②尼可地尔：是一种ATP敏感的钾通道开放剂，适合有微循环障碍的女性冠心病患者（X综合征）。也可以作为硝酸酯类药物不耐受患者的替代治疗 ③伊伐布雷定

2. 预防心肌梗死并改善预后的药物

主要包括抗血小板药物、调脂药物、β受体拮抗剂和ACEI或ARB。

表9-12　预防心肌梗死并改善预后的药物

要　点	内　容
阿司匹林	①所有冠心病患者如无用药禁忌均应服用 ②冠心病二级预防时，阿司匹林肠溶片的最佳剂量范围为75~150mg/d。不能耐受阿司匹林的患者可改用氯吡格雷作为替代治疗
氯吡格雷	①氯吡格雷属于P2Y12受体拮抗剂，是无活性的前药，吸收后经肝脏CYP3A4和CYP2C19等肝药酶代谢活化后，才能不可逆地抑制血小板ADP受体（即P2Y12受体） ②主要与阿司匹林联合用于ACS患者（包括支架植入后）的抗血小板治疗 ③氯吡格雷常规剂量起效时间为2~8小时，急诊冠状动脉介入术前顿服300~600mg后约2小时即可达到有效血药浓度。常用维持剂量为75mg，qd ④氯吡格雷不宜与奥美拉唑、艾司奥美拉唑合用
替格瑞洛	（1）与氯吡格雷相比，其特点为起效快、抗血小板作用强且可逆 （2）抗血小板治疗推荐意见 ①建议所有稳定型冠心病患者每天服用小剂量阿司匹林，若不能耐受建议每日服用氯吡格雷 ②过去1~3年曾有心肌梗死病史且合并≥1项缺血高危因素的稳定期患者，可考虑采用阿司匹林联合替格瑞洛（60mg，bid）治疗，最长至36个月
他汀类药物	以降低血清、肝脏、主动脉中的总胆固醇（TC）及低密度脂蛋白胆固醇（LDL-C）水平为主，具有降血脂、保护血管内皮细胞功能、稳定粥样斑块、抗炎、免疫调节等多种效应。他汀类药物能有效降低TC和LDL-C水平，减少心血管事件风险。所有冠心病患者，无论其血脂水平如何，均应给予他汀类药物治疗，并根据目标LDL-C水平调整剂量。建议冠心病患者LDL-C的目标值应<1.8mmol/L
β受体拮抗剂	心肌梗死后患者长期接受β受体拮抗剂（包括琥珀酸美托洛尔、比索洛尔和卡维地洛）二级预防，可降低相对死亡率

续表

要　点	内　容
ACEI 或 ARB	（1）除降压作用外，ACEI 和 ARB 还具有心、肾保护作用，可减少各类心血管事件的发生风险。大剂量的 ACEI 或 ARB 能够显著降低尿蛋白，具有一定的肾脏保护作用。但是肾小球滤过压的降低将造成肾脏（滤过）功能减低，导致血肌酐、血尿素氮、血钾等物质的清除减少；所以 ACEI 或 ARB 可能升高血肌酐、血钾 （2）预防心肌梗死并改善预后的药物治疗建议 ①如无禁忌（如胃肠道活动性出血、阿司匹林过敏或不耐受），均应接受阿司匹林治疗 ②所有冠心病患者均应接受他汀类药物治疗，LDL-C 目标值＜ 1.8mmol/L ③所有合并糖尿病、心力衰竭、左心室收缩功能不全、高血压、心肌梗死后左心室功能不全的患者，优先使用 ACEI ④心肌梗死后稳定型心绞痛或心力衰竭患者使用 β 受体拮抗剂 ⑤阿司匹林不耐受的患者，使用氯吡格雷作为替代治疗 ⑥糖尿病或代谢综合征合并低 HDL-C 和高三酰甘油血症的患者接受贝特类或烟酸类药物治疗

二、急性冠状动脉综合征

（一）临床表现

UA/NSTEMI 患者胸部不适的性质与典型的稳定型心绞痛相似，但通常程度更重，持续时间更长。

（二）治疗

UA 和 NSTEMI 的治疗原则：迅速缓解症状；避免发生心肌梗死和心血管性死亡；改善预后和提高患者生活质量。主要包括抗心肌缺血治疗、抗血栓治疗和根据危险度分层进行有创治疗。

1. 一般治疗

无禁忌证的 ACS 患者应立即舌下含服硝酸甘油。

2. 药物治疗

主要包括抗心肌缺血治疗、抗血小板治疗和抗凝治疗。此外，无论基线血脂水平如何，UA/NSTEMI 患者均应尽早（24 小时内）开始他汀类药物治疗。若无禁忌证（如低血压、肾衰竭或双侧肾动脉狭窄），UA/NSTEMI 患者应在 24 小时内开始 ACEI 或 ARB 的治疗。

表 9-13　药物治疗

要　点	内　容
抗心肌缺血治疗	①硝酸酯类药物：心绞痛发作时，可舌下含服硝酸甘油，每次 0.5mg，必要时每间隔 3~5 分钟含服一次，连用 3 次，同时也可静脉应用硝酸甘油或硝酸异山梨酯 ② β 受体拮抗剂：若无禁忌，UA/NSTEMI 患者应尽早（24 小时内）使用 β 受体拮抗剂。建议选择具有心脏 $β_1$ 受体选择性的美托洛尔和比索洛尔。艾司洛尔是一种快速起效的 β 受体拮抗剂，可以静脉使用，停药后 20 分钟作用消失

续表

要　点	内　容
抗心肌缺血治疗	③钙通道阻滞剂：足量β受体拮抗剂与硝酸酯类药物治疗后仍不能控制缺血症状的患者可口服长效钙通道阻滞剂。CCB与β受体拮抗剂联合应用或两者与硝酸酯类药物联合应用，可有效减轻胸痛。维拉帕米和β受体拮抗剂均有负性传导作用，不宜联合使用
抗血小板治疗	①阿司匹林：除非有禁忌，所有的UA/NSTEMI患者均应尽早使用阿司匹林，推荐首剂口服非肠溶制剂或嚼服肠溶制剂300mg，随后75~100mg qd长期维持治疗 ② UA/NSTEMI患者建议联合使用阿司匹林和ADP受体拮抗剂，一般维持12个月 ③血小板糖蛋白（GP）Ⅱb/Ⅲa受体拮抗剂替罗非班、依替巴肽等主要用于急诊PCI的UA/NSTEMI患者。服用替格瑞洛的患者不建议同时使用GP Ⅱb/Ⅲa受体拮抗剂
抗凝治疗	抗凝药物常规应用于中危至高危的UA/NSTEMI患者 ①普通肝素：推荐用量是静脉注射80IU/kg后，以15~18 IU/（kg·h）的速度静脉滴注维持，治疗过程中需监测活化部分凝血活酶时间（APTT），一般使APTT控制在45~70秒 ②低分子肝素：具有抗Xa因子及Ⅱa因子活性的作用，可根据体重和肾功能调节剂量，无需常规监测Xa因子活性，使用（皮下应用）更方便。常用药物包括依诺肝素、达肝素和那曲肝素等 ③磺达肝癸钠 ④比伐芦定

三、用药注意事项与患者教育

在正常人群中预防冠心病的发生属于一级预防；已有冠心病患者还应预防再发心绞痛、心肌梗死和其他心血管不良事件，称之为二级预防。

表9-14　用药注意事项与患者教育

要　点	内　容
一级预防	①生活方式干预 ②血脂异常干预 ③血糖监测与控制 ④血压监测与控制
二级预防	“ABCDE方案”对于指导冠心病二级预防有所帮助：“A”指阿司匹林和ACEI/ARB，“B”指β受体拮抗剂和血压控制，“C”指控制胆固醇和戒烟，“D”指控制饮食和糖尿病，“E”指健康教育和运动
患者教育	①正常人群需要保持健康的生活方式以预防冠心病 ②去除诱因 ③一旦怀疑冠心病急性发作，立即嚼服阿司匹林300mg，舌下含服硝酸酯类，打急救电话“120”；同时密切注意血压、心率、心律的变化 ④首次使用抗血小板聚集药物及抗凝药物时应密切监测出血症状，如皮下出血点、大便隐血等

第四节　心房颤动

一、临床表现

房颤引起的心室率异常是产生症状的重要原因。心悸、乏力、胸闷、运动耐量下降、活动后力促是房颤最常见的临床症状。

二、治疗

（一）卒中预防

1. 房颤患者血栓栓塞风险评估

CHA_2DS_2-VASc-60 评分（表 9-15）对卒中患者具有较好的血栓栓塞预测价值，更能准确地预测中国患者的血栓栓塞事件。

表 9-15　非瓣膜病性房颤并发卒中危险分层（CHA_2DS_2-VASc-60 评分）

危险因素	说　明	分　值
充血性心力衰竭（C）	包括 HFrHF、HFmrEF、HFpEF 及左心室收缩功能障碍（LVEF <40%）	1
高血压（H）	高血压病史，或目前血压≥ 140/90mmHg	1
年龄≥ 65 岁（A_2）	亚洲房颤患者≥ 65 岁	2
糖尿病（D）	包括 1 型糖尿病和 2 型糖尿病，病程越长，卒中风险越高	1
卒中（S_2）	既往卒中、短暂性脑缺血发作或体循环栓塞；包括缺血性和出血性卒中	2
血管疾病（V）	包括影像证实的冠心病或心肌梗死病史、周围动脉疾病（周围动脉狭窄≥ 50% 或行血运重建）、主动脉粥样硬化斑块	1
年龄 60~64 岁（A）	亚洲房颤患者 60~64 岁	1
性别（女性）（Se）	卒中风险的修正因素，但不是独立危险因素	1

2. 抗凝药物的合理选择

口服抗凝药物（OAC）包括华法林和直接口服抗凝药（DOAC）。房颤患者应用 OAC 需权衡其获益与出血危险，是否需要启动抗凝应在医患讨论后共同决策。鉴于卒中具有高致残率和致死率，而大多数出血患者并无长期后遗症，因此，即便是高出血危险的患者，抗凝治疗仍可取得临床净获益，不应以出血危险高低作为是否进行抗凝治疗的绝对依据。OAC 的绝对禁忌证包括：严重活动性出血；与出血相关的合并疾病［如严重血小板减少（血小板数量＜$50×10^9$/L）、血友病等］；或近期发生的高危出血，如颅内出血等。

表 9-16 抗凝药物的合理选择

药 物	内 容
华法林	华法林可使房颤患者发生卒中的相对危险度降低 64%。服用华法林的患者应定期监测 INR 并调整剂量，以维持 INR 在治疗目标（2.0~3.0）之内。INR 在治疗目标范围内的总时间百分比（time within therapeutic range，TTR）>70% 的情况下，卒中与出血的总体风险均较低。华法林抗凝治疗除有效治疗窗窄外，还存在起效较慢、半衰期长的特点，且易受其他多种因素的影响（包括遗传、药物和食物等）。应加强患者教育和随访以及 INR 的监测，尤其是在饮食结构、合并用药有较大变化时应增加监测频率，根据 INR 及时调整华法林剂量，从而提高 TTR，改善华法林的治疗效果
DOAC	目前已上市的 DOAC 共有 4 种，包括直接抑制凝血酶的达比加群酯，以及抑制 Xa 因子的利伐沙班、阿哌沙班和艾多沙班。DOAC 预防缺血性卒中及体循环栓塞的疗效均不劣于甚至优于华法林，且颅内出血风险显著降低。DOAC 选择应考虑其生物利用度、代谢途径、潜在的药物相互作用、药物消除半衰期以及是否存在拮抗剂等因素。不同 DOAC 的药物代谢特点各不相同，与抗心律失常药（antiarrhythmic drug，AAD）合用时，应注意 AAD 对 DOAC 血药浓度的影响，加强临测以进行合理的药物种类选择及剂量调整
抗血小板药物	单药抗血小板药物治疗并不能降低房颤患者的卒中风险；双联抗血小板药物治疗虽可降低一定的房颤患者卒中风险，但显著增加大出血危险。因此，不推荐抗血小板治疗用于房颤相关卒中的预防

3. 抗凝治疗的注意事项

（1）在抗凝药物选择中，如无 DOAC 的禁忌者可首选 DOAC，也可选用华法林抗凝。

（2）华法林启动后每天检测 1 次 INR，INR 稳定后应至少每个月检测 1 次 INR，保持 INR 稳定在 2.0~3.0、TTR ≥ 70%。

（3）房颤合并心脏机械瓣膜或中至重度二尖瓣狭窄患者卒中风险高，无论 CHA_2DS_2-VASc-60 评分高低，均应使用华法林。

（4）不同类型房颤的抗凝治疗原则一样，房扑的抗凝治疗原则与“房颤”相同。

4. 特殊人群房颤的治疗

表 9-17 特殊人群房颤的治疗

要 点	内 容
对于冠状动脉支架植入的房颤患者	如有服用抗凝药物指征，联合抗血小板治疗时应首选 DOAC
对于 ACS 行 PCI 的患者	如出血风险高于缺血风险，应尽早（≤ 1 周）停用阿司匹林；如缺血风险高于出血风险，包含 OAC 与双联抗血小板治疗（DAPT）的三联抗栓治疗应维持至 PCI 术后 1 个月，之后使用包含 OAC 与 P2Y12 受体拮抗剂的双联抗栓治疗至术后 12 个月

续表

要　点	内　容
对于 CCS 接受 PCI 治疗的患者	如出血风险高于缺血风险，应尽早（≤ 1 周）停用阿司匹林，之后应使用 OAC 联合 P2Y12 受体拮抗剂的双联抗栓治疗维持 6 个月；如缺血风险高于出血风险，应使用包含 OAC 与 DAPT 的三联抗栓治疗维持至 PCI 术后 1 个月，之后使用包含 OAC 与 P2Y12 受体拮抗剂的双联抗栓治疗维持 6~12 个月
对于已发生 TIA 或轻度缺血性卒中的房颤患者	须在 1~3 日内及时启动抗凝治疗
急性缺血性卒中的房颤患者	急性期治疗策略应充分权衡卒中再发与出血转化的风险
轻度至中度急性缺血性卒中的房颤患者	应考虑早期（≤ 4 日）启动 DOAC 抗凝
长期应用 OAC 进行卒中二级预防，优选 DOAC。在出血得到可靠控制前，颅内出血（包括原发性和外伤性）的急性期为抗凝治疗禁忌。是否启动抗凝治疗需基于出血的病因和程度等综合决策。非创伤性颅内出血的房颤患者重启抗凝治疗时应优先选择 DOAC，特别是有特异性拮抗剂的 DOAC。颅内出血后重启抗凝治疗的最佳时间尚不明确，有研究显示，颅内出血后 7~8 周重启抗凝获益最大。对于颅内出血复发风险高的患者，如无可纠正的病因，可考虑左心耳封堵	

肾功能不全患者 DOAC 的剂量推荐详见表 9 -18。

表 9-18　不同程度肾功能损害患者使用 DOAC 的剂量推荐

肌酐清除率（CrCl, ml/min）	达比加群酯	利伐沙班	艾多沙班	阿哌沙班
≥ 50	150mg bid 或 110mg bid	20mg qd	60mg qd	5mg bid 或 2.5mg bid
30~50	110mg bid	15mg qd	30mg qd	5mg bid 或 2.5mg bid
15~30	不推荐	慎用（15mg qd）	慎用（30mg qd）	慎用（2.5mg bid）
<15，透析或不透析	不推荐	不推荐	不推荐	不推荐

5. 侵入性操作或外科围手术期抗凝管理

长期 OAC 患者围手术期抗凝策略应遵从以下原则：注意预防患者本身存在的，或与操作相关的血栓栓塞与出血风险；注意预防血栓栓塞或出血的临床不良后果；根据 OAC 药代动力学特性决定停止与重启抗凝策略。

表 9-19　侵入性操作或外科围手术期抗凝管理

要　点	内　容
抗凝治疗的中断	①华法林治疗的患者：服用华法林的房颤患者，如果手术相关的出血风险较低，则不推荐中断抗凝；如果手术相关出血风险高，则推荐术前停用 3~5 日。因手术相关出血风险高而中断华法林的患者，可于手术止血确切后 48~72 小时重启华法林抗凝 ② DOAC 治疗的患者：DOAC 具有快速起效和半衰期较短的特点，应根据患者的肾功能、手术相关出血风险的高低确定术前停药时间。对于服用 DOAC 的房颤患者，若肾功能正常，手术相关出血风险轻微，可不间断抗凝或仅停用 1 次；手术相关出血风险低的患者推荐术前停用 1 日；手术相关出血风险高的患者推荐术前停用 2 日。服用 DOAC 的患者在接受侵入性操作或外科手术时通常不推荐桥接抗凝。手术止血确切后应尽快重启抗凝，轻微出血风险患者可于手术后 6 小时重启，低出血风险患者通常于手术后 12~24 小时重启，高出血风险患者于手术后 48~72 小时重启
抗凝治疗的桥接	对于接受华法林治疗的血栓栓塞高危房颤患者，由于华法林起效和失效均较慢，以往推荐采用低分子肝素或普通肝素进行桥接治疗。服用华法林的患者，通常也不推荐桥接抗凝，桥接抗凝仅考虑用于血栓栓塞高风险患者（包括机械瓣膜置换术后、CHA_2DS_2-VASc-60 评分≥ 6 分以及 3 个月内发生缺血性脑卒中或 TIA 等非瓣膜病性房颤患者）
房颤导管消融围手术期的抗凝治疗	抗凝建议： ①导管消融围术期不应中断 OAC。术前已服用治疗剂量的华法林或 DOAC，房颤导管消融围手术期无需中断抗凝 ②导管消融术中应定期（每 15~30 分钟）监测活化凝血时间（ACT）指导肝素抗凝，维持 ACT 目标值 >300s，可显著降低血栓栓塞风险，且不增加出血风险 ③导管消融术后应至少抗凝 3 个月 ④ CHA_2DS_2-VASc-60 评分为 1 分的男性或 2 分的女性患者，在严格监测无房颤复发的前提下，消融术后 3 个月应考虑停用 OAC
抗凝治疗时出血事件的防治	①轻度出血可停药观察，因 DOAC 半衰期较短，停药 12~24 小时后抗凝作用即显著减弱 ②中至重度出血可予输血 / 补液治疗，最后一次服用 DOAC 在 2~4 小时内的患者，可服用活性炭或洗胃以减少药物暴露；上消化道出血可行内镜检查并采用相应的内镜下止血措施 ③严重或致命性出血需立即逆转 OAC 的抗凝作用，依达赛珠单抗和 Andexanetalfa 可分别用于逆转达比加群酯和 Xa 因子抑制剂的抗凝活性 ④不能及时获得 DOAC 拮抗剂或应用华法林的患者，应立即给予含凝血因子Ⅱ、Ⅶ、Ⅸ、Ⅹ的凝血酶原复合物（无凝血酶原复合物时可用新鲜冰冻血浆）；应用华法林的患者，静脉注射维生素 K 需 6~8 小时才能起效 在确定并纠正出血原因后，对卒中高危患者应尽快评估重启抗凝治疗

（二）心室率控制

心室率控制是目前房颤管理的主要策略，也是房颤治疗的基本目标之一，通常可明显改善房颤相关症状。

血流动力学稳定的快心室率患者，可选择口服药物控制心室率（表 9-20）。

表 9-20　心室率控制常用药物及用法用量、不良反应

药物		用法用量	不良反应
β受体拮抗剂	酒石酸美托洛尔	①静脉：2.5~5mg 推注，最多 4 剂，5 分钟后可重复给药，推荐静脉最大剂量 20mg ②口服：12.5~100mg，每日 2 次	心力衰竭恶化、低血压、支气管痉挛、活动耐量下降、心动过缓、房室传导阻滞等
	琥珀酸美托洛尔	口服：23.75~190mg，每日 1 次	
	艾司洛尔	静脉：500μg/kg 推注 1 分钟，后续 50~300μg/（kg·min）	
	卡维地洛	口服：3.125~25mg，每日 2 次	
	比索洛尔	口服：2.5~10mg，每日 1 次	
	普萘洛尔	①静脉：1mg，可重复给药 ②口服：10~40mg，每日 3~4 次	
非二氢吡啶类 CCB	地尔硫䓬	①静脉：0.25mg/kg 推注 5 分钟，之后 5~15mg/h 维持 ②口服：30~60mg，每日 3 次；缓释片 90~360mg，每日 1 次	静脉给药可引起血压下降、短暂窦性停搏，禁用于二至三度房室传导阻滞、心功能不全和心源性休克患者
	维拉帕米	①静脉：2.5~10mg 推注 5 分钟 ②口服：40~120mg，每日 3 次；缓释片 120~480mg，每日 1 次	
强心苷类	地高辛	①静脉：0.5mg 推注，可重复剂量，每日不超过 1.5mg ②口服：0.0625~0.25mg，每日 1 次	血药浓度与死亡率增加呈正相关，慢性肾功能不全患者应根据肾功能调整剂量
	去乙酰毛花苷注射液	静脉：0.2~0.4mg 推注，可重复剂量，24 小时总量 0.8~1.2mg	
Ⅲ类抗心律失常药	胺碘酮	①静脉：300mg 溶于 250ml 5% 葡萄糖溶液静脉滴注 30~60 分钟（最好经中心静脉），继以 900~1200mg 溶于 500~1000ml 液体静滴维持 24 小时（经中心静脉） ②口服：100~200mg，每日 1 次	长期应用时注意甲状腺功能、肺毒性、肝损害等不良反应，需慎用

（三）节律控制

表 9-21 节律控制

要 点	内 容
药物复律	①对于血流动力学稳定的新发房颤（通常指房颤持续时间在 1 周内）患者，药物复律可先于电复律 ②复律存在血栓栓塞的风险，故复律前需确认心房内是否有血栓，并应依据房颤持续时间而采用恰当的抗凝治疗 ③药物可使 50% 的新发房颤患者转复为窦性心律，对持续性房颤则疗效较差 ④对于伴有严重血流动力学障碍的房颤，电复律是首选方法，比药物复律转复率高
抗心律失常药物转复窦性心律	目前主要是 Ic 类（氟卡尼、普罗帕酮）和Ⅲ类（胺碘酮、伊布利特、多非利特、维纳卡兰）抗心律失常药物。对于无器质性心脏病患者，可静脉应用氟卡尼、普罗帕酮、伊布利特、维纳卡兰复律。上述药物无效或出现不良反应时，可选择静脉应用胺碘酮
复律后窦性心律的维持	①胺碘酮：对阵发性和持续性房颤，胺碘酮维持窦性心律的疗效优于Ⅰ类抗心律失常药、决奈达隆和索他洛尔。对伴有明显左心室肥大、心力衰竭、冠心病的患者，胺碘酮作为首选药物。由于胺碘酮的心外副作用发生率较高，一般情况下将其列为二线用药，如有其他可选择的 AAD 或可行导管消融时，应尽量不用或仅短期应用胺碘酮 ②氟卡尼与普罗帕酮：能有效预防房颤复发，可用于左心室收缩功能正常且无器质性心脏病患者的节律控制 ③索他洛尔：兼具 β 受体拮抗剂作用，但增加死亡风险。转复房颤的疗效差，但预防房颤复发的作用与普罗帕酮相当。对合并哮喘、心力衰竭、肾功能不全或 QT 间期延长的患者应避免使用 ④决奈达隆：其抗心律失常作用机制与胺碘酮类似，但在降低房颤复发方面远不如胺碘酮
非抗心律失常药物	左心室功能不全、高血压伴有左心室肥厚的患者使用 ACEI/ARB 可以预防新发房颤。在抗心律失常药物的基础上加用 ACEI/ARB 可减少房颤复发。β 受体拮抗剂维持窦性心律的疗效弱于Ⅰ类或Ⅲ类抗心律失常药，但长期应用的不良反应明显少于Ⅰ类和Ⅲ类抗心律失常药，可用于预防房颤复发

三、用药注意事项与患者教育

华法林是最常用的口服抗凝药物。但是华法林口服剂量个体差异大，药物治疗窗窄，与其他药物的相互作用复杂。因此使用时应特别注意以下几点。

（1）告知患者抗凝治疗的风险，注意避免外伤，规律饮食，不要随便加用其他药物，定期监测 INR。

（2）华法林主要不良反应是各种各样的出血，如伤口出血不止、呕血、柏油样便、肌肉血肿、皮下青紫、颅内出血所致偏瘫或昏迷等，应该立即就医。

（3）掌握药物剂量，按时服药。假如忘服 1 次华法林，如当日记起则即时补服；如第二天才想起，则无需补服，只需服用常规剂量。

4. 了解药物及食物对华法林疗效的影响

①增强华法林抗凝作用的常用药物有：抗血小板药、非甾体抗炎药、鱼油及某些中药（丹参、当归、银杏等）；常见食物有：大蒜、洋葱、葡萄柚、芒果等。

②减弱华法林抗凝作用的常用药物有：维生素 K、苯巴比妥、雌激素、糖皮质激素、口服避孕药、螺内酯及某些中药（人参、西洋参、圣约翰草等）；常见食物有：西蓝花、白菜、韭菜、莴苣、菠菜、花菜、甘蓝等。当房颤患者同时需要使用其他药物时，应向医生或药师咨询。

第十章 神经精神系统常见疾病

微信扫扫，本章做题

知识导图

神经精神系统常见疾病
- 焦虑抑郁
- 睡眠障碍
- 脑卒中
- 帕金森病
- 癫痫
- 痴呆

第一节 焦虑抑郁

一、焦虑症

焦虑症是一组以焦虑为主要临床表现的精神障碍。焦虑表现为精神症状和躯体症状。精神症状是指一种提心吊胆、恐惧和忧虑的内心体验，与个体所处环境并不相符，伴有紧张不安。躯体症状是在精神症状基础上伴发自主神经系统功能亢进症状，如心悸、气短、胸闷、口干、出汗，肌紧张性震颤、颤抖或颜面潮红、苍白等。

（一）病因与发病机制

焦虑症有家族聚集性，即有某种程度的遗传性。女性焦虑症的患病率较高。大多数焦虑症都起病于儿童或青春期。个体环境因素对焦虑症的起病也非常重要。

（二）临床表现

表 10-1　焦虑症临床表现

类　别	内　容
急性焦虑（惊恐发作）	表现为反复出现、突然发作、不可预测、强烈的恐惧体验，一般历时 5~20 分钟，很少超过 1 小时。伴濒死感或失控感，以及严重的自主神经功能失调：①心脏症状：胸痛、心动过速、心跳不规则；②呼吸系统症状：呼吸困难，甚至有窒息感；③神经系统症状：头痛、眩晕、晕厥和感觉异常

续表

类 别	内 容
慢性焦虑（广泛性焦虑）	最常见的表现形式，表现为泛化或持续存在的焦虑，如过分担心、紧张、害怕等。伴自主神经功能紊乱症状（口干、出汗、心悸、气促、尿频、尿急等），以及运动不安的症状（轻微震颤、坐卧不宁等）。患者常有入睡困难、多梦且易惊醒。约 2/3 的患者合并抑郁，这些患者的自杀风险明显增高。反复发作或不断恶化者可出现人格改变、社会功能下降
社交焦虑（社交障碍）	临床表现多样，轻者在与人交往时表现为腼腆、害羞、紧张；严重者表现为害怕被人审视，不敢与人对视，害怕做出令人尴尬的行为，甚至觉得无地自容，回避社交；可导致社会隔离。患者的临床表现可局限于如公共场合进食、公开讲话或遇到异性，也可泛化到涉及家庭以外的几乎所有情景

（三）诊断

在符合神经症性障碍共同特征的基础上，根据焦虑症的临床特点，诊断一般不难。应注意的是，焦虑症的焦虑症状是原发性的；凡是继发于躯体疾病和其他精神障碍如妄想、抑郁等的焦虑症状，均不能诊断为焦虑症。推荐“90 秒 4 问题询问法”和 GAD-7 焦虑症筛查量表等用于非神经精神专科医生快速筛查与评估焦虑。

焦虑症状可见于如下情况，临床应注意鉴别诊断。①躯体疾病：急性心肌梗死、甲状腺功能亢进症、绝经综合征等，类惊恐发作可见于二尖瓣脱垂、低血糖、颞叶癫痫等。②药物：许多药物在中毒、戒断或长期应用后可导致焦虑，如可卡因、咖啡因、阿片类物质，长期应用糖皮质激素、镇静催眠药、抗精神病药物等，要核查用药记录。③其他精神疾病：精神分裂症、抑郁症、疑病症、创伤后应激障碍等。

（四）治疗

表 10-2 焦虑症的治疗

类 别	具体类别	内 容
药物治疗	苯二氮䓬类药物	①起效快，抗焦虑作用强，对急性期焦虑患者可考虑短期使用，一般治疗时间为 2~3 周 ②苯二氮䓬类药物长期大量应用可引起药物依赖和突然撤药时出现戒断症状；其肌肉松弛作用可能引起老年患者跌倒 ③苯二氮䓬类药物并不能治疗共病情况（如抑郁症或强迫症）
	5-HT_{1A} 受体部分激动剂	①通过对突触前 5-HT 自身受体的部分激活作用，促进 5-HT 从突触前的释放 ②目前临床常用丁螺环酮和坦度螺酮 ③优点是镇静作用轻，较少引起运动障碍，无呼吸抑制 ④对认知功能影响小 ⑤起效相对较慢，需 2~4 周，个别患者甚至需要 6~7 周，持续治疗可增加疗效 ⑥禁与 MAOIs 联用

续表

类　别	具体类别	内　容
药物治疗	三环类药物（TCAs）	①包括丙米嗪、阿米替林、氯米帕明、多塞平及四环类马普替林（按药理作用归类） ②抑制突触前神经元对去甲肾上腺素（NE）和 5-HT 的摄取 ③一般使用剂量为 50~250mg/d，剂量缓慢递增，分次服用 ④禁与 MAOIs 联用
	选择性 5-羟色胺再摄取抑制剂（SSRIs）	（1）能够抑制突触前 5-HT 能神经末梢对 5-HT 的再摄取 （2）主要包括氟西汀、帕罗西汀、舍曲林、氟伏沙明、西酞普兰、艾司西酞普兰 （3）帕罗西汀是临床上治疗焦虑症应用广泛的一种药物 （4）SSRIs 能减轻焦虑或焦虑伴发的抑郁症状，尤其适用于老年人 （5）SSRIs 的共性特征 ①广谱性：对各种焦虑抑郁状态均有效 ②高效性 ③起效缓：起效时间均为 2~3 周 ④高依从性：每日 1 次，依从性好 ⑤高安全性：不良反应少，耐受性好，安全性高 （6）禁与 MAOIs、色氨酸联用
	5-羟色胺和去甲肾上腺素再摄取抑制剂（SNRIs）	（1）通过抑制 5-HT 及 NE 的再摄取，增强中枢 5-HT 能及去甲肾上腺素能神经功能而发挥抗抑郁作用 （2）代表药物为文拉法辛和度洛西汀 （3）文拉法辛缓释剂疗效显著，长期治疗药效稳定、耐受性好，严重肝、肾疾病，高血压及癫痫患者应慎用 （4）度洛西汀禁用于对该药过敏、未经治疗的闭角型青光眼患者 （5）SNRIs 禁与 MAOIs 和其他 5-HT 激动药联用，避免出现 5-羟色胺综合征
	其他药物	（1）NE 和特异性 5-HT 能抗抑郁药（NaSSAs）：代表药物是米氮平，不良反应是体重增加 （2）5-羟色胺受体拮抗和再摄取抑制剂（SARIs）：可治疗各种焦虑症，代表药物是曲唑酮 （3）圣约翰草提取物 ①降低环孢素、地高辛、华法林药效 ②有单胺氧化酶抑制作用，与其他抗抑郁药合用有引起 5-羟色胺综合征的风险 （4）其他药物 ①β 受体拮抗剂：代表药物为普萘洛尔。主要用于解除焦虑症的各种躯体性症状，如心悸、震颤、心动过速等；但其单独用于治疗广泛性焦虑症的作用有限 ②抗精神病药：最好与一线抗抑郁药合并使用。此类药物常导致体重增加、糖尿病或其他代谢异常反应，仅作为二线或三线药物使用

续表

类 别	具体类别	内 容
其他治疗	心理治疗	常用方法有认知治疗、行为治疗及认知 - 行为治疗。心理治疗与药物治疗联合使用是焦虑症治疗方案的最佳选择
	电痉挛（休克）治疗	对于反复惊恐发作的急性焦虑，有极度烦躁不安的自伤或伤人行为，可短程进行电休克疗法

表 10-3 常用抗焦虑药物

药 物		剂量范围（mg/d）	主要不良反应	禁忌证与慎用情况
苯二氮䓬类药物	阿普唑仑	0.4~4.0	嗜睡、头昏、乏力等，长期用药有成瘾性，停药易引起症状复发或戒断症状	中枢神经系统处于抑制状态的急性酒精中毒、重症肌无力、急性或易于发生的闭角型青光眼发作、严重慢性阻塞性肺部病变患者与驾驶员、高空作业者、危险精细作业者慎用
	劳拉西泮	1.0~0.0		
	艾司唑仑	1.5~6.0		
	地西泮	5.0~40		
	氯硝西泮	1.0~6.0		
5-HT_{1A} 受体部分激动剂	丁螺环酮	10~60	头晕、头痛、困倦、恶心、不安	不建议与 MAOIs 联用；妊娠期、哺乳期不宜用；心、肝、肾功能不全者慎用
	坦度螺酮	15~60		
三环类药物（TCAs）	阿米替林	50~300，分次服用	多汗、口干、视物模糊、排尿困难、便秘、嗜睡、震颤、眩晕、体位性低血压	严重心脏病、近期有心肌梗死急性发作史、癫痫、青光眼、尿潴留及对三环类药物过敏者
	丙米嗪	50~300，分次服用		
	多塞平	50~300，分次服用		
	氯米帕明	50~300，分次服用		
选择性 5-HT 再摄取抑制剂（SSRIs）	氟西汀	20~80，qd，早餐后	多汗、口干、失眠、嗜睡、震颤、头晕、头痛、腹泻、恶心、乏力、易激惹	不建议与替扎尼定、利奈唑胺、阿洛司琼、匹莫齐特和单胺氧化酶抑制剂（MAOIs）联用
	帕罗西汀	10~50，qd，早餐后		
	舍曲林	50~200，qd，早餐后		
	氟伏沙明	50~300，qn 或午、晚分次服用，镇静作用较强		
	西酞普兰	10~60，qd，早餐后		
	艾司西酞普兰	5~20，qd		
5-HT 和 NE 再摄取抑制剂（SNRIs）	文拉法辛	75~225，bid，缓释剂，早餐后顿服（每周增加 75mg）	心悸、耳鸣、口干、恶心、腹泻、便秘、头晕、头痛、嗜睡、乏力、震颤、失眠、性功能障碍、血压轻度升高	不建议与 MAOIs 联用
	度洛西汀	30~120，qd		

续表

药　物		剂量范围（mg/d）	主要不良反应	禁忌证与慎用情况
NE 和特异性 5- HT 能抗抑郁药（NaSSAs）	米氮平	15~45，qd 或 bid	嗜睡、镇静、口干、体重增加、食欲旺盛、头晕和疲乏	不建议与 MAOIs 联用
5-HT 受体拮抗和再摄取抑制剂（SARIs）	曲唑酮	50~400，分次	口干、镇静、头晕、困倦、阴茎异常勃起	心脏病患者慎用，心肌梗死恢复初期不推荐使用本品
其他	圣约翰草提取物	300，tid	胃肠道反应、疲劳、镇静；光过敏	有光敏性皮肤的患者禁用，禁与环孢素、他克莫司、华法林、伊立替康、伊马替尼等药物联用

（五）用药注意事项与患者教育

1. 用药注意事项

（1）治疗期间密切观察病情变化和不良反应。向患者告知药物作用、疗程、可能发生的不良反应及对策。

（2）长期用药时应定期评估疗效，以决策是否继续用药；监测血常规、肝肾功能。

（3）如果妊娠或哺乳期间接受药物治疗，必须权衡胎儿和婴儿暴露于药物的风险与母亲不用药的潜在风险。

（4）注意苯二氮䓬类药物的依赖性（如反跳性失眠、记忆受损和戒断综合征），尤其是老年人由于躯体功能受损，容易跌倒，应避免长期使用。与长半衰期药物相比，短至中半衰期药物更容易出现上述问题。

（5）应尽可能单一用药，用足量、足疗程治疗；一般不主张联用超过 2 种抗焦虑药；如果临床评估确实需要，可联用 2 种作用机制不同的抗焦虑药物。

（6）非典型抗精神病药被推荐用于焦虑症的二线或三线治疗，最好和一线抗焦虑药联用；同时权衡疗效与不良反应的利弊。

2. 患者教育

（1）抗焦虑药物能引起嗜睡，在从事驾驶、仪器操作或其他需要集中精神才能完成的操作时应谨慎使用，以免发生事故。

（2）抗焦虑药物不能过量使用，应避免与酒精或其他能引起嗜睡作用的药物合用。

（3）需要在医生的指导下调整药物剂量，由于存在症状反跳和戒断综合征的风险，这类药物不能突然停止使用。

（4）看护人员或家人要警惕患者出现行为异常、病情恶化或自杀倾向。一旦出现，应立即就诊。

（5）老年人服用苯二氮䓬类药物后容易跌倒，应做好防跌倒和跌倒后处理的教育。

二、抑郁症

抑郁症是一种常见的心境障碍，可由各种原因引起，以显著而持久的心境低落为主要临床特征，且心境低落与其处境不相称。临床表现可以从闷闷不乐到悲痛欲绝，甚至发生木僵；部分病例有明显的焦虑和运动性激越；严重者可出现幻觉、妄想等精神病症状。

（一）病因与发病机制

抑郁症的发生与遗传、生物化学、心理、社会和环境等多种因素有关，其发病机制至今尚未完全清楚。目前认为主要有以下三方面：①单胺能神经通路信号异常；②下丘脑 - 垂体 - 肾上腺素轴功能亢进；③海马体积减小和神经可塑性下降。

（二）临床表现

抑郁发作临床表现以心境低落、思维迟缓、认知功能损害、意志活动减退和躯体症状为主。

表 10-4　抑郁症临床表现

类　别	内　容
心境低落	是患者的核心症状。主要表现为显著而持久的情感低落与悲观情绪。患者大多数时候忧心忡忡、郁郁寡欢、愁眉苦脸、长吁短叹，部分患者可伴有焦虑、激越症状。典型病例抑郁心境具有“晨重夜轻”的节律改变特点，即情绪低落在早晨较为严重，而傍晚时可有所减轻
思维迟缓	患者思维联想速度缓慢，反应迟钝，思路闭塞。临床上可见主动言语减少，语速明显减慢，声音低沉，对答困难；严重者交流无法顺利进行
认知功能损害	主要表现为近事记忆力下降，注意力障碍（反应时间延长），警觉性高敏，抽象思维能力差，学习困难，语言流畅性差，空间知觉、眼手协调及思维灵活性等能力减退。认知功能损害导致患者社会功能障碍，而且影响患者的远期预后
意志活动减退	患者意志活动显著且持续地受到抑制。表现为行为缓慢，生活被动、疏懒，不想做事，不愿和周围人接触交往。常闭门独居、疏远亲友、回避社交。严重时连吃、喝与个人卫生都不顾，甚至发展为不语、不动、不食，可达木僵状态。严重者常伴有消极自杀的观念或行为
躯体症状	主要有睡眠障碍、乏力、食欲减退、体重下降、便秘、身体任何部位的疼痛、性欲减退、勃起功能障碍、闭经等。躯体不适的主诉可涉及各系统脏器，自主神经功能失调的症状也较常见。睡眠障碍以入睡困难最为多见，而以早醒最具有特征性

（三）诊断

1. 核心症状

①心境低落；②兴趣减退或愉快感丧失；③精力下降或易疲劳感。

2. 附加症状

①集中注意的能力降低；②自我评价低；③自罪观念和无价值感（即使在轻度抑郁发作中也可出现）；④认为前途黯淡悲观；⑤自伤或自杀的观念或行为；⑥睡眠障碍；⑦食欲下降。

（四）治疗

表 10-5　抑郁症的治疗

类　别	具体类别	内　容
药物治疗	三环类抗抑郁药（TCAs）	①第一代环类抗抑郁药，包括丙米嗪、阿米替林、多塞平等。该类药物属于非选择性单胺摄取抑制剂 ②不良反应：抗胆碱能、心血管和镇静作用，常见的有口干、便秘、视物模糊、排尿困难、心动过速、体位性低血压、心率改变和嗜睡等，甚至可诱发躁狂发作 ③老年体弱患者用药剂量须减小，必要时应注意监护 ④原有心血管疾病的患者不宜使用
	单胺氧化酶抑制剂	①传统：苯乙肼、环苯丙胺等，由于会引起肝实质损害，且与富含酪胺的食物（奶酪、酵母、鸡肝、酒类等）合用时可发生高血压危象，目前已极少使用 ②新型：吗氯贝胺，是一种可逆性、选择性单胺氧化酶 A 抑制剂（RIMAs），克服了非选择性、非可逆性 MAOIs 具有高血压危象、肝毒性及直立性低血压等不良反应的缺点，适用于各类抑郁发作，包括非典型性抑郁、恶劣心境、老年抑郁 ③不良反应有头晕、恶心、口干、便秘、失眠，少数患者血压降低 ④ MAOIs 不建议与 SSRIs 同时应用
	选择性 5-羟色胺再摄取抑制剂（SSRIs）	①具有抗抑郁和抗焦虑的双重作用，很少引起镇静效应，不损害精神运功能，对心血管和自主神经系统功能影响很小 ②不良反应显著少于三环类抗抑郁药物，是全球范围内公认的一线抗抑郁药物 ③目前临床应用的有氟西汀、帕罗西汀、舍曲林、氟伏沙明、西酞普兰及艾司西酞普兰等 ④艾司西酞普兰对 5-HT 的再摄取抑制能力几乎是西酞普兰右旋异构体的 30 倍或更多，在单胺再摄取机制和神经递质受体相互作用的选择性方面也更为突出 ⑤ SSRIs 的剂量 - 效应曲线平坦，一般每天给药 1 次即可。可用于各种抑郁症，包括轻至重度抑郁症、双向型情感性精神障碍的抑郁等 ⑥常见的不良反应有恶心、呕吐、厌食、便秘、腹泻、口干、震颤、失眠、焦虑及性功能障碍，偶尔出现皮疹。少数患者能诱发躁狂 ⑦不建议与 MAOIs 合用
	5-羟色胺和去甲肾上腺素再摄取抑制剂（SNRIs）	①代表药物为文拉法辛和度洛西汀 ②无 TCAs 和 MAOIs 常见的不良反应，安全性和耐受性较好 ③疗效与剂量相关，低剂量时作用谱、不良反应与 SSRIs 类似；剂量增加后作用谱增宽，不良反应也相应增加，如引起血压升高 ④主要用于抑郁症和广泛性焦虑症，对 SSRIs 无效的严重抑郁症患者也有效 ⑤ SNRIs 均可诱发躁狂，不建议与 MAOIs 合用

续表

类 别	具体类别	内 容
药物治疗	去甲肾上腺素和特异性5-羟色胺能抗抑郁药（NaSSAs）	①是近年开发的具有对NE和5-HT双重作用机制的抗抑郁药，代表性药物为米氮平 ②较少发生与5-HT相关的不良反应，如焦虑、失眠、恶心、呕吐、头痛和性功能障碍 ③米氮平还能减少快动眼（REM）睡眠，延长REM睡眠潜伏期，改善深睡眠 ④米氮平适用于各种抑郁症的急性期及维持期治疗，特别是治疗伴有睡眠障碍或焦虑障碍的抑郁症、伴有焦虑激越或焦虑躯体化的抑郁症患者 ⑤米氮平起效比SSRIs快，安全性、耐受性好，最常见的不良反应是体重增加，偶见直立性低血压
	其他药物	①贯叶金丝桃提取物（路优泰）：对5-HT、NE、多巴胺再摄取均有明显的抑制作用，并具有相似的效价。疗效与马普替林、阿米替林相当，耐受性优于阿米替林。适用于轻至中度的抑郁症，同时能改善失眠及焦虑。不良反应有胃肠道反应、头晕、疲劳和镇静，相对严重的是皮肤的光过敏反应 ②曲唑酮：作用机制是选择性地拮抗5-HT受体及抑制神经递质再摄取，并有微弱的阻止NE再摄取作用。疗效与TCAs的丙米嗪及其他传统抗抑郁药相当。适用于各种轻至中度抑郁发作，但对于重度抑郁症效果稍差。常见不良反应包括头痛、镇静、直立性低血压、口干、恶心、呕吐、无力，少数可能引起阴茎异常勃起。该药可加强中枢抑制剂（包括酒精）的神经抑制作用，可导致低血压；故与降压药联用可能需减少降压药剂量。和其他5-HT能药物联用可能引起5-HT综合征，不建议与MAOIs联用
其他治疗	医患关系	建立良好的医患关系是治疗抑郁症的第一步
	解释病情	向患者解释抑郁如何造成各种躯体症状和不适，抑郁症的普遍性和可治性，治疗方式的选择和预后
	选择治疗方式	根据患者病情和意愿综合考虑。常用的治疗方法包括药物治疗、心理治疗、药物与心理联合治疗等
	心理治疗	常用方法：认知-行为疗法，人际关系治疗，问题解决法
	电休克治疗	对于重度或精神病性抑郁，有严重消极自杀企图的患者及使用抗抑郁药治疗无效的抑郁症患者可采用电休克（痉挛）治疗，见效快、疗效好。电休克治疗后仍需用药物维持治疗
	体育疗法	有氧运动可以改善情绪、减轻焦虑，增进饮食、睡眠、生活兴趣、性功能，改善抑郁状态，提升患者的自尊心，改善记忆和判断力

表 10-6　常用抗抑郁药物

药　物		剂量范围（mg/d）	主要不良反应	禁忌证与慎用情况
5-HT_{1A} 受体部分激动剂	丁螺环酮	10~60	头晕、头痛、困倦、恶心、不安	不建议与 MAOIs 联用；妊娠期、哺乳期不宜用；心、肝、肾功能不全者慎用
	坦度螺酮	15~60		
三环类药物（TCAs）	阿米替林	50-300，分次服用	多汗、口干、视物模糊、排尿困难、便秘、嗜睡、震颤、眩晕、体位性低血压	严重心脏病、近期有心肌梗死急性发作史、癫痫、青光眼、尿潴留及对三环类药物过敏者
	丙米嗪	50~250，分次服用		
	多塞平	50~300，分次服用		
	氯米帕明	50~250，分次服用		
单胺氧化酶抑制剂（MAOIs）	吗氯贝胺	300~600，分 2~3 次服用	头痛、头晕、恶心、口干、失眠、便秘	不建议与 SSRIs 联用
选择性 5-HT 再摄取抑制剂（SSRIs）	氟西汀	20~80，qd，早餐后	多汗、口干、失眠、嗜睡、震颤、头晕、头痛、腹泻、恶心、乏力、易激惹	不建议与替扎尼定、利奈唑胺、阿洛司琼、匹莫齐特和单胺氧化酶抑制剂（MAIOs）联用
	帕罗西汀	20~50，qd，早餐后		
	舍曲林	50~200，qd，早餐后		
	氟伏沙明	50~300，qn 或午、晚分次服用，镇静作用较强		
	西酞普兰	10~120，qd，早餐后		
	艾司西酞普兰	10~25，qd		
5-HT 和 NE 再摄取抑制剂（SNRIs）	文拉法辛	75~225，bid，缓释剂，早餐后顿服（每周增加 75mg）	心悸、耳鸣、口干、恶心、腹泻、便秘、头晕、头痛、嗜睡、乏力、震颤、失眠、性功能障碍、血压轻度升高	不建议与 MAOIs 联用
	度洛西汀	40~120，qd		
NE 和特异性 5-HT 能抗抑郁药（NaSSAs）	米氮平	15~45，qd 或 bid	嗜睡、镇静、口干、体重增加、食欲旺盛、头晕和疲乏	不建议与 MAOIs 联用
5-HT 受体拮抗和再摄取抑制剂（SARIs）	曲唑酮	50~400，分次	口干、镇静、头晕、困倦、阴茎异常勃起	心脏病患者慎用，心肌梗死恢复初期不推荐使用本品

续表

药　物		剂量范围（mg/d）	主要不良反应	禁忌证与慎用情况
褪黑素受体激动剂	阿戈美拉汀	25~50，睡前	恶心、头晕、头痛、嗜睡失眠、多汗	乙肝病毒携带者 / 患者、丙肝病毒携带者 / 患者、肝功能损害患者或氨基转移酶升高超过正常上限者禁用，禁止与强效 CYP1A2 抑制剂（如氟伏沙明、环丙沙星）联用
其他	圣约翰草提取物	300，tid	胃肠道反应、疲劳、镇静；光过敏	有光敏性皮肤的患者禁用，禁与环孢素、他克莫司、华法林、伊立替康、伊马替尼等药物联用
	氟哌噻吨美利曲辛	2~4 片，qd 或 bid	失眠、不安、躁动、嗜睡、震颤、头晕、疲劳、口干、便秘、心电图 QT 间期延长	禁用于循环衰竭、任何原因引起的中枢神经系统抑制（如：急性酒精、巴比妥类或阿片类中毒）、昏迷状态、肾上腺嗜铬细胞瘤、恶病质、未经治疗的闭角型青光眼。不推荐用于心肌梗死的恢复早期、各种程度的心脏传导阻滞或心律失常及冠状动脉缺血患者。禁止与单胺氧化酶抑制剂联用

（五）用药注意事项与患者教育

（1）抗抑郁药物是当前治疗各种抑郁症的主要药物。

（2）诊断要确切。

（3）剂量逐步递增。

（4）应尽可能单一用药，足量、足疗程治疗；当换药治疗无效时，可考虑两种作用机制不同的抗抑郁药联合使用。一般不主张联用两种以上抗抑郁药。

（5）对抑郁症应实施全程治疗，急性期治疗至少 3 个月；其中症状完全消失者进入巩固期治疗 4~9 个月，复发病例在巩固期后视复发次数和频度还应进行 1~5 年的维持期治疗。

（6）药物治疗前向患者及家人阐明药物性质、作用和可能发生的不良反应及对策，争取他们的主动配合，能遵医嘱按时、按量服药。

（7）各种抗抑郁药均不宜与 MAOIs 类药物联合使用。

（8）5- 羟色胺综合征主要发生在 SSRIs 与单胺氧化酶抑制剂合用时，可出现腹痛、腹泻、出汗、发热、心动过速、血压升高、意识改变（谵妄）、肌阵挛、动作增多、激惹、敌对和情绪改变；严重者可导致高热、休克，甚至死亡。

（9）大多数抗抑郁药通过肝脏细胞色素 P450 酶系（CYP450）降解代谢，其中有些药物，特别是一些 SSRIs 类药物对这些酶有较强的抑制作用，与它们长期联合应用的药物降解有可能减缓而使血药浓度升高，引起不良反应。

（10）SSRI 可通过乳汁分泌而影响婴儿，对妊娠或准备怀孕的妇女及哺乳期妇女慎用；对重度肾功能不全患者慎用；肝病患者宜减少 SSRI 的应用剂量与使用频率。

（11）SSRIs 停药后出现戒断反应风险的顺序依次为：氟伏沙明和帕罗西汀 > 西酞普兰 > 舍曲林 > 氟西汀。药物使用时间越长，药物的半衰期越短，越容易发生戒断反应。

（12）抑郁症患者常有消极、悲观、厌世观念，有意或误服过量的抗抑郁药中毒自杀事件时有发生，以 TCAs 过量中毒危害最大；**TCAs 中毒主要表现为神经、心血管和外周抗胆碱能症状（阿托品中毒样症状）**，出现昏迷、痉挛发作、心律失常等，一次吞服 2.5g 即可致死；治疗过程中应提高警惕，及早发现和积极治疗。

（13）抗抑郁药能引起嗜睡，在从事驾驶、仪器操作或其他需要集中精神才能完成的操作时应谨慎使用。应避免与酒精或其他能引起嗜睡作用的药物合用。由于存在症状反跳和戒断综合征的风险，这类药物不能突然停止使用，需在医生的指导下调整用药。

第二节 睡眠障碍

睡眠障碍（sleep disorders）是指睡眠的数量、质量、时间或节律紊乱。

一、病因与发病机制

失眠可由多种原因引起，常见因素如下。

（1）心理因素。

（2）环境因素。

（3）睡眠节律改变。

（4）日常生活因素。

（5）药物因素。

（6）疾病因素。

二、临床表现

失眠的主要症状表现为入睡困难（入睡潜伏期超过 30 分钟）、睡眠维持障碍（整夜觉醒次数≥ 2 次）、早醒、睡眠质量下降和总睡眠时间减少（通常少于 6.5 小时），同时伴有日间功能障碍。

三、诊断

失眠的主要症状表现为入睡困难（入睡潜伏期超过 30 分钟）、睡眠维持障碍（整夜觉醒次数≥2次）、早醒、睡眠质量下降和总睡眠时间减少（通常少于6.5小时），同时伴有日间功能障碍。

（1）存在以下一种或者多种睡眠异常症状（患者自述，或者照料者观察到）：①入睡困难；②睡眠维持困难；③比期望的起床时间更早醒来；④在适当的时间不愿意上床睡觉。

（2）存在以下一种或者多种与失眠相关的日间症状（患者自述，或者照料者观察到）：①易疲劳或全身不适感；②注意力不集中或记忆障碍；③社交、家庭、职业或学业等功能损害；④情绪易烦躁或易激动；⑤日间思睡；⑥行为问题（比如：多动、冲动或攻击性）；⑦精力和体力下降；⑧易发生错误与事故；⑨过度关注睡眠问题或对睡眠质量不满意。

（3）睡眠异常症状和相关的日间症状不能单纯用没有合适的睡眠时间或不恰当的睡眠环境来解释。

（4）睡眠异常症状和相关的日间症状至少每周出现3次。

（5）睡眠异常症状和相关的日间症状持续至少3个月。

（6）睡眠和觉醒困难不能被其他类型的睡眠障碍更好地解释。

符合慢性失眠第1~3、6条标准，但病程不足3个月和（或）相关症状出现的频率未达到每周3次的失眠可诊断为短期失眠。

四、治疗

表10-7　失眠治疗

类　别	具体类别	内　容
非药物治疗	睡眠卫生教育	寻找形成不良睡眠习惯的原因，建立良好睡眠习惯
	放松治疗	目的是降低卧床时的警觉性及减少夜间觉醒次数，可作为独立的干预措施用于失眠治疗
	行为治疗	包括刺激控制疗法和睡眠限制疗法
	认知与行为治疗	改变患者对失眠的认知偏差以及患者对于睡眠问题的非理性信念和态度
药物治疗	BZRAs（苯二氮䓬类受体激动剂）	分为传统的苯二氮䓬类药物（BZDs）和新型非苯二氮䓬类药物（non-BZDs） ①苯二氮䓬类药物包括地西泮（安定）、氯氮䓬（利眠宁）、硝西泮（硝基安定）、艾司唑仑（舒乐安定）等。可以缩短入睡时间、减少觉醒时间和次数、增加总睡眠时间。不良反应包括日间困倦、头昏、肌张力下降、**跌倒和认知功能减退**等。老年患者应用时尤其须注意跌倒风险。持续使用BZDs后，在停药时可能会出现**戒断症状** ②非苯二氮䓬类药物包括唑吡坦、佐匹克隆、右佐匹克隆和扎来普隆等。新型非苯二氮䓬类药物仅有**单一的催眠作用，无肌松弛和抗惊厥作用**。non -BZDs半衰期短，次日残余效应被最大程度地降低，一般不产生日间困倦，产生药物依赖性的风险较传统BZDs低，目前被推荐作为治疗失眠的**一线药物**

续表

类　别	具体类别	内　容
药物治疗	褪黑素和褪黑素受体激动剂	①褪黑素不良反应很小，可在老年人群中使用，也可用于倒时差 ②褪黑素受体激动剂包括雷美尔通、阿戈美拉汀等。雷美尔通可缩短睡眠潜伏期、提高睡眠效率、增加总睡眠时间，可用于治疗以入睡困难为主诉的失眠以及昼夜节律失调性睡眠障碍。由于没有药物依赖性，也不会产生戒断症状，已获准长期使用治疗失眠 ③阿戈美拉汀既是褪黑素受体激动剂也是5-羟色胺受体拮抗剂，因此具有抗抑郁和催眠双重作用，能够改善抑郁症相关性失眠，缩短睡眠潜伏期，增加睡眠连续性
	抗抑郁药	①低剂量多塞平（3~6mg/d）因具有专一性抗组胺机制，可以改善中青年和老年慢性失眠患者的睡眠状况，具有临床耐受性良好、无戒断效应的特点 ②选择性5-羟色胺再摄取抑制剂　并没有特异性催眠作用，但能够通过治疗抑郁和焦虑来改善失眠症状 ③小剂量米氮平（15~30mg/d）缓解失眠症状 ④抗抑郁药物与BZRAs联合应用　联合使用短效BZRAs有益于尽快改善失眠症状，提高患者依从性。例如，唑吡坦和帕罗西汀联用可以快速缓解失眠症状，同时协同改善抑郁和焦虑症状

五、抗失眠药物的合理应用

（1）把握获益与风险的平衡。在选择干预药物时需要考虑症状的针对性、既往用药反应、患者一般状况、当前用药的相互作用、药物不良反应以及现患共存的其他疾病。在遵循治疗原则的同时还需兼顾个体化原则。

（2）由于长期服用会有药物依赖及停药反跳，原则上应使用最低有效剂量、间断给药（每周2~4次）、短期给药（常规用药不超过3~4周）、缓慢减药和逐渐停药（每天减掉原药的25%）。

（3）目前推荐的抗失眠药物治疗策略为：①失眠继发于或伴发于其他疾病时，应同时治疗原发或伴发疾病；②药物治疗开始后应监测并评估患者的治疗反应。长期性、难治性失眠应在专科医生指导下用药；③原发性失眠首选短效non-BZDs，如唑吡坦、佐匹克隆、右佐匹克隆和扎来普隆；④如首选药物无效或无法依从，更换为另一种短效或中效的BZRAs或者褪黑素受体激动剂；⑤BZRAs或褪黑素受体激动剂可以与抗抑郁药联合应用；⑥对于长期应用镇静催眠药物的慢性失眠患者，不提倡药物连续治疗，建议采用间歇治疗或按需治疗的服药方式。

（4）老年失眠患者首选非药物治疗手段。药物治疗推荐使用non-BZDs或褪黑素受体激动剂。必须使用BZDs药物时需谨慎，若发生共济失调、意识模糊、反常运动、幻觉、呼吸抑制时需立即停药并妥善处理，同时注意防范跌倒等意外伤害。从最小有效剂量开始，短期应用或采用间歇疗法，不主张大剂量给药，用药过程中需密切观察药物不良反应。

（5）妊娠期妇女使用镇静催眠药物的安全性尚缺乏资料。哺乳期应用镇静催眠药物以及抗抑郁药物需谨慎，避免药物通过乳汁而影响婴儿。推荐采用非药物干预手段治疗失眠。

（6）对于围绝经期的失眠妇女，应首先鉴别和处理此年龄组中影响睡眠的常见疾病，如抑郁症、焦虑症和OSAS等，依据症状和激素水平给予必要的激素替代治疗，此部分患者的失眠症状处理与普通成人相同。

（7）BZDs由于其呼吸抑制等不良反应，在伴有呼吸系统疾病如COPD、OSAS患者中慎用。non-BZDs类药物受体选择性强、次晨残余作用发生率低，使用唑吡坦和佐匹克隆治疗稳定期的轻至中度COPD的失眠患者尚未发现有呼吸功能不良反应的报道，但扎来普隆对伴有呼吸系统疾病失眠患者的疗效尚未确定。对高碳酸血症明显的COPD急性加重期、限制性通气功能障碍失代偿期的患者不建议使用BZDs，必要时可在机械通气支持（有创或无创）的同时应用并密切监护。

（8）共病精神障碍患者中常存在失眠症状，应该由精神科执业医师按照专科原则治疗并控制原发病，同时治疗失眠症状。

（9）抑郁症常与失眠共病，不可孤立治疗失眠，以免进入恶性循环的困境。需要注意抗抑郁药物和催眠药物的使用有可能加重OSAS和不宁腿综合征。焦虑症患者存在失眠时，以抗焦虑药物为主，必要时在睡前加用镇静催眠药物。精神分裂症患者存在失眠时，应选择抗精神病药物治疗为主；必要时可辅以镇静催眠药物治疗失眠。

六、用药注意事项与患者教育

（1）治疗前向患者及其家属告知药物性质、作用、可能发生的不良反应及对策。

（2）治疗期间密切观察病情变化和不良反应。

（3）长期用药时应定期评估治疗的必要性。

（4）在治疗初期和长期治疗中需要定期监测血常规与肝、肾功能。

（5）失眠治疗药物能引起嗜睡，在从事驾驶、仪器操作或其他需要集中精神才能完成的操作时应谨慎使用，以免发生事故。

（6）不能过量使用助眠药物，应避免与酒精或其他能引起嗜睡作用的药物合用。

（7）长期应用苯二氮䓬类药物不能突然停止使用，因为存在症状反跳和戒断综合征的风险。

（8）家人要警惕患者出现行为异常、病情恶化或自杀倾向。一旦出现，应立即就诊。

第三节　脑卒中

一、缺血性脑血管病

缺血性脑卒中和短暂性脑缺血发作（transient ischemic attack，TIA）是最常见的脑血管病类型。

（一）危险因素控制

缺血性脑血管病主要危险因素：种族、遗传、高血压、心脏病、糖尿病、吸烟、酗酒、血脂异常、颈动脉狭窄等。

1. 高血压

高血压是脑卒中和TIA最重要的危险因素之一。既往未接受降压治疗的缺血性脑卒中或TIA患者，发病数天且病情稳定后如果收缩压≥140mmHg或舒张压≥90mmHg，如无绝对禁忌，可启动降压治疗；对于血压<140/90mmHg的患者，其降压获益并不明确。

2. 血脂代谢异常

高胆固醇水平是导致缺血性脑卒中或TIA复发的重要因素。综合我国国情和国际指南建议，推荐他汀类药物治疗的强度分为高强度（LDL-C降低≥50%）和中等强度（LDL-C降低30%~50%）。在实际工作中，建议将"LDL-C<1.8mmol/L"作为评估降低胆固醇治疗的参考目标值。对于LDL-C≥2.6mmol/L的非心源性缺血性脑卒中或TIA患者，他汀类药物治疗期间，如果监测指标持续异常并排除其他影响因素，或出现指标异常相应的临床表现，应及时减药或停药观察（肝酶超过3倍正常范围上限，肌酶超过4倍正常范围上限，应停药观察）；老年人或合并严重器官功能不全的患者，初始剂量不宜过大。

3. 糖代谢异常和糖尿病

对糖尿病或糖尿病前期患者进行生活方式和（或）药物干预能减少缺血性脑卒中或TIA事件，推荐HbAlc治疗目标为<7%。

4. 吸烟

可能有效的戒烟手段包括心理疏导、尼古丁替代产品或口服戒烟药物。

5. 睡眠呼吸暂停

阻塞性睡眠呼吸暂停是脑卒中的危险因素。鼓励有条件的医疗单位对缺血性脑卒中或TIA患者进行睡眠呼吸监测。使用持续正压通气（CPAP）可以改善合并睡眠呼吸暂停的脑卒中患者的预后，可考虑对这些患者进行CPAP治疗。

6. 高同型半胱氨酸血症

高同型半胱氨酸血症可增加脑卒中的风险，对近期发生缺血性脑卒中或TIA且合并高同型半胱氨酸血症的患者，补充叶酸、维生素B_6以及维生素B_{12}可降低同型半胱氨酸水平。但目前尚无足够证据支持降低同型半胱氨酸水平能够减少脑卒中复发风险。

（二）短暂性脑缺血发作

1. 临床表现与诊断

表10-8　临床表现与诊断

要　点	内　容
TIA	①起病突然 ②临床表现取决于受累血管的分布，症状多样 ③持续时间短暂，一般10~15分钟，多在1小时内 ④恢复完全，不遗留神经功能缺损体征 ⑤多数病例在就诊前有反复发作病史 ⑥检查：颈动脉超声常可显示动脉硬化斑块。经颅彩色多普勒超声有助于发现颅内血管狭窄，判断侧支循环情况，进行栓子监测。经食管超声心动图有助于发现房间隔异常、心房附壁血栓、二尖瓣赘生物等多种心源性栓子来源。计算机成像血管造影（CTA）和磁共振显像血管造影（MRA）是无创性检查脑血管的手段。选择性动脉导管脑血管造影是评估颅内外动脉血管病变最准确的诊断方法

2. 治疗

表 10-9　治疗

要　点	内　容	
预防	相关内容见本节“缺血性脑血管病”部分的“用药注意事项与患者教育”	
药物治疗	抗血小板聚集药物	①对非心源性 TIA 患者：阿司匹林（50~325mg/d）或氯吡格雷（75mg/d）单药治疗均可以作为首选抗血小板药物 ②阿司匹林（25mg）+ 缓释型双嘧达莫（200mg）2 次 / 日或西洛他唑（100mg）2 次 / 日，均可作为阿司匹林和氯吡格雷的替代治疗药物
		①对发病在 24 小时内、非心源性、卒中高复发风险的 TIA（$ABCD_2$ 评分≥4 分）患者，如无药物禁忌，推荐给予氯吡格雷（最佳治疗剂量 75mg）+ 阿司匹林（最佳治疗剂量 75~100mg）双联抗血小板治疗 21 日（首次剂量给予氯吡格雷负荷剂量 300mg 和阿司匹林 75~300mg），后改为单药抗血小板治疗 ②对上述患者如已完成 CYP2C19 基因检测，且为 CYP2C19 功能缺失等位基因携带者，推荐给予替格瑞洛联合阿司匹林治疗 21 日，此后继续使用替格瑞洛（90mg，2 次 / 日）单药治疗
		①对发病 30 日内伴有症状性颅内动脉严重狭窄（狭窄率 70%~99%）的 TIA 患者，应尽早给予阿司匹林联合氯吡格雷治疗 90 日；此后阿司匹林或氯吡格雷单药可作为长期二级预防用药 ②对伴有症状性颅内或颅外动脉狭窄（狭窄率 50%~99%）或合并有两个以上危险因素的 TIA 患者，推荐给予西洛他唑，联合阿司匹林或氯吡格雷个体化治疗 ③对于主动脉弓粥样硬化斑块引起的 TIA 患者，推荐抗血小板治疗预防卒中复发 ④非心源性 TIA 患者不推荐常规长期应用阿司匹林联合氯吡格雷甚或三联抗血小板治疗
	抗凝药物	①对合并非瓣膜性心房颤动的缺血性卒中或 TIA 患者，无论是阵发性、持续性还是永久性心房颤动，均推荐口服抗凝药物以减少卒中复发，推荐使用华法林或直接口服抗凝药抗凝治疗，预防再发的血栓栓塞事件。华法林的目标剂量是维持 INR 在 2.0~3.0 ②直接口服抗凝药包括达比加群酯、利伐沙班、阿哌沙班以及艾多沙班 ③上述患者若不能接受抗凝治疗，推荐应用阿司匹林单药治疗。也可以选择阿司匹林联合氯吡格雷抗血小板治疗，但须注意出血风险
		对合并瓣膜性心房颤动（即中至重度二尖瓣狭窄或机械心脏瓣膜病合并心房颤动）的 TIA 患者，推荐使用华法林抗凝治疗以降低卒中风险。因华法林起效缓慢，如需快速达到抗凝效果，可同时应用普通肝素或低分子量肝素，待华法林充分发挥抗凝效果后停用肝素
其他治疗	TIA 患者有时存在血液成分改变，如纤维蛋白原含量明显增高导致频繁发作，可考虑选用巴曲酶或降纤酶等降纤药物治疗	

（三）缺血性脑卒中

缺血性脑卒中（脑梗死）是指因脑部血液循环障碍，缺血、缺氧所致局限性脑组织的缺血性坏死或软化。

1. 临床表现与诊断

表 10-10　临床表现与诊断

要　点	内　容
起病情况	多于静息时（如夜间）急性起病，部分病例在发病前可有 TIA 发作
临床表现	表现为局灶性神经功能缺损的症状和体征，如偏瘫、偏身感觉障碍、失语、共济失调等，部分可有头痛、呕吐、昏迷等全脑功能障碍表现
检查	脑的影像学检查。所有患者都应做的检查：①血糖、肝肾功能和电解质；②心电图和心肌缺血标志物；③全血计数，包括血小板计数；④凝血酶原时间（PT）/ 国际标准化比值（INR）和活化部分凝血活酶时间（APTT）；⑤血氧饱和度
诊断	①急性起病；②局灶性神经功能缺损（一侧面部或肢体无力、麻木，语言障碍等），少数为全面性神经功能缺损；③影像学出现责任病灶或症状 / 体征持续 24 小时以上；④排除非血管性病因；⑤脑 CT/MRI 排除脑出血

2. 治疗

脑梗死的治疗应根据病因、发病机制、临床类型、发病时间等制定治疗方案，实施以分型、分期为核心的个体化治疗。按病程可分为急性期（一般指发病后 2 周内，轻型 1 周内、重型 1 个月内）；恢复期（大于 1 个月，小于 6 个月）和后遗症期（大于 6 个月）。

表 10-11　治疗

<table>
<tr><th colspan="2">要　点</th><th colspan="2">内　容</th></tr>
<tr><td rowspan="3">分期治疗策略</td><td>急性期</td><td colspan="2">急性期脑梗死溶栓治疗的时间窗非常短暂（3~6 小时），在时间窗内迅速明确诊断，没有禁忌证者应予溶栓治疗，极大降低致残率和致死率</td></tr>
<tr><td>恢复期</td><td colspan="2">以康复锻炼、改善功能为目标，并进行心脑血管疾病的二级预防</td></tr>
<tr><td>后遗症期</td><td colspan="2">加强护理和功能代偿，并进行心脑血管疾病的二级预防</td></tr>
<tr><td rowspan="4">药物治疗</td><td rowspan="3">一般治疗</td><td colspan="2">必要时吸氧，应维持血氧饱和度 >94%。对体温升高的患者应寻找和处理发热原因，如存在感染应给予抗感染治疗；对体温 >38℃的患者应给予退热措施</td></tr>
<tr><td>血压控制</td><td>①血压持续升高至收缩压≥ 200mmHg 或舒张压≥ 110mmHg，或伴有严重心功能不全、主动脉夹层、高血压脑病的患者，可予降压治疗。可选用拉贝洛尔、尼卡地平等静脉药物
②卒中后病情稳定，若血压持续≥ 140/90mmHg 且无禁忌证，可于起病数天后恢复使用发病前服用的降压药物或开始启动降压治疗</td></tr>
<tr><td>血糖控制</td><td>①血糖超过 10mmol/L 时可给予胰岛素治疗
②高血糖患者血糖控制在 7.8~10mmol/L。血糖低于 3.3mmol/L 时，应及时纠正，可给予 10%~20% 葡萄糖溶液口服或注射治疗。目标是达到正常血糖范围</td></tr>
<tr><td>特异性治疗</td><td colspan="2">包括改善脑循环（静脉溶栓、血管内取栓治疗、抗血小板、抗凝、降纤、扩容等方法）及神经保护等</td></tr>
</table>

续表

要　点	内　容		
药物治疗	特异性治疗	静脉溶栓	（1）溶栓 ①是目前最主要的恢复脑血流措施，药物包括重组组织型纤溶酶原激活剂（rt-PA，阿替普酶）、尿激酶和替奈普酶 ②对缺血性卒中发病 4.5 小时内的患者，应按照适应证和禁忌证严格筛选患者，尽快给予阿替普酶或替奈普酶静脉溶栓治疗。使用方法：阿替普酶 0.9mg/kg（最大剂量为 90mg）静脉滴注，其中 10% 在最初 1 分钟内静脉推注，其余持续滴注 1 小时；替奈普酶 0.25mg/kg（最大剂量 25mg），静脉注射；用药期间及用药 24 小时内应严密监护患者 ③发病在 6 小时内，可根据适应证和禁忌证标准严格选择患者给予尿激酶静脉溶栓。使用方法：尿激酶 100 万 ~150 万 IU，溶于生理盐水 100~200ml，持续静脉滴注 30 分钟 ④患者在接受静脉溶栓治疗后尚需抗血小板或抗凝治疗，应推迟到溶栓 24 小时后开始 （2）禁忌：颅内出血（包括脑实质出血、脑室内出血、蛛网膜下腔出血、硬膜下 / 硬膜外血肿等）；既往颅内出血史；近 3 个月内有严重头颅外伤史或卒中史；颅内肿瘤、巨大颅内动脉瘤；近 3 个月有颅内或椎管内手术；近 2 周内进行过大型外科手术；近 3 周内有胃肠或泌尿系统出血；活动性内脏出血；主动脉弓夹层；近 1 周内有在不易压迫止血部位的动脉穿刺；血压升高：收缩压 ≥ 180mmHg 或舒张压 ≥ 100mmHg；急性出血倾向，包括血小板计数 $<100\times10^9$/L 或其他情况；24 小时内接受过低分子量肝素治疗；口服抗凝药（华法林）且 INR>1.7 或 PT>15 秒；48 小时内使用凝血酶抑制剂或Ⅹa 因子抑制剂，或各种实验室检查异常（如 APTT、INR、ECT、TT 或Ⅹa 因子活性测定等）；血糖 <2.8mmol/L 或 >22.22mmol/L；头颅 CT 或 MRI 提示大面积梗死（梗死面积 >1/3 大脑中动脉供血区）
		抗血小板	①对于不符合静脉溶栓或血管内取栓适应证且无禁忌证的缺血性脑卒中患者应在发病后尽早给予口服阿司匹林 150~300mg/d 治疗。急性期后可改为预防剂量（50~150mg/d） ②对溶栓治疗者，原则上阿司匹林等抗血小板药物应在溶栓 24 小时后开始使用 ③如果患者存在其他特殊情况（如合并疾病需要），在评估获益大于风险后可以考虑在阿替普酶静脉溶栓 24 小时内使用抗血小板药物 ④对不能耐受阿司匹林者，可考虑选用氯吡格雷等抗血小板治疗

续表

要点	内容		
药物治疗	特异性治疗	抗血小板	⑤对于未接受静脉溶栓治疗的轻型卒中患者（NIHSS评分≤3分），在发病24小时内应尽早启动双联抗血小板治疗（阿司匹林和氯吡格雷）并维持21日，有益于降低发病90日内的卒中复发风险 ⑥如患者已完成CYP2C19基因检测，且为CYP2C19功能缺失等位基因携带者，可使用替格瑞洛和阿司匹林双联抗血小板治疗并维持21日 ⑦对于未接受静脉溶栓治疗的大动脉粥样硬化性轻型卒中患者（NIHSS评分≤5分），在发病72小时内应尽早启动双联抗血小板治疗（阿司匹林和氯吡格雷）并维持21日，有益于降低发病90日内的卒中复发风险
		抗凝	①对大多数急性缺血性脑卒中患者，不推荐无选择地早期进行抗凝治疗 ②对于伴心房颤动的急性缺血性脑卒中患者，早期使用直接口服抗凝药进行抗凝是安全的 ③对少数特殊急性缺血性脑卒中（如放置心脏机械瓣膜）患者是否进行抗凝治疗，需综合评估（如病灶大小、血压控制、肝肾功能等），如出血危险较小而致残性脑栓塞风险高，可在充分沟通后谨慎选择使用。特殊情况下溶栓后还需抗凝治疗患者，应在24小时后使用抗凝药
		降纤	对不适合溶栓并经过严格筛选的脑梗死患者，特别是高纤维蛋白原血症者可选用降纤治疗。降纤药物包括降纤酶、巴曲酶、蚓激酶、蕲蛇酶等
		扩容	①对大多数缺血性脑卒中患者，不推荐扩容治疗 ②对于低血压或脑血流低灌注所致的急性缺血性脑卒中（如分水岭梗死）可考虑扩容治疗，但应注意可能加重脑水肿、心力衰竭等并发症 ③对有严重脑水肿及心力衰竭的患者不推荐使用扩容治疗
		神经保护与改善脑循环	神经保护药物可改善缺血性脑卒中患者预后。目前常用的有丁基苯酞、胞二磷胆碱、依达拉奉等
		脑水肿与颅内压增高	①严重脑水肿和颅内压增高是急性重症缺血性脑卒中的常见并发症 ②甘露醇（125~250ml，快速静脉滴注，q8h~q6h，疗程5~7日；颅内压增高明显或脑疝形成时，可加大剂量及疗程）和高张盐水可明显减轻脑水肿、降低颅内压，减少脑疝的发生风险 ③必要时也可选用甘油果糖或呋塞米。呋塞米20~40mg，静脉滴注，q8h~q6h，与甘露醇交替使用可减轻二者的不良反应。甘油果糖250~500ml，静脉滴注，qd~bid，脱水作用温和

（四）用药注意事项与患者教育

（1）预防胜于治疗：①一级预防指未发生卒中前预防卒中的发生，需要有健康生活方式、加强运动，控制糖尿病、高血压和血脂异常及代谢综合征，给予他汀类与小剂量阿司匹林。②二级预防指发生卒中后预防复发。在一级预防的基础上，对颈动脉狭窄、软斑块形成的患者建议专科就诊；缺血性卒中约 20% 是心源性栓塞，有效控制房颤可以预防卒中的发生；如高同型半胱氨酸血症、口服避孕药及其他高凝危险因素都与脑卒中有关，应注意干预。

（2）熟悉 TIA 的表现，TIA 可能就是脑梗死发生的先兆，应及时就诊。

（3）发病后 3 小时内溶栓可以很好地避免脑卒中后遗症，对于高风险人群应有预案，寻找 30 分钟车程内有开展溶栓治疗的“24 小时 /7 天”医疗机构。

二、出血性脑血管病

（一）概述

脑血管病按脑的病理改变可分为缺血性脑血管病和出血性脑血管病，后者包括脑出血（intracerebral hemorrhage，ICH）和蛛网膜下腔出血（subarachnoid hemorrhage，SAH）。

（二）治疗

脑出血的治疗主要包括内科治疗和外科治疗，大多数患者均以内科治疗为主；如果病情危重或发现有继发原因，且有手术适应证者，则应该进行外科治疗。

表 10-12　治疗

要　点	内　容	
内科治疗	一般治疗	①卧床休息 ②保持气道通畅 ③吸氧 ④昏迷或有吞咽困难者予鼻饲 ⑤对症治疗 ⑥预防感染 ⑦定期翻身、肢体被动活动、气垫床等措施防治压疮 ⑧病情监测
	降低颅内压	需要脱水除颅压时，应给予甘露醇静脉滴注。必要时，也可用呋塞米、甘油果糖和（或）白蛋白
	血压管理	①当急性脑出血患者收缩压 >220mmHg 时，应积极使用静脉降压药物降低血压；当患者收缩压 >180mmHg 时，可使用静脉降压药物控制血压；“160mmHg”可作为参考的收缩压目标值 ②急性期蛛网膜下腔出血降压幅度尚无确定的循证医学证据支持，注意监测血压；目前认为将收缩压控制在 <160mmHg，平均动脉压 >90mmHg，并维持动态血压平稳是合理的。但血压 <130mmHg 可能有害
	血糖管理	血糖值可控制在 7.8~10.0mmol/L 的范围内
	止血治疗	可能增加血栓栓塞的风险，不推荐常规使用
	病因治疗	①不推荐重组凝血因子Ⅶa 制剂单药治疗口服抗凝药相关脑出血 ②对普通肝素相关脑出血，推荐使用硫酸鱼精蛋白治疗

续表

要 点		内 容
内科治疗	预防脑出血复发	①脑出血发生后应立即给予控制血压的措施，长期血压控制目标为130/80mmHg ②非脑叶出血患者可以应用抗凝药物，所有脑出血患者都可应用抗血小板单药治疗 ③在非机械性瓣膜患者中，至少在4周内应避免口服抗凝药物
非药物治疗	手术治疗	目的主要是尽快清除血肿、降低颅内压、挽救生命
	康复治疗	如有语言障碍及认知心理障碍，进行相应的康复治疗

（三）用药注意事项与患者教育

（1）休息与活动。

（2）饮食指导。

（3）避免诱因：如情绪激动、剧烈运动、用力排便。

（4）康复指导。

（5）出院指导。

第四节 帕金森病

一、流行病学

帕金森病（Parkinson disease，PD）是一种常见的中老年神经系统退行性变性疾病。

二、临床表现

PD的临床表现有两大类，即运动症状和非运动症状。

（一）运动症状

（1）静止性震颤。

（2）运动迟缓。

（3）肌强直。

（4）姿势平衡障碍。

（二）非运动症状

（1）感觉障碍。

（2）精神障碍。

（3）自主神经功能障碍。

（4）睡眠障碍。

三、治疗

（一）治疗原则

表 10-13　治疗原则

要　点	内　容	
治疗原则	综合治疗原则	药物治疗为首选，且是整个治疗过程中的主要干预手段；手术治疗则是药物治疗的一种有效补充
	药物治疗原则	应坚持“剂量滴定”以避免产生药物的急性不良反应，力求实现“尽可能以小剂量达到满意临床效果”的用药原则，避免或降低运动并发症（尤其是异动症）的发生率。治疗应遵循循证医学的证据，也应强调个体化特点

（二）药物治疗

1. 常用 PD 治疗药物

用量用法及特点见表 10-14。

2. 治疗药物选择

（1）早期帕金森病的药物治疗：一般疾病初期多予单药治疗，但也可采用优化的小剂量多种药物（体现多靶点）联合应用。

1）早发型帕金森病患者，不伴智能减退，可有如下选择：①非麦角类 DAs；② MAO-BI；③复方左旋多巴；④恩他卡朋双多巴片；⑤金刚烷胺；⑥抗胆碱药。伴智能减退，应选择复方左旋多巴。首选药物并非按照以上顺序，需根据不同患者的具体情况而选择不同方案。根据治疗指南可首选①方案，也可首选②方案，或可首选③方案；若因特殊工作之需，力求显著改善运动症状，则可首选③或④方案；也可小剂量应用①或②方案时，同时小剂量合用③方案；若考虑药物经济因素，对强直少动型患者可首选⑤方案，对震颤型患者也可首选⑥方案。

2）晚发型或伴有智能减退的患者，一般首选复方左旋多巴治疗。随着症状加重，疗效减退时可添加 DAs、MAO-BI 或 COMTI 治疗。尽量不应用抗胆碱药物，尤其针对老年男性患者年男性患者。

（2）中晚期帕金森病的药物治疗：对中晚期帕金森病患者的治疗，一方面要继续力求改善患者的运动症状；另一方面要妥善处理一些运动并发症和非运动症状。

1）运动症状及姿势平衡障碍的治疗：其中，冻结步态是帕金森病患者摔跤的最常见原因。目前尚缺乏有效的治疗措施，调整药物剂量或添加药物偶尔奏效，对部分患者予以增加复方左旋多巴剂量或添加 MAO-BI 和金刚烷胺可能奏效。

2）运动并发症的治疗

①症状波动：主要包括剂末恶化、“开 - 关”现象。对剂末恶化的处理方法为：a. 不增加服用复方左旋多巴的每日总剂量，而适当增加每日服药次数，减少每次服药剂量；或适当增加每日总剂量，每次服药剂量不变，而增加每日服药次数。b. 由常释剂换用缓、控释剂以延长左旋多巴的作用时间，更适宜在早期出现剂末恶化，尤其发生在夜间时为较佳选择，剂量需增加 20%~30%。c. 加用长半衰期的 DAs，其中普拉克索、罗匹尼罗为 B 级证据，卡麦角林、阿扑

吗啡为C级证据，溴隐亭不能缩短“关”期而亦为C级证据；若已用一种DAs而疗效减退，可尝试换用另一种DAs。d.加用对纹状体产生持续性DA能刺激的COMTI，其中恩他卡朋为A级证据，托卡朋为B级证据。e.加用MAO-BI，其中雷沙吉兰为A级证据，司来吉兰为C级证据。f.避免饮食（含蛋白质）对左旋多巴吸收及通过血-脑屏障的影响，宜在餐前1小时或餐后1.5小时服药，调整蛋白质饮食可能有效。对“开-关”现象的处理较为困难，方法有：a.选用长半衰期的非麦角类DAs（普拉克索、罗匹尼罗、罗替戈汀）。b.对于口服药物无法改善的严重“关”期患者，可考虑采用持续皮下注射阿扑吗啡或左旋多巴肠凝胶灌注。

②异动症：包括剂峰异动症、双相异动症和肌张力障碍。

对剂峰异动症的处理方法为：a.减少每次复方左旋多巴的剂量，若伴有剂末恶化可增加每日服药次数。b.若患者是单用复方左旋多巴，可适当减少剂量，同时加用DAs，或加用COMTI。c.加用金刚烷胺。d.加用非典型抗精神病药如氯氮平。e.若使用复方左旋多巴缓释剂，则应换用常释剂，避免缓释剂的累积效应。

对双相异动症（包括剂初异动症和剂末异动症）的处理方法为：a.若在使用复方左旋多巴缓释剂，则应换用常释剂，最好换用水溶剂，可以有效缓解剂初异动症；b.加用长半衰期的DAs或延长左旋多巴血浆清除半衰期的COMTI，可以缓解剂末异动症，也可能有助于改善剂初异动症。

肌张力障碍包括清晨肌张力障碍、“关”期肌张力障碍和“开”期肌张力障碍。对清晨肌张力障碍的处理，可在睡前加用复方左旋多巴缓释剂或长效DAs，或在起床前服用复方左旋多巴常释剂或水溶剂。对“关”期肌张力障碍的处理方法为：a.增加复方左旋多巴的剂量或次数。b.加用DAs、COMTI或MAO-BI。对“开”期肌张力障碍的处理方法同剂峰异动症。

3)非运动症状的治疗：帕金森病的非运动症状涉及许多类型，主要包括感觉障碍、精神障碍、自主神经功能障碍和睡眠障碍，需给予积极的相应治疗。

①睡眠障碍的治疗：a.**伴RBD患者的处理首先是防护**，发作频繁可在睡前给予氯硝西泮或褪黑素，氯硝西泮有增加跌倒的风险，一般不作为首选。b.失眠和睡眠片段化（睡眠破碎）是最常见的睡眠障碍，首先要排除可能影响夜间睡眠的抗帕金森病药物，如司来吉兰和金刚烷胺都可能导致失眠，尤其在傍晚服用者；首先需纠正服药时间，司来吉兰需在早晨、中午服用，金刚烷胺需在下午4时前服用；若无改善，则需减量甚至停药。若与药物无关则多数与帕金森病夜间运动症状有关，也可能是原发性疾病所致；若与患者的夜间运动症状有关，主要是多巴胺能药物的夜间血药浓度过低，因此加用DAs（尤其是缓释片）、复方左旋多巴缓释片、COMTI能够改善患者的睡眠质量。c.若是EDS要考虑是否存在夜间的睡眠障碍，RBD、失眠患者常常合并EDS，此外也与抗帕金森病药物DAs或左旋多巴的应用有关。如果患者在每次服药后出现嗜睡，提示药物过量，适当减小剂量有助于改善EDS；如果不能改善，可以换用另一种DAs或者可用左旋多巴缓释片替代常释剂，可能得到改善；也可尝试使用司来吉兰。对顽固性EDS患者可以使用精神兴奋剂莫达非尼。d.帕金森病患者也常伴有RLS，治疗优先推荐DAs，在入睡前2小时内选用DAs如普拉克索、罗匹尼罗和罗替戈汀治疗十分有效；或用复方左旋多巴也可奏效。

②感觉障碍的治疗：**疼痛治疗的第一步是优化多巴胺能药物**。特别是症状波动性的疼痛，如果抗帕金森病药物治疗“开”期疼痛/麻木减轻或消失，“关”期复现，则提示由帕金森病所致，可以调整多巴胺能药物治疗以延长“开”期，约30%患者经多巴胺能药物治疗方案调整后可

缓解疼痛。反之则由其他共病或原因引起，可以予以相应的治疗，如非阿片类（对乙酰氨基酚及其他非甾体抗炎药）与阿片类镇痛剂（羟考酮）、抗惊厥药（普瑞巴林和加巴喷丁）、抗抑郁药（度洛西汀）。通常采用非阿片类和阿片类镇痛剂治疗肌肉 - 骨骼疼痛，抗惊厥药和抗抑郁药治疗神经病理性疼痛。

③自主神经功能障碍的治疗：a. 对于便秘，摄入足够的液体、水果、蔬菜、纤维素或其他温和的导泻药，如乳果糖等能改善便秘；也可加用促动力药，如多潘立酮、莫沙必利等。b. 对泌尿障碍中的尿频、尿急和急迫性尿失禁的治疗，可采用外周抗胆碱药，如奥昔布宁、溴丙胺太林、托特罗定和莨菪碱等；若出现尿潴留，应采取间歇性清洁导尿，若由前列腺增生引起，严重者必要时可行手术治疗。c. 体位性低血压患者应增加盐和水的摄入量；睡眠时抬高头位，不要平卧；可穿弹力裤；不要快速地从卧位或坐位起立。首选 α 肾上腺素受体激动剂米多君治疗，该药也最有效；也可使用屈昔多巴和选择性外周多巴胺受体拮抗剂多潘立酮。

④精神及认知障碍的治疗：首先需要甄别可能是由抗帕金森病药物诱发，还是由疾病本身导致。若是前者因素则需根据最易诱发的几率而依次逐减或停用如下抗帕金森病药物：抗胆碱药、金刚烷胺、MAO-BI、DAs；若仍有必要，最后减少复方左旋多巴剂量，但要警惕可能带来加重帕金森病运动症状的后果。如果药物调整效果不理想，则提示可能是后者因素，就要考虑对症 / 对因用药。

（三）非药物治疗

（1）康复与心理治疗。

（2）手术治疗

表 10-14　常用 PD 治疗药物的用法用量及特点

种　类	代表药物	用量用法	同类其他药物	适应证	禁忌证与慎用情况	备　注
抗胆碱药	苯海索	剂量为 1~2mg，3 次 / 日	—	主要适用于伴有震颤的患者，而对无震颤的患者不推荐应用	青光眼、尿潴留及前列腺增生患者禁用	对 <60 岁的患者，要告知长期应用本类药物可能会导致其认知功能下降，所以要定期复查认知功能，一旦发现患者的认知功能下降则应立即停用；对 ≥ 60 岁的患者最好不应用抗胆碱药

续表

种　类	代表药物	用量用法	同类其他药物	适应证	禁忌证与慎用情况	备　注
促多巴胺释放剂	金刚烷胺	剂量为50~100mg 2~3次/日，末次应在下午4时前服用	—	对少动、强直、震颤均有改善作用，并且对改善异动症有帮助	肾功能不全、癫痫、严重胃溃疡、肝病患者慎用，哺乳期妇女禁用	减量宜慢，不宜晚间服用(不良反应有幻觉、精神紊乱)
复方左旋多巴	多巴丝肼、卡左双多巴	初始用量为62.5mg~125.0mg，2~3次/日，根据病情而逐渐增加剂量至疗效满意且不出现副作用的适宜剂量维持，餐前1小时或餐后1.5小时服药	—	治疗各种类型帕金森病	活动性消化道溃疡者慎用，闭角型青光眼、精神病患者禁用	易诱发致残性的运动并发症（症状波动、异动症）；用药个体化；不宜突然停药
多巴胺受体激动剂（DAs）	普拉克索	有2种剂型：常释剂和缓释剂①常释剂的用法：初始剂量为0.125mg，每日3次（个别易产生不良反应的患者则为1~2次）；每周增加0.125mg，每日3次；一般有效剂量为0.50~0.75mg，每日3次；最大剂量不超过4.5mg/d ②缓释剂的用法：每日的剂量与常释剂相同，但为每日1次服用	溴隐亭、培高利特、α-二氢麦角隐亭、罗匹尼罗、吡贝地尔、罗替戈汀	目前大多推崇非麦角类选择性多巴胺受体激动剂为首选药物，尤其适用于早发型帕金森病患者的病程初期	对本品过敏者禁用	①激动剂均应从小剂量开始，逐渐增加剂量至获得满意疗效而不出现副作用为止 ②剂量转换——吡贝地尔：普拉克索：罗匹尼罗：溴隐亭：α-二氢麦角隐亭=100∶1∶5∶10∶60，因个体差异仅作为参考 ③多巴胺受体激动剂的副作用与复方左旋多巴相似，不同之处是它的症状波动和异动症发生率低，而体位性低血压、足踝水肿和精神异常（幻觉、食欲亢进、性欲亢进等）的发生率较高

第10章

续表

种　类	代表药物	用量用法	同类其他药物	适应证	禁忌证与慎用情况	备　注
单胺氧化酶 B 抑制剂（MAO-BI）	司来吉兰	有常释剂和口腔黏膜崩解剂 ①常释剂的用法：2.5~5.0mg，每日 2 次，在早晨、中午服用，勿在傍晚或晚间应用，以免引起失眠；或与维生素 E 2000U 合用 ②口腔黏膜崩解剂的用法：其吸收、作用、安全性均好于司来吉兰常释剂，用量为 1.25~2.50mg/d	雷沙吉兰	早期帕金森病。与左旋多巴和（或）外周多巴脱羧酶抑制剂合用，特别适用于治疗运动症状波动的病例，如由于大剂量左旋多巴治疗引起的剂末恶化	胃溃疡患者慎用；应避免与选择性 5- 羟色胺再摄取抑制剂或 5- 羟色胺和去甲肾上腺素再摄取抑制剂合用	—
儿茶酚氧位甲基转移酶抑制剂（COMTI）	恩他卡朋	恩他卡朋用量为每次 100~200mg，服用次数与复方左旋多巴相同；若每日服用复方左旋多巴次数较多，也可少于复方左旋多巴次数；需与复方左旋多巴协同作用，单用无效	托卡朋	在疾病早期首选复方左旋多巴+COMTI（如恩他卡朋双多巴片）治疗，不仅可以改善患者症状，而且有可能预防或延迟运动并发症的发生	—	恩他卡朋在胃肠道能与铁形成螯合物，本品和铁制剂的服药间隔至少 2~3 小时。其药物副作用有腹泻、头痛、多汗、口干、氨基转移酶升高、腹痛、尿色变黄等

四、用药注意事项与患者教育

（1）告知患者帕金森病的基本知识。

（2）告知患者帕金森病治疗的必要性。

（3）为患者进行目前治疗药物的用药指导。

（4）帕金森病治疗的生活方式指导

①合理饮食：a. 饮食营养均衡。b. 注意蛋白质的摄入。c. 由于帕金森病患者容易出现便秘，故饮食上需注意增加饮水量和高纤维含量的食物。d. 帕金森病患者常容易发生跌倒的情况，因

此应注意补充钙质，避免骨质疏松。

②坚持适当的锻炼和日常活动。

③日常活动中一定注意安全，避免跌倒的发生。

④由于可能会出现“直立性低血压”。

⑤患者不宜从事驾车或者操作机器等需要集中注意力的事情。

⑥养成良好的睡眠习惯，早睡早起、避免熬夜、适当午休。

⑦保持心情愉悦，尽量以平和、乐观、积极的态度生活。

第五节 癫痫

一、临床表现与分型

国际抗癫痫联盟2017年将癫痫发作分为三大类：局灶性起源、全面性起源、未知起源。脑电图监测有助于诊断和分型。

（1）局灶性起源：局灶性发作可进展为双侧强直-阵挛性发作。

（2）全面性起源：运动性发作包括强直-阵挛性发作，非运动性发作包括失神发作（短暂意识丧失、停止活动、颤动、手持物品跌落）。

（3）癫痫持续状态：一次癫痫发作持续30分钟以上，或反复多次发作持续＞30分钟且发作间期患者的意识不能恢复至发作前的基线状态。

（4）并发症：因意识丧失、肌肉强直造成跌倒而引起骨折、外伤、出血，肌肉收缩致关节脱位、舌咬伤。

二、药物治疗

表10-15　药物治疗

要　点	内　容
治疗原则	药物治疗是癫痫治疗最重要和最基本的治疗，往往也是**首选**治疗 （1）应依据发作类型和以前用药及疗效情况选择抗癫痫药物 ①**部分性（局灶性）发作**：卡马西平（或奥卡西平）、丙戊酸钠、托吡酯、拉莫三嗪、左乙拉西坦等 ②**全面性发作**：丙戊酸钠、卡马西平、苯妥英钠、苯巴比妥、托吡酯、拉莫三嗪、左乙拉西坦等 （2）药物选择时还需要考虑以下因素：禁忌证、可能的不良反应、特殊治疗人群（如育龄期妇女、儿童、老年人等）、药物之间的相互作用以及药物来源和费用等，个体化给药。育龄期女性与老年患者应当注意监测血药浓度 （3）在专科医生指导下进行药物治疗

续表

要　点	内　容
治疗原则	（4）尽可能**单药治疗** （5）如果联合治疗没有使患者获益，治疗应回到原来患者最能接受的方案（单药治疗或联合治疗），以取得疗效和不良反应耐受方面的最佳平衡 （6）定期随诊患者对药物的耐受性和不良反应 （7）由于不同 ASMs 的制剂在生物利用度和药代动力学方面有差异，为了避免疗效降低或副作用增加，应推荐患者固定使用**同一生产厂家的药品**，尤其是苯妥英钠、苯巴比妥、扑米酮和卡马西平 （8）避免在育龄期女性中使用**丙戊酸盐**，除非其他药物疗效不佳或者不能耐受。治疗同时应做好避孕措施 （9）终止用药：癫痫患者如果持续无发作 **2 年以上**，与患者或者其监护人充分沟通减停药与继续服药的风险 / 获益比之后，可考虑开始逐渐减停 **ASMs（合理的抗癫痫发作药）**。停药的过程宜缓慢逐渐减量，**单药**治疗时此过程应当**不少于 6 个月**；**多药治疗时每种 ASMs 减停时间不少于 3 个月**，注意一次只撤停一种药
治疗药物	**常用口服 ASMs**：①传统 ASMs：卡马西平、丙戊酸盐（如丙戊酸钠、丙戊酸镁、丙戊酰胺）、苯妥英钠、苯巴比妥等（表 10-16）；②新型 ASMs：奥卡西平、托吡酯、拉莫三嗪、左乙拉西坦、加巴喷丁、普瑞巴林等。此外，氯硝西泮、地西泮等传统苯二氮䓬类药物也常用于抗癫痫治疗
癫痫持续状态的治疗	（1）**急救措施**：发现癫痫发作患者，应立即上前扶住患者，尽量使其慢慢躺下，以免跌伤。若患者已完全倒地，可将其缓缓拨正到仰卧位，同时小心地将其头偏向一侧，以防误吸。解开患者约束（如领带及绷紧的衣物等）。改为侧卧可使患者全身肌肉放松，口水容易流出，舌根也不易后坠阻塞气道。注意为患者保暖，保持周围环境安静 （2）**注意心搏、呼吸情况**：抽搐后呼吸未能及时恢复者应做人工呼吸 （3）**尽快送医院抢救**：入院后控制癫痫发作，防治脑水肿及其他潜在并发症，处理酸中毒。①治疗原则：采取**静脉**用药，一般不用肌内注射，**婴儿可以直肠用药**。一次用足够剂量以达到完全控制发作的目的，切忌少量多次重复用药；**首选苯二氮䓬类**药物。②药物选择：成人地西泮 0.15~0.2mg/kg（最大 10mg）静脉推注，给药 5 分钟后可重复 1 次，儿童为每 2~5 分钟静脉注射 0.2~1.0mg/kg，应注意静脉注射速度过快可抑制呼吸。也可用苯妥英钠，用量为 20mg/kg，静脉输注，速度不应过快，应低于 50mg/min，可在 10~30 分钟内使 41%~90% 的患者控制发作。应同时监测血压及心电图
发现和处理诱因或病因	完全控制发作后，应建立正规抗癫痫药物治疗方案，避免再发

表 10-16　传统 ASMs 的适应证、剂量、药动学及主要不良反应

药　物	适应证	成人初始量（mg/d）	儿童初始量［mg/（kg·d）］	成人递增剂量	儿童递增剂量	成人维持量(mg/d)	儿童维持量［mg/（kg·d）］	主要不良反应	有效治疗血药浓度（μg/ml）	对肝药酶作用
苯妥英钠	全面性强直-阵挛性发作、复杂部分性发作（精神运动性发作、颞叶癫痫）、单纯部分性发作（局灶性发作）和癫痫持续状态	200	5	1~3 周内增量至维持量	按需调整，每日不超 250mg	250~300	4~8	共济失调，视物模糊，齿龈增生，镇静作用	10~20	诱导
卡马西平	强直-阵挛性发作；部分性发作	100~200	5~10	200mg，间隔 1 周	<6 岁，5~10mg/kg，每周调整；大于 6 岁、小于 12 岁，100mg/d，每周调整	300~1200	15~20	共济失调，复视，肝损伤，骨髓抑制，皮疹，低钠血症，白细胞计数降低，可发生抗惊厥药物过敏综合征等严重不良反应	4~12	诱导

续表

药　物	适应证	成人初始量（mg/d）	儿童初始量［mg/（kg·d）］	成人递增剂量	儿童递增剂量	成人维持量（mg/d）	儿童维持量［mg/（kg·d）］	主要不良反应	有效治疗血药浓度（μg/ml）	对肝药酶作用
苯巴比妥	强直-阵挛性发作；部分性发作；新生儿癫痫；胃肠外制剂可用于癫痫持续状态及高热惊厥	30	3~5	缓慢	缓慢（一般不适合儿童）	60~180	2~6（一般不适合儿童）	镇静作用，认知障碍，低钙血症，叶酸缺乏	15~40	诱导
丙戊酸钠（镁）	原发性全面性发作；强直-阵挛性发作；失神发作；肌阵挛-强直性发作；失张力发作；部分性发作	600	20	200mg，间隔3天	10mg/kg，每3天增量	600~1800	20~30	胃肠道功能紊乱，脱发体重增加，肝毒性，血小板计数降低，低纤维蛋白原血症	50~100	抑制

三、外科治疗

表 10-17　外科治疗

适应证	禁忌证
①药物难治性癫痫：2 种可耐受的、经恰当选择与合理使用的抗癫痫药物治疗方案（单药治疗或联合治疗）充分尝试后仍无法实现持续的无癫痫发作；成人需要至少观察 2 年 ②病变相关性癫痫	①有进展性神经系统变性疾病或代谢性疾病 ②合并严重的全身性疾病 ③合并有严重精神障碍、严重认知功能障碍 ④由于身体某些器官问题和（或）营养状况不能耐受手术者 ⑤确诊为良性癫痫 ⑥患者及其家属不同意手术

四、用药注意事项与患者教育

（1）治疗初期，肝肾功能、血常规、血电解质每 1~3 个月复查 1 次。如复查无异常变化，可每 6~12 个月定期复查。应用丙戊酸盐者应增加凝血功能检测，治疗前半年应每 1~3 个月监测肝功能 1 次。

（2）肝功能损害者慎用丙戊酸钠。根据肾功能情况酌减药物用量。过敏体质患者慎用卡马西平、奥卡西平、拉莫三嗪等。

（3）特殊人群：育龄期妇女酌情选用奥卡西平、拉莫三嗪、左乙拉西坦；孕前 3 个月和孕初 3 个月每日加用叶酸 2.5~5mg。

第六节　痴　呆

痴呆是由多种病因引起的脑功能损害的一种临床综合征。根据认知损害程度定义为痴呆（dementia）和轻度认知功能损害（mild cognitive impairment，MCI）。

痴呆根据病因分类如下。

（1）阿尔茨海默病：阿尔茨海默病（AD）是最常见的痴呆，约占 60%。

（2）血管性痴呆（VD）。

（3）其他类型痴呆：如路易体痴呆、额颞叶痴呆也已得到关注。

一、阿尔茨海默病的临床表现

起病隐匿，首先表现为记忆力逐渐下降，不能记住新的信息。AD 出现症状后，根据认知功能损害情况和临床表现，AD 的分期如下。

表 10-18 AD 的分期

要　点	内　容
AD-MCI	轻度认知功能障碍
AD 早期	轻度功能障碍，即出现症状第 1~3 年

续表

要　点	内　容
AD 中期	中度功能障碍，即出现症状第 2~8 年
AD 晚期	严重功能障碍，即出现症状第 6~12 年

二、辅助检查

（1）认知心理评估。

（2）血液化验。

三、治疗

（一）根据痴呆的不同病因进行针对性治疗

血管性痴呆应针对脑血管病进行二级预防，甲状腺功能减退者应进行甲状腺素替代治疗；对叶酸和维生素 B_{12} 缺乏者应予以补充；酒精中毒者应补充维生素 B_1。而神经变性病如 AD 目前尚无有效对因治疗。

（二）AD 治疗原则

（1）尽早诊断，及时治疗，终身管理。

（2）现有的抗阿尔茨海默病药物虽不能逆转疾病，但可以延缓进展，应尽可能坚持长期治疗。

（3）针对痴呆伴发的精神行为异常表现，非药物干预为首选，抗痴呆治疗是基本。必要时可使用精神药物，但应定期评估疗效和副作用，避免长期使用。

（4）加强对照料者的健康教育、心理支持及实际帮助，可改善阿尔茨海默病患者的生活质量。

（三）非药物治疗

对痴呆患者更重要，具体见本节后述“患者及照料者教育”。

（四）改善认知功能的药物治疗

（1）胆碱酯酶抑制剂：通过抑制乙酰胆碱酯酶，增加中枢神经系统的乙酰胆碱浓度和活性，多用于治疗轻至中度 AD 患者。常用的胆碱酯酶抑制剂有 3 种：①多奈哌齐（donepezil），用于轻至重度 AD 患者；②卡巴拉汀（rivastigmine），用于 AD 和帕金森病的轻至中度痴呆；③加兰他敏（galantamine），用于早期 AD 患者。

（2）美金刚（memantine）：是一种中等强度的非竞争性 *N*- 甲基天冬氨酸受体（NMDA）拮抗剂，可以阻断谷氨酸浓度病理性升高所导致的神经元损伤。

（3）仑卡奈单抗（lecanemab）和多奈单抗（donanemab）：二者是新上市的改善认知功能药物。仑卡奈单抗是一种人源化单克隆抗体，用于治疗早期阿尔茨海默病，研究显示其通过选择性中和并清除大脑中的 β 淀粉样蛋白聚集体，延缓疾病进展。多奈单抗同样是一种单克隆抗体，可靶向修饰大脑中的 β 淀粉样蛋白斑块，研究显示能够减缓早期阿尔茨海默病患者的认知功能下降进程。

上述改善认知功能药物的用法与用量见表 10-19。

表 10-19　改善认知功能的药物

药　物	用量用法	注意事项	不良反应
多奈哌齐	起始剂量 5mg/d，1 个月后增至 10mg/d	用药前查心电图（ECG），注意血压和心律 / 心率	腹泻、肌肉痉挛、乏力、恶心、呕吐、失眠、心动过缓、低血压、头痛和消化性溃疡病变加重。晕厥、病窦综合征、哮喘、癫痫或 COPD 患者慎用。胆碱可增加胃酸分泌，故有增加 NSAIDs 的胃肠道不良反应风险。卡巴拉汀、加兰他敏不良反应与剂量相关
卡巴拉汀	①片剂：起始剂量 1.5mg，q12h；1 个月后增至最小有效剂量 3mg，q12h；如能耐受再增至 6mg，q12h；停药后再服药需重新滴定 ②透皮贴剂：起始剂量 4.6mg/24h，qd；4 周后耐受性良好可增至 9.5mg/24h，qd	与食物同服，用药前查 ECG，注意血压和心律 / 心率	
加兰他敏	① 4mg 规格：起始剂量 4mg，q12h；4 周后加量至 8mg，q12h；推荐剂量 8~12mg，q12h ② 5mg 规格：起始剂量 5mg，qid；3 天后改为 10mg，qid ③ 10ml：10mg 规格：起始剂量 5ml q12h；4 周后加量至 10ml q12h；最高剂量 15ml q12h	严重肝损害和肾损害患者（CCr<9ml/min）禁用。用药前查 ECG，注意血压和心律 / 心率	
美金刚	起始剂量 5mg，qd；每周增加 5mg 至最大剂量 10mg，q12h（如果 CCr<30ml/min，最大剂量 5mg，q12h）		幻觉、神志不清、头晕、头痛、腹泻、便秘和疲倦

注：给予胆碱酯酶抑制剂后，如果症状有改善或稳定，继续使用；停止用药可引起功能快速下降。不良反应随剂量的增加而增多。

（五）兴奋性症状的处理

（1）首先考虑非药物治疗策略。

（2）不建议使用抗精神病药物。

四、用药注意事项与患者教育

表 10-20　用药注意事项与患者教育

要　点	内　容
用药注意事项	药物相互作用： ①胆碱酯酶抑制剂：60% 的多奈哌齐通过肝药酶 CYP2D6、CYP3A4 代谢清除，17% 以原型从尿中排出。加兰他敏主要通过肝药酶 CYP2D6、CYP3A4 代谢，20%~25% 以原型从尿中排出；酮康唑、红霉素、帕罗西汀通过抑制肝药酶可使加兰他敏作用增强。卡巴拉汀 97% 以代谢产物从尿液排出

续表

要　点	内　容
用药注意事项	②美金刚：50% 以原型经尿排出，部分通过肾小管分泌。所以，尿液碱化剂（碳酸酐酶抑制剂、碳酸氢钠）可降低美金刚的清除率而使药物血浆浓度升高，当尿液 pH=8 时美金刚的清除率下降约 80%；氯化铵可酸化尿液而增加美金刚的排泄。与其他经肾小管分泌排泄的药物（氢氯噻嗪、氨苯蝶啶、二甲双胍、西咪替丁、雷尼替丁、奎尼丁、烟碱）同服，理论上会改变美金刚和其他药物的血药浓度
患者及照料者教育	（1）解释 AD 的病程 （2）对痴呆患者的照顾和调整日常生活方式非常重要 ①患者的日常行为管理应该具体量化 ②改善功能措施 ③针对有问题的行为进行干预 （3）服药指导：卡巴拉汀需要于早晨和晚上与食物同服 （4）若出现 1 次漏服改善认知功能的药物，请尽快补服；但若接近下次服药时间，则无需补服。美金刚避免与金刚烷胺、氯胺酮和右美沙芬同时使用 （5）若出现眩晕、晕厥、头痛、思维混乱等症状，需向医生报告

第十一章 消化系统常见疾病

微信扫扫，本章做题

知识导图

消化系统常见疾病
- 胃食管反流病
- 消化性溃疡
- 溃疡性结肠炎
- 慢性病毒性肝炎

第一节 胃食管反流病

胃食管反流病（gastroesophageal reflux disease，GERD）是指胃十二指肠内容物反流至食管、口咽或呼吸道引起的不适症状和（或）并发症。根据内镜下是否可见食管黏膜糜烂、溃疡等表现，分为反流性食管炎（reflux esophagitis，RE）和内镜阴性的胃食管反流病［即非糜烂性反流病（non-erosive reflux disease，NERD）］。

一、病因及发病机制

胃食管反流病是由多种因素造成的胃 - 食管动力障碍性疾病，主要与食管下括约肌（lower esophageal sphincter，LES）的压力降低或功能缺陷有关。

多种食物和药物可通过降低 LES 的压力或直接刺激食管黏膜来诱发或加重胃食管反流病（表 11-1）。

表 11-1　诱发或加重胃食管反流病的食物或药物

食物和饮料	药　物
降低食管下括约肌的压力	
脂肪餐、薄荷、巧克力、咖啡、可乐、茶、大蒜、洋葱、辣椒、酒精	抗胆碱药物、巴比妥类药物、苯二氮䓬类药物（如地西泮）、咖啡因、二氢吡啶类钙通道阻滞剂、多巴胺、雌激素、尼古丁（如吸烟）、硝酸酯类、孕酮、四环素、茶碱
直接刺激食管黏膜	
辛辣食品、橙汁、番茄汁、咖啡、烟草	阿司匹林、双膦酸盐类、其他非甾体抗炎药（NSAIDs）、铁剂、奎尼丁、氯化钾

二、诊断与评估

（一）临床表现

表 11-2 胃食管反流病的临床表现

要 点	内 容
典型症状	烧心和反流
不典型症状	咽喉炎、慢性咳嗽、声音嘶哑、哮喘、胸痛等
GERD 并发症	食管狭窄、Barrett 食管（食管远段的鳞状上皮被柱状上皮所取代）、出血
报警症状	吞咽困难和（或）吞咽疼痛、出血、贫血、消瘦或反复呕吐等

（二）诊断与辅助检查

（1）根据胃食管反流病症候群做出诊断。

（2）诊断性治疗。

（3）上消化道内镜检查。

（4）上消化道内镜检查。

三、治疗

（一）调整生活方式

目前临床常用改善生活方式的建议包括：①抬高床头 15~20cm（可减少卧位及夜间反流）；②睡前 2~3 小时不宜再进食，白天进餐后不宜立即卧床；③肥胖者减轻体重可以减少反流；④戒烟、禁酒；⑤降低腹压（避免穿紧身衣等）；⑥评估患者的用药史和饮食史，避免可能加重 GERD 的药物或食物（表 11-1），当患者开始使用可能加重 GERD 的药物时必须加强监测。

（二）药物治疗

1. 抑酸治疗

目前治疗胃食管反流病的主要措施，包括初始治疗与维持治疗两个阶段。

表 11-3 抑酸药物的常用剂量

药 物		低剂量（成人，口服）	标准剂量（成人，口服）
H_2 受体拮抗剂（H_2RA）	法莫替丁	10mg bid	20mg bid
	雷尼替丁	75mg bid	150mg bid
	西咪替丁	200mg bid	400mg bid
质子泵抑制剂（PPI）	奥美拉唑	10mg qd	20mg qd#
	兰索拉唑	15mg qd	30mg qd#
	泮托拉唑	20mg qd	40mg qd#
	雷贝拉唑	*	10mg qd

续表

药　物		低剂量（成人，口服）	标准剂量（成人，口服）
质子泵抑制剂（PPI）	艾司奥美拉唑	*	20mg qd
钾离子竞争性酸阻滞剂（P-CAB）	伏诺拉生	10mg qd	20mg qd
	替戈拉生	—	50mg qd

注：# 除“qd”给药外，半剂量“bid”也可行，但依从性差，根据具体情况选择。

* 我国人群对雷贝拉唑和艾司奥美拉唑的标准剂量较欧美国家低一半；由于剂型原因，1/2 标准剂量不便拆分，此处暂不列。

（1）初始治疗

① PPI 治疗：初始治疗的目的是尽快缓解症状，治愈食管炎。抑酸目标是胃内 pH ≥ 4，保持 16 小时以上。PPI 是 GERD 治疗的首选药物。单剂量 PPI 治疗无效可改用双倍剂量，一种 PPI 无效可尝试换用另一种 PPI。合并食管裂孔疝的 GERD 患者以及 RE 的 LA-C、D 级患者 PPI 剂量通常需要加倍。PPI 剂量调整的间隔至少为 2 周，直到达到症状被控制的剂量后，治疗至少 8 周来保证食管黏膜较高的愈合率。当出现 PPI 治疗效果不佳时，可能的原因和优化对策见表 11-4。

表 11-4　PPI 治疗效果不佳的原因及优化策略

治疗效果不佳的原因		优化对策
PPI 治疗	剂量	剂量调整，或者更换 PPI 品种
	给药时间	餐前给药（30 分钟）
	依从性	检查，强调重要性
PPI 快代谢型		剂量调整，或者更换 PPI 品种
夜间酸突破 *		睡前给予 H_2RA
高酸分泌状态		增加 PPI 剂量
食管裂孔疝		增加 PPI 剂量

注：* 夜间酸突破指在每天早、晚餐前服用 PPI 治疗的情况下，夜间胃内 pH<4 持续时间大于 1 小时。

因疗效不佳而换用 PPI 品种时，可以考虑选用受 CYP2C19 基因多态性影响较小的雷贝拉唑或艾司奥美拉唑。

所有 PPI 都可以降低伊曲康唑、泊沙康唑、厄洛替尼等药物的吸收，因为这些药物的吸收需要酸性环境。PPI（尤其是奥美拉唑）可抑制 CYP2C19，从而降低氯吡格雷的疗效，导致心血管血栓栓塞不良事件的风险。与氯吡格雷合用时，避免使用奥美拉唑和艾司奥美拉唑，可选用泮托拉唑、雷贝拉唑等。

② H_2RA（H_2 受体拮抗剂）治疗：其抑酸效果不及 PPI，仅适用于轻至中度的 GERD 治疗。

③钾离子竞争性酸阻滞剂（P-CAB）治疗：P-CAB 属于新型抑酸剂，其可逆性与质子泵的静息泵和活性泵结合，可任意时间服用，不受饮食影响。目前有伏诺拉生、替戈拉生、凯普拉

生三款 P-CAB，伏诺拉生、替戈拉生已在我国上市。P-CAB 类药物比 PPI 起效更快、持续时间更长、抑酸效果更强。

CYP3A4 抑制剂如克拉霉素，可升高伏诺拉生的血药浓度。

当抑酸药物治疗 GERD 效果不佳时，可考虑联合应用促动力药物，特别是对于伴有胃排空延迟的患者。

（2）维持治疗：维持治疗的方法包括按需治疗和长期治疗，用最小的药物剂量达到长期治愈的目的，治疗应个体化。

①抑酸治疗停药后症状复发、重度食管炎（LA-C、D 级）、Barrett 食管患者通常需要 PPI 或 P-CAB 长疗程维持治疗，依据病情可用标准剂量或标准剂量的半量，每日 1 次长期维持或隔日 1 次间歇给药。

②非糜烂性反流病及轻度食管炎（LA-A、B 级）患者可采用按需治疗，小剂量的 PPI 或 P-CAB 为首选药物，抗酸剂也是可选药物。按需治疗仅在出现症状时用药，症状缓解后即停用；与长期治疗相比，患者依从性高、治疗费用低。

③ H_2RA 长期使用会产生耐受性，一般不适合作为长期维持治疗的药物。

2. 抗酸治疗

抗酸药物可中和胃酸，常用药物是含有铝、镁等的碱性盐类及其复合制剂，可用于快速缓解症状，对 RE 的愈合几乎无作用，适用于治疗轻度胃食管反流病，通常与其他抑酸药同时应用。铝碳酸镁有吸附胆汁的作用，可用于治疗胆汁反流的胃食管反流病。

抗酸药物以液体制剂（如凝胶剂、混悬剂）疗效最佳，由于作用时间短，服药时间应为症状出现或将要出现时，以餐后 1.5 小时及睡前给药最佳。饭后服药因胃排空延迟，抗酸药物的中和作用可延长 2~3 小时。

抗酸药物中的铝制剂可引起便秘，而镁制剂有缓泻作用，二者合用可抵消各自的副作用。铝制剂大量服用可导致肠梗阻，长期服用能引起低磷血症，罕见骨软化。镁制剂可引起高镁血症，三硅酸镁长期大量服用可引发肾硅酸盐结石。铝、镁抗酸药慎用于肾功能不全的患者，并应避免长期大剂量服用，以减少不良反应的发生。

抗酸药物可通过改变胃内 pH、与其他药物形成不溶性螯合物以及覆盖在消化道表面形成保护膜等机制减少或延迟其他药物的吸收。这些药物包括四环素、喹诺酮类药物、甲状腺素、华法林、地高辛、苯妥英钠、H_2RA、异烟肼、双膦酸盐等。在服用上述药物前或后 2 小时再服抗酸药可避免大部分的药物相互作用。

3. 促动力药物

单独使用疗效差。PPI 效果不佳时可考虑联合应用促动力药物，特别是对于 LES 压力降低、食管动力减弱和胃排空延迟的患者。由于甲氧氯普胺疗效差、副作用大，目前应用较少。常用的促动力药物包括多潘立酮、莫沙必利和伊托必利。促动力药物应于餐前 15~30 分钟服用，不可长期大量服用，症状缓解或疾病治愈后应及时停药。

多潘立酮在成人每日不超过 40mg，经 CYP3A4 代谢，可引起心电图 QT 间期轻度延长，禁止与显著抑制 CYP3A4 酶并可能引起 QT 间期延长的药物（如氟康唑、伏立康唑、红霉素、克拉霉素、胺碘酮）合用，否则会增加发生尖端扭转型室性心动过速的风险。莫沙必利未见单独服用引起心脏严重不良反应报道，但该药对 $5\text{-}HT_4$ 受体激动相关的心血管不良反应仍须引起重视，避免与可延长 QT 间期的药物如氟卡尼、胺碘酮等药物合用。伊托必利与 $5\text{-}HT_4$ 受体无亲和力，QT 间期延长所致的心血管不良事件风险低，其经黄素单加氧酶（而非 CYP450 酶）代谢，药物间相互作用少。

4. 其他药物

（1）硫糖铝：在治疗放射性食管炎和胆汁或非酸性反流性胃食管反流病方面非常有用。

（2）巴氯芬：有助于减少 LES 的一过性松弛，可以增加 LES 压力。该药能通过血 - 脑屏障，引起头晕、恶心等中枢神经系统不良反应，因而限制了其在临床应用。

（三）内镜治疗和外科治疗

其他治疗方法对于反流症状持续、需要长期服用药物或药物无法充分控制、有并发症和生活质量低下的患者，可考虑采取手术治疗或内镜治疗，但应详细评估并严格把握适应证。

（四）特殊人群的药物治疗注意事项

表 11-5　特殊人群的药物治疗注意事项

要　点	内　容
老年人	① PPI 的疗效好且每日给药 1 次，对于老年患者可优先选用 ②警惕多潘立酮带来的心脏不良反应风险 ③对于老年人群，必须关注长期抑酸治疗带来的骨折风险
妊娠期和哺乳期女性	①妊娠期有烧心症状者，以抗酸剂或硫糖铝作为初始治疗药物。如果控制不佳，则可逐步升级治疗，使用 PPI ② PPI 对妊娠期女性的安全性高 ③伏诺拉生可通过胎盘，妊娠或可能妊娠的患者不应服用；伏诺拉生可排泄到乳汁中，哺乳期避免使用，必须给药时，应首先停止哺乳
肝肾功能不全患者	① PPI 用于老年人、肾功能不全和轻至中度肝功能不全患者通常无需调整剂量，但严重肝功能不全患者应减量 ② H_2RA 在老年患者、肾功能不全患者需酌情减量，而肝功能不全患者一般无需减量 ③肾脏疾病和肝脏疾病患者慎用 P-CAB 如伏诺拉生，因为伏诺拉生的代谢和排泄可能会延迟，导致血药浓度升高 ④多潘立酮禁用于中至重度肝功能不全患者；严重肾功能不全患者的药物清除半衰期延长，须酌情减量

四、用药注意事项与患者教育

（一）用药注意事项

1. 抑酸药物

（1）用药时间

表 11-6　抑酸药物用药时间

药物类别	用药时间
PPI	①“每日 1 次服药”应在早餐前 0.5~1 小时 ②“每日 2 次服药”，另一次应在晚餐前 0.5~1 小时服用
H_2RA	①餐后服药能抑制食物刺激引起的胃酸分泌 ②睡前服药能抑制夜间基础胃酸的分泌 ③夜间酸突破患者可在 PPI 日间治疗的基础上于睡前加服 H_2RA，但有可能在服用数周后出现快速耐药
伏诺拉生	不受食物的影响，可于任意时间服用

（2）PPI 在酸性条件下不稳定，因此制成肠溶制剂使其在小肠中释放、吸收。PPI 的肠溶片或肠溶胶囊不可咀嚼或压碎，以免造成药物失效。

（3）对于儿童或吞咽困难的患者，PPI 的某些肠溶微丸制剂可以打开胶囊或将片剂分散在指定液体中于 30 分钟之内服用或经胃管给药。

（4）PPI 在最初用药的 3~5 天，抑酸效果逐渐递增至最大；伏诺拉生起效较 PPI 快。症状的改善程度应在用药 1~2 周后进行评估。

（5）到达有效控制症状的剂量后，PPI 的服药疗程至少为 8 周，确保食管黏膜的修复和减少病情反复的风险。

（6）长期使用较高剂量抑酸药物治疗可使骨折风险升高，尤其是老年患者；对于需要维持用药的患者，应采用最低有效剂量，根据病情采用长期维持或按需给药。

（7）同时服用地高辛或其他可能导致低镁血症的药物（如利尿剂）的患者需要长期服用 PPI 时，可考虑在开始用药前测定血镁浓度，并在治疗期间定期监测。

（8）长期应用抑酸药物治疗可能导致细菌过度生长，增加难辨梭菌感染或罹患肺炎的机会。

（9）PPI 与下列药物合用时，包括华法林、环孢素、茶碱、苯妥英钠、某些苯二氮䓬类（如地西泮）、阿片类、普萘洛尔、美托洛尔、维拉帕米、奎尼丁、咖啡因、西咪替丁，应注意加强监测，及时调整剂量或换药。

2. 抗酸药物

（1）用药时间可以在症状出现时或饭后 1.5 小时和睡前。饭后服药因胃排空延迟，抗酸药的中和作用可延长 2~3 小时。

（2）混悬剂服用之前应摇匀，咀嚼片应充分咀嚼后服用。

（3）抗酸药物不可长期大量使用，通常作为症状发作时的按需治疗，需要长期连续用药时，应定期监测血清电解质水平，特别是对肾功能不全的患者。

（4）含铝的抗酸药可导致便秘，用药期间可足量饮水以避免；出现便秘症状的患者可同时服用缓泻药。

（5）为了减少对其他药物吸收的影响，抗酸药与其他药物合用时通常需要间隔 2 小时。

3. 促动力药物

（1）促动力药物的给药时间通常为饭前15~30分钟。

（2）多潘立酮每日用药剂量超过30mg和（或）伴有心脏病患者、接受化疗的肿瘤患者、电解质紊乱等严重器质性疾病的患者、年龄大于60岁的患者中，发生严重室性心律失常甚至心源性猝死的风险可能升高；以上高危人群用药过程中应加强监测心率、血压和心电图，或使用莫沙必利和伊托必利替换。

（3）多潘立酮为外周多巴胺 D_2 受体拮抗剂，锥体外系不良反应罕见，但可见于血-脑屏障发育不完善的婴幼儿和老年痴呆患者；本药会促进脑垂体催乳素的释放，长期服用可出现乳房胀痛或溢乳现象。

（二）患者教育

（1）改善生活方式应作为胃食管反流病的基础治疗贯穿始终。

（2）强调足疗程服药对疾病治疗和避免复发/并发症的重要性。

（3）治疗期间避免过度紧张与劳累。

（4）出现报警症状的患者应及时就诊消化内科进行胃镜检查。

（5）治疗应及时就诊调整治疗方案。

第二节 消化性溃疡

一般所谓的消化性溃疡（PU）是指胃溃疡（GU）和十二指肠溃疡（DU）。

一、病因及发病机制

消化性溃疡的发生被认为是攻击因子与防御因子之间失衡的结果，攻击因子包括胃酸、胃蛋白酶、幽门螺杆菌（Hp）、非甾体抗炎药、乙醇、吸烟、胆汁反流及炎性介质等；防御因子包括胃黏膜-黏液屏障、碳酸氢盐、磷脂、黏膜血流、细胞再生、前列腺素和表皮生长因子等。

非甾体抗炎药（NSAIDs）临床应用极为广泛，可能导致消化道、心血管、肾脏、肝脏、中枢神经系统和血液系统等的不良反应，其中消化道不良反应最常见。

可能增加应用NSAIDs患者胃肠道损伤的因素包括：胃肠道溃疡病史，年龄（>65岁为危险因素），存在其他合并症（如糖尿病、肝硬化、缺血性心脏病、肿瘤、脑血管病等），合并应用抗血小板药物、抗凝药物、糖皮质激素、选择性5-羟色胺再摄取抑制剂等，慢性肾功能不全及血液透析患者，合并Hp感染等。此外，NSAIDs的使用剂量、类型和疗程也被证实与NSAIDs相关性溃疡的发生有关。

二、分类

表11-7 消化性溃疡分类

要点	内容
按照消化性溃疡发生部位分类	可发生于食管、胃及十二指肠；胃溃疡和十二指肠溃疡最常见

续表

要　点	内　容
按照消化性溃疡的病因分类	Hp 感染及非甾体抗炎药（NASAIDs）使用是最主要的危险因素
特殊类型的消化性溃疡	①复合性溃疡：指胃与十二指肠同时存在活动性溃疡，多见于男性 ②难治性溃疡：指正规治疗 8 周（十二指肠溃疡）或 12 周（胃溃疡）后，经内镜检查确定未愈合或愈合缓慢、频繁复发的溃疡 ③吻合口溃疡：指胃切除术后在吻合口及其邻近胃 - 空肠黏膜出现的溃疡病灶

三、诊断与评估

（一）临床表现

表 11-8　消化性溃疡临床表现

要　点	内　容	
典型表现	中上腹痛、反酸是消化性溃疡的典型症状	
并发症	上消化道出血	最常见
	消化性溃疡并发穿孔	多见于老年患者
	幽门梗阻	少见，临床表现包括饭后早饱感、恶心、呕吐、腹痛和体重减轻
报警症状	吞咽困难和（或）吞咽疼痛、出血（包括粪便隐血阳性、黑便）、贫血、消瘦或反复呕吐等	

（二）辅助检查

（1）内镜检查：内镜下消化性溃疡可分为 3 个期：活动期（active stage，A）、愈合期（healingstage，H）和瘢痕期（scarring stage，S）。

（2）幽门螺杆菌的检测：尿素酶试验是侵入性试验中诊断 Hp 感染的首选方法，但不推荐作为根除后复查的方法；^{13}C 或 ^{14}C- 尿素呼气试验是临床最常应用的非侵入性试验，也可作为根除后复查的首选方法。

（3）粪便隐血试验。

四、治疗

（一）一般治疗

（1）作息规律，工作宜劳逸结合。

（2）戒烟忌酒，进餐定时，清淡饮食，避免过于辛辣食物及刺激性饮料。

（3）慎用 NSAIDs、糖皮质激素等易致胃黏膜损伤的药物。

（二）药物治疗

表 11-9　消化性溃疡药物治疗

要　点	内　容	
抑制胃酸治疗	抑酸治疗是缓解消化性溃疡症状、愈合溃疡的最主要措施	
	目前临床上应用的抑制胃酸分泌的药物有 PPI、H_2RA 和钾离子竞争性酸阻滞剂（P-CAB）三大类	
	治疗溃疡的疗程，通常十二指肠溃疡为 4~6 周、胃溃疡为 6~8 周	
	PPI	① PPI 是治疗消化性溃疡的首选药物，每日 1 次，早餐前半小时服药 ②对于消化性溃疡引起上消化道出血的患者，首选治疗方法是胃镜下治疗，同时连续或间断给予 3 天的高剂量 PPI 治疗。持续性高剂量用药定义为 80mg PPI 静脉注射后以 8mg/h 静脉滴注维持 ③对于高再出血风险患者，在进行完 3 天的高剂量 PPI 治疗后，可在内镜治疗后第 4~14 天继续以"2 次 / 日"口服 PPI
	H_2RA	抑酸效果逊于 PPI，常规采用标准剂量，每日 2 次，对十二指肠溃疡的疗程需要 8 周，用于治疗胃溃疡时疗程应更长
	钾离子竞争性酸阻滞剂（P-CAB）	①具有起效更快、抑酸效果更持久、服药不受进餐影响等特点 ②伏诺拉生、替戈拉生已在我国上市，是治疗消化性溃疡的新一代药物 ③十二指肠溃疡治疗疗程最多 6 周，胃溃疡治疗限制在 8 周
黏膜保护治疗	外源性黏膜保护剂	铝镁剂（如硫糖铝、铝碳酸镁）、铋剂类，主要通过在胃肠道黏膜表面发挥局部效应，起到中和胃酸、降低胃蛋白酶活性和增强黏膜屏障的作用
	内源性黏膜保护剂	①米索前列醇、吉法酯、替普瑞酮、瑞巴派特等，主要通过稳定细胞膜、增加黏膜下保护因子、改善黏膜血流、抗氧化等机制发挥作用 ②米索前列醇常见不良反应为腹泻、腹痛，呈剂量依赖性，通常发生在治疗早期，一般呈自限性，可通过与食物同服减轻。有致畸性，禁用于妊娠期；育龄期妇女开始治疗前应排除妊娠，治疗期间应有效避孕；哺乳期不应使用 ③硫糖铝主要的不良反应为便秘，偶见口干、恶心、腹泻等，长期服用可导致低磷血症。哺乳期慎用 ④铋剂可引起口中有氨味、舌苔及大便呈灰黑色、便秘等，停药后可自行消失，长期大剂量服用可导致铋性脑病。妊娠期禁用
根除幽门螺杆菌治疗	推荐 PPI 和铋剂四联方案	①即 1 种 PPI 和 1 种铋剂联合阿莫西林、克拉霉素、呋喃唑酮、甲硝唑、左氧氟沙星及四环素等抗菌药物中的 2 种，组成四联疗法（表 11-10） ②阿莫西林抗是根除 Hp 治疗的首选抗菌药物 ③对于青霉素过敏的幽门螺杆菌感染者，建议使用含四环素和甲硝唑的铋剂四联方案，或以头孢呋辛代替阿莫西林的铋剂四联方案

续表

要　点	内　容	
根除幽门螺杆菌治疗	含新型抑酸药P-CAB（钾离子竞争性酸阻滞剂）的铋剂四联方案	含 P-CAB 的铋剂四联疗法可作为 Hp 感染初次和再次（补救）**根除治疗方案**，我国铋剂四联方案中 P-CAB 的用法为**伏诺拉生 20mg bid**
	高剂量双联方案	指含阿莫西林（≥ 3g/d，如 1g/ 次，3 次 / 日或 0.75g/ 次，4 次 / 日）联合质子泵抑制剂如艾司奥美拉唑或雷贝拉唑（双倍标准剂量，2 次 / 日或标准剂量，4 次 / 日），疗程为 14 日
	补救方案	推测可能存在难以根除 Hp 的情况时，可酌情使用含呋喃唑酮的铋剂四联方案，推荐的抗菌药物组合包括阿莫西林 1.0g bid 联合呋喃唑酮 100mg bid；四环素 500mg tid 或 qid 联合呋喃唑酮 100mg bid
	根除效果的评估	可采用非侵入性方法检测 Hp，**尿素呼气试验是其中的最佳选择**。评估应在根除治疗结束后 **4~8 周**进行，此期间服用抗菌药物、铋剂和某些具有抗菌作用的中药或 PPI 均会影响检测结果。检测前必须停用 PPI 至少 **2 周**，停用抗菌药物、铋剂和某些具有抗菌作用的中药至少 **4 周**
NSAIDs相关性溃疡的防治	预防 NSAIDs 相关性溃疡	①合并 Hp 感染的患者应进行根除治疗 ②对于有增加 NSAIDs 药物消化道副作用危险因素的患者，联合使用 PPI 或 H_2RA（H_2RA 可预防 DU，对 GU 预防的证据目前不充分），或米索前列醇 ③用选择性环氧化酶 -2（COX-2）抑制剂替换非选择性 NSAIDs
	治疗 NSAIDs 相关性溃疡	①一旦确诊为 NSAIDs 溃疡，首先应尽可能停用 NSAIDs ②积极给予抑酸治疗，**PPI 是治疗 NSAIDs 相关溃疡的首选药物** ③当病情需要而不能停用 NSAIDS 时，应改用其他胃肠不良反应小的 NSAIDs，如**选择性 COX-2 抑制剂**
抗血小板药物导致溃疡的防治	①阿司匹林长期使用的最佳剂量为 75~100mg/d，小剂量阿司匹林也可导致消化道损伤 ②**阿司匹林与氯吡格雷联合应用时危险性更高** ③对于长期服用抗血小板药物的高危人群应筛查并根除 Hp，可联合应用 PPI 或 H_2RA 进行防治，**首选 PPI** ④高危患者可在抗血小板药物治疗的前 6 个月联合使用 PPI，6 个月后改为 H_2RA 或间断服用 PPI ⑤对于阿司匹林所致消化道溃疡、出血患者，**不建议氯吡格雷替代阿司匹林**治疗，而应该给予**阿司匹林和 PPI 联合治疗**	

表 11-10 铋剂四联方案中推荐的抗菌药物组合

抗菌药物组合	抗菌药物 1	抗菌药物 2
组合 1	阿莫西林 1.0g，2 次 / 日	克拉霉素 500mg，2 次 / 日
组合 2	阿莫西林 1.0g，2 次 / 日	左氧氟沙星 500mg，1 次 / 日或 200mg，2 次 / 日
组合 3	四环素 500mg，3~4 次 / 日	甲硝唑 400mg，3~4 次 / 日
组合 4	阿莫西林 1.0g，2 次 / 日	甲硝唑 400mg，3~4 次 / 日
组合 5	阿莫西林 1.0g，2 次 / 日	四环素 500mg，3~4 次 / 日

注：铋剂四联方案中的标准剂量 PPI 包括奥美拉唑 20mg、艾司奥美拉唑 20mg、雷贝拉唑 10mg、兰索拉唑 30mg、泮托拉唑 40mg、艾普拉唑 5mg，2 次 / 日，餐前 0.5 小时口服；不同铋剂的用法略有区别，如枸橼酸铋钾 220mg，2 次 / 日，餐前 0.5 小时口服；推荐疗程为 14 日。

五、用药注意事项与患者教育

表 11-11 用药注意事项与患者教育

要　点	内　容
根除 Hp 治疗	①为了确保检测结果的准确性和较高的根除率，尿素呼气试验和四联方案实施前，必须**停用 PPI 至少 2 周**，停用抗菌药物、铋剂和某些具有抗菌作用的中药至少 **4 周** ② H_2 受体拮抗剂对尿素呼气试验的检测结果有轻微影响，抗酸药则无影响 ③**四联方案的服药时间为 2 种抗菌药物饭后即刻服用，PPI 和铋剂饭前半小时服用** ④根除效果通常采用尿素呼气试验进行评估，时间在根除治疗结束后 4~8 周 ⑤根除治疗中，有些患者会出现消化道症状，这些不良反应通常都是轻微而短暂的，停药之后可恢复 ⑥铋剂可引起大便颜色变为无光泽的灰黑色，停药 2~3 天后可恢复正常，短期使用安全有效 ⑦**根除方案中甲硝唑和呋喃唑酮可引起尿液变色，与酒精可发生“双硫仑样反应”** ⑧**克拉霉素为 CYP3A4 强抑制剂，应关注与其他药物的相互作用，加强监测或换药**
抗溃疡治疗	① PPI 应于早餐前 **30 分钟**服用，H_2RA 可于餐后服用或睡前顿服 ②米索前列醇**餐前**服用，可避免食物延迟其吸收，而与食物同服可减少腹泻的发生率 ③硫糖铝和铋剂在胃酸中活化起效，且易受到食物的影响，于**餐前 1 小时或睡前服用** ④吉法酯和替普瑞酮餐后服用生物利用度高；瑞巴派特餐后服用吸收缓慢，可于早、晚餐前及睡前服用 ⑤ PPI 治疗胃溃疡的疗程通常需要 **6~8 周**，十二指肠溃疡需要 **4~6 周**；如进行根除 Hp 治疗，应计入抑酸治疗的总疗程 ⑥硫糖铝可降低四环素、喹诺酮类药物、华法林、地高辛、甲状腺素等药物的吸收，如需合用应间隔至少 2 小时
患者教育	①消化性溃疡患者在生活上避免过度紧张与劳累，缓解精神压力，保持愉快的心态，禁烟、戒酒，建立规律的饮食习惯，避免过饱、过饥以及刺激性大的食物 ②应向患者明确根除治疗的意义，强调依从性的重要性 ③幽门螺杆菌感染往往有家庭聚集性，为根除彻底和避免再感染，应该进行积极的治疗和预防 ④对于服用 NSAIDs 或抗血小板药物的患者，出现明显腹痛、黑便等消化道损伤的表现时，应及时就诊，在医生指导下进行治疗和调整药物

第三节　溃疡性结肠炎

溃疡性结肠炎（ulcerative colitis，UC）又称慢性非特异性结肠炎，是一种病变主要局限于大肠黏膜和黏膜下层为特征的慢性非特异性肠道炎症性疾病。多累及直肠和乙状结肠，也可延伸至降结肠甚至整个结肠。

一、病因及发病机制

UC 的病因及发病机制至今尚未明确，目前认为可能为遗传、免疫、微生物和环境等多种因素的综合作用所致。

二、诊断与评估

1. 临床表现

表 11-12　溃疡性结肠炎临床表现

要　点	内　容	
消化系统表现	腹泻伴黏液脓血便	
	腹痛	
	其他症状	可有腹胀，严重病例有食欲减退、恶心、呕吐
肠外表现	外周关节炎、结节性红斑、坏疽性脓皮病、虹膜炎、前葡萄膜炎、口腔复发性溃疡等	
全身表现	一般出现在中、重型患者	
并发症	中毒性巨结肠	多发生在重症 UC 患者
	直肠 - 结肠癌变	多见于广泛性结肠炎、幼年起病而病程漫长者
	其他并发症	肠道大出血，急性肠穿孔，肠梗阻少见

2. 辅助检查。

（1）血液检查。

（2）粪便检查。

（3）结肠镜检查。

3. 疾病评估

（1）临床类型：①初发型；②慢性复发型。

（2）病变范围：根据蒙特利尔分型，分为直肠型（E1）、左半结肠型（病变累及结肠脾曲以下）（E2）、广泛结肠型（病变扩展至结肠脾曲以上）（E3）。

（3）病情分期：分为活动期和缓解期。

（4）活动期严重程度：活动期 UC 按严重程度分为轻、中、重型和急性重度。

三、治疗

2021 年 STRIDE-Ⅱ专家共识，把 UC 的治疗目标分为 3 期：短期目标是实现临床应答（定义为直肠出血和排便频率至少下降 50%）；中期目标是临床缓解和炎性标志物正常化；长期目标是实现黏膜愈合。

（一）一般治疗

（1）强调休息、饮食和营养。

（2）应给予易消化、少纤维、高营养饮食，补充多种维生素。

（3）部分患者发病可能与牛乳过敏或不耐受有关，故应注意询问有关病史并限制乳制品摄入。

（4）腹痛、腹泻的对症治疗要权衡利弊，使用抗胆碱药或止泻药如地芬诺酯（苯乙哌啶）或洛哌丁胺宜慎用，特别是大剂量用药在重症患者有诱发中毒性巨结肠的危险。

（二）药物治疗

1. 氨基水杨酸制剂

氨基水杨酸类药物适用于UC活动期的诱导缓解和缓解期的维持治疗，是轻、中型UC治疗的主要药物，也用于激素诱导缓解后的维持治疗。氨基水杨酸类药物治疗炎症性肠病的主要成分为5-氨基水杨酸（5-aminosalicylic acid，5-ASA），**5-ASA的通用名为美沙拉秦**（同美沙拉嗪）。该类药物通过在肠道内发挥局部黏膜抗炎作用起效，而不是全身作用。临床应用的口服5-ASA被设计成在肠道释放的前体药物或缓、控释制剂。临床应用的5-ASA制剂分为口服制剂和局部用制剂（表11-13）。

（1）口服制剂：根据作用机制不同可分为两大类，一类是前体药物，另一类为5-ASA的缓、控释制剂，可分为pH依赖型和时间依赖型。口服制剂的疗效与剂量呈正相关，每日顿服美沙拉嗪与分次服用疗效相同。对于轻度活动性UC，可采用至少2g/d的美沙拉秦口服诱导缓解；但对于临床应答欠佳者，可优化剂量（3~4g/d）以提高疗效。

（2）局部用制剂分为灌肠剂和栓剂，灌肠剂用于病变局限在直肠和乙状结肠的患者，能到达结肠的脾曲；栓剂用于病变局限于直肠的患者。

表11-13　5-氨基水杨酸（ASA）制剂特点与用药方案

药品名称		结构特点	释放特点	制　剂	推荐剂量
5-ASA前体药物	柳氮磺吡啶	5-氨基水杨酸与磺胺吡啶的偶氮化合物	结肠释放	口服：片剂	3~4g/d，分次口服
	巴柳氮	5-氨基水杨酸与对氨基苯甲酰-β-丙氨酸的偶氮化合物	结肠释放	口服：片剂、胶囊剂、颗粒剂	4~6g/d，分次口服
	奥沙拉秦	2分子5-氨基水杨酸的偶氮化合物	结肠释放	口服：片剂、胶囊剂	2~4g/d，分次口服
5-ASA缓、控释制剂	美沙拉秦	①甲基丙烯酸酯控释的pH依赖型制剂 ②乙基纤维素半透膜控释的时间依赖型制剂	pH依赖型药物，释放部位为回肠末端和结肠 纤维素膜控释时间依赖型药物，释放部位为远段空肠、回肠、结肠	口服：颗粒剂、片剂	2~4g/d，分次口服或顿服#

续表

药品名称	结构特点	释放特点	制　剂	推荐剂量
5-ASA 局部用制剂	—	—	局部：栓剂、灌肠剂、泡沫剂、凝胶剂	栓剂：0.5~1.5g/d，排便后直肠给药 灌肠剂：4g/d，睡前灌肠给药

注：* 口服制剂以 5-ASA 含量计，柳氮磺吡啶、巴柳氮、奥沙拉秦 1g 分别相当于美沙拉秦的 0.4g、0.36g 和 1g。

每天 1 次顿服美沙拉秦与分次服用等效。

表 11-14　氨基水杨酸制剂不良反应与特殊人群用药

要　点	内　容
典型药物不良反应	柳氮磺吡啶的不良反应较其他 5-ASA 类制剂多见，剂量相关的不良反应包括头痛、恶心和疲乏等，可通过将药物随餐服用或逐渐增加药物剂量得以减轻。过敏反应包括皮疹、发热、Stevens-Johnson 综合征、肝炎、肺炎、溶血性贫血、骨髓抑制等，服药期间应定期检查血常规，出现不良反应后及时停药。柳氮磺吡啶可降低精子数量和活力，停药后可逆转；影响肠道对叶酸的吸收，用药期间常需补充叶酸。5-ASA 的其他前体药物和缓、控释剂型通常耐受性较好，不良反应相对少见且较轻，最常见的不良反应是头痛、消化不良和皮疹
妊娠期及哺乳期用药	柳氮磺吡啶禁用于妊娠期及哺乳期妇女；巴柳氮、奥沙拉秦和美沙拉秦慎用于妊娠期及哺乳期妇女，只有在预期临床获益大于对胎儿 / 婴儿的潜在风险时才可使用，但如乳儿出现腹泻，应立即停止哺乳

2. 糖皮质激素

糖皮质激素是目前控制病情活动的有效药物。一般适用于 5- 氨基水杨酸制剂治疗无效、急性发作期或重症患者。住院的急性重度活动期 UC 患者初始治疗推荐足量静脉或口服糖皮质激素治疗，静脉糖皮质激素治疗可选择注射用甲泼尼龙琥珀酸钠 40~60mg/d，或者琥珀酸氢化可的松 300~400mg/d。门诊中、重型 UC 患者可推荐口服糖皮质激素治疗，按泼尼松 0.75~1.00mg/(kg · d) 给药，其他类型全身作用糖皮质激素的剂量按相当于上述泼尼松剂量折算。达到症状缓解后开始逐渐缓慢减量至停药，注意快速减量会导致早期复发。

3. 免疫抑制剂和生物制剂

表 11-15　免疫抑制剂和生物制剂

要　点	内　容
硫唑嘌呤或巯嘌呤	可试用于对糖皮质激素治疗效果不佳或对糖皮质激素依赖的慢性活动性患者，加用这类药物后可逐渐减少糖皮质激素用量甚至停用
环孢素 A	起效快，主要适用于对大剂量静脉滴注糖皮质激素无反应的急性重症 UC 患者，使 80% 的患者避免施行手术
英夫利西单抗、维多珠单抗和乌司奴单抗	是目前较为有效的诱导及维持缓解的药物，可用于传统治疗（氨基水杨酸制剂、糖皮质激素、免疫抑制剂）应答不佳或不能耐受的中、重型活动性 UC 患者，也可用于激素依赖的 UC 患者减停激素及维持治疗的过程中

（三）治疗原则

表 11-16　治疗原则

要　点	内　容
轻、中型活动性UC	治疗主要针对疾病累及的部位合理使用药物。针对直肠型 UC 患者，宜使用 5-ASA 栓剂；当病变局限在直肠及乙状结肠时，应使用 5-ASA 灌肠剂；也可以联合口服与局部用 5-ASA 制剂，甚至局部用或口服激素治疗。针对左半结肠炎、广泛结肠炎和全结肠炎患者，联合 5-ASA 口服和直肠局部用药可以使疾病得到缓解，无效时可考虑口服激素
重症 UC	患者应入院治疗，及时纠正水、电解质代谢紊乱；贫血严重者可输血；低蛋白血症者可输入人血白蛋白。重症 UC 患者首选静脉使用激素，针对静脉用足量激素治疗 5~7 天无效者，可予以免疫抑制剂或生物制剂作为“挽救治疗”，如使用环孢素 A 或英夫利西单抗
缓解期UC	由氨基水杨酸制剂或糖皮质激素诱导缓解后以氨基水杨酸制剂维持，选用诱导缓解剂量的全量或半量 5-ASA 制剂，如用柳氮磺吡啶维持，剂量一般为 2~3g/d，并应补充叶酸；5-ASA 缓、控释制剂维持剂量通常不低于 2g/d

（四）疗效评估

表 11-17　疗效评估

要　点	内　容
复发	是指经自然病程或经药物治疗而进入缓解期后，UC 症状再发，最常见的是便血，腹泻亦多见，可通过结肠镜检查证实
激素无效	是指患者经相当于泼尼松剂量 0.75~1.00mg/（kg·d）治疗超过 4 周，排除感染，疾病仍处于活动期。
激素依赖	①虽能维持缓解，但治疗 3 个月后泼尼松仍不能减量至 10mg/d ②在停用后 3 个月内复发
难治性UC	既往经过 2 种及以上生物制剂或小分子药物治疗无效的患者，考虑为难治性 UC

（五）手术治疗

1. 绝对指征

大出血、穿孔、癌变，以及高度怀疑为癌变。

2. 相对指征

（1）经积极内科治疗无效的重症 UC，合并中毒性巨结肠经内科治疗无效者宜更早行外科干预。

（2）内科治疗疗效不佳和（或）药物不良反应已严重影响生命质量者，可考虑外科手术。

四、用药注意事项与患者教育

表 11-18　用药注意事项与患者教育

要　点	内　容
氨基水杨酸制剂	①口服 5-ASA 的缓、控释制剂均不能咀嚼，以免破坏药物制剂的结构。肠溶片应于餐前 1 小时整片吞服；缓释片由多个微颗粒组成，可掰开后服用或与水（橘汁）混合为混悬液后饮用，可随餐服用；缓释颗粒应以水漱服，可随餐服用 ②柳氮磺吡啶肠溶片不可压碎及掰开服用，应在每日固定时间服用，进餐时服用为佳 ③奥沙拉秦应于进餐时服用，减轻腹泻不良反症状 ④栓剂直肠给药后应保留 1~3 小时或更长时间，剂量 1g，推荐于睡前给药 1 次 ⑤灌肠剂于睡前经灌药器将药液挤入直肠内。给药时取左侧卧位，左腿伸直、右膝屈曲，以便给药。给药后应保持卧位至少 30 分钟，使药液分布于整个直肠；如可能，应尽量保留药液于体内整晚 ⑥服用该类药物期间注意监测全血细胞计数和尿液检查 ⑦柳氮磺吡啶服用期间应多饮水，保持高尿流量，以防结晶尿的发生，必要时服用碱化尿液的药物；禁用于对磺胺类药物过敏者，对呋塞米、砜类、噻嗪类利尿剂、磺酰脲类、碳酸酐酶抑制药及其他磺胺类药过敏者可出现交叉过敏
糖皮质激素与免疫抑制剂	①糖皮质激素应于晨起服用，达到症状完全缓解后开始减量，通常每周减 5mg，减至 20mg/d 时每周减 2.5mg 至停用。注意减药速度不宜太快，以防症状复发或出现撤药反应 ②硫唑嘌呤可引起骨髓抑制和肝损伤，用药期间应监测血常规和肝功能，特别是用药前 3 个月内 ③注意预防机会性感染和潜伏感染再复燃
患者教育	①溃疡性结肠炎为慢性疾病，应积极应用药物控制发作期症状，维持长期缓解 ②为了确保 UC 症状得到长期缓解，不可擅自停药或自行减量 ③摄入低渣、易消化、富营养、高能量的食物，忌生冷、辛辣的食物 ④对于病变范围超过直肠的 UC 患者，应在诊断后 8 年开始筛查并进行结肠镜检查，以评估肠黏膜有无癌变或异型性增生

第四节　慢性病毒性肝炎

病毒性肝炎是由各种肝炎病毒引起的以肝脏损害为主的全身性传染病。包括甲型病毒性肝炎（简称甲型肝炎，viral hepatitis A）、乙型病毒性肝炎（简称乙型肝炎，viral hepatitis B）、丙型病毒性肝炎（简称丙型肝炎，viral hepatitis C）、丁型病毒性肝炎（简称丁型肝炎，viral hepatitis D）、戊型病毒性肝炎（简称戊型肝炎，viral hepatitis E）等。本节内容主要介绍慢性乙型病毒性肝炎和慢性丙型病毒性肝炎的诊治。

第11章

一、病原及发病机制

1. 乙型肝炎病毒（HBV）

HBV是一种抵抗力较强的嗜肝脱氧核糖核酸（DNA）病毒。完整病毒颗粒的外衣壳为乙肝表面抗原（HBsAg），内部的核衣壳为核心抗原（HBcAg）和e抗原（HBeAg）。**核心抗体（HBcAb）IgG**可持续阳性多年，**是HBV既往感染的标志**。**e抗原（HBeAg）**的出现为HBV**活动性复制和传染性强的标志**，而**HBeAg消失后e抗体（HBeAb）的出现**通常则表示HBV**复制减少和传染性减低**。

2. 丙型肝炎病毒（HCV）

HCV属于黄病毒科丙型肝炎病毒属，也是一种RNA病毒。人感染HCV后，在肝细胞中用免疫组织化学标记物法可检出抗原HCAg，在血液中可检出HCV-RNA和抗体HCV-Ab。

HCV主要通过血液传播进入人体，然后与肝细胞表面的特异性受体结合，通过细胞内吞作用进入肝细胞。

二、传染途径

乙、丙型肝炎的主要传播途径为**经血液（包括皮肤和黏膜微小创伤）和血制品传播**，如输血，共用未经消毒或消毒不彻底的注射器、针头、口腔治疗器械等，针灸，文身，共用剃须刀等；**经性途径传播**；**母婴垂直传播**。其家庭成员或性伴侣应尽早接种乙型肝炎疫苗。对于HBsAg阳性的孕妇，应尽量避免羊膜腔穿刺，以保证胎盘的完整性，减少新生儿暴露于母血的机会。

三、病毒性肝炎的临床表现及并发症

（一）临床表现

表11-19　临床表现

要　点	内　容
重型肝炎	急性重型肝炎（急性肝衰竭）
	亚急性重型肝炎（亚急性肝衰竭）
	慢加急性肝衰竭
	慢性重型肝炎（慢性肝衰竭）
淤胆型肝炎	肝内胆管梗阻所致
肝炎后肝硬化	可分为代偿性和失代偿性

（二）并发症及预后

慢性乙型病毒性肝炎、肝硬化及重型肝炎常有严重的全身并发症：肝性脑病；乙型肝炎病毒相关性肾炎、肝肾综合征、肾小管性酸中毒；血液病（再生障碍性贫血、溶血性贫血、粒细胞缺乏症等）；糖尿病；自发性腹膜炎等。少数乙、丙型肝炎可直接转变为肝癌。HBV感染、HCV感染及肝硬化是肝癌的重要危险因素。重型肝炎病情危重，预后差。

四、乙型病毒性肝炎的药物治疗

（一）治疗适应证

（1）对于血清 HBV-DNA 阳性，ALT 持续升高，且排除其他原因所致者，建议抗病毒治疗。

（2）对于血清 HBV-DNA 阳性者，无论 ALT 水平高低，只要符合下列情况之一，建议抗病毒治疗：①有乙型肝炎 / 肝硬化家族史或 HCC 家族史；②年龄 >30 岁；③无创检测指标或肝组织病理学检查，提示肝脏存在明显炎症或纤维化；④ HBV 相关肝外表现（如 HBV 相关性肾小球肾炎等）需采取抗病毒治疗。

（3）临床确诊为代偿性和失代偿性乙型肝炎后肝硬化患者，无论其 ALT 和 HBV-DNA 水平及 HBeAg 阳性与否，均建议抗病毒治疗。

（二）治疗药物

乙型病毒性肝炎抗病毒治疗药物有核苷酸类似物（NAs）和干扰素 α 两大类，首选 NAs 治疗。

表 11-20　乙型病毒性肝炎治疗药物

<table>
<tr><th>要　点</th><th colspan="3">内　容</th></tr>
<tr><td rowspan="7">核苷酸类似物</td><td colspan="3">拉米夫定、阿德福韦、恩替卡韦、替比夫定和替诺福韦（300mg po qd）</td></tr>
<tr><td>L- 核苷酸类</td><td colspan="2">拉米夫定（100mg po qd）；替比夫定（600mg po qd）</td></tr>
<tr><td>无环核苷酸磷酸盐类</td><td colspan="2">阿德福韦（10mg po qd）</td></tr>
<tr><td>脱氧鸟苷类似物</td><td colspan="2">恩替卡韦（0.5mg po qd）</td></tr>
<tr><td rowspan="2">药物耐药性及预防</td><td>药物耐药性</td><td>①恩替卡韦、替比夫定和拉米夫定之间有交叉耐药性，阿德福韦与它们没有交叉耐药性
②替诺福韦耐药率极低</td></tr>
<tr><td>耐药性的预防</td><td>①初始治疗患者，首选强效低耐药的药物，如恩替卡韦和替诺福韦
②病毒学突破、低病毒血症及应答不佳者，尽早给予挽救治疗，如换用替诺福韦
③ NAs 耐药者改用聚乙二醇干扰素 α 联合治疗的应答率较低</td></tr>
<tr><td>药物安全性及不良反应</td><td colspan="2">①功能不全（尤其是服用替诺福韦、阿德福韦）
②低磷性骨病（尤其是服用替诺福韦、阿德福韦）
③肌炎 / 横纹肌溶解、乳酸性酸中毒等（尤其是服用恩替卡韦）
④肾使用富马酸替诺福韦酯（TDF）的患者，尤其对高龄或绝经期患者，有新发或加重肾功能损伤及骨质疏松的风险
⑤富马酸丙酚替诺福韦（TAF）安全性较好，在骨代谢和肾脏安全性方面优于 TDF，但可能有影响脂质代谢的风险</td></tr>
</table>

续表

<table>
<tr><th colspan="2">要 点</th><th colspan="2">内 容</th></tr>
<tr><td>核苷酸类似物</td><td>治疗疗程</td><td colspan="2">①对 HBeAg 阳性的慢性肝病患者，HBV-DNA 检测不到、HBeAg 血清学转阴后至少 3 年以上，且达到 HBsAg<100IU/ml，可尝试停药
②对 HBeAg 阴性的慢性肝病患者，一般需要更长期治疗
③ HBV-DNA 检测不到，HBsAg 消失和（或）出现 HBsAb，并且经过巩固治疗至少 6 个月后仍检测不到者，可停药随访</td></tr>
<tr><td rowspan="7">干扰素 α</td><td>适应证</td><td colspan="2">① HBeAg 阳性或阴性的患者均首选 NAs，但也可选择干扰素 α 治疗
②干扰素 α 与 NAs 联合治疗：对 NAs 经治乙肝患者中符合条件的优势人群，联合聚乙二醇干扰素 α 可使部分患者获得临床治愈</td></tr>
<tr><td>剂量和疗程</td><td colspan="2">①普通干扰素 α，3~5MU，每周 3 次或隔日 1 次，皮下或肌内注射，疗程 1 年或更长
②聚乙二醇干扰素 α2a，180μg；或聚乙二醇干扰素 α2b，1.5μg/kg，皮下注射，每周 1 次，疗程 1 年或更长</td></tr>
<tr><td>不良反应</td><td colspan="2">主要包括流感样症候群、骨髓抑制、精神异常、甲状腺功能异常、自身免疫性疾病和少见的肾损害、心血管并发症、视网膜病变、听力下降等</td></tr>
<tr><td rowspan="2">禁忌证</td><td>绝对禁忌证</td><td>妊娠或短期内有妊娠计划、精神障碍病史、未控制的癫痫、失代偿性肝硬化、未控制的自身免疫性疾病以及严重感染、视网膜疾病、心力衰竭、慢性阻塞性肺疾病等基础疾病</td></tr>
<tr><td>相对禁忌证</td><td>甲状腺疾病，既往抑郁症病史，未控制的糖尿病、高血压</td></tr>
<tr><td>疗效观察及疗程</td><td colspan="2">① HBeAg 阳性慢性乙型肝炎（CHB）患者采用聚乙二醇干扰素 α 治疗，在治疗 24 周时，若 HBV-DNA 下降 <2log 10IU/ml 且 HBsAg 定量仍 >2×10^4IU/ml，建议停用聚乙二醇干扰素 α 治疗，改为 NAs 治疗
② HBeAg 阴性 CHB 患者采用聚乙二醇干扰素 α 治疗，在治疗 12 周时，若 HBV-DNA 下降 <2log 10IU/ml 或 HBsAg 定量下降 < 1 log 10IU/ml，建议停用聚乙二醇干扰素 α 治疗，改为 NAs 治疗
③有效患者的疗程为 48 周，可以根据病情需要适当延长疗程，但不宜超过 96 周</td></tr>
</table>

（三）特殊人群的抗乙型肝炎病毒治疗

（1）慢性乙型肝炎患者在应用恩替卡韦、替诺福韦（TDF、TAF）治疗 48 周，HBV-DNA 可检出者（HBV-DNA>20IU/ml），排除依从性和检测误差后，可调整 NAs 治疗（应用恩替卡韦者换用 TDF 或 TAF，应用 TDF 或 TAF 者换用恩替卡韦，或两种药物联合使用）。也可以联合聚乙二醇干扰素α治疗。

（2）代偿性乙型肝炎后肝硬化患者，推荐采用恩替卡韦、TDF、TAF进行长期抗病毒治疗；如果采用聚乙二醇干扰素α治疗，需密切监测相关不良反应。

（3）失代偿性乙型肝炎后肝硬化患者，推荐采用恩替卡韦或TDF长期治疗，禁用聚乙二醇干扰素α治疗。

（4）所有接受化学治疗、靶向药物及免疫抑制剂治疗的患者，开始治疗前均应常规筛查HBsAg、HBcAb和（或）HBV-DNA。对于HBsAg和（或）HBV-DNA阳性者，在开始化学治疗、靶向药物及免疫抑制剂治疗前至少1周（特殊情况下可同时）应用恩替卡韦、TDF或TAF抗病毒治疗。对于HBsAg阴性、HBcAb阳性患者，若使用B淋巴细胞单克隆抗体或进行造血干细胞移植，或伴进展期肝纤维化/肝硬化，建议应用恩替卡韦、TDF或TAF抗病毒治疗。

（5）慢性乙型肝炎（CHB）感染者准备近期妊娠，或妊娠期间有抗病毒指征时，在充分沟通并知情同意后，可以使用TDF治疗。如合并肾功能不全，可考虑使用TAF治疗。

（6）抗病毒治疗期间意外妊娠的患者，若使用TDF治疗，建议继续妊娠；若使用恩替卡韦，可不终止妊娠，建议换用TDF治疗。若应用干扰素治疗，建议向孕妇和家属充分告知风险，由其决定是否继续妊娠；若继续妊娠，应停用干扰素，换用TDF治疗

（7）妊娠中晚期发现乙型肝炎病毒感染，HBV-DNA定量>2 ×10 IU/ml，在充分沟通并知情同意的基础上，于妊娠第28周左右开始应用TDF抗病毒治疗。

（8）儿童患者

①对于活动性CHB或肝硬化患儿，应及时抗病毒治疗。ALT升高的HBeAg阳性CHB儿童患者可选用普通干扰素α或聚乙二醇干扰素α2a治疗，以实现临床治愈（HBsAg转阴伴或不伴HBsAb出现）。也可选用恩替卡韦、TDF或TAF治疗。

②进展期肝病或肝硬化患儿，无论年龄大小，均应及时进行抗病毒治疗，但需考虑长期治疗的安全性及耐药问题。1岁及以上儿童可考虑普通干扰素α治疗；2岁及以上儿童可选用恩替卡韦或TDF治疗；5岁及以上儿童可选用聚乙二醇干扰素α2a；12岁及以上儿童可选用TAF治疗。

（9）慢性肾脏病患者、肾功能不全或接受肾脏替代治疗的CHB患者，推荐恩替卡韦或TAF抗HBV治疗，不建议应用阿德福韦或TDF。对于存在肾脏损伤高危风险的CHB患者，应用任何NAs抗病毒过程中均需监测肾功能变化。已应用阿德福韦或TDF的患者发生肾功能损伤/骨骼疾病或存在高危风险时，建议改用恩替卡韦或TAF。

（10）HCV和HBV合并感染者，应用直接作用抗病毒药物（DAAs）治疗HCV时，若HBsAg阳性，需给予NAs治疗以预防HBV再激活。DAAs治疗结束12周后，可考虑停止NAs治疗。

五、丙型病毒性肝炎的药物治疗

（一）治疗适应证

（1）发现存在明显肝纤维化［如Metavir评分F2阶段（中度纤维化）及以上］。

（2）代偿性肝硬化患，HCV-RNA阳性者。

（3）失代偿性肝硬化患者。

（4）肝移植术前存在丙肝病毒感染的患者。

（5）合并其他疾病患者：如合并 HIV（人类免疫缺陷病毒）感染、糖尿病、慢性肾脏病等。

（二）治疗药物

表 11-21　丙型病毒性肝炎治疗药物

要　点	内　容		
直接作用抗病毒药物（DAAs）	NS3/4A 蛋白酶抑制剂	阿舒瑞韦	对基因 1b 型丙肝病毒有较好的抑制作用
		达诺瑞韦	国产药物，在我国主要用于治疗基因 1 型丙型肝炎患者
		西美瑞韦	可有效抑制丙肝病毒 NS3/4A 蛋白酶活性，用于治疗基因 1 型慢性丙型肝炎
	NS5A 蛋白抑制剂	达拉他韦	可与索磷布韦等联合，用于治疗多种基因型的丙型肝炎
		艾尔巴韦	通常与格拉瑞韦联合，用于治疗基因 1 型和 4 型丙型肝炎
		格卡瑞韦	常与哌仑他韦组成复方制剂，对多种基因型的丙型肝炎均有良好疗效
	NS5B 聚合酶抑制剂	索磷布韦	尿苷类似物抑制剂，能特异性抑制丙型肝炎病毒的复制，可与多种药物联合治疗不同基因型的丙型肝炎
		达塞布韦	主要用于基因 1 型丙型肝炎的治疗，常与其他药物联合使用
	复方制剂	索磷布韦/维帕他韦	适用于治疗基因 1~6 型丙型肝炎，治愈率高、副作用小。无肝硬化或代偿性肝硬化患者疗程一般为 12 周；失代偿性肝硬化患者通常需联合利巴韦林，疗程同样为 12 周
		索磷布韦/雷迪帕韦	适用于治疗成人及 12~18 岁青少年的慢性丙型肝炎，尤其是基因 1 型患者。疗程根据具体情况为 12 周或 24 周
		格卡瑞韦/哌仑他韦	可用于治疗 1~6 型等多种基因型慢性丙型肝炎，适用于治疗无肝硬化或有代偿性肝硬化的慢性丙型肝炎患者。疗程较短，一般疗程为 8~12 周
		艾尔巴韦/格拉瑞韦	适用于治疗基因 1 型和 4 型慢性丙型肝炎
		索磷布韦/维帕他韦/伏西瑞韦	适用于治疗既往接受过上述 DAAs 治疗但失败的患者，特别是伴有肝硬化的患者
干扰素 α	适用于慢性丙型肝炎患者		
利巴韦林	可与干扰素 α 或 DAAs 联合使用；常见副作用有皮疹等。妊娠期女性与计划怀孕的女性及其配偶禁用，严重贫血、肾功能不全等患者禁用。使用过程中需定期监测血常规，观察血红蛋白变化，必要时调整剂量或停药		

（三）特殊人群的抗丙型肝炎病毒治疗

（1）育龄期女性：使用时需严格避孕。

（2）肝功能不全患者：索磷布韦/维帕他韦在肝功能不全患者中也有较好的安全性和有效性。

（3）肾功能不全患者：部分药物如索磷布韦的剂量可能需要根据肌酐清除率进行调整，在严重肾功能不全或透析患者中使用时更需谨慎评估。

（4）妊娠期女性：一般不建议在妊娠期进行抗病毒治疗，可在分娩后再评估治疗方案。

（5）根据不同基因型：索磷布韦/维帕他韦、格卡瑞韦/哌仑他韦等可用于多种基因型丙型肝炎的治疗。

六、抗炎保肝治疗

可应用甘草酸制剂、水飞蓟类制剂、B族维生素、多烯磷脂酰胆碱、葡醛内酯、谷胱甘肽。

七、药学监护与患者教育

（一）药学监护

（1）索磷布韦/雷迪帕韦以及格卡瑞韦/哌仑他韦可引起药物相互作用：索磷布韦/雷迪帕韦以及格卡瑞韦/哌仑他韦与胺碘酮联用时，可能共同影响心肌细胞的离子通道，导致严重的症状性心动过缓。

（2）乙型肝炎治疗需要定期（每12周）监测肝功能、乙肝血清免疫学检查和HBV-DNA水平。

（3）干扰素、利巴韦林可引起畸胎或胚胎致死效应，故治疗期间和治疗后6个月内，所有育龄期妇女和男性均必须采取避孕措施。

（二）患者教育

（1）注意预防肝炎的传播，控制传染源；切断传播途径，加强卫生管理，普及健康教育。

（2）接种乙型肝炎疫苗，保护易感人群。

（3）乙肝病毒抵抗力较强，但在65℃ 10小时、煮沸10分钟或高压蒸汽灭菌均可灭活HBV。含氯制剂、环氧乙烷、戊二醛、过氧乙酸和碘伏等也有较好的灭活效果。

（4）避免饮酒、疲劳和使用肝损伤药物。强调早期卧床休息，至症状明显减退，可逐步增加活动。

（5）避免漏用药物或自行停药，提高患者依从性。

第十二章 内分泌系统常见疾病

微信扫扫，本章做题

知识导图

内分泌系统常见疾病
- 甲状腺功能亢进症
- 甲状腺功能减退症
- 糖尿病
- 骨质疏松症
- 高尿酸血症与痛风

第一节 甲状腺功能亢进症

血液循环中甲状腺激素过多而引起的以神经、循环、消化等系统兴奋性增高和代谢亢进为主要表现的一组临床综合征称为甲状腺毒症（thyrotoxicosis）；由于甲状腺腺体本身功能亢进，甲状腺激素合成和分泌增加所导致的甲状腺毒症称为甲状腺功能亢进症（hyperthyroidism），简称甲亢。

一、病因、临床表现与诊断标准

表 12-1　临床表现与诊断标准

要　点	内　容
临床表现	①高代谢症候群：多食、消瘦、畏热、多汗、乏力，进食增加而体重减轻，部分患者有发热 ②心血管系统：以高动力循环为特征。多有持续性心悸，严重者可有心脏扩大、心房颤动、心力衰竭等表现 ③消化系统：胃肠活动增强，食欲亢进，多食易饥，排便增多，极少数出现厌食。部分患者肝功能异常，氨基转移酶升高，偶伴黄疸 ④神经精神系统：多言好动、易激惹、紧张、焦虑、失眠、记忆力减退 ⑤生殖系统：女性月经减少甚或闭经，男性勃起功能障碍，偶有乳腺增生 ⑥肌肉骨骼系统：可伴发周期性瘫痪（亚洲的青年男性多见）、急性和慢性甲亢性肌病 ⑦血液系统：可有白细胞和粒细胞的减少，淋巴细胞数量增加，可伴发与自身免疫相关的血小板减少性紫癜和恶性贫血 少数老年患者高代谢症状不典型，而仅表现为乏力、心悸、厌食、抑郁、嗜睡、体重明显减轻，称为“淡漠型甲亢”

续表

要　点	内　容
诊断标准	①怕热多汗，多食易饥，大便次数增多，体重下降等高代谢症状，伴心悸、手颤、烦躁、失眠、易激惹等 ②甲状腺肿大和（或）甲状腺结节 ③血清促甲状腺激素（TSH）水平降低，总三碘甲状腺原氨酸（TT_3）、游离三碘甲状腺原氨酸（FT_3）、总甲状腺素（TT_4）、游离甲状腺素（FT_4）升高 具备以上 3 项，并除外非甲亢性甲状腺毒症，诊断甲亢即可成立

二、治疗药物

目前针对 GD 的治疗药物主要包括 β 受体拮抗剂和抗甲状腺药物（antithyroid drugs，ATDs）。

常用的抗甲状腺药物（ATDs）包括**硫脲类和咪唑类，硫脲类包括丙硫氧嘧啶**（propylthiouracil，PTU）**和甲硫氧嘧啶等；咪唑类包括甲巯咪唑**（methimazole，MMI）和卡比马唑（carbimazole，CMZ）等。其他治疗药物有碳酸锂，可抑制甲状腺激素分泌，主要用于对常用 ATDs 和碘剂均不耐受的患者临时控制甲状腺毒症。常见抗甲状腺药物见表 12-2。

表 12-2　常用抗甲状腺药物

治疗药物	给药剂量	作用机制	不良反应
丙硫氧嘧啶（PTU）	起始剂量 100~300mg/d，分次口服，FT_3、FT_4 接近或达正常范围时减量，至维持量 50~150mg/d	阻断甲状腺激素合成过程中碘的有机化，阻断外周 T_4 向 T_3 的转化	皮疹，胃肠道反应，关节痛，氨基转移酶升高，肝炎，粒细胞缺乏
甲巯咪唑（MMI）	起始剂量 10~30mg/d，单次或分次口服，FT_3、FT_4 接近或达正常范围时减量，至维持量 5~10mg/d	阻断甲状腺激素合成过程中碘的有机化	与“丙硫氧嘧啶”相似；另有胆汁淤积性黄疸
碳酸锂	适用于短期治疗，用于对 ATDs 和碘剂过敏的患者；300~500mg，每 8 小时用药 1 次	抑制甲状腺激素分泌	口干、烦渴、多饮、多尿、便秘、恶心、呕吐、白细胞计数升高
β 受体拮抗剂	普萘洛尔 10~40mg，每 6~8 小时 1 次；美托洛尔 25~50mg，每日 2~3 次	控制心率；大剂量可阻断外周 T_4 向 T_3 的转化	心动过缓，充血性心力衰竭，阻断低血糖时有升血糖激素的作用，支气管痉挛，中枢神经系统症状，胎儿心率过慢

一般情况治疗方法具体内容见表 12-3。

表 12-3 药物治疗

要 点	内 容
治疗期	① MMI 初始剂量 10~30mg/d 或 PTU 成人初始剂量 100~300mg/d，分次口服 ② MMI 作用维持时间长，可每天单次服用
维持期	通常在初始治疗 1 个月检测甲状腺功能： ①如果 FT_3、FT_4 降至接近或达到正常范围时可进入减量期，MMI 可减少 5~10mg/d，PTU 可减少 50~100mg/d ②如果 FT_3、FT_4 下降不明显再延长原剂量服药时间 ③如果 FT_3、FT_4 不降反升高，则需适当增加 ATDs 剂量，1 个月后复查，再调整剂量

三、用药注意事项与患者教育

表 12-4 用药注意事项与患者教育

要 点	内 容
用药注意事项	① MMI 和 PTU 均可致胎儿畸形，妊娠 6~10 周是胎儿畸形的危险窗口期，两种药物畸形发生率相近，但 PTU 所致程度较轻，故妊娠早期优选 PTU。妊娠中、晚期若需继续 ATDs 治疗者，继续应用 PTU 还是转换成 MMI，目前缺乏研究证据。妊娠期应使用最小有效剂量的 ATDs，控制目标为 FT_4 和 TT_4 接近或轻度高于正常参考范围上限，TSH 水平不作为控制目标。产后 GD 管理与非妊娠期相同；哺乳期如需 ATDs 治疗，需权衡利弊，且应在哺乳后服药 ②**抗甲状腺药物在对硫脲类过敏、中性粒细胞减少或缺乏时禁用。**在白细胞计数偏低、肝功能异常等情况下慎用 ③与其他药物 / 食物的相互作用：**丙硫氧嘧啶或甲巯咪唑与抗凝药物合用可增强后者抗凝作用。**勿用高碘食物或含碘药物，以免甲亢病情加重、抗甲状腺药物需要量增加 ④药物浓度过大可能引起严重后果，故服用碳酸锂时应密切监测药物浓度：当血锂浓度＞ 1.5mmol/L，可出现程度不一的中毒症状，如脑病综合征（震颤、意识模糊、癫痫发作、反射亢进、昏迷）、肾功能损害、休克等；当血锂浓度超过 1.5~2.0mmol/L 有危及生命的可能
患者教育	①过量摄入能引起甲状腺肿、甲亢和甲状腺炎等，摄入不足则会引起地方性甲状腺肿。**同时勿服用胺碘酮、西地碘等含碘的药物，禁食富含碘的食物（如紫菜、海带、虾皮等海产品以及碘盐等）** ②保证均衡膳食，**给予充足蛋白质、热量和维生素（特别是维生素 B 和维生素 C）及钙和铁；**保持良好生活习惯，劳逸结合，按时作息，保证睡眠充足，避免情绪波动。戒烟、戒酒，浓茶、咖啡等兴奋性饮料禁用；患者出汗多，应保证足量饮水 ③预防感染 ④计划妊娠或围产期女性需专科就诊评估病情，调整药物

第二节　甲状腺功能减退症

甲状腺功能减退症（hypothyroidism）简称甲减，是由各种原因导致的低甲状腺激素血症或甲状腺激素抵抗而引起的全身性低代谢综合征。

一、临床表现

表 12-5　临床表现

要　点	内　容	
一般表现	症状	记忆力减退、嗜睡、易疲劳、怕冷、体重增加、便秘、肌肉痉挛、反应迟钝、情绪低落、月经不调等
	体征	眼睑、颜面及手部皮肤水肿，面容苍白，表情淡漠，毛发稀疏、眉毛外端 1/3 脱落，声音嘶哑，皮肤干燥、发凉、粗糙、脱屑，手脚因高胡萝卜素血症而呈现姜黄色
	内分泌系统	长期严重的病例可导致垂体增生；部分患者血清催乳素水平增高，发生溢乳；可致女性闭经或月经过多
黏液性水肿昏迷	见于病情严重的患者，发病时期多为冬季寒冷时。甲状腺激素替代治疗中断、严重的全身性疾病、手术、寒冷、麻醉和使用镇静药等都可能是诱因临床表现：呼吸徐缓、心动过缓、嗜睡、低体温（< 35℃）、四肢肌肉松弛、血压下降、神经反射减弱或消失，甚至因休克、昏迷、肾功能不全危及生命	

二、治疗

表 12-6　治疗

要　点	内　容	
治疗目标和药物	治疗目标	甲减的症状和体征消失，TSH、TT_4、FT_4 值维持在正常范围
	治疗药物	主要的推荐治疗药物为**左甲状腺素（L-T_4），一般需要终生服药**
	治疗剂量	根据患者的年龄、病情、个体差异和体重决定。成年患者 L-T_4 替代剂量应为 50~200μg/d，平均 125μg/d
	服药方法	由于 T_4 的半衰期是 7 天，所以建议每天早晨服药 1 次，如果剂量偏大而有不良反应，可以分多次服用。饭前服药可避免食物与药物的相互作用，有利于药物的吸收。从吸收最好到最差的顺序依次是早餐前 60 分钟、睡前、早餐前 30 分钟、餐时
	L-T_3 的应用	与 L-T_4 治疗相比，L-T_3 治疗的剂量较难掌握，因此 L-T_3 治疗时需要更频繁的监测。所以一般情况不推荐 L-T_3 单药治疗甲减

续表

要　点	内　容
黏液水肿昏迷的治疗	①开始应当给予静脉注射甲状腺激素替代治疗。先静脉注射 L-T_4 200~400μg 作为负荷剂量，继之每天静脉注射 L-T_4 1.6μg/kg，直至患者的临床表现改善，改为口服给药或者其他肠道给药 ②保温、供氧、保持呼吸道通畅，必要时行气管切开、机械通气等 ③氢化可的松 200~400mg/d 持续静脉滴注，患者清醒后逐渐减量 ④根据需要补液，但是液体入量不宜过多 ⑤控制感染，祛除或治疗诱因 ⑥其他支持疗法

三、用药注意事项与患者教育

表 12-7　用药注意事项与患者教育

要　点	内　容
用药注意事项	（1）左甲状腺素钠片应于早餐前 1 小时，空腹将 1 日剂量一次性用水送服 （2）对冠心病患者、老年患者以及长期或重度甲状腺功能减退症的患者，在使用甲状腺素治疗的开始阶段尤其要注意以下几点：初始剂量宜较低，剂量增加的间隔要长，增加用量宜缓慢，定期监测血甲状腺激素水平 （3）如果同时伴有肾上腺皮质功能不全，必须首先给予糖皮质激素治疗 （4）妊娠期间不宜用左甲状腺素与抗甲状腺药物共同治疗甲状腺功能亢进症 （5）不良反应：个别病例由于对剂量不耐受或者服用过量，尤其是在初始治疗阶段剂量增加过快，可能会出现甲状腺功能亢进症状 （6）药物相互作用 ①左甲状腺素的使用可能会增强抗凝药的作用，减弱降糖药效果 ②考来烯胺会抑制左甲状腺素的吸收，故两药服用时，应间隔 4~5 小时 ③水杨酸盐、双香豆素、大剂量呋塞米（250mg）、氯贝丁酯等药物可将左甲状腺素从其血浆蛋白结合位点上置换出来，导致左甲状腺素的游离型血药浓度升高
患者教育	①长期甲状腺素替代治疗患者，应建议其每 2~3 个月对 TSH 水平监测 1 次，可根据患者心脏状况及年龄，TSH 的治疗目标应高度个体化 ②由于甲状腺功能减退症的临床症状较隐匿且不典型，建议老年人体检时要注意进行 TSH 检查，避免漏诊 ③某些表现为抑郁、认知功能下降的患者，应常规筛查甲状腺功能，排除甲状腺功能减退引起的上述神经精神障碍表现 ④甲状腺素替代治疗患者如出现感染、腹泻、手术等应激情况时，需咨询内分泌专科医师是否需要调整甲状腺素的剂量

第三节　糖尿病

一、概述

糖尿病的类型可以分为4型。

（1）1型糖尿病（T_1DM）：胰岛β细胞破坏，常导致胰岛素绝对缺乏。

（2）2型糖尿病（T_2DM）：约占糖尿病患者总数的90%以上。

（3）特殊类型糖尿病：包括8类。

（4）妊娠期糖尿病（GDM）：是妊娠合并高血糖的状态，可分为妊娠期糖尿病（CDM）、妊娠期显性糖尿病（ODM）和孕前糖尿病（PGDM）。

二、临床表现

表12-8　常见类型糖尿病的临床特点

要　点	内　容
1型糖尿病	①任何年龄均可发病，但30岁前最常见 ②起病急，多有典型的“三多一少”症状 ③血糖显著升高，经常反复出现酮症 ④血中胰岛素和C肽水平很低，甚至检测不出 ⑤患者胰岛功能基本丧失，需要终生应用胰岛素替代治疗 ⑥成人晚发自身免疫性糖尿病（缓慢进展型1型糖尿病）的发病年龄在20~48岁，患者消瘦，易出现大血管病变
2型糖尿病	①一般有家族遗传病史 ②起病隐匿、缓慢，无症状的时间可达数年至数十年 ③临床上与肥胖或超重、血脂异常、高血压等疾病常同时或先后发生 ④由于诊断时患者所处的疾病病程不同，其胰岛β细胞功能表现差异较大，有些早期患者进食后胰岛素分泌高峰延迟，餐后3~5小时血浆胰岛素水平不适当升高，引起反应性低血糖 ⑤随着病程延长，可出现糖尿病慢性并发症

三、诊断依据

典型糖尿病症状（烦渴多饮、多尿、不明原因体重下降等）加上随机血糖≥11.1mmol/L（200mg/dl）；并加上如下条件之一：

（1）空腹（至少8小时没有进食热量）血糖≥7.0mmol/L（126mg/dl）。

（2）口服葡萄糖耐量试验（OGTT）2小时血糖≥11.1mmol/L（200mg/dl）。

（3）糖化血红蛋白≥6.5%。

四、治疗

（一）治疗目标

近期目标是通过控制高血糖和相关代谢紊乱以消除糖尿病症状并防止出现急性严重代谢紊乱。远期目标是通过良好的代谢控制达到预防和（或）延缓糖尿病慢性并发症的发生与发展。

2 型糖尿病患者常合并代谢紊乱的临床表现，因此进行综合性策略治疗，其控制目标视患者的年龄、合并症、并发症等不同而异。

（二）非药物治疗

每名 1 型糖尿病患者均应接受由专科营养（医）师提供的个体化营养治疗，适当运动对 1 型糖尿病患者有益。胰腺（岛）移植手术是部分或完全恢复生理性胰岛素分泌的治疗方法。

在 2 型糖尿病的治疗过程中，常需要采取多种手段的联合治疗。首先，生活方式干预（包括控制饮食和合理运动）是 2 型糖尿病的基础治疗措施，应贯穿于糖尿病治疗的始终。另外，降糖治疗、血糖监测、糖尿病健康教育等也是糖尿病治疗的重要措施。

（三）药物治疗

口服降糖药物主要有磺酰脲类、格列奈类、双胍类、噻唑烷二酮类（TZDs）、α- 葡萄糖苷酶抑制剂、二肽基肽酶 -4 抑制剂（DPP-4i）、钠 - 葡萄糖协同转运蛋白 -2 抑制剂（SGLT-2i）；注射制剂有胰岛素及胰岛素类似物和胰高血糖素样肽 -1 类似物（GLP-1）受体激动剂（类似物）。

1. 单药治疗

2 型糖尿病的首选且目前最常用的治疗药物是二甲双胍。

推荐合并 ASCVD 或其高风险的患者，选择具有降低心血管事件风险证据的 GLP-1 受体激动剂（类似物）或 SGLT-2i。

推荐有缺血性脑卒中病史的 2 型糖尿病患者，降糖药首选有获益证据的 GLP-1 受体激动剂（类似物）；吡格列酮亦可减少 2 型糖尿病及胰岛素抵抗患者的卒中风险，但要注意心力衰竭、骨折和体重增加风险。

推荐 eGFR ≥ 20ml/（min · 1.73m²）合并 CKD 的 2 型糖尿病患者选择有肾脏保护作用证据的 SGLT-2i 或 GLP-1 受体激动剂（类似物）。SGLT-2i 对心力衰竭有明确的获益，推荐 2 型糖尿病合并心力衰竭患者首选 SGLT-2i。

无超重或肥胖的 2 型糖尿病患者，单药治疗推荐二甲双胍。伴超重或肥胖的 2 型糖尿病患者，推荐使用具有减重作用的降糖药，包括 GLP-1 受体激动剂（类似物）、SGLT-2i。代谢相关脂肪性肝病（MASLD）是 2 型糖尿病常见的合并症，推荐对于合并 MASLD 的 2 型糖尿病患者，选择有肝脏保护证据和心血管获益证据的 GLP-1 受体激动剂（类似物）。

2. 二联与三联治疗二联治疗

二联治疗一般是在单药治疗的基础上加用一种其他类别的降糖药，通常是加用二甲双胍（除非已予二甲双胍起始治疗或有二甲双胍禁忌证）。

伴 ASCVD 或其高风险、CKD 的 2 型糖尿病患者，二联治疗可选择 CLP-1 受体激动剂（类似物）联合 SGLT-2i，其优点是在控制血糖的同时获得更大的心血管和肾脏保护作用。

如果患者需要降低体重，则选择具有减重效果的降糖药物[SGLT-2i 或 GLP-1 受体激动剂（类似物）］。如果患者的糖化血红蛋白较目标值差距较大，则选择促胰岛素分泌剂或胰岛素。

二联治疗 3 个月不达标的患者，应启动三联治疗，即在二联治疗的基础上加用另一种作用机制不同的降糖药。如三联治疗后血糖仍不达标，则应将治疗方案调整为多次胰岛素治疗（基础胰岛素加餐时胰岛素或每日多次预混胰岛素类似物）。

使用降糖药物时要特别注意药物的禁忌证，并在使用过程中密切观察相关的不良反应。如伴心力衰竭或骨质疏松者不用 TZDs，消瘦患者一般不用有减重作用的降糖药物。联合治疗方案要考虑药物之间的配伍禁忌，如促胰岛素分泌剂的品种之间不联合、DPP-4i 不和 GLP-1 受体激动剂（类似物）或含有后者的固定比例复方（FRC）制剂联合、基础胰岛素不和 FRC 制剂联合。

上述降糖药的使用方法和注意事项详见表 12-9。

表 12-9　常用降糖药物的使用方法

降糖药物		每日剂量（mg）	使用次数（每日）	主要不良反应
磺酰脲类促胰岛素分泌剂	格列本脲	5~10（最大 15）	1~3	低血糖、消化道反应、过敏反应
	格列齐特	80~240（最大 320）	1~3	低血糖、消化道反应、过敏反应
	格列齐特缓释片	30~120（最大 120）	1	低血糖、过敏反应
	格列吡嗪	2.5~20（最大 30）	2~3	低血糖、消化道反应、过敏反应
	格列吡嗪控释片	5~10（最大 20）	1	低血糖、过敏反应
	格列喹酮	15~120（最大 180）	1~3	低血糖、消化道反应、过敏反应
	格列美脲	1~4（最大 6）	1	低血糖、消化道反应、过敏反应、肝功能异常
非磺酰脲类促胰岛素分泌剂	瑞格列奈	0.5~4（最大 16）	1~3	胃肠道反应、过敏反应、低血糖
	那格列奈	180~360（最大 540）	3	肝功能异常、低血糖、皮疹、瘙痒、腹痛
双胍类	二甲双胍	1000~2000（最大 2550）	1~3	消化道反应
α- 葡萄糖苷酶抑制剂	阿卡波糖	150~300	3	腹胀、肠鸣音亢进、腹泻
	伏格列波糖	0.6	3	腹胀、肠鸣音亢进、腹痛
噻唑烷二酮类胰岛素增敏剂	罗格列酮	4~8	1~2	肝功能异常、头痛、上呼吸道感染、水肿
	吡格列酮	15~45	1	肝功能异常、头痛、上呼吸道感染、水肿

续表

降糖药物		每日剂量（mg）	使用次数（每日）	主要不良反应
二肽基肽酶-4抑制剂	西格列汀	100	1	肌痛、关节痛、腹痛、头痛
	维格列汀	100	2	肌痛、关节痛、腹痛、头痛
	沙格列汀	5	1	肌痛、关节痛、腹痛、头痛
	利格列汀	5	1	肌痛、关节痛、腹痛、头痛
	阿格列汀	25	1	肌痛、关节痛、腹痛、头痛
胰高血糖素样肽-1受体激动剂（类似物）	艾塞那肽	0.01~0.02	2	恶心、呕吐、腹泻
	利拉鲁肽	0.6~1.2（最大1.8）	1	恶心、呕吐、腹泻
	贝那鲁肽	0.3~0.6	3	恶心、呕吐、腹泻
	利司那肽	0.01~0.02	1	恶心、呕吐、腹泻
	艾塞那肽微球	2	1（每周）	恶心、呕吐、腹泻
	度拉糖肽	0.75~1.5	1（每周）	恶心、呕吐、腹泻
	聚乙二醇洛塞那肽	0.1~0.2	1（每周）	恶心、呕吐、腹泻
钠-葡萄糖协同转运蛋白-2抑制剂	卡格列净	100（可增加至300）	1	低血压、泌尿与生殖感染、酮症酸中毒
	恩格列净	10（可增加至25）	1	低血压、泌尿与生殖感染、酮症酸中毒
	达格列净	5（可增加至10）	1	低血压、泌尿与生殖感染、酮症酸中毒
葡萄糖激酶激活剂	多格列艾汀	150	2	氨基转移酶升高、血脂异常、胃肠道不适
过氧化物酶体增殖物激活受体泛激动剂	西格列他钠	32~48	1	水肿、体重增加、充血性心力衰竭、骨折风险
促胰岛素分泌多肽/胰高血糖素样肽-1受体激动剂	替尔泊肽	2.5~15	1（每周）	恶心、呕吐、腹泻、低血糖、注射部位反应

3. 胰岛素制剂的特点及临床应用

胰岛素治疗是控制高血糖的重要手段。按作用起效快慢和维持时间，胰岛素及其类似物可分为短效、速效、中效、长效和预混胰岛素。胰岛素制剂种类及其特点见表12-10。

表 12-10　胰岛素的制剂种类及其特点

类　别	胰岛素制剂	给药途径	起效时间	峰值时间	作用持续时间[△]	给药方法
短效胰岛素（RI）[#]	（重组）人胰岛素注射液	皮下	15~60（min）	2~4（h）	5~8（h）	餐前30分钟（皮下）
		静脉	10~30（min）	15~30（min）	0.5~1.0（h）	抢救糖尿病酮症酸中毒和高血糖高渗性昏迷
速效胰岛素类似物[#]	门冬胰岛素注射液	皮下	10~20（min）	40~60（min）	3~6（h）	餐前5~10分钟或餐后立即给药
	赖脯胰岛素注射液	皮下	10~20（min）	1.0~1.5（h）	2~5（h）	餐前0~15分钟
	谷赖胰岛素注射液	皮下	10~15（min）	40~120（min）	4~6（h）	餐前0~15分钟或餐后立即给药
中效胰岛素（NPH）	精蛋白（重组）人胰岛素注射液	皮下	1.5~3.0（h）	3~10（h）	13~24（h）	1次/日，每日固定时间给药
长效胰岛素（PZI）		皮下	3~4（h）	8~24（h）	长达24~36（h）	早餐前30~60分钟皮下注射，有时需于晚餐前再注射1次
长效胰岛素类似物	甘精胰岛素注射液（U100）	皮下	2~3（h）	无峰	长达24~30（h）	1次/日，每日固定时间给药
	甘精胰岛素注射液（U300）	皮下	6（h）	无峰	长达24~36（h）	
	地特胰岛素注射液	皮下	3~4（h）	3~14（h）	长达24（h）	
	德谷胰岛素注射液	皮下	1（h）	无峰	长达42（h）	
超长效胰岛素类似物	依柯胰岛素	皮下	—	—	长达196（h）	1次/周，每周固定同一日给药
预混人胰岛素[*]	精蛋白（重组）人胰岛素混合注射液（30R）	皮下	0.5（h）	2~12（h）	可持续24（h）	个体化给药，注射后30分钟内进食
	精蛋白（重组）人胰岛素混合注射液（40R）	皮下	0.5（h）	2~8（h）		

续表

类　别	胰岛素制剂	给药途径	起效时间	峰值时间	作用持续时间△	给药方法
预混人胰岛素*	精蛋白（重组）人胰岛素混合注射液（50R）	皮下	0.5（h）	2~8（h）	—	—
预混胰岛素类似物*	门冬胰岛素30注射液	皮下	10~20（min）	1~4（h）	14~24（h）	个体化给药，注射后10~20分钟内进食
	门冬胰岛素50注射液	皮下				
	精蛋白锌重组赖脯胰岛素混合注射液（25R）	皮下	15（min）	30~90（min）	16-24（h）	个体化给药，可在餐前即时注射，注射后15分钟内进食
	精蛋白锌重组赖脯胰岛素混合注射液（50R）	皮下				
双胰岛素类似物	德谷-门冬双胰岛素注射液	皮下	10~15（min）	1.2（h）（以门冬胰岛素计）	超过24（h）（以德谷胰岛素计）	个体化给药，通常随主餐每日1次给药；剂量达到30~40U时如餐后血糖仍控制不佳，或患者每日有2次主餐时，可改为每日2次给药

注：#可以静脉注射。

*精蛋白（重组）人胰岛素混合注射液（30R）的组成为30%（重组）人胰岛素和70%精蛋白（重组）人胰岛素。

精蛋白（重组）人胰岛素混合注射液（40R）的组成为40%（重组）人胰岛素和60%精蛋白（重组）人胰岛素。

精蛋白（重组）人胰岛素混合注射液（50R）的组成为50%（重组）人胰岛素和50%精蛋白（重组）人胰岛素。

门冬胰岛素30注射液的组成为30%可溶性门冬胰岛素和70%精蛋白门冬胰岛素。

门冬胰岛素50注射液的组成为50%可溶性门冬胰岛素和50%精蛋白门冬胰岛素。

精蛋白锌重组赖脯胰岛素混合注射液（25R）的组成为25%赖脯胰岛素和75%精蛋白锌赖脯胰岛素。

精蛋白锌重组赖脯胰岛素混合注射液（50R）的组成为50%赖脯胰岛素和50%精蛋白锌赖脯胰岛素。

△因受胰岛素剂量、吸收、降解等多种因素影响，且患者个体病情差异大，本表所列“起效时间、峰值时间、作用持续时间”源于药品说明书及临床诊疗指南等资料的整理与归纳，时间范围仅供参考。

（1）胰岛素的起始治疗

表 12-11　胰岛素的起始治疗

要　点	内　容
胰岛素起始治疗的条件	①1型糖尿病患者在发病时就需要胰岛素治疗，且需终身胰岛素替代治疗 ②新发2型糖尿病患者如有明显的高血糖症状、发生酮症或酮症酸中毒，可首选胰岛素 ③新诊断的糖尿病患者分型困难，可首选胰岛素治疗 ④2型糖尿病患者在生活方式干预和口服降糖药治疗的基础上，若血糖仍未达到控制目标，可开始口服降糖药和起始胰岛素的联合治疗 ⑤在糖尿病病程中，没有明显的诱因的体重显著下降时，尽早使用胰岛素治疗 ⑥根据具体情况，可选用基础胰岛素或预混胰岛素进行起始胰岛素治疗
基础胰岛素的使用	①基础胰岛素包括中效人胰岛素和长效胰岛素类似物 ②使用方法：继续口服降糖药治疗，联合中效人胰岛素或长效胰岛素类似物睡前注射 ③如3个月后空腹血糖控制理想但糖化血红蛋白不达标，应考虑调整胰岛素治疗方案
预混胰岛素的使用	根据患者的血糖水平，选择每日1~2次的注射方案

（2）胰岛素的多次注射：**使用方法：①餐时＋基础胰岛素。②每日2~3次预混胰岛素（预混人胰岛素每日2次，预混胰岛素类似物每日2~3次）。**

（3）持续皮下胰岛素输注（CSII）主要适用于有1型糖尿病患者、计划受孕和已孕的糖尿病妇女或需要胰岛素治疗的GDM患者、需要胰岛素强化治疗的2型糖尿病患者。

（4）短期胰岛素强化治疗方案：基础＋餐时胰岛素治疗方案（多次皮下注射胰岛素或CSII）或预混胰岛素每天注射2~3次的方案。

4. 肾功能不全患者的降糖药物选择

（1）双胍类：肾小球滤过率（eGFR）为45~59ml/（min·1.73m²）的患者应考虑减量，当eGFR<45ml/（min·1.73m²）时应考虑停药。重度感染、外伤以及存在可造成组织缺氧相关疾病（如失代偿性心力衰竭、呼吸衰竭等）的患者禁用二甲双胍。**长期使用二甲双胍会增加糖尿病患者维生素 B_{12} 缺乏的风险，**需在用药后定期监测维生素 B_{12} 水平。

（2）促胰岛素分泌剂：格列本脲仅可用于CKD 1~2期的患者；格列美脲不建议用于eGFR<45ml/（min·1.73m²）的患者。格列吡嗪用于eGFR为30~59ml/（min·1.73m²）的患者时，初始剂量建议为2.5mg/d，谨慎加量；不建议用于eGFR<30ml/（min·1.73m²）的患者。格列喹酮的代谢产物无降糖作用且大部分从粪便排泄，仅5%由肾脏排泄，受肾功能影响较小。格列喹酮、格列齐特在eGFR>59ml/（min·1.73m²）时无需调整剂量，但同样不建议用于eGFR<30ml/（min·1.73m²）的患者。格列本脲不建议用于eGFR<60ml/（min·1.73m²）的患者。

非磺酰脲类药物中的瑞格列奈及其代谢产物主要经肝脏代谢，仅<8%经肾排泄，但仍建议瑞格列奈慎用于eGFR<30ml/（min·1.73m²）的患者。**那格列奈应用于肾功能不全的糖尿病患者无需调整剂量。**

（3）非促胰岛素分泌剂：TZDs类药物经过肝脏代谢，**吡格列酮、罗格列酮用于肾功能不全的糖尿病患者无需调整剂量。**肌酐清除率低于25ml/（min·1.73m²）者禁用阿卡波糖、米格列醇。

（4）GLP-1 受体激动剂（类似物）与 DPP-4i：艾塞那肽不推荐用于 CKD 4~5 期患者。eGFR<15ml/（min·1.73m²）不建议使用司美格鲁肽、利拉鲁肽、度拉糖肽。

西格列汀用于 eGFR>45ml/（min·1.73m²）的 CKD 患者时无需调整剂量；沙格列汀、维格列汀、阿格列汀在 eGFR 分别<45ml/（min·1.73m²）、50ml/（min·1.73m²）、59ml/（min·1.73m²）时建议减量使用；**仅有利格列汀在 CKD 4~5 期时无需减量。**

（5）SGLT-2i：eGFR<25ml/（min·1.73m²）不建议起始使用达格列净，eGFR<20ml/（min·1.73m²）不建议起始使用恩格列净；但若已经使用恩格列净、达格列净，除非患者无法耐受或需要肾脏替代治疗，不建议停用。

（6）胰岛素：eGFR<60ml/（min·1.73m²）的患者胰岛素用量需减少，谨防低血糖的发生。

5. 老年 2 型糖尿病患者的降糖药物选择

可以优先考虑不易出现低血糖风险的口服降糖药物，如二甲双胍、α- 葡萄糖苷酶抑制剂、DPP-4i 等。对没有禁忌证的老年糖尿病患者，合理使用 GLP-1 受体激动剂（类似物）和 SGLT-2i 在降糖的同时可能具有改善心、肾结局的作用。合并 ASCVD 及高危因素的老年 2 型糖尿病患者，应首选有 ASCVD 获益证据的 SGLT-2i 或 GLP-1 受体激动剂（类似物）。合并心力衰竭或 CKD 的老年 2 型糖尿病患者，应首选 SGLT-2i；合并 CKD 的老年 2 型糖尿病患者，若无法耐受 SGLT-2i，也可选择有 CKD 获益证据的 GLP-1 受体激动剂（类似物）。

对使用上述药物治疗后血糖仍难以达标、患者自我管理能力较强及低血糖风险可控的患者，酌情使用促胰岛素分泌剂。

在生活方式和口服降糖药联合治疗的基础上若血糖仍未达到控制目标，应开始胰岛素治疗，建议首选基础胰岛素。

五、用药注意事项与患者教育

表 12-12　用药注意事项与患者教育

要　点	内　容
用药注意事项	（1）药物治疗中应依据患者整体情况，制定个体化的治疗方案，同时也应注意各药的禁忌证和不良反应 （2）糖尿病需长期服用药物治疗，患者应遵医嘱用药 （3）根据药物吸收、分布、代谢、排泄过程和药效学特点，告知患者适宜的服用时间 （4）**注射胰岛素时宜注意：** **①每次注射时应变换注射部位，两次注射点要至少间隔 2cm，以确保胰岛素稳定吸收，同时防止发生皮下脂肪营养不良** **②未开启的胰岛素应冷藏保存，冷冻后的胰岛素不可再应用** **③使用中的胰岛素笔芯不宜冷藏，可与胰岛素笔一起使用或随身携带，在室温下最长可保存 4~6 周（以各种胰岛素制剂的药品说明书有关内容为准）**
患者教育	①对于伴有≥1 个危险因素的超重 / 肥胖成人，应尽快进行糖尿病筛查 ②糖尿病治疗应以生活方式调整为基础，包括营养治疗，运动治疗，体重的管理，烟、酒和盐的摄入限制等。**生活方式干预是 2 型糖尿病的基础治疗措施，应贯穿于糖尿病治疗的始终** ③自我监测血糖，避免低血糖 ④定期评估糖尿病相关并发症，包括眼底检查、肾功能检查等项目

第四节　骨质疏松症

一、概述

原发性骨质疏松症分为三类：

（1）绝经后骨质疏松症（Ⅰ型）。

（2）老年性骨质疏松症（Ⅱ型）。

（3）特发性骨质疏松症（青少年型）。

二、药物治疗

防治骨质疏松症的药物参见表12-13。

表12-13　骨质疏松症药物治疗的用法用量与注意事项

药　物	剂量及用法	注意事项
阿仑膦酸钠	10mg/d 或 70mg/w	空腹用水送服，服药后应保持直立、不进食≥30min；CrCl＜35ml/min、食管裂孔疝禁用；胃食管反流病为其相对禁忌；用药期间需补充钙剂
利塞膦酸盐	5mg/d	空腹用水送服，服药后保持直立、不进食≥30min，CrCl＜30ml/min 禁用
唑来膦酸盐	5mg，静脉滴注，给药时间＞15min，用于治疗每年1次	CrCl＜35ml/min 不推荐使用
依替膦酸二钠	0.2g bid po	两餐间服用；肾功能受损者慎用
雷洛昔芬	60mg/d	常用于预防绝经后妇女的 OP
替勃龙	2.5mg po qd	有雌激素依赖性肿瘤者，阴道出血原因不明，血栓栓塞性疾病患者，孕妇和哺乳期妇女禁用
鲑降钙素	50IU qd 或 100IU qod，皮下或肌内注射；100IU/200IU qd 或 qod，鼻喷	用药前补充钙剂和维生素D数日，鼻喷剂会增加鼻炎的风险
依降钙素	① OP：20IU，肌内注射，qw ② OP 性疼痛：10IU，肌内注射，biw	用药前补充钙剂和维生素D数日
特立帕肽	20μg/d，皮下注射；不应超过24个月	Paget 病或有骨骼放疗史的患者禁用
地舒单抗	60mg，每6个月1次，皮下注射	同时需要给予钙剂和维生素D以治疗或预防低钙血症，已发生低钙血症者禁用；不应与双膦酸盐合并用药

（一）骨健康基本补充剂

（1）**钙剂：推荐每日钙摄入量为800mg（元素钙）**，50岁以上中老年、妊娠中晚期及哺乳期人群推荐每日摄入量为1000~1200mg，可耐受的最高摄入量为2000mg。营养调查显示我国居民每日膳食约摄入元素钙400mg，故尚需补充元素500~600mg/d。药物有碳酸钙、枸橼酸钙。

（2）维生素 D：成年人推荐量为 400IU。

（二）原发性骨质疏松症的药物治疗

表 12-14　原发性骨质疏松的药物治疗

要　点	内　容
双膦酸盐类	（1）双膦酸盐是焦磷酸盐的稳定类似物，其特征为含有“P-C-P”基团，能够特异性结合到骨重建活跃的骨表面，抑制破骨细胞功能，从而抑制骨吸收 （2）主要包括阿仑膦酸钠、唑来膦酸盐、利塞膦酸钠、伊班膦酸钠、米诺膦酸钠、依替膦酸二钠和氯膦酸二钠等 （3）不良反应： ①胃肠道不良反应 ②一过性“流感样”症状 ③肾功能损伤 ④下颌骨坏死 ⑤非典型股骨骨折
RANKL 单克隆抗体	地舒单抗为短效作用药物，不存在“药物假期”，一旦停用，需要序贯双膦酸盐类或其他药物，以防止骨密度下降或骨折风险增加
降钙素类	是一种钙调节激素，能抑制破骨细胞的生物活性、减少破骨细胞数量，从而减少骨量丢失并增加骨量。降钙素类药物的另一突出特点是能明显缓解骨痛。临床应用的降钙素类制剂有两种：鳗鱼降钙素类似物和鲑鱼降钙素类似物
绝经激素治疗	抑制骨转换，减少骨丢失。主要包括无子宫妇女单雌激素治疗（estrogen therapy，ET）、有子宫妇女雌激素加孕激素治疗（estrogen plus progestogen therapy，EPT）以及种独特的 MHT 药物替勃龙治疗
选择性雌激素受体调节剂类	主要药物是雷洛昔芬，但有静脉栓塞病史或有血栓倾向者以及肝肾功能不全者禁用。雷洛昔芬仅用于绝经后妇女，不适用于男性骨质疏松症患者
甲状旁腺素类似物（PTHa）	特立帕肽是重组人甲状旁腺素氨基端 1-34 活性片段。间断使用小剂量 PTHa 能刺激成骨细胞活性，促进骨形成，增加骨密度，改善骨质量，降低椎体和非椎体骨折的发生风险不良反应：恶心、肢体疼痛、头痛和眩晕
维生素 K 类	四烯甲萘醌是维生素 K_2 的一种同型物，是 γ-羧化酶的辅酶，在 γ-羧基谷氨酸的形成过程中起着重要作用。γ-羧基谷氨酸是骨钙素发挥正常生理功能所必需的，具有提高骨量的作用。注意与华法林合用可影响抗凝药的效果，因此服用华法林的患者禁忌使用该药物
中医中药治疗	按骨质疏松症的发病机制和临床表现，中医学中相近的病症有骨痿或骨痹。所用药物中有效成分较明确的有骨碎补总黄酮、淫羊藿总黄酮和人工虎骨粉；中成药制剂主要有以补益为主的仙灵骨葆胶囊、左归丸，攻补兼施的芪骨胶囊、骨疏康胶囊

三、用药注意事项与患者教育

表 12-15　用药注意事项与患者教育

要　点	内　容
用药注意事项	①抗骨质疏松症药物疗程应个体化、长期化，所有治疗至少应坚持 1 年 ②不建议联合使用相同作用机制的抗骨质疏松症药物。如果使用降钙素以缓解疼痛，可短期与其他抗骨质疏松症药物联合使用。不建议阿仑膦酸钠与特立帕肽联合治疗，唑来膦酸与特立帕肽联合、地舒单抗与特立帕肽联合治疗仅建议酌情用于骨折极高风险患者 ③**食管炎为双膦酸盐类药物的主要不良反应**，粪隐血阳性，有食管裂孔疝、消化性溃疡者不宜应用。**口服双膦酸盐应于早晨空腹给药。为避免对食管和胃的刺激，建议用足量水送服，服药时保持上身直立的坐位或站位，服后 30 分钟内不宜进食和卧床，不宜饮牛奶、咖啡、茶、矿泉水、果汁和含钙饮料。如在药疗过程中发生咽痛、吞咽疼痛和胸痛，应及时治疗。**为了避免消化道不良反应，也可静脉给药。低钙血症者、肌酐清除率＜35ml/min 者禁用，使用过程中应监测血浆钙、磷浓度和血小板计数，低钙血症者禁用 ④长期使用维生素 D 类药物时，不宜同时补充较大剂量的钙剂，并应定期监测患者血钙和尿钙，以防出现高钙血症和高钙尿症 ⑤补充钙剂以清晨和睡前各用 1 次为佳，以减少食物对钙吸收的影响；如采取“3 次 / 日”的用法，最好于餐后 1 小时服用
患者教育	①保持健康的生活习惯，摄入富含蛋白质、钙和低盐的均衡膳食，戒烟限酒，运动适度，咖啡及碳酸饮料少饮 ②预防跌倒和外伤，降低骨折风险 ③我国指南推荐在药物首次治疗或改变治疗后每年、效果稳定后每 1~2 年重复骨密度测量

第五节　高尿酸血症与痛风

日常饮食情况下，非同日 2 次空腹血尿酸（SUA）水平＞ 420μmol/L（成年人，不分男性、女性）即可诊断 HUA。

一、治疗

（一）一般治疗

（1）生活方式改变。

（2）物理治疗：对有炎症的关节可行红外线理疗、透热疗法、矿泉浴、泥沙疗法、推拿按摩。

（二）药物治疗

1. 降尿酸治疗

（1）抑制尿酸生成药物

①别嘌醇：成人初始剂量 50~100mg/d，每 2~5 周测血尿酸水平 1 次，未达标患者每次可

递增 50~100mg，最大剂量 600mg/d。

肾功能不全患者起始剂量每日不超过 eGFR［ml/（min·1.73m²）］×1.5mg。eGFR 15~59ml/（min·1.73m²）的患者推荐剂量为 50~100mg/d；eGFR<15ml/（min·1.73m²）患者禁用。

②**非布司他：新型选择性黄嘌呤氧化酶抑制剂。**初始剂量 20~40mg/d，2~5 周后血尿酸不达标者，逐渐加量，最大剂量 80mg/d。

在肾功能不全和肾移植患者中具有较高的安全性，轻、中度肾功能不全［eGFR 30~89ml/（min·1.73m²）］患者无需调整剂量，重度肾功能不全［eGFR<30ml/（min·1.73m²）］患者慎用。

（2）促进尿酸排泄药物：苯溴马隆，成人初始剂量 25~50mg/d，2~4 周后，根据血尿酸水平调整剂量至 50 mg/d 或 100mg/d，早餐后服用；尿酸性肾石症患者禁用。

（3）新型降尿酸药物

①尿酸酶：作用机制为将尿酸分解为可溶性代谢产物排出，包括拉布立酶和普瑞凯希。

②选择性尿酸重吸收抑制剂：RDEA594（lesinurad），用于单一足量使用黄嘌呤氧化酶抑制剂仍不能达标的痛风患者，可与黄嘌呤氧化酶抑制剂联合使用。

2. 碱化尿液治疗

①碳酸氢钠，起始剂量 0.5~1.0g 口服，3 次 / 日，与其他药物相隔 1~2 小时服用。

②枸橼酸盐（包括枸橼酸氢钾钠、枸橼酸钾和枸橼酸钠）。

3. 痛风急性发作期的药物治疗

急性期应卧床休息，抬高患肢、局部冷敷。尽早给予药物控制急性发作，越早治疗效果越佳。秋水仙碱或非甾体抗炎药（NSAIDs）是急性痛风性关节炎发作的一线治疗药物，有禁忌或效果不佳时可考虑选择糖皮质激素控制炎症。

4. 降尿酸治疗初期痛风急性发作的预防

由于血尿酸水平波动易诱发痛风急性发作，痛风患者初始降尿酸治疗时应使用药物预防痛风急性发作。首选口服小剂量秋水仙碱，推荐剂量 0.5~1.0mg/d，轻度肾功能不全患者无需调整剂量，定期监测肾功能；中度肾功能不全患者剂量减半，每次 0.5mg，隔日 1 次口服或酌情递减；重度肾功能不全或透析患者避免使用。

5. 痛风结石治疗

痛风结石患者经积极治疗，血尿酸降至 300μmol/L 以下并维持 6 个月以上，痛风结石可逐渐溶解、缩小。常见的抗痛风药物见表 12-16。

表 12-16　抗痛风药物的分类与分期选用

药物名称	作用机制	适应证	剂量和用法	主要不良反应
别嘌醇	抑制尿酸生成	间歇期、慢性痛风（尿尿酸 ≥1000mg/24h，泌尿系统结石史，促进尿酸排泄药物无效时）	100~300mg/d，bid 或 tid，po	过敏反应、皮疹、瘙痒性丘疹、血小板减少及贫血、胆囊炎、AST 及 ALT 升高
非布司他		间歇期、慢性期	40~80mg，qd	肝功能异常、腹泻、头痛、关节疼痛、皮疹等
苯溴马隆	促进尿酸排泄	间歇期、慢性痛风（肾功能正常或轻至中度受损，尿尿酸 <600mg/24h，无肾结石）	25~100mg，qd	皮肤潮红、斑疹、瘙痒、肾结石、肾绞痛、结膜炎

续表

药物名称	作用机制	适应证	剂量和用法	主要不良反应
丙磺舒	促进尿酸排泄	间歇期（无肾结石、尿尿酸低、肾功能正常）	1000~3000mg/d bid，po	呼吸困难、发热、过敏反应、皮炎、皮疹与瘙痒、溶血性贫血、肝细胞坏死
秋水仙碱	抑制粒细胞浸润	急性期，终止急性发作；预防痛风急性发作	急性期：起始负荷剂量为1.0mg，1小时后追加0.5mg；12小时后0.5mg，每日1~3次。预防痛风急性发作：0.5~1mg/d	紫癜、血小板减少、腹泻、腹痛、末梢神经炎、肌肉抽搐
NSAIDs	抗炎、镇痛	急性发作首选对乙酰氨基酚、吲哚美辛，次选布洛芬	对乙酰氨基酚600~2000mg/d，每日2~4次，po；吲哚美辛50~150mg/d，每日2~3次，po；布洛芬400~2400mg/d，分2~6次口服	对乙酰氨基酚：哮喘、胃出血、肝衰竭、肾乳头坏死、血小板减少 吲哚美辛：头痛、焦虑、失眠、肝损害、胃溃疡、血尿、高血压、血小板减少 布洛芬：消化道症状、头晕、哮喘、肝酶升高、白细胞减少、水肿等
糖皮质激素	抗炎	急性发作（次选）	泼尼松0.5mg/(kg·d)，用药5~10天停药；或者0.5mg/(kg·d)，用药2~5天后逐渐减量，总疗程7~10天	影响糖代谢，加重水钠潴留、感染播散等

二、用药注意事项与患者教育

表12-17　用药注意事项与患者教育

要　点	内　容
用药注意事项	用药前及用药期间应定期检查血尿酸以及24小时尿尿酸水平，以此作为调整药物剂量的依据。并应定期检查肝、肾功能及血常规 （1）秋水仙碱 ①长期应用可引起胃肠道反应，肾衰竭、少尿、血尿、骨髓抑制等不良反应，故不宜长期应用

续表

要　点	内　容
用药注意事项	②严重肾功能不全者、妊娠期妇女禁用 （2）别嘌醇 ①应用初期可发生尿酸转移性痛风发作，故于初始4~8周内宜与小剂量秋水仙碱联合服用 ②用药前应筛查HLA-B*5801基因，阳性者禁用 （3）非布司他 ①不良反应包括肝功能损害、恶心、皮疹、横纹肌溶解症等。应从小剂量开始用药，定期监测肝功能 ②禁用于正在接受硫唑嘌呤、硫嘌呤治疗的患者 ③对有心血管疾病病史或新发心血管疾病者，需谨慎使用并随访监测，警惕心血管不良事件的发生。不建议用于既往有颅内静脉血栓形成（CVT）病史或近期有CVT发作的患者 （4）苯溴马隆 ①在治疗初期宜同时服用NSAIDs（非阿司匹林等水杨酸类药）或秋水仙碱，以防止诱发痛风急性发作 ②注意大量饮水，保持尿量超过2000ml/d，碱化尿液 ③服药期间如痛风急性发作，建议将所用药量减半，必要时服用秋水仙碱或NSAIDs
患者教育	①痛风治疗重要的是应告知患者注意生活方式的调整，并坚持长期治疗，减少痛风反复发作。提高患者治疗的依从性 ②健康生活方式，包括避免摄入高嘌呤食物（如海鲜、动物内脏、肉汤、干豌豆等）；每日饮水2000~3000ml/d；限酒戒烟；控制体重，加强锻炼；增加对碱性食物（香蕉、黄瓜、西瓜、南瓜、苹果、草莓、菠菜、莲藕、海带、萝卜、四季豆）的摄取 ③对于合并有高血压的患者，必须在降压治疗的同时注意血尿酸水平，特别是联合使用利尿剂时，必要时可选择兼具降压和降尿酸作用的血管紧张素II受体拮抗剂（氯沙坦） ④别嘌醇服用后可出现眩晕，用药期间不宜驾驶飞机、车船和操作机械。在用药期间对于蛋白质的摄入不宜过度限制 ⑤有些药物可致血尿酸升高，如必须应用，应定期监测尿酸，必要时予以处理。须定期监测尿酸，必要时予以处理。常用药物包括：噻嗪类利尿剂；免疫抑制剂如环孢素、巯嘌呤、吗替麦考酚酯、他克莫司、西罗莫司、巴利昔单抗等；抗菌药物如青霉素、洛美沙星、莫西沙星；抗结核药如吡嗪酰胺、乙胺丁醇；抗肿瘤药；非甾体抗炎药如阿司匹林等 ⑥高尿酸血症与痛风的高危人群有：一级亲属中有痛风史、肥胖、高龄、男性、喜静坐缺乏运动等不良生活方式、合并代谢性疾病者

第十三章 免疫系统常见疾病

微信扫扫，本章做题

知识导图

免疫系统常见疾病
- 类风湿关节炎
- 系统性红斑狼疮

第一节 类风湿关节炎

一、临床表现

（1）晨僵，病变关节在长时间静止不动后出现关节部位发紧、僵硬、活动不便或受限，尤以晨起时明显，起床活动后减轻；可见于多种关节炎，但以RA最为突出，持续时间往往超过1小时。

（2）多关节炎，特别累及手部关节，对称性关节肿痛。晚期可致关节畸形。

（3）皮下结节。

（4）类风湿因子阳性、血沉增快及抗环状瓜氨酸抗体（CCP）、抗核周因子抗体（APF）、抗角蛋白抗体（AKA）等多种抗体阳性。

（5）手和腕关节X线片显示受累关节骨质侵蚀或骨质疏松。

（6）RA还可有多系统损害改变，如间质性肺炎、血管炎、肾损害等，需要与其他疾病鉴别。

（7）关节畸形影响躯体功能，疼痛可以引起抑郁。

二、一般治疗原则

RA的治疗目的是控制症状、防止关节破坏并保持功能正常，改善预后。强调早期治疗、联合用药和个体化方案的原则。

三、常用药物治疗方案

常用药物可分为以下五大类：改善病情的抗风湿药（DMARDs）、非甾体抗炎药（NSAIDs）、糖皮质激素、生物制剂和植物药制剂。

表 13-1　常用药物治疗方案

要　点	内　容
NSAIDs	①通过抑制环氧化酶［包括环氧化酶 -1（COX-1）和环氧化酶 -2（COX-2）］活性，减少前列腺素合成而具有退热、抗炎、消肿、止痛作用 ②与非选择性的传统 NSAIDs 相比，选择性 COX-2 抑制剂（如昔布类）能明显减少严重胃肠道不良反应的发生。用药剂量应个体化；避免同时选用≥ 2 种 NSAIDs；老年人宜服用半衰期短的 NSAIDs，而对有消化性溃疡病史的老年人，宜用选择性 COX-2 抑制剂
DMARDs	RA 一经确诊，应尽早使用 DMARDs 治疗。甲氨蝶呤（MTX）通常是首选，并将其作为联合治疗的基本药物。也可选用柳氮磺吡啶或羟氯喹；存在 MTX 禁忌时，考虑单用来氟米特或柳氮磺吡啶。单一传统合成 DMARDs 治疗未达标时，建议： （1）应用生物制剂 （2）可选用的联合方案 ① MTX+ 柳氮磺吡啶 ② MTX+ 羟氯喹（或氯喹） ③ MTX+ 来氟米特 ④ MTX+ 雷公藤 （3）一种 DMARDs 联合一种生物制剂进行治疗。常用的 DMARDs 如下： ①甲氨蝶呤（MTX）：口服是首选，多采用每周 1 次给药。常用剂量为 7.5~25mg/w。常见的不良反应有恶心、口炎、腹泻、脱发、皮疹，少数出现骨髓抑制、听力损害和肺间质病变，也可引起流产、致畸胎和影响生育力 ②柳氮磺吡啶（SSZ）：一般服用 4~8 周后起效。主要不良反应有恶心、呕吐、厌食、消化不良、腹痛、腹泻、皮疹、氨基转移酶增高和可逆性精子减少，偶有白细胞、血小板减少，对磺胺类过敏者禁用 ③来氟米特（LEF）：剂量为 10~20mg/d。主要不良反应有腹泻、瘙痒、高血压、肝酶升高、皮疹、脱发和一过性白细胞计数下降等。服药初期应定期监测肝功能和白细胞计数。因有致畸作用，故孕妇禁服 ④抗疟药：氯喹（250mg/ 片）和羟氯喹（100mg/ 片）两种。本药有蓄积作用，易沉淀于视网膜的色素上皮细胞，引起视网膜变性而致失明，服药半年左右应检查眼底 ⑤硫唑嘌呤（AZA）：口服后 50% 吸收。常用剂量 1~2mg/（kg·d），通常 100mg/d；维持量 50mg/d。不良反应有脱发，皮疹，骨髓抑制（血小板减少、贫血），胃肠反应（恶心、呕吐）；可致肝损害、胰腺炎，对精子、卵子有一定损伤而出现致畸，长期应用致癌 ⑥环孢素（Cs）：用于重症 RA。常用剂量 3~5mg/（kg·d），维持量 2~3mg/（kg·d）。主要不良反应有高血压、肝肾毒性、神经系统损害、继发性感染、肿瘤以及胃肠道反应、齿龈增生、多毛等 ⑦环磷酰胺（CYC）：在多种药物治疗难以缓解病情的特殊情况下，可酌情试用

续表

要　点	内　容
生物制剂	①肿瘤坏死因子（TNF-α）拮抗剂：包括英夫利西单抗、阿达木单抗和依那西普 ②白介素 -6（IL-6）拮抗剂（tocilizumab）：包括托珠单抗和沙利鲁单抗，用于中至重度 RA，对 TNF-α 拮抗剂反应欠佳的患者可能有效 ③白介素 -1（IL-1）拮抗剂：目前唯一被批准用于治疗 RA 的 IL-1 拮抗剂为阿那白滞素（Anakinra）。推荐剂量为 100mg/d，于皮下注射 ④抗 CD20 单抗：利妥昔单抗（rituximab）主要用于 TNF-α 拮抗剂疗效欠佳的活动性 RA ⑤细胞毒性 T 淋巴细胞相关抗原 4- 免疫球蛋白（CTLA4-Ig）：阿巴西普（Abatacept）用于治疗 TNF-α 拮抗剂反应欠佳或病情较重的患者 ⑥ JAK 通路抑制剂：托法替布（tofacitinib）可用于 MTX 疗效不足或对其无法耐受的中至重度活动性 RA 成年患者，也可与 MTX 或其他非生物类的 DMARDs 联合使用
糖皮质激素	多数患者服用小剂量糖皮质激素（每日泼尼松 10mg 或等效其他激素）后，症状可得到缓解，此药作为 DMARDs 起效前的“**桥梁**”作用。激素治疗 RA 的原则为尽可能短期、小剂量使用；同时在治疗过程中，注意补充钙剂和维生素 D 以防止骨质疏松，还应对血压及血糖变化进行监测。**关节腔注射**激素有利于减轻关节炎症状，改善关节功能，但 **1 年内不宜超过 3~4 次**
植物药制剂	①雷公藤：雷公藤多苷 30~60mg/d，分 3 次于饭后口服。**性腺抑制**为主要不良反应，可导致女性闭经和男性不育 ②青藤碱：20mg，1~4 片，tid，饭前口服 ③白芍总苷：600mg，bid~tid。毒副作用小，不良反应有便次增多、轻度腹痛、纳差

四、特殊人群用药

表 13-2　特殊人群用药

要　点	内　容
中至高疾病活动度合并皮下结节	**首选甲氨蝶呤**；正在使用甲氨蝶呤的进展性结节的患者，可更换成非甲氨蝶呤的 DMARDs
中至高疾病活动度合并肺部疾病	偶发、轻度、定期的气道炎症或实质性肺疾病，**推荐甲氨蝶呤**
合并心力衰竭	美国纽约心脏病学会（NYHA）心功能Ⅲ~Ⅳ级以及应用化学合成的 DMARDs 无效的患者，推荐非肿瘤坏死因子拮抗剂的生物制剂或靶向合成 DMARDs
中至高疾病活动度合并**淋巴增殖**性疾病	**推荐利妥昔单抗**
合并乙型肝炎	HBcAb 阳性患者开始利妥昔单抗治疗时（即使 HBsAg 阴性），均需要给予预防性抗病毒治疗，并推荐密切监测乙型肝炎活动情况

续表

要 点	内 容
合并非酒精性脂肪性肝病	初始、中至高疾病活动度、肝功能正常、未见进展性肝纤维化的患者，推荐甲氨蝶呤，而非其他 DMARDs
合并持续性低免疫球蛋白血症但不伴感染	使用利妥昔单抗且已达标治疗的患者，推荐继续使用利妥昔单抗，而非转换为其他 DMARDs
既往 12 个月内发生严重感染	中至高疾病活动度的患者可加用 / 转换 DMARDs，而非开始 / 增加糖皮质激素治疗
传统合成 DMARDs 单药治疗后仍有中至高疾病活动度	可加用其他 DMARDs，而非接受生物制剂治疗

五、用药注意事项与患者教育

（一）用药注意事项

RA 治疗药物种类较多，在联合用药时应注意前述每类药物的作用机制及不良反应。尤其要注意肝肾功能、血常规、大便隐血等情况，需在临床医生的指导下规律用药，并定期随诊。

（二）患者教育

（1）RA 是一种慢性、以关节症状为主的全身性炎症性疾病，需要早期治疗、长期治疗，避免致残。

（2）需要定期监测血常规、肝肾功能。

（3）定期就诊，评估病情，调整治疗方案。

（4）注意同时预防骨质疏松。

第二节 系统性红斑狼疮

一、临床表现

SLE 的主要病理改变是血管炎，任何器官均可出现。SLE 的病程多为慢性，早期症状往往不典型，累及 1~2 个系统，病情多呈缓解与复发交替特征，之后逐渐累及全身各器官或系统。也有急骤起病的患者，迅速发生多器官和系统功能障碍并危及生命。

二、治疗与监测

（一）治疗原则和目标

SLE 的治疗原则是早期、个体化、多学科治疗，同时应充分考虑患者意愿及医疗和社会成本。

SLE 治疗的短期目标为控制疾病活动、改善临床症状，达到临床缓解或低疾病活动度；长期目标为预防和减少复发，减少药物不良反应，预防和控制疾病所致的器官损害，实现病情长期持续缓解，降低致残率和病死率，提高患者的生活质量。

（二）一般治疗

非药物治疗：

（1）宣教的目的是帮助患者正确认识疾病，树立正确的疾病认识，保持乐观情绪。

（2）学会自我识别疾病活动的征象，从而提高长期规律治疗和随访的依从性。

（3）生活方式改变包括防晒、防寒、戒烟、适当体育锻炼、控制体重和补充维生素 D。

（4）缓解期可进行疫苗接种，但避免采用活疫苗。

（三）药物治疗

SLE 不同疾病严重程度的治疗如下表 13-3。

表 13-3　SLE 不同疾病严重程度的治疗

要　点	内　容
轻度	予羟氯喹或非甾体抗炎药控制病情，当无法控制病情时可考虑使用小剂量糖皮质激素治疗
中度	予中等剂量糖皮质激素［0.5~1mg/（kg · d）］泼尼松或等效剂量的其他糖皮质激素进行治疗。难以快速控制病情时，在适当增加剂量的基础上，可联合使用免疫抑制剂作为激素助减剂
重度	①予标准剂量糖皮质激素［1mg/（kg · d）］泼尼松或等效剂量的其他糖皮质激素联合免疫抑制剂进行治疗，通常分为诱导缓解和维持治疗 ②对威胁生命的狼疮危象（急进性肾小球肾炎、神经精神狼疮、重症血小板减少性紫癜、弥漫性出血性肺泡炎、严重的肠系膜血管炎等），推荐使用糖皮质激素冲击联合免疫抑制剂进行治疗 ③对难治 / 复发性重症 SLE，可考虑利妥昔单抗治疗 ④重症血小板减少性紫癜的急性期用大剂量人静脉用免疫球蛋白（IVIG）

1. 糖皮质激素

在诱导缓解期，根据病情活动性采用泼尼松 0.5~1mg/kg 每日口服，病情改善后 2~6 周内缓慢减量。如果病情允许，以小于 10mg/d 的剂量长期维持。当存在狼疮危象时可用甲泼尼龙冲击治疗，即 500~1000mg，静脉滴注，每日 1 次，连用 3~5 天为一个疗程。

2. 免疫抑制剂

在中枢神经系统、肾脏和心、肺等重要器官受累时，建议在诱导缓解期首选环磷酰胺或霉酚酸酯治疗，并至少应用 6 个月。在维持治疗中，可根据病情选择 1~2 种免疫抑制剂长期维持。常见免疫抑制剂的用法及不良反应，详见表 13-4。

表 13-4　常见免疫抑制剂用法及不良反应

免疫抑制剂	主要作用机制	用　法	不良反应
环磷酰胺	主要作用于静止期的细胞周期特异性烷化剂，通过影响 DNA 合成发挥细胞毒性作用	静脉注射剂量为 0.5~1.0g/m²体表面积，每月 1 次；或 0.5g 每 2 周 1 次。口服剂量为每日 1~2mg/kg。肌酐清除率小于 25ml/min 时应减量	骨髓抑制、诱发感染、胃肠道反应、脱发、肝损害、性腺抑制、出血性膀胱炎；远期致畸、致癌性

续表

免疫抑制剂	主要作用机制	用　法	不良反应
霉酚酸酯	次黄嘌呤单核苷酸脱氧酶抑制剂，可抑制嘌呤从头合成途径，从而抑制淋巴细胞活化	诱导缓解：每日1.5~2g，分2次，口服。维持巩固：每日0.5~1.0g，分2次，口服	感染、骨髓抑制、胃肠道反应、致畸
环孢素	特异性抑制T淋巴胞IL-2的产生，发挥选择性的细胞免疫抑制作用，是一种细胞毒性免疫抑制剂	每日3~5mg/kg，分2次口服，有条件者可根据血药浓度调整剂量	胃肠道反应、肾功能损伤、高血压、高血糖、多毛、齿龈增生、高尿酸血症、肝功能异常、震颤
甲氨蝶呤	二氢叶酸还原酶拮抗剂，通过抑制核酸的合成发挥细胞毒性作用	10~20mg，每周1次；如肌酐清除率 <60ml/min 应减量	胃肠道反应、口腔黏膜糜烂、肝功能损害、骨髓抑制、偶见肺间质病变
他克莫司	与环孢素相似，但作用更强	每日2~6mg，分2次口服，有条件者可根据血药浓度调整剂量	高血压、胃肠道反应、高尿酸血症、肝肾功能损伤、高血钾、震颤
硫唑嘌呤	为嘌呤类似物，通过抑制DNA合成发挥细胞毒性作用	每日1~2.5mg/kg，或50~150mg	骨髓抑制、胃肠道反应、肝功能损伤、脱发
羟氯喹	机制复杂，尚未完全阐明	0.1~0.3g，每日2次	视网膜和角膜病变、皮肤色素变化、胃肠道反应、头晕、肌病、心脏传导阻滞

3. 生物制剂

贝利尤单抗可用于疾病活动且伴肾脏、血液系统、皮肤黏膜、骨骼-肌肉受累，抗双链DNA抗体阳性、低补体血症、泼尼松≥ 7.5mg/d，或因残留疾病活动而致激素无法减量和（或）复发等特征的SLE患者；可用于活动性增殖性狼疮性肾病的患者。泰它西普在我国批准的适应证与贝利尤单抗用于成人SLE的适应证相同。利妥昔单抗可用于难治性或重症SLE（如狼疮肾炎、血液系统受累）患者。我国现有治疗SLE的生物制剂及其作用机制、适应证、用法用量见表13-5。

表13-5　治疗SLE的生物制剂作用机制、适应证及其用法、用量

药物名称	作用机制	适应证	用法、用量
贝利尤单抗	靶向结合可溶性人BLyS，通过阻断其与B细胞受体结合，主要抑制过渡和成熟B细胞的存活与分化，从而抑制自身抗体的产生	在传统治疗基础上仍有高疾病活动、自身抗体阳性的≥5岁及以上SLE患者，活动性狼疮性肾炎成人患者，联合激素、免疫抑制剂使用	静脉输注给药，10mg/kg体重，前3次每2周给药1次，随后每4周给药1次

续表

药物名称	作用机制	适应证	用法、用量
泰它西普	靶向结合 BLyS 和 APRIL，通过 BR3，TACI 和 BC MA 阻断 B 细胞及浆细胞的存活	联合用于在传统治疗基础上仍具有高疾病活动、自身抗体阳性的 SLE 成人患者	冻干粉；皮下注射给药，160mg/ 次，每周给药 1 次
利妥昔单抗	靶向结合 CD20，导致 B 细胞凋亡	难治性、复发性或重症 SLE	静脉注射给药。用法一：1000mg，隔周 1 次，共 2 次；用法二：每次 375mg，每周 1 次，连续 4 次

三、特殊人群用药

（1）SLE 患者妊娠后，需要产科和风湿免疫科双方共同随访。

（2）对于习惯性流产病史和抗磷脂抗体阳性的孕妇，主张口服低剂量阿司匹林（50~100mg/d）抗栓和（或）低分子量肝素抗凝，防治流产或死胎的发生。

（3）小剂量激素通过胎盘时被灭活（但是地塞米松和倍他米松是例外）。孕晚期应用对胎儿影响小，妊娠时及产后可按病情需要给予激素治疗。

（4）产后如恢复免疫抑制剂治疗，应避免哺乳。妊娠期和哺乳期患者应尽量避免使用生物制剂。

四、用药注意事项与患者教育

（一）用药注意事项

（1）激素、免疫抑制剂或生物制剂避免用于严重活动性感染或免疫力明显受损的患者中，对有慢性感染或反复感染史的患者应充分权衡后谨慎使用。

（2）在免疫抑制剂和生物制剂治疗的同时应避免接种活疫苗。

（3）确诊新冠病毒感染的患者无论病情何种严重程度，均应停用或暂缓使用生物制剂，可在症状缓解后 7~14 天后重启治疗，利妥昔单抗需要酌情延迟下一个周期的治疗时间。

（4）启用生物制剂后，可根据临床经验和患者病情制定激素和免疫抑制剂的减量策略。

（5）对合并结核分枝杆菌感染的患者，应首先施行抗结核治疗，在治疗足够时间后再开始生物制剂治疗。

（6）对肿瘤患者，生物制剂应避免在怀疑或确诊有恶性肿瘤的患者中使用；如在使用生物制剂期间诊断恶性肿瘤，应酌情停用。既往有恶性肿瘤病史或癌前病变的患者使用生物制剂时，应充分权衡利并密切监测，基于现有数据，利妥昔单抗可以考虑使用。

（7）贝利尤单抗在肝损伤和轻、中度肾损伤患者中使用时可能无需调整剂量，在重度肾损伤患者中应慎用。

（二）患者教育

（1）SLE 是一种多系统受累、高度异质性的自身免疫病，是一种慢性全身性炎症性疾病，需要早期治疗、长期治疗，避免致残。

（2）SLE 病情复杂多变，需要规律到专科就诊，评估病情，调整治疗方案。

（3）需要定期监测药物不良反应，如定期监测血常规、肝肾功能。

（4）注意同时预防骨质疏松、防治慢性感染或机会性感染等。

第十四章 泌尿系统常见疾病

知识导图

泌尿系统常见疾病
- 良性前列腺增生症
- 慢性肾脏病

第一节 良性前列腺增生症

一、临床表现

BPH 的临床表现主要分为潴尿期、排尿期、排尿后症状及相关并发症。

二、治疗

表 14-1 治疗

要 点		内 容
药物治疗	α 肾上腺素受体拮抗剂	通过抑制前列腺和膀胱颈部平滑肌表面的肾上腺素能受体（主要为 α_{1A} 和 α_{1D}），减轻前列腺张力和膀胱出口梗阻，达到减轻症状的目的。目前应用的是高选择性 α_{1A} 受体拮抗剂（坦索罗辛）和选择性 α_1 受体拮抗剂（阿夫唑嗪、特拉唑嗪、多沙唑嗪）。有轻度（IPSS ＜ 8 分）至中度（IPSS 为 8~19 分）的 BPH/LUTS 患者，建议单用 α_1 受体拮抗剂作为初始治疗
	5α 还原酶抑制剂	①特异性抑制 II 型 5α 还原酶发挥作用，抑制前列腺内双氢睾酮水平，达到降低雄激素水平、缩小前列腺体积并提高最大尿流率的作用 ②目前常用的 5α 还原酶抑制剂包括非那雄胺、度他雄胺和爱普列特。**非那雄胺和爱普列特是 II 型 5α 还原酶抑制剂；度他雄胺同时阻断 I 型和 II 型 5α 还原酶的同工酶，显效快，**服用 1 个月即可观察到症状缓解
	抗胆碱药物（M 受体拮抗剂）	是主要作用于 M_2 受体和 M_3 受体拮抗剂，目前临床常用的非选择性 M 受体拮抗剂主要有奥昔布宁、托特罗定等，**选择性 M_3 受体拮抗剂主要是索利那新**

续表

要　点	内　容	
药物治疗	$β_3$ 受体激动剂	可选择性刺激膀胱的 $β_3$ 受体，舒张逼尿肌，增加储尿容量和排尿间隔，且不影响膀胱排空，减少急性尿留发生。目前临床用药是米拉贝隆
	磷酸二酯酶 -5（PDE-5）抑制剂	无论 BPH 患者是否伴勃起功能障碍，都可以将他达拉非 5mg/d 口服作为治疗选择
	联合治疗	① α 受体拮抗剂和 5α 还原酶抑制剂合用：制剂合用仅建议作为明显前列腺肥大（影像学显示前列腺体积 >30ml，PSA>1.5ng/ml）患者的治疗选择 ② $α_1$ 受体拮抗剂和 M 受体拮抗剂合用：同时拮抗下尿路 $α_1$ 肾上腺素能受体与胆碱能受体，从而达到协同作用 ③ $α_1$ 肾上腺素受体拮抗剂 +$β_3$ 受体激动剂：适用于接受 $α_1$ 肾上腺素受体拮抗剂治疗后，储尿期症状持续存在的 BPH 患者
	植物制剂	锯叶棕、普适泰
其他治疗	介入、手术等治疗方案，专科就诊	

三、常用治疗良性前列腺增生症的药物

表 14-2　常用治疗良性前列腺增生症的药物

药　物		日剂量（mg）	服药时间（口服）	主要不良反应
α 肾上腺素受体拮抗剂	多沙唑嗪	4~8	qn（睡前）	体位性低血压（坦索罗辛少见）、头痛、头晕、晕厥、心悸，逆向射精
	阿夫唑嗪	2.5~10	qd~tid	
	特拉唑嗪	5~10	qn（睡前）	
	坦索罗辛	0.2~0.4	qn	
5α 还原酶抑制剂	非那雄胺	5	qd	性功能减退、射精障碍、瘙痒、皮疹、乳腺增大
	度他雄胺	0.5	qd（整片吞服）	
	爱普列特	5	bid	
M 受体拮抗剂	奥昔布宁	5~30	qd	尿潴留、口干、便秘，严重胃肠动力障碍、闭角型青光眼、重症肌无力、正在使用强力 CYP3A4 抑制剂的重度肾功能不全和（或）肝功能障碍患者禁用
	托特罗定	1~2	bid	
	索利那新	5~10	qd	
$β_3$ 受体激动剂	米拉贝隆	50	qd	尿路感染和心动过速

四、用药注意事项与患者教育

（1）应用 α_1 受体拮抗剂有利于快速控制下尿路症状。

（2）使用 α_1 受体拮抗剂，尤其是与降压药合用时，要注意监测血压，注意预防直立性低血压。

（3）5α 还原酶抑制剂可降低血清 PSA 水平，为了校正对 PSA 的影响，使用超 6 个月以上者，其所测 PSA 值应乘以 2，再与未接受该类药物治疗的 BPH 患者的正常范围上限进行比较，警惕前列腺癌的可能。

第二节　慢性肾脏病

一、疾病分期与诊断

（一）肾功能评估方法

1. 菊粉清除率

由于人体肾小球数目众多，无法直接测定 GFR，通常采用某种标志物的肾脏清除率来反映。

2. 肌酐清除率

肌酐为肌酸的代谢产物，其含量与肌肉量成正比，在人体以恒定速度产生并释放入血，最终经肾脏排出体外。

3. 肾功能评估公式

临床比较常用的评估患者肾功能的计算公式包括 Cockcroft-Gault 公式、MDRD 公式、CKD-EPI 公式、Schwartz 公式。

（二）诊断

诊断 CKD 应包括两部分。

1. 肾损伤标志

（1）白蛋白尿（AER ≥ 30mg/24h；ACR ≥ 3mg/mmol）。

（2）尿沉渣异常。

（3）肾小管相关病变。

（4）组织学异常。

（5）影像学所见结构异常。

（6）肾移植病史。

2.GFR 下降

GFR<60ml/（min · 1.73m²）（GFR 分期：G3a~G5 期）。

肾结构和功能异常持续至少 3 个月是区分 CKD 和急性肾损伤的必要条件。

（三）分期

表 14-3　KDIGO 推荐 CKD 的 GFR 分期

分　期	GFR [ml/ (min · 1.73m²)]	表　述
G1	≥ 90	肾功能正常或增高

续表

分　期	GFR [ml/ (min · 1.73m^2)]	表　述
G2	60~89	肾功能轻度下降
G3a	45~59	肾功能轻至中度下降
G3b	30~44	肾功能中至重度下降
G4	15~29	肾功能重度下降
G5	<15	肾功能衰竭

表 14-4　KDIGO 推荐 CKD 的白蛋白分级

分　级	AER (mg/24h)	ACR		表　述
		mg/mmol	mg/ g	
A1	<30	<3	<30	正常或轻度升高
A2	30~300	3~30	30~300	中度升高
A3	>300	>30	>300	重度升高

二、临床表现

（1）代谢性酸中毒。

（2）电解质紊乱和肾性骨病。

（3）糖、脂肪、蛋白质代谢异常。

（4）胃肠道症状。

（5）心血管系统。

（6）肾性贫血。

（7）神经 - 肌肉系统症状。

（8）呼吸系统症状。

三、治疗

（一）预防疾病进展

表 14-5　预防疾病进展

要　点	内　容
生活方式调整	①体育锻炼 ②保持健康体重 ③戒烟 ④其他（规律作息，避免劳作等）
营养治疗	对于 CKDG 3~5 期的非透析 CKD 患者采用优质低蛋白饮食，热量摄入推荐 30~35kcal/（kg · d）

续表

要　点	内　容
控制蛋白尿	控制目标：糖尿病 CKD 患者尿蛋白控制目标应为 ACR<30mg/g，非糖尿病 CKD 患者尿蛋白控制目标为 ACR<300mg/g ①肾素 - 血管紧张素 - 醛固酮系统抑制剂 ②糖皮质激素及免疫抑制剂
控制高血压	NICE 指南和 KDICO 指南推荐 ACEI/ARB 作为无糖尿病但有蛋白尿以及糖尿病合并 CKD G1~4 期患者的一线降压疗法
控制血糖	SGLT-2i 具有降糖以外的肾脏保护作用。另一类降糖药胰高血糖素样肽 -1（GLP-1）受体激动剂除了可显著降低糖尿病患者心血管事件外，初步证据显示可改善肾脏预后
控制血脂异常	控制目标：有 ASCVD 病史或 eGFR<60ml/（min・1.73m²）等超（极）高危患者的 LDL-C 水平应 <1.8mmol/L，其他患者 LDL-C 水平应 <2.6mmol/L 50 岁以上的 CKD 未透析（G1~5 期）患者、成年肾移植和开始透析时已经使用这类药物的患者，均需要使用他汀类或他汀类和依折麦布联合降脂治疗
控制高尿酸血症	控制目标：尿酸性肾病患者，血尿酸控制目标为 <360μmol/L；对于有痛风发作的患者血尿酸控制目标为 <300μmol/L（但血尿酸不应低于 180μmol/L）。CKD 继发高尿酸血症患者，当血尿酸 >480μmol/L 时应干预 别嘌醇在 G3 期应减量，在 G5 期禁用；非布司他在轻、中度肾功能不全时无需调整剂量；当 eGFR<20ml/（min・1.73m²）时应避免使用苯溴马隆

（二）CKD 并发症管理

表 14-6　并发症管理

要　点	内　容
贫血	①人促红素：初始剂量：100~150U/（kg・w），分 2~3 次注射，皮下（非血液透析患者）或静脉给药（血液透析患者） ESAs 治疗目标：Hb 每个月上升 10~20g/L，但增幅不应超过 20g/L ②低氧诱导因子脯氨酰羟化酶抑制剂（HIF-PHI）：非透析 CKD 贫血患者 HIF-PHI 起始剂量为 50~70mg（体重≤ 60kg）或 70~100mg（体重 >60kg），每周 3 次；透析 CKD 贫血患者 HIF-PHI 起始剂量为 70~100mg（体重≤ 60kg）或 100~120mg（体重 >60kg），每周 3 次
心血管疾病	存在动脉粥样硬化风险的 CKD 患者，除非出血风险大于心血管获益，应给予抗血小板药物治疗。针对射血分数降低的心力衰竭（HFrEF），既往治疗将 ACEI/ARB 联用 β 受体拮抗剂作为治疗基石。ARNI 因同时作用于肾素 - 血管紧张素 - 醛固酮系统和脑啡肽酶，对于能够耐受 ARB/ACEI 治疗的 CKD 伴 HFrEF 患者，建议使用 ARNI 替代 ARB/ACEI 进一步控制心力衰竭症状、延缓心力衰竭进展及降低死亡率；但须注意应避免 ARNI 与 ACEI 联用

续表

要　点	内　容
慢性肾脏病-矿物质与骨代谢异常（CKD-MBD）	①对于G3期患者，磷摄入量应限制在800~1000mg/d，若血磷水平仍高于目标值，合理使用含钙的磷结合剂（如碳酸钙）；血钙浓度应维持在正常范围内，避免发生高钙血症。全段甲状旁腺激素（iPTH）建议控制在正常值上限2~5倍内 ②伴严重或进行性继发性甲状旁腺功能亢进症的患者可使用活性维生素D及其类似物、拟钙剂等，但非透析患者不建议常规使用，透析患者应增加磷的清除以控制继发性甲状旁腺功能亢进症。 ③降磷治疗时，碳酸钙应为餐中服用。当发生高钙血症时，为避免血管发生异位钙化，可给予不含钙的磷结合剂，如碳酸镧、司维拉姆等，不推荐使用氢氧化铝，以避免铝中毒风险 ④临床常用活性维生素D及其类似物包括骨化三醇、阿法骨化醇和帕立骨化醇。此类药物有引起高钙血症的风险
酸中毒	纠正CKD并发代谢性酸中毒常用的药物为口服碳酸氢钠，轻者1.5~3.0g/d即可；中至重度患者3.0~15.0g/d必要时可静脉输注碱制剂
高钾血症	宜低钾饮食，调整RAAS抑制剂用量，以及口服降钾药物 常用的口服降钾药物详见表14-7
透析治疗	可选择的替代治疗方式包括肾移植、血液透析和腹膜透析

表14-7　口服降钾药物及其特性

药物特性	聚苯乙烯磺酸钠	聚苯乙烯磺酸钙	环硅酸锆钠	帕替罗默（Patiromer）
作用部位	结肠	结肠	全消化道	结肠
选择性	非选择性，也结合钙和镁	选择性，也结合镁	高选择性结合钾	选择性，也结合镁
钠含量	1500mg/15g	0	400mg/5g	0
起效时间	2~6h	不确定	1h	7h
用法用量	一次15~30g，一日1~2次	每日15~30g，2~3次服用	成人（包括老年人）用药：纠正期，10g/次，一日3次；维持期，5g/d起始，按需上调至10g/d或下调至5g/隔日1次 血液透析患者治疗：非透析日给药，5g/d起始，按每周1次的间隔进行调整；最高可增至15g，每日1次	8.4~25.2g/d
不良反应	胃肠道不良反应，水肿，低钾血症	便秘，胃肠道不良反应（肠道穿孔、肠梗阻），低钾血症	水肿，低钾血症	胃肠蠕动减少，低镁血症、低钾血症

四、用药注意事项与患者教育

（1）患者应注意低盐、优质低蛋白饮食，避免高脂食物的摄入。建议注意个人卫生以及饮食卫生，适当运动，注意休息。

（2）CKD 患者多数合并高血压，在降压治疗时应注意：

①首次使用降压药时，要注意评估患者情况（包括有无水肿、肾动脉狭窄、高龄等情况），个体化制定降压策略。

②治疗过程中要注意降压幅度不可过快，如初始血压＞ 180/100mmHg，应按高血压急症的治疗原则，在开始 24 小时内将血压降低 20%~25%，48 小时内血压降至 160/100mmHg 左右，过快降压易导致脑卒中等风险增加。

③老年患者降压用药时应慎用 α 受体拮抗剂等易致体位性低血压和跌倒的药物，必须使用时建议首剂减半量，同时做好用药指导。

第十五章 肿瘤

第十五章　肿瘤

微信扫扫，本章做题

知识导图

肿瘤
- 肿瘤的临床基础
- 肿瘤的治疗与预防

第一节　肿瘤的临床基础

一、病因

（1）感染因素：目前，病因关系被确立的包括：肝癌与乙型肝炎病毒（HBV）和丙型肝炎病毒（HCV）感染有关，鼻咽癌、Burkitt 淋巴瘤及霍奇金淋巴瘤与人类疱疹病毒（EBV）感染有关，宫颈癌与人乳头瘤病毒（HPV）感染有关，所有类型卡波西肉瘤与卡波西肉瘤疱疹病毒（KSHV）感染有关。此外，人嗜 T 淋巴细胞病毒 I 型（HTLV-I）参与 T 细胞淋巴瘤 / 白血病的病程进展，卡波西肉瘤、B 细胞淋巴瘤等与艾滋病病毒（HIV）感染有关。

（2）理化因素：环境或饮食因素是人类罹患肿瘤的主要原因。

（3）遗传因素：正常细胞的调节有赖于生长促进基因（即“癌基因”）和生长抑制基因（即“抑癌基因”）功能的平衡。

（4）其他因素：免疫应答和免疫调节；激素表达异常；年龄、性别、种族、炎症和地理因素。

二、诊断

（1）肿瘤标志物特异性的重要肿瘤标志物主要有以下几种。

①甲胎蛋白（AFP），用于肝癌诊断和鉴别诊断。

②癌胚抗原（CEA），主要用于结直肠癌等腺癌诊断。

③前列腺特异性抗原（PSA），用于男性前列腺癌诊断。

（2）病理学诊断：病理学诊断至今被誉为肿瘤诊断的“金标准”。

三、分期及释义

TNM 分期系统是国内、外最为通用的实体肿瘤分期系统。TNM 分期系统中，“T”代表原发肿瘤范围，“N”代表区域淋巴结转移是否存在及范围，“M”代表是否存在远处转移，三个大写字母后加上数字或小写字母以客观记录具体情况。

第二节　肿瘤的治疗与预防

一、综合治疗的定义与原则

绝大多数肿瘤均需采用综合治疗。肿瘤综合治疗的主要原则包括两点，即：目的明确、安排合理。

二、药物治疗

（一）化疗药物及临床应用

1. 化疗原则

联合化疗方案的确定来自临床研究，并遵循以下原则：①肿瘤对化疗敏感。②所选药物在单药治疗时有确切疗效且在联用时不互相拮抗。③兼顾不同药物的细胞周期与细胞增殖动力学基础。④规避主要不良反应、作用机制等存在重叠的药物。

2. 常见化疗方式

根据化疗目的不同，常见化疗方式见表 15-1。

表 15-1　常见化疗方式

要　点	内　容
根治性化疗	血液、淋巴和生殖系统部分经药物治疗可治愈
辅助化疗	许多肿瘤在术前已存在超出手术范围外的微小转移灶，经有效的局部治疗（手术或放疗）降低肿瘤负荷后，为防止复发、转移，再对微小转移灶进行化疗，以提高治愈可能性
新辅助化疗	是指局部治疗（手术或放疗）前采取的化疗，其目的主要在于使肿瘤体积缩小、改善血流，利于随后局部治疗的施行
姑息性化疗	部分处于局部晚期或存在转移的肿瘤，如乳腺癌、非小细胞肺癌、胰腺癌等，化疗无法根治，只能达到减轻症状、改善生活质量或延长生存时间的目的
研究性化疗	是指为探索高效、低毒的新药或新型化疗方案而开展的临床试验

3. 临床应用注意事项

表 15-2　临床应用注意事项

要　点	内　容
给药剂量	目前，由于没有仪器可精确测定体表面积，因此根据身高、体重、性别估算而得。一般来说，体表面积大者需要的药物剂量较大
给药途径	化疗药物常以静脉、口服或局部给药（腔内、鞘内或动脉内）途径。若肿瘤体积较大，有些区域血供不足，通过血流达到这些部位的药物浓度也较低，可将药物直接注射进入肿瘤所在部位解决这一问题。如将氟尿嘧啶经肝动脉注射到肝和肝肿瘤所在部位，将顺铂直接腹腔注射或羟基喜树碱膀胱灌注
给药方法	联合化疗方案中的药物若为细胞周期非特异性（如顺铂），常采取短时间内一次性静脉注射给予 1 个周期内全部剂量的给药方案。细胞周期特异性药物常以缓慢静脉滴注、肌内注射或口服来延长药物作用时间
给药间隔与顺序	①如甲氨蝶呤静脉滴注 6 小时后再给予氟尿嘧啶 ②如紫杉醇联合顺铂用于非小细胞肺癌时，应先用紫杉醇，再用顺铂

第15章

（二）靶向药物治疗

表 15-3　靶向药物治疗

要　点	内　容
临床应用注意事项	①靶点检测：靶点检测是靶向药物治疗的起点，其检测结果的准确性与临床治疗的有效性关系重大 ②知情同意 ③治疗费用：靶向药物价格比较昂贵
常见靶向药物临床应用示例	①伊马替尼：作用于 Bcr-Abl、Kit、PDGFR，用于急性淋巴细胞白血病 ②吉非替尼、厄洛替尼：作用靶点为 EGFR，用于非小细胞肺癌 ③曲妥珠单抗：HER2 阳性早期、晚期乳腺癌 ④贝伐珠单抗：作用于 VEGF，用于非小细胞肺癌、结直肠癌的治疗 ⑤西妥昔单抗：作用于 EGFR，用于结直肠癌 ⑥利妥昔单抗：作用于 B 细胞上的 CD20，用于 B 细胞淋巴瘤 ⑦帕博利珠单抗：作用于 PD-1/PD-L1（免疫检查点抑制剂），用于黑色素瘤
靶向药物联合治疗	联合治疗已在临床应用广泛，且是靶向治疗重要的研究领域

（三）免疫治疗策略与发展

激活体内的免疫功能或使衰竭或失能的免疫细胞正常化，从而增强机体的抗肿瘤免疫应答，充分发挥免疫系统对肿瘤细胞异常改变的监视与清除能力是目前肿瘤免疫治疗的核心内容。肿瘤免疫治疗分为主动特异性免疫治疗（如肿瘤疫苗、免疫基因治疗）和过继性免疫治疗。

三、典型不良反应及处理

（一）不良反应分类

（1）按抗肿瘤药物不良反应所累及的系统，可将其分为血液系统、消化系统、神经系统等不良反应。

（2）按抗肿瘤药物不良反应发生的时间，可将其分为急性 / 亚急性不良反应和远期不良反应。

（二）不良反应分级

WHO 常见毒性分级标准和美国国立癌症研究所不良事件通用术语标准（NCI-CTCAE）。

（三）典型不良反应及处理

表 15-4 典型不良反应及处理

要 点	内 容
皮肤不良反应及处理	包括脱发、瘙痒、皮疹、皮肤干燥、色素变化和**手足综合征**等。一旦出现手足综合征，可根据其严重程度和发生次数暂停或减量用药
血液学毒性及处理	骨髓抑制 （1）轻度白细胞和粒细胞计数降低无需处理，可自行恢复 ①白细胞计数＜ 2.0×10^9/L 或粒细胞计数＜ 1.0×10^9/L，应给予人粒细胞刺激因子（G-CSF）或人粒细胞巨噬细胞刺激因子（GM-CSF）治疗 ②一旦白细胞计数<1.0×10^9/L，特别是粒细胞计数<0.5×10^9/L 持续 5 天以上，细菌、真菌等感染风险显著增高 ③ G-CSF 或 GM-CSF 只能在一个周期化疗方案用药完全结束的 48 小时后才能应用 （2）轻度血小板计数降低无需处理 ①血小板计数＜ 50.0×10^9/L 可皮下注射白介素 -11（IL-11）或促血小板生成素（TPO） ②发生血小板减少所致出血危象时，应输注血小板及止血治疗 ③对血红蛋白降低的患者可皮下注射促红细胞生成素（EPO）并补充铁剂
胃肠道不良反应及处理	食欲减退、恶心、呕吐、腹泻及便秘等。使用伊立替康数日后一旦出现大便性状改变甚至水样便，应尽早口服洛哌丁胺胶囊 4mg，随后每 2 小时服用 2mg，直至末次水样便停止后 12 小时，但每日总剂量不能超过 16mg。拓展： （1）抗肿瘤药按药物致吐性强弱（化疗后的呕吐发生率），可分为以下四类： ①高致吐性（＞ 90%），如顺铂、环磷酰胺、多柔比星、表柔比星等 ②中致吐性（30%~90%），如卡铂、奥沙利铂、伊立替康等 ③低致吐性（10%~30%），如紫杉醇、多西他赛、培美曲塞、吉西他滨等 ④极低致吐性（＜ 10%），如博来霉素、利妥昔单抗、曲妥珠单抗、贝伐珠单抗等 （2）可选的止吐药物主要有多巴胺受体拮抗剂（如甲氧氯普胺）、5-HT_3 受体拮抗剂（如昂丹司琼、托烷司琼和帕洛诺司琼等）、皮质类固醇（如地塞米松）、抗胆碱药和抗组胺药（如苯海拉明）及 NK-1 受体拮抗剂（如阿瑞匹坦）等需特别强调乳腺癌患者禁用甲氧氯普胺止吐
心脏毒性及处理	①**可导致心脏毒性的药物主要有蒽环类，紫杉醇、氟尿嘧啶及大剂量环磷酰胺，部分靶向药物如曲妥珠单抗** ②蒽环类药物引起的心脏毒性呈剂量累积性，**可选择维生素、辅酶 Q_{10}、谷胱甘肽或右雷佐生预防或治疗** ③**曲妥珠单抗诱导的心脏毒性**主要表现为无症状性的左室射血分数（LVEF）降低、心动过速、心悸、呼吸困难、胸痛和充血性心力衰竭，不具有剂量依赖性，停药后常可逆转。研究表明，**β 受体拮抗剂、血管紧张素转换酶抑制剂（ACEI）**可起到一定预防效果
肺毒性及处理	包括肺纤维化、肺水肿、间质性肺炎等 **博来霉素，**累积剂量超过 300mg 或联合放疗都可使肺毒性发生风险增高或程度加重。应定期行胸部 X 线或肺功能检查，早诊早治；一旦出现，应停药、吸氧并尽早给予糖皮质激素

续表

要 点	内 容
肝毒性及处理	肝细胞损伤、变性、坏死甚至胆汁淤积等 ①治疗前应全面了解患者肝病史，对肝功能状况予以评估 ②治疗期间应严密监测肝功能指标 ③一旦发生肝毒性，应立即停用可疑药物，根据药物所致肝毒性机制与特征，结合患者病情选用如还原型谷胱甘肽、多烯磷脂酰胆碱或熊去氧胆酸等保肝药物治疗
肾毒性及处理	肾小管功能障碍、肾内梗阻、急性和慢性肾衰竭、溶血性尿毒症综合征等 环磷酰胺和异环磷酰胺可引起出血性膀胱炎，表现为尿频、排尿困难等，继而出现血尿，异环磷酰胺引起出血性膀胱炎的风险更高；治疗时需同步给予美司钠解救
神经毒性及处理	中枢神经系统毒性、外周神经系统毒性和感受器毒性 紫杉醇、长春新碱、奥沙利铂易引起外周神经毒性 ①紫杉醇的神经毒性常表现为肢端麻木及感觉异常 ②长春新碱引起的神经毒性除与紫杉醇类似外，还可出现便秘、腹痛甚至肠梗阻 ③奥沙利铂的神经毒性常累及感觉神经末梢，表现为肢端麻木，面部、咽喉部感觉异常，遇冷刺激时加重，可导致喉部痉挛，甚至呼吸困难。奥沙利铂用药期间应嘱患者避免冷饮冷食，避免暴露于低温或接触冰冷物体

（四）肿瘤急症处理

肿瘤本身及其治疗中可能发生医疗急症，如代谢性急症、血液学急症等。

四、预防

表 15-5　预防

要 点	内 容
一级预防	预防措施，以防止或减少肿瘤发生： ①烟草控制 ②合理膳食 ③加强体育运动 ④控制感染 ⑤减少职业与环境因素的暴露 ⑥化学预防
二级预防	临床前期做好早期发现、早期诊断、早期治疗的“三早”工作。具体方法包括：普查、筛检、定期健康检查、高危人群重点项目监控及设立专科门诊等
三级预防	对已患病人群提供规范化诊治方案和康复指导，进行生理、心理、营养和锻炼指导；对晚期患者开展姑息和止痛疗法，以提高生存质量、延长生存期，并注重临终关怀